AF337368

MANUEL

D'HYDROTHÉRAPIE

PRINCIPAUX TRAVAUX DU MÊME AUTEUR

Recherches historiques et critiques sur l'emploi de l'eau en médecine et en chirurgie. Thèse in-8 de 184 pages. Paris, 1859.

Mémoire sur l'anatomie et la pathologie du mamelon dans leurs rapports avec l'allaitement. 1860.

Des procédés mis en usage au début d'un traitement hydrothérapique. 1861.

Premier compte-rendu de la clinique de l'Institut hydrothérapique de Longchamps, à Bordeaux. 1861.

Deuxième compte-rendu de la clinique de l'Institut hydrothérapique de Longchamps. 1863.

Troisième compte-rendu clinique de l'Institut de Longchamps. 1863.

Observation d'un cas que l'on pourrait nommer crampes des tailleurs d'habits, ou plutôt des ouvriers qui se servent de l'aiguille. 1864.

De la pulvérisation. Examen des débuts de la nouvelle méthode thérapeutique de Sales-Girons. 1865.

Six observations d'ataxie locomotrice (clinique de Longchamps). 1865.

Trois observations à propos de l'emploi de l'hydrothérapie à titre de médication adjuvante et complémentaire des mercuriaux et des iodures dans la syphilis. 1866.

Coup d'œil général sur la nature, les causes et le traitement du rhumatisme, et en particulier de l'emploi de l'hydrothérapie dans cette affection. 1866.

Note pour servir à l'histoire de l'hydrothérapie moderne. 1867.

Étude pratique sur l'hydrothérapie. Quatrième compte-rendu clinique de l'Institut de Longchamps. 1867.

Recherches expérimentales sur l'absorption des liquides à la surface et dans la profondeur des voies respiratoires, par Paul Delmas et Louis Santex (mémoire couronné par l'Académie des sciences, belles-lettres et arts de Bordeaux. Prix de physiologie, 1867). 1869.

De l'hydrothérapie à domicile, précédé de quelques considérations générales sur la théorie physiologique de cette méthode de traitement. Paris, 1869.

Dax : ses eaux, ses boues, premier compte-rendu clinique de ses thermes, par Paul Delmas et Lucien Larauza; extrait des *Annales de la Société d'hydrologie* de Paris. 1872.

Étude comparative sur les stations de boues minérales françaises et allemandes, par Paul Delmas et Lucien Larauza. 1872.

Trois observations de sujets mordus par des chiens enragés et traités par les bains de vapeur et les purgatifs répétés, suivies d'une analyse des travaux récents faits sur la rage et sur une théorie nouvelle de cette affection (extrait de la clinique hydrothérapique de Longchamps). 1873.

Des paraplégies hyperémiques et ischémiques traitées par l'hydrothérapie. 1875.

Opportunité des traitements hydriatiques pendant la période menstruelle. 1877.

Physiologie nouvelle de l'hydrothérapie, d'après des recherches récentes sur l'action du froid et de la chaleur sur l'organisme. Paris, 1880.

BOURLOTON. — Imprimeries réunies, B.

MANUEL

D'HYDROTHÉRAPIE

PAR

LE DR PAUL DELMAS

Inspecteur du service hydrothérapique de l'hôpital Saint-André de Bordeaux
Fondateur de l'Institut hydrothérapique de Longchamps
Membre correspondant de la Société d'hydrologie de Paris, etc., etc.

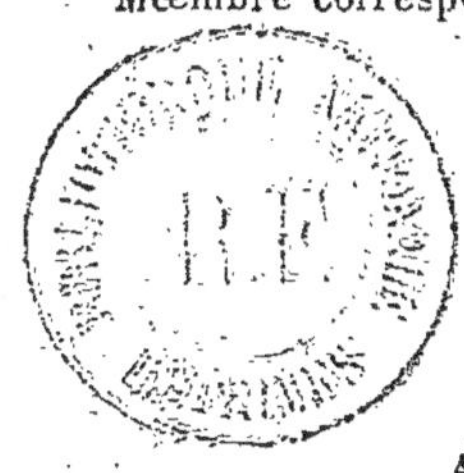

AVEC 39 FIGURES DANS LE TEXTE

9 Tableaux graphiques et 60 tracés sphygmographiques hors texte

PARIS

OCTAVE DOIN, ÉDITEUR

8, PLACE DE L'ODÉON, 8

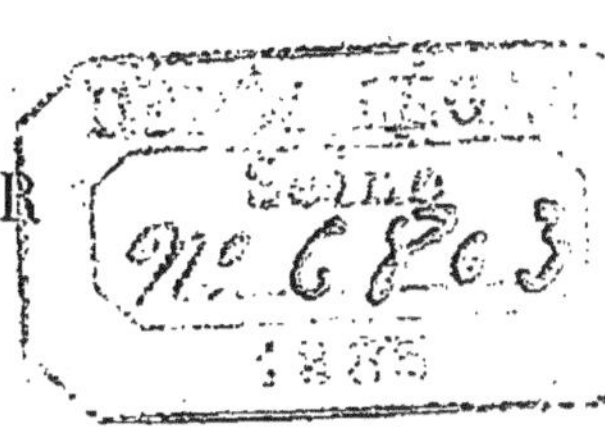

1885

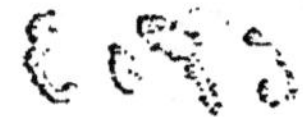

PRÉFACE

Le plan d'un ouvrage sur l'hydrothérapie est soumis à des règles naturelles. — A l'exemple de nos devanciers, nous avons passé en revue successivement : *L'histoire de la médication;* — *Son instrumentation;* — *Sa physiologie;* — *Ses formules;* — *Les règles de son emploi;* — *Son étude clinique.*

Toutefois ce tribut donné à l'usage établi, nous pensons nécessaire de signaler l'esprit dans lequel notre œuvre a été rédigée, faire connaître les sources où nous avons puisé et l'abondance des documents mis à contribution.

Notre CLINIQUE PRIVÉE ouverte en 1860 en a été le fondement. Tous les malades reçus à *Longchamps* ont eu leur histoire consignée dans des registres soigneusement coordonnés et conservés.

Dans maintes circonstances nous avons été heureux de pouvoir relire à bien des années de distance les *premières notes* prises sur des états morbides récidivant ou ayant subi des transformations révélatrices.

En 1868, l'*administration hospitalière de Bordeaux* nous a chargé de la création d'une installation hydrothérapique complète et nous en a confié la direction. Nous y avons joint les appareils nécessaires pour l'emploi des courants galvaniques.

Actuellement plus de 1000 malades sont reçus chaque année dans ce service public. Tous sont munis d'un bulletin de statistique et d'un bulletin de prescription tenus à jour et classés chaque année dans un travail d'ensemble par notre excellent collaborateur M. le Dr Eugène Delmas Saint-Hilaire.

Cette extrême abondance de matériaux nous a permis de donner à la partie clinique l'appui des faits les plus démonstratifs. Malheureusement, faute de place, un grand nombre a été sacrifié. Pour les uns, un résumé succinct suffisait. Pour d'autres, exceptionnels, ou très importants, un exposé plus détaillé, sans longueurs inutiles, devait intéresser le lecteur et reposer son attention.

La CLINIQUE HOSPITALIÈRE nous a encore fourni des éléments de statistique à comparer avec ceux des cliniques privées. Cette innovation est la réalisation d'un des vœux les mieux exprimés par Fleury, de voir l'hydrothérapie méthodique introduite dans les hôpitaux.

On ne saurait même faire allusion à ce point historique de l'hydrothérapie moderne sans rappeler le mauvais vouloir systématique contre lequel se heurta vainement le fondateur de Bellevue. A l'heure actuelle encore, la province est seule à posséder un service hydrothérapique *régulièrement* et *médicalement* organisé dans tous ses éléments constitutifs.

Pour en terminer avec cette partie capitale de l'ouvrage, signalons les deux points suivants :

Nous avons donné une extension assez considérable à l'étude de l'emploi de l'hydrothérapie dans les *maladies aiguës*. A défaut de faits personnels que nos cliniques ne pouvaient nous fournir, nous avons mis à contribution les publications les plus récentes. Cet exposé fait ressortir toute l'importance qu'il y aurait pour le praticien d'hôpital à entrer résolument dans une voie, depuis longtemps déjà parcourue par de nombreux médecins allemands, et par quelques cliniciens français du plus haut mérite.

Dans ces trente dernières années, les progrès faits dans l'étude des maladies de *l'élément nerveux* ont été considérables. La médecine française s'y est replacée au premier rang; cette étude a transformé, bouleversé même la synonymie de toute cette partie de la pathologie.

Il était donc nécessaire, pour mieux préciser les indications thérapeutiques de l'hydrothérapie, de bien s'entendre sur la valeur des faits cliniques et sur leur interprétation la mieux en harmonie avec ces découvertes récentes.

Tel était le second point original à signaler dans la partie clinique de ce manuel.

Reprenons notre œuvre par son premier chapitre. Résumé bien succinct de notre thèse publiée en 1859,

L'HISTORIQUE DE LA MÉTHODE démontre surabondamment ce fait indéniable, à savoir :

L'emploi médical et chirurgical de l'eau remonte aux temps les plus reculés. Dans chaque siècle et pour ainsi dire dans tous les pays, cette thérapeutique a constitué une méthode doctrinale complète, souvent remarquable dans sa conception et dans la hardiesse de ses applications.

Moins heureuse que l'hydrothérapie *moderne*, celle du *passé* a été la victime de périodes d'engouments sans mesure, bientôt suivies d'abandons immérités. Mais de telles vicissitudes ont moins tenu à ses promoteurs et à ses adeptes qu'au défaut d'une base scientifique, que les connaissances médicales du moment étaient impuissantes à leur fournir.

Par conséquent, nous n'admettons ni l'opinion de Fleury, ni moins encore celle de M. Beni-Barde semblant dater l'*ère véritable* de l'hydrothérapie, de l'époque de la fondation de Græffemberg et des applications géniales de Vincent Priessnitz ; ni limiter son développement et *son apogée*, à l'époque et aux travaux actuels.

Méthode essentiellement perfectible, l'hydrothérapie a fait et fera encore appel à de nombreux concours éclairés. A l'occasion nous les avons signalés et nous exprimons ici tous nos regrets, si des oublis ou des erreurs se sont glissés sous notre plume.

Dans l'INSTRUMENTATION HYDROTHÉRAPIQUE, nous avons signalé nos appareils pour douche écossaise et alternative à un seul jet et ceux pour bains de caisse et pour douches de vapeur, déjà mentionnés par M. le professeur Oré dans le *Dictionnaire de médecine et de chirurgie pratique*, article BAIN. Mais hâtons-nous d'ajouter qu'ils n'ont rien de *spécifique* au point de vue thérapeutique. Ce sont des appareils d'un maniement commode — rien de plus.

En France, sous l'impulsion *créatrice* de Fleury, l'hydrothérapie a pris comme méthode générale d'application, *la douche* et ses dérivés. A l'étranger (Allemagne, Angleterre), on s'est moins éloigné des formules primitives de Priessnitz, tout en atténuant leur rigueur. Les succès sont égaux et démontrent la valeur adéquate des deux méthodes. Notre collègue, M. Scheuer (de Spa) en fait l'observation dans un remarquable travail paru depuis quelques jours à peine. « L'outillage n'est rien, tandis que le choix du modificateur hydrothérapique et sa *juste adaptation* à chaque malade sont tout [1] ».

Nous ne saurions souscrire à de plus sages paroles dictées par l'expérience.

Le chapitre des MÉDICATIONS HYDROTHÉRAPIQUES n'offre rien de particulier à mentionner. Schedel en a donné la première classification en 1846. Fleury l'a perfectionnée et fait adopter en France. En sera-t-il toujours ainsi et les progrès de la physiologie thérapeutique ne réclameront-ils pas un autre mode d'exposition ?

Déjà des esprits judicieux comme M. Dally, l'un des

---

1. *Essai sur l'action physiologique et thérapeutique de l'hydrothérapie considérée plus spécialement dans le traitement des états chloro-anémiques*, par le docteur V. Scheuer, médecin consultant à Spa. Paris, 1885, Adrien Delahaye et Emile Lecrosnier, éditeurs, préface, p. VI et VII.

promoteurs autorisés de la médecine fonctionnelle a posé la question sans conclure dans un substantiel mémoire[1]. Le docteur Scheuer mettant à profit une connaissance étendue de la littérature médicale allemande et française a abordé le même problème, cherchant à en dégager les termes physiologiques par des formules claires et précises.

Les prenant pour base, la classification de Fleury n'est plus qu'une simple nomenclature des effets divers et partiels obtenus par une action *unique* et *fondamentale* dont nous avons recherché nous-même la donnée physiologique.

La POSOLOGIE HYDROTHÉRAPIQUE a été envisagée à un point de vue relativement nouveau. Dès l'année 1862, éclairé par la nécessité de la pratique, nous avons introduit l'emploi méthodique de l'eau chaude en hydriatrie et peu après démontré à l'aide de faits cliniques à l'appui, sa valeur thérapeutique.

Nous dérogions ainsi à la doctrine *immuable* du fondateur de *Bellevue* auprès duquel nous avions puisé nos premiers enseignements. Entré dans cette voie, nous démontrions la nécessité d'introduire en hydriatrie *toutes les ressources balnéaires* fournies par l'emploi de l'eau à l'état *liquide, solide* et *gazeux*. Malgré leur expression mesurée, ces idées soulevèrent des polémiques ardenets[1].

Depuis lors, le temps a marché. Le successeur le plus autorisé de la pratique de Fleury, notre savant

---

1. E. Dally, *Indications théorique et pratique sur l'hydrothérapie froide*, Paris 1881.
2. *Revue d'hydrol. méd. franç. et étrang.*, p. 18, 28 et 35, 1868.

collègue M. Tartivel, en a bien traduit les progrès actuels dans son article Douche du *Dictionnaire encyclopédique des sciences médicales*. Mais en signalant l'excellent article de notre collègue, nous ne pouvons nous empêcher de regretter son silence sur ce point historique précis.

Notre chapitre sur la posologie hydrothérapique fait ressortir avec soin tous ces détails de pratique et il contient les règles des formules, afin de répondre aux indications si variées de la clinique. En le rédigeant nous nous sommes souvenu des difficultés à vaincre pour *tout débutant* dans la carrière hydrologique et nous avons voulu lui fournir les moyens d'y faire face.

Il nous reste un dernier chapitre à signaler. La PHYSIOLOGIE DE L'HYDROTHÉRAPIE. C'est la partie la plus originale de notre *travail*.

Entreprise avec la conviction de compléter simplement par des indications moins sommaires et plus précises les expériences de Fleury, cette étude nous a donné des résultats inattendus et révélé des faits entièrement nouveaux. Aussi croyons-nous à bon droit, avoir contribué à jeter les fondements d'une doctrine hydrothérapique nouvelle.

Mais en insistant ainsi sur cette partie toute personnelle, nous ne saurions passer sous silence les travaux analogues dus aux savants étrangers et particulièrement à nos rivaux d'outre-Rhin. Leurs résultats et leurs conclusions conformes donnent une autorité plus grande à nos recherches.

Ignorant leurs expériences ou les ayant précédé

dans cette voie, nous avons agi sans idée préconçue. Ultérieurement nous avons pu invoquer leur opinion. On en trouvera l'exposé dans notre mémoire *Physiologie nouvelle de l'hydrothérapie* publié en 1880.

Les propositions fondamentales qu'il contient ont été lues à l'Académie de médecine de Paris en 1878. Le travail lui-même a été publié *la première fois* à la même époque, dans une étude sur la statistique hydrothérapique de notre clinique hospitalière faite par le Dr Delmas Saint-Hilaire[1].

Tout récemment l'ouvrage du Dr Scheuer, déjà cité, a coordonné tous les éléments des expériences faites en France et à l'étranger.

Notre plus vif regret est de ne pouvoir à l'heure présente le mettre à contribution pour notre *Manuel*.

Dans cette impossibilité matérielle il nous paraît utile d'en détacher les propositions essentielles. Terminer ainsi, sera obéir au précepte de la rédaction d'un manuel — l'œuvre de tous et pour tous.

Ennemi de l'hypothèse gratuite, le Dr Scheuer réserve ses conclusions pour les faits bien acquis, bien démontrés. Les résultats de nos expériences y sont rapportés, en des termes tels à côté de ceux des expérimentateurs allemands qu'elles en acquièrent une valeur particulière.

Le célèbre professeur de Vienne, M. Winternitz a multiplié ses expériences sur le froid et la chaleur.

---

[1]. *Étude statistique et clinique du service hydrothérapique de l'hôpital St-André de Bordeaux précédé de recherches nouvelles sur l'action de la chaleur et du froid sur l'organisme,* par le Dr Delmas St-Hilaire. Bordeaux, 1878.

Elles sont consignées dans son bel ouvrage publié en 1880. Transportant chez l'homme les recherches de O. Naumann (de Prague) sur les animaux, notre collègue a démontré que sous l'influence de l'excitation frigorifique produite sur un point isolé du corps (siège, plante des pieds), *la circulation intracranienne* était influencée immédiatement. Au début activée; bientôt après, ralentie.

M. François Franck, en France, a reproduit par des courbes graphiques à l'aide du pléthysmographe de Mosso l'expérience bien connue de Brown-Séquard et Tholozan, abaissant la température d'une main en plongeant l'autre dans un milieu réfrigérant. Il a démontré ainsi que ces modifications thermiques étaient dues à des changements dans la *capacité circulatoire des vaisseaux* du membre subissant cette action réflexe.

Le centre excito-moteur de celle-ci correspondrait au niveau du segment médullaire dorsal.

Ainsi que nous l'apprend encore Scheuer, de son côté Winternitz a démontré que l'application du froid sur des points isolés peut déterminer *des variations volumétriques* en plus ou en moins, dans des régions éloignées, n'ayant aucun rapport direct avec les premières[1].

Les recherches de Schuller plus remarquables encore ajoute-t-il, démontrent entre autres choses, l'action réflexe *sur la circulation cérébrale* déterminée aussi bien par l'emploi d'un grand bain que

----

1. *Loc. cit.*, p. 40, 44, 45.

par celui d'une application isolée sur le ventre ou dans le rectum.

Mais avec notre collègue de Spa nous concluerons que là ne se bornent pas les effets réflexes de l'excitant thermique. Peut-être plus précis dans notre affirmation, oserons-nous dire que les mêmes phénomènes ont pour points de départ les centres ganglionnaires périphériques sans intervention directe ou immédiate de l'axe médullaire.

En effet, le *point initial* des actes nutritifs déterminés par l'hydrothérapie a pour base la peau. Dans la texture de celle-ci se trouvent des amas de centres ganglionnaires réflecto-moteurs. En cette région évoluent bien des actes *ultimes* de la vitalité. Leurs troubles physiologiques normaux ou pathologiques en sont la traduction fidèle et les expériences de vernissage de la peau enrayant ses fonctions et amenant une mort rapide, sont l'expression plus apparente de ces *derniers* actes de la nutrition.

Par conséquent, les résultats acquis par nos expériences, de même que ceux identiques obtenus *ultérieurement* par Winternitz à l'aide de procédés différents, doivent être considérés seulement comme les *premiers axiomes* du problème physiologique de notre médication.

Le savant professeur de Vienne a fait allusion à ces recherches dans l'édition de 1881 de son *Traité d'hydrothérapie* en des termes qui dénotent leur concordance avec les siennes.

La connaissance exacte de l'action de l'agent thermique sur le cœur, la tension artérielle, la respiration et la chaleur animale est des plus utiles comme *point de départ* de toutes les analyses ultérieures. Elle est aussi le *guide le plus certain* pour conduire le praticien dans ses applications thérapeutiques.

Mais ces faits bien démontrés ne peuvent suffire encore.

A l'instigation de M. le professeur Hayem, M. le docteur Thermes a démontré l'action de l'agent frigorifique sur la production des *hématies*. La démonstration est faite. Néanmoins M. le docteur Scheuer éloigne toute interprétation prématurée. Avec raison il se fonde sur notre ignorance encore de l'origine réelle des hématies et du lieu de leur combinaison avec l'hémoglobine pour en faire des organites parfaits.

Les variations dans la *perspiration cutanée* sous l'influence du froid ont été peu étudiées. Mais à défaut de mesures précises fort difficiles à recueillir, tout démontre l'augmentation de son activité et l'expulsion plus abondante par la peau des résidus des principaux processus d'oxydation, l'acide carbonique et l'eau.

Depuis les travaux de Crawfort et surtout ceux de Lavoisier jusqu'à nos jours, l'étude des *échanges gazeux dans les poumons* a été poursuivie ardemment. De même, l'influence de l'eau froide sur cette fonction cardinale a été recherchée, notamment par Sanders — Enz, Speck, Rœhrig et Zuntz, Regnault et

Reiset, etc. Confirmant les expériences de Lavoisier, la conclusion unanime de tous les expérimentateurs modernes, dit le docteur Scheuer, est la suivante :

L'organisme animal absorbe plus d'oxygène et exhale plus d'acide carbonique quand on le place dans un milieu réfrigérant. Ainsi que le fait remarquer Colossanti, l'absorption de l'oxygène répondant au *commencement* des métamorphoses nutritives et le rejet de l'acide carbonique à leur *terminaison*, il est indubitable que la consommation du premier gaz et la formation du second, représentent l'*étalon* des échanges interstitiels [1].

L'étude de l'action du froid sur la *sécrétion urinaire* est environnée d'obscurité. Excrétion difficile à recueillir d'une façon précise. Nécessité de multiplier les analyses. Action physiologique tardive. De là peu d'accord dans les conclusions posées.

Cependant Winternitz est parvenu à donner la preuve expérimentale de l'*action tardive* du froid sur la sécrétion urinaire, traduite par une augmentation régulière et momentanée de la température du corps, six à dix heures plus tard. L'urine accuse alors une augmentation manifeste de ses composés azotés et elle donne ainsi la mesure de cette thermogénèse éloignée [2].

Si la démonstration de l'action frigorifique sur les *fonctions digestives* n'est plus à faire, nous restons

1 *Loc. cit.*, p. 166.
2. *Loc. cit.*, p. 174.

encore dans l'ignorance sur les modifications imprimées aux sécrétions gastro-intestinales. Cependant
les variations thermiques des organes abdominaux,
doivent être considérables en raison de leur richesse
circulatoire.

Winternitz a constaté que sous l'influence de l'injection d'un litre d'eau à 11° C. dans le rectum, au
bout de 30 minutes la température de l'estomac était
descendue d'un degré.

Deux heures plus tard seulement, un mouvement
ascensionnel se dessinait insensiblement et la température initiale du viscère était dépassée de 0°,5.

Les effets *nutritifs* de l'hydrothérapie se démontrent par la variation dans le poids des sujets, aussi
bien que par l'amélioration de l'état morbide. Mais
le mécanisme intime en vertu duquel un malade
gagne, un autre perd en poids tout en obtenant l'un
et l'autre une guérison probante, échappe encore à
notre analyse. On sait bien que dans le premier cas
les échanges molléculaires provoquent la diminution des tissus cellulo-adipeux au profit des tissus
musculaires, par exemple. Tout au contraire,
dans le second, l'élaboration et l'assimilation plus
parfaite des produits alimentaires, secondée par des
exercices appropriés, amènent *directement* cette
régénération de l'individu.

Mais aller plus loin dans cette analyse *ultime* des
actes de la vitalité, sera l'œuvre de nos successeurs.
Cette tâche leur sera facilitée, lorsque le domaine
de nos connaissances en physiologie générale sera
plus étendu.

La nôtre montre le chemin déjà parcouru et la précision apportée dans la solution des premiers termes du problème, depuis les expériences bien sommaires de Fleury. Toutefois, initiateur de la première heure on ne peut oublier que les travaux du fondateur de Bellevue ont été le point de départ d'une clinique très remarquable.

Nous ne saurions terminer sans adresser ici tous nos remerciements au corps médical et à notre éditeur. Le premier nous a encouragé par sa confiance et son empressement à alimenter nos deux cliniques. Le second nous a traduit en plusieurs occasions et de la façon la plus courtoise, l'intérêt qu'il attachait à notre travail.

Que notre confrère et ami, le Dr Bardet, chef de laboratoire à l'hôpital Cochin reçoive aussi nos remerciements. Plus confiant que nous-même en nos propres forces, il a bien été l'instigateur de ce *Manuel*.

A nos confrères de dire s'il s'est trompé.

PAUL DELMAS.

Longchamps-Bordeaux, le 19 juillet 1885.

MANUEL

D'HYDROTHÉRAPIE

Définition. Divisions. — *Hydrothérapie.* — Expression concise et claire pour exprimer la thérapeutique par l'eau. Le commentaire explicatif, *traitement par la chaleur et le froid, appliqués à l'organisme, sous forme solide, liquide et gazeuse*, remplace tous les mots hybrides ou simples : *Hydrosudopathie, hydropathie, hydrothérapeutique, hydriatrie, hydrosudothérapie*, par lesquels, chaque auteur, se plaçant à son point de vue exclusif, a voulu désigner ses recherches sur l'emploi de l'eau, en médecine, en chirurgie ou en hygiène.

Cette thérapeutique remonte aux temps les plus reculés. Elle a donné naissance à des doctrines médicales. Erigée en système, à diverses époques, elle fut adoptée avec un enthousiasme aveugle, bientôt suivi d'un abandon immérité. Ses fondements physiologiques *modernes* en ont fait une méthode rationnelle et l'ont sauvée d'une nouvelle période de décadence. Elle embrasse dans son cadre thérapeutique une multitude d'affections. Elle constitue également un des plus puissants facteurs de l'hygiène publique et privée.

Elle mérite donc toute l'attention des praticiens et une exposition complète est nécessaire pour la décrire.

Elle comporte six chapitres principaux :

1° Historique.

2° Agents. — Appareils. — Établissements.

3° Physiologie.

4° Thérapeutique.

5° Formules et règles générales de son emploi.

6° Clinique.

CHAPITRE PREMIER

HISTORIQUE

Historique. — Plusieurs modes de divisions ont été adoptés pour faire son histoire. La meilleure est encore celle des divers auteurs de l'histoire générale de l'humanité. Mêlée aux pratiques hygiéniques et religieuses des peuples les plus primitifs, on la retrouve successivement dans la médecine d'un grand nombre, érigée en doctrine thérapeutique tendant à embrasser les plus vastes cadres nosologiques. Et d'elle, plus que de toute autre pratique médicale, peut-on dire à bon droit *è subjecto vetustissimo, promovemus novissimam scientiam.*

Sprengel emprunte à Clément d'Alexandrie la description d'une procession de prêtres égyptiens dans laquelle le prophète tenait pour symbole entre les mains un vase plein d'eau υδρεΐον (1672 avant J.-C.).

Moïse a tracé des règles à son peuple, dans lesquelles l'emploi de l'eau est conseillé à divers points de vue.

Kempfer a signalé les anciennes pratiques des Indous et celles beaucoup plus récentes des médecins de Java et de Batavia, traitant la rougeole par les affusions froides.

Stanislas Julien a rapporté la pratique d'un médecin

chinois Hoa-tho (220 à 230 ans de l'ère chrétienne)
prescrivant à une femme atteinte depuis de longues
années d'un rhumatisme aigu, cent affusions d'eau
glacée suivies d'un enveloppement dans les couvertures.

Autrefois les Scythes, les Celtes, les Germains, de
même qu'aujourd'hui les habitants des régions polaires
et ceux des vastes continents américains font un usage
journalier de l'eau en bains et en affusions froides.
Voyageurs, historiens et poètes en ont donné tous les
détails dans leurs récits, d'où ressort cette conclusion
générale : l'emploi de l'eau a toujours joué un rôle
important dans l'évolution de tous les peuples primitifs.

Ces remarques sommaires faites, abordons la partie
médicale de son histoire.

Antiquité. — *Époque grecque.* — Au début, mêmes
pratiques superstitieuses que chez les peuples primitifs.

Mélampe, dieu médecin, guérit les trois filles de Prè-
tus, roi d'Argos, en obligeant ces femmes à parcourir
dix lieues puis à se plonger dans l'eau de l'Anigrus
(1526 ans avant J.-C.).

Hercule, adoré comme médecin, a donné son nom aux
bains érigés en son honneur; les athlètes venaient y
retremper leurs forces (1270 ans avant J.-C.).

Aristide, prêchant d'exemple, se plonge dans un fleuve
au milieu de l'hiver (1134 ans avant J.-C.).

A ces temps mythologiques auxquels il faut laisser
la responsabilité de leur merveilleux, succèdent les écrits
de la famille des *Asclépiades.* Le plus intéressant est
celui intitulé *Traité des airs, des eaux et des lieux,
du père de la médecine.*

Hippocrate étudie les qualités que doit posséder l'eau
pour être réputée excellente.

Dans plusieurs de ses aphorismes, il en signale les
qualités réfrigérantes, astringentes, antiphlogistiques.
Dans son *Traité de l'usage des liquides,* il disserte
presque exclusivement sur l'emploi médical et chirurgical de l'eau; il y revient dans celui *de la diète salubre*

et du régime. Le corps refroidi récupère sa chaleur dès qu'il est soustrait à l'action du froid, tandis que, plongé primitivement dans un bain chaud, il accuse un refroidissement au sortir de ce milieu, dit le vieillard de Cos. De cette remarque générale, il déduit les préceptes les plus judicieux.

Époque latine. — Pendant les premiers siècles, les bains publics de l'ancienne Rome et les eaux du Tibre furent les seuls modes d'emploi thérapeutique de l'eau. Trois siècles après Hippocrate, Philotas médecin romain conseille l'eau dans la fièvre; mais il faut arriver au médecin d'Auguste pour posséder le premier corps de doctrine, voire même, le premier système médical érigé en faveur de l'eau commune. A cette date précise remonte ce qu'on désigne communément sous le nom de *méthode hydrothérapique*. Aussi mérite-t-elle une mention plus particulière.

Antonius Musa aurait guéri Auguste d'une affection du foie. D'autres historiens affirment que l'empereur romain finit par succomber à cette maladie. Quoi qu'il en soit, Antonius Musa esclave fut affranchi par Auguste; il arriva rapidement à la fortune et aux honneurs. Une statue lui fut élevée sur les bords du Tibre. Horace, son ami, cédant à ses conseils, abandonna la station de Baïa pour se plonger simplement dans l'eau froide, et Virgile devint un de ses plus fervents adeptes.

Celse est le plus ancien médecin après Hippocrate dont les écrits aient été conservés. Aussi leur lecture est-elle du plus grand intérêt pour l'histoire médicale de l'eau.

De son temps les empiriques et les fanatiques ne reculaient pas devant les procédés les plus violents et parfois, comme aujourd'hui, le succès exaltait la crédulité des foules.

Plus explicite que le père de la médecine, ses préceptes sur l'emploi de l'eau froide chez les gens délicats sujets à s'enrhumer, dans les affections de la gorge et les maladies lymphatiques sont à retenir. De même ses avis pour traiter par les bains et les affusions les personnes atteintes d'affections cérébrales.

Il conseille les aspersions d'eau froide dans les maladies de l'estomac et de la rate. Dans la dysenterie, dans les pertes séminales, l'eau en bains et en boisson. Dans la goutte, les lotions chaudes et dans la rage l'immersion brusque dans un bain glacé. Rarement il prescrit l'eau dans les maladies chirurgicales.

Après lui, pour traduire les exagérations de cette époque, Galien divise les partisans et opposants de la méthode hydrothérapique en *hydrophiles* et *hydrophobes*. Des hydrophiles, les uns *psychrophiles* (amis de l'eau fraîche), les autres *thermophiles* (amis de l'eau chaude). Les psychrophiles étaient *psychrolites* (amis surtout du bain froid), *psychropotes* (amis des boissons froides), *psychropantes* (partisans des deux modes) (Boyer, de Montpellier).

Charmis, médecin marseillais, préconise exclusivement l'eau froide (33 ans de l'ère chrétienne).

Arété signale à peine son emploi (83).

Galien en est grand partisan. Conduit par les idées humorales, il considère l'eau comme un réfrigérant et un dissolvant (128).

Cælius Aurélianus conseille les vapeurs chaudes dans les angines (23). Plus d'un siècle après, dans une vaste encyclopédie médicale, Oribase résume les écrits de ses prédécesseurs. Il relate avec soin la pratique d'Agathius. Celui-ci préconise les bains froids, recommande un exercice préalable, des frictions énergiques et le massage au sortir de l'eau. Mêmes préceptes pour l'emploi des affusions froides (360).

Hérodote, bien que reprenant le même sujet, s'occupe plus spécialement des bains de *sable chaud* suivis d'immersion dans l'eau froide.

Rufus, Athénée, cités par Oribase, expriment les opinions communes à leurs prédécesseurs, à Galien plus particulièrement, dont les œuvres renferment de nombreux passages sur l'utilisation de l'eau chaude et froide en médecine et en chirurgie.

Aëtius d'Amide (455), Alexandre de Tralle (561), Paul
d'Égine (634) précisent encore mieux les formules et les
indications, sans toutefois ériger la thérapeutique de
l'eau en système médical complet.

Résumé de l'antiquité. — Une première conclusion
générale en ressort, à savoir : l'emploi de l'eau a été
érigé en système médical, par les empiriques, pendant
la période latine. Mais faute d'une base scientifique
sérieuse, et discréditée par leurs excès, elle ne peut être
sauvée d'un long oubli par les grands maîtres de l'art,
malgré leurs efforts *consciencieux:*

Moyen âge. — Pendant cette période jusqu'en 1453,
peu d'auteurs se sont occupés de l'usage médical de
l'eau.

France. — Quelques pratiques superstitieuses auprès
de sources réputées miraculeuses.

Italie. — Pierre d'Abano (1250) commence la série
des auteurs s'étant occupés de la question. Gentile da
Foligno de Padoue (1337), Jean Dondis (1343) et Pierre
Tussignano (1410) traitent le même sujet. Parmi les auteurs de cette époque Savonarole de Ferrare publie l'ouvrage dans lequel est le mieux étudié l'emploi de l'eau.
Son écrit est même remarquable. Il passe en revue
l'action physiologique de l'eau aux diverses températures, son mode d'emploi et la recommande particulièrement chez les femmes atteintes de métrorrhagies,
dans la goutte et le rhumatisme, dans les fièvres ardentes,
dans le flux cholérique et chez les enfants délicats.
Mengo Bianchelli (1441) n'ajoute rien à la question.
Barzizi (1451) vante particulièrement les lotions froides
au sortir du bain tiède, comme un tonique des plus
énergiques et le premier conseille les douches ascendantes dans les affections de la matrice.
La médecine arabe florissante à cette époque, mérite
à peine une mention pour notre sujet. Rhazès (860) a

prescrit les bains froids dans la variole, des bains astringents et des boissons froides dans la métrorrhagie et l'eau de rose glacée contre les brûlures.

Mésué, Avicenne et Averroës (1142) effleurent à peine le sujet.

En résumé, malgré la pénurie des documents de cette longue période, l'emploi médical et chirurgical de l'eau a été d'un certain usage.

Époque moderne. — Les documents s'accumulent et, pour conserver l'ordre de leur classement et en permettre une étude comparative fructueuse, il est nécessaire de l'envisager par siècle et par pays.

xve et xvie siècles. — *Italie. Espagne.* — Cardan (1501) Biondo ou Blondus (1542) et Palazzo ont vanté les irrigations pour le traitement des plaies et des ulcères. Mais de tous les auteurs de l'époque, Mercurialis se montre le plus partisan de l'eau froide. A l'exemple des médecins espagnols Mercatus, Vallénius, Pisanelli, A. Lusitanus et surtout Monardés, il reconnaît à l'eau froide des qualités délayante, tonique, astringente, sudorifique, perturbatrice, etc., selon ses divers modes d'emploi.

Allemagne. — Deux noms à citer : Paracelse (1498) conseille de plonger par surprise les hydrophobes dans un bain et de les maintenir sous l'eau pour les forcer à boire. Gunter d'Andernach (1565) recommande les affusions fraîches pour faciliter le sommeil.

France. — Héritière des pratiques superstitieuses de l'Italie, l'eau est employée par les charmeurs. Ambroise Paré réagit contre ces idées et résume, en quelques lignes empreintes du plus grand bon sens, le véritable mécanisme de l'action de l'eau contre les plaies par armes à feu. Vers la même époque (1577), à la suite d'une polémique des plus ardentes, Dangaron et Laurent Joubert arrivent aux mêmes conclusions.

XVIIe *siècle*. France. — Le médecin lyonnais Barra donne, dans son opuscule, sur l'usage de la neige, de la glace et du *froid* (1676) des renseignements fort instructifs.

A son époque, le froid est déjà employé localement pour supprimer la douleur dans les opérations chirurgicales.

Allemagne. Suède. — Thomas Bartolin publie un *Traité médical de la neige* (1661). En Allemagne, trois praticiens distingués : Henricus ab Heers, Van der Heyden, Diembrœck emploient l'eau froide en boisson et en immersion dans la gastralgie, la goutte, le rhumatisme, la sciatique, la paralysie, la constipation, les suppurations rebelles et dans la dysenterie. L'un d'eux signale même la guérison de 360 dysentériques pendant une épidémie grave, à l'aide de l'eau froide en boisson.

Angleterre. — A Jean Floyer semble revenir l'honneur d'avoir composé, en 1697, l'un des premiers *Traités complets d'hydrothérapie.*

Faisant la part des exagérations d'un auteur enthousiaste, on reconnaît aisément que ce praticien a étudié l'eau d'une façon méthodique et assez complète. Ses conseils de faire suer le patient avant de le faire plonger dans l'eau froide, d'envelopper le corps dans un linge mouillé et des couvertures chaudes, pour provoquer des sueurs abondantes, d'employer la course avant et après une immersion froide, sont à retenir. Il discute également les indications et les contre-indications de ce remède. Et, joignant la pratique à la théorie, il fonde *un établissement* où deux pièces contiguës sont destinées, l'une aux sudations et l'autre aux applications d'eau froide.

C. Hancock (1722), bien qu'étranger à la médecine, donne une relation intéressante de l'emploi favorable de l'eau froide en boisson, et à très haute dose dans les fièvres éruptives, continues et malignes.

Italie. Espagne. — Un seul auteur à citer, Louis Septala (1638). Mais au siècle suivant, ces pays prennent une grande part au mouvement des idées sur cette thérapeutique et un plaisant de l'époque de dire : « L'eau froide a la propriété de mettre toute l'Italie en feu. »

XVIIIe *siècle*. — Ce siècle est fécond en travaux scientifiques et empiriques sur l'hydrothérapie. Cette méthode est érigée en système médical complet, dans les divers pays. Dans les dernières années du XVIIIe siècle, l'hydrothérapie chirurgicale méthodique et rationnelle voit le jour. Deux chirurgiens français, Lombard et Percy attachent leur nom à cette heureuse innovation. Ce sont les promoteurs de la chirurgie conservatrice.

Allemagne. — Dans l'impossibilité de remonter à toutes les sources, résumons les doctrines et pratiques des chefs d'école.

Frédéric Hoffmann, professeur à l'Université de Halle (1712), publie deux ouvrages ; le titre seul du premier *De aqua medicina universali* suffit à classer son auteur. Son analyse mériterait de longs développements.

Pour Hoffmann, l'eau convient à toutes les constitutions ; elle est le meilleur préservatif contre les maladies ; « elle est tant infaillible dans les maladies aiguës que dans les maladies chroniques et répond à toutes les indications » ; suivent les règles de son administration *intus et extra*.

Jean-Sigismond Hahn, exerçait la médecine à Schweidnitz (Silésie) en 1733, presque dans la contrée où Priessnitz, son compatriote, devait illustrer son nom un siècle plus tard.

Sauf la différence dans le détail des formules, il n'y a vraiment aucun désaccord dans leur manière d'envisager les vertus de l'eau et de la prescrire indistinctement dans les affections aiguës et chroniques.

Pour Hahn, comme pour Priessnitz, l'eau en boisson peut être tour à tour un vomitif, un laxatif, un sudorifique, un diurétique.

A l'extérieur, et suivant la manière de l'employer, elle

produit des effets rafraîchissants, calmants, toniques, excitants, échauffants et résolutifs.

Hahn connaît bien les effets produits par les applications locales; ceux succédant à des immersions froides et courtes; de même, les propriétés des enveloppements partiels et généraux avec des linges mouillés et des couvertures chaudes. Il préconise les affusions froides sur la tête, les douches sur le rachis, sur les parties endolories et sur les articulations malades.

J.-G. de Hahn, exerçant à Breslau en 1737, a employé l'eau froide en fomentations générales et continues sur tout le corps avec des éponges pendant une épidémie de typhus des plus graves. Ses succès semblent avoir eu un caractère exceptionnel.

Dans la seconde partie du XVIIIe siècle, l'eau est employée par les chirurgiens allemands.

Parmi eux, il faut citer plus particulièrement Platner Heister (1750) et Theden, chirurgien du grand Frédéric (1776). Ce dernier a même la bonne fortune de se guérir avec l'eau froide d'un phlegmon grave du coude, suite d'une piqûre anatomique. Aussi ne doute-t-il pas de la valeur de la pratique de son ami Hahn et, à l'occasion, il emploie sa méthode dans la petite vérole et dans les fièvres malignes.

Pologne. — Moneta (de Varsovie) affirme guérir plus aisément ses *coryzas* en employant les boissons froides, en aspirant fréquemment ce liquide par le nez et en continuant ses exercices à l'air extérieur, plutôt qu'en suivant le régime de la coction par les boissons chaudes et le séjour dans un appartement clos.

Pénétré de ces idées, il généralise la méthode à toutes les affections aiguës des voies respiratoires, voire même aux vieillards et aux enfants.

Russie. — De temps immémorial les peuples du Nord se roulent dans la neige, ou s'arrosent d'eau glacée après avoir mis leur corps en sueur par un séjour dans une étuve à haute température. Il est donc assez singulier que, malgré cette pratique hygiénique, la méthode hydrothérapique n'ait jamais été dans ce pays, l'objet de recherches sérieuses.

Samoïlowitz, médecin de Catherine II, a l'occasion d'employer les pratiques hydrothérapiques lors de la terrible peste de Moscou de 1771. Ses succès ont un grand retentissement, mais font peu de prosélytes. Il recourt principalement aux frictions générales énergiques avec la glace et aux boissons acidules et glacées, suivies d'enveloppement pour amener une réaction énergique et des sudations abondantes.

Espagne. Italie. — Deux moines espagnols viennent à Naples au commencement du siècle et font accepter la pratique suivante : ingestion de six à quarante verres d'eau glacée, et peu d'exercice pour éviter la sueur. Dans certains cas (rhumatisme, sciatique, variole, etc.) ils y joignent des frictions à la glace.

Leur succès a un tel retentissement que l'ambassadeur de France fait un rapport officiel et des plus élogieux.

Jacob Todano, surnommé *medicus per aquam*, surenchérit encore dans ces pratiques hydriatiques et Sanchez de Reffina, son trop fidèle imitateur, mérite le surnom de *medicus per glaciem*.

Deux médecins de valeur, Lanzani (de Naples) (1717) et Vallisnieri cherchent à réagir contre la crédulité publique, tout en admettant la valeur thérapeutique réelle de l'hydriatrie. Les remèdes héroïques, témérairement employés, dit le second avec un grand bon sens, ont un bon côté pour ceux qui les prescrivent; les malades, dès qu'ils guérissent, restent là pour chanter les louanges de leur Sauveur; ceux qui ne guérissent pas, en meurent et ne peuvent proclamer leur revers.

Bien que médecin, Crescenzo (1727) mérite d'être rangé plutôt dans la phalange des empiriques. Il en adopte aveuglément les pratiques exagérées.

Cyrillo, professeur à Naples, est de tous les praticiens

italiens de l'époque, celui dont les écrits dénotent l'étude la plus sérieuse de la médication par l'eau. Il en expérimente l'emploi *intus* et *extra* et fixe les règles principales de son application. Il n'hésite pas à la conseiller dans les affections fébriles et malignes. Il préconise l'eau en boisson refroidie dans la neige, donnée en abondance et une diète assez rigoureuse.

Angleterre. — Comme Floyer, son prédécesseur de la fin du siècle dernier, Smith est un zélé hydrothérapiste. Étranger à la médecine, son œuvre (1724) est un travail de compilation. Il emploi de préférence les boissons froides et les affusions générales à basse température de trois à quatre minutes, suivies de frictions énergiques et d'exercice. Dans la jaunisse, le patient est couché tout nu à plat ventre et l'affusion est localisée sur le dos.

Les divers auteurs à la suite de Smith, Olivier, Wainwrigt, Cook, Quinton, Kimeir, Brown, Cheyne, Mauwaring, Keill, Baynard, Thomas Elliot (de 1700 à 1739) méritent une simple mention. Tous recommandent l'emploi de l'eau, particulièrement dans les fièvres éruptives et malignes; mais aucun n'en fait l'objet d'une étude médicale complète.

Il n'en est pas de même du Dr Wright (1777). Une expérience faite sur lui-même l'avait convaincu. Un résumé de son cas n'est pas sans intérêt. Revenant d'Amérique, il est pris à bord d'une fièvre lente à forme grave. Au neuvième jour, il se met tout nu sur le pont du navire et on lui verse des seaux d'eau salée coup sur coup. Impression des plus violentes; soulagement immédiat; trois nouvelles applications achèvent sa guérison. A son exemple, Robert Jackson (1791), Brandreth (1791), Gregory et Mac-Lean (1797) signalent les effets remarquables de cette pratique dans la fièvre jaune et le typhus. Les lotions d'eau froide vinaigrée pratiquées avec une éponge sur tout le corps, ont pour effet, dit Brandreth, de diminuer la chaleur, de ralentir le pouls et de calmer ou de faire disparaître le délire.

On ne dit pas plus juste aujourd'hui en désignant improprement, sous le nom de méthode de Brandt, l'emploi à haute dose de l'eau froide dans la fièvre typhoïde.

Parmi tous les auteurs anglais du XVIIIe siècle, Currie, professeur à l'hôpital de Liverpool, peut être considéré comme le fondateur de l'hydrothérapie scientifique et rationnelle de l'époque.

Sa préférence est pour les affusions froides salées et courtes. Il réussit très bien dans une épidémie de fièvres malignes et contagieuses. Plus tard, il les emploie avec le même succès dans la scarlatine. Poursuivant ses recherches, il en arrive à les prescrire dans les maladies chroniques, plus particulièrement, dans les affections nerveuses et dans celles des voies digestives.

Étudiant leur effet dans la fièvre intermittente, il constate l'efficacité bien plus grande des affusions, *administrées une heure avant l'accès*. Fleury a puisé, dit-il, dans ce passage de l'ouvrage de Currie, l'idée fondamentale du traitement classique des maladies paludéennes par l'hydrothérapie.

L'œuvre entière de Currie se distingue par la méthode apportée dans les recherches et par l'analyse rationnelle des effets physiologiques et thérapeutiques des formules hydriatiques employées. Le premier, Currie signale la soustraction du calorique et les modifications profondes imprimées au système nerveux. Aussi ne procède-t-il que le thermomètre à la main.

A ses yeux, l'innocuité des moyens est d'autant plus grande, que la température du corps est plus élevée et il constate la réaction provoquée par toute application froide locale.

France. — Jusqu'au XVIIIe siècle, les médecins français sont réfractaires aux courants d'opinion déterminés par les empiriques. Il n'en est plus ainsi dès l'an 1700, et les recherches des médecins, des chirurgiens et des empiriques sont nombreuses en France. Elles se groupent naturellement en quatre périodes distinctes. Dans la première de 1700 à 1730, on s'occupe de l'emploi médical de l'eau; de 1730 à 1750 quelques chirurgiens la conseillent; de 1750 à 1780 reprise à nouveau par les médecins et les empiriques, Pomme est peut-être la personnification la plus accusée des extravagances de l'époque. De 1780 à 1800, placée sous l'égide de trois célèbres chirurgiens militaires, Lombard, Percy et Larrey, l'emploi chirurgical de l'eau s'affirme comme méthode rationnelle et vraiment scientifique.

Emploi médical. — Hecquet et Barbereau, deux empiriques, méritent à peine une mention. Les gens du monde adoptent leurs idées et Rousseau, dans son *Émile*, conseille l'usage hygiénique des bains froids. Noguez en 1730 publie un volumineux compendium résumant les travaux faits dans les autres pays. Cette vaste compilation n'est pas sans quelques mérites; mais elle a le tort irrémédiable de venir après les exploits de Hecquet et Barbereau.

Emploi chirurgical. — A partir de cette époque l'emploi chirurgical de l'eau donne lieu à quelques recherches sérieuses, sans toutefois déterminer de toute pièce une formation doctrinale. Lamorier (de Montpellier) (1732) est surpris de l'usage trop restreint de l'eau fraîche ou froide dans les plaies. Il semble avoir eu le premier l'idée des appareils pour bains locaux et continus.

Guérin (de Bordeaux) (1732) imagine l'appareil balnéaire à domicile dont les inventeurs d'aujourd'hui s'attribuent le mérite. Un réservoir supérieur, une baignoire au-dessous et plus bas un bassin et une pompe pour recueillir l'eau et la renvoyer au fur et à mesure dans le récipient élevé.

Recollin (1752) s'occupe particulièrement de l'emploi des injections d'eau tiède intra-utérine dans les cas de rétention du placenta.

Pibrac (1765), de Lamartinière (1774) conseillent les applications froides dans les plaies avec perte de substances.

Louis, Poutier, Mopilier, Champeaux, Chambon rap-

pelant la pratique d'Ambroise Paré, arrivent aux mêmes
conclusions et publient leurs observations dans les mémoires de l'Académie de chirurgie. Mais de tous ces
travaux ne surgit pas un corps de doctrine, traçant les
règles précises et complètes de l'emploi chirurgical de
l'eau. Il n'en est pas de même à la fin de ce siècle.
Avant de mentionner ces travaux remarquables, résumons rapidement l'historique des applications médicales
de l'eau de 1750 à 1780.

Emploi médical. — L'Académie royale des sciences,
belles-lettres et arts de Bordeaux, met au concours en
1767, la question suivante : « Quelle est l'action des
bains soit d'eau de mer, soit d'eau douce et quelle est
leur utilité? » Maret y répond par un mémoire remarquable pour l'époque. Il fait la division rationnelle des
bains, en froids 0° à 12°R ; frais 12° à 27° ; tièdes 27° à 34° ;
chauds 34° à 40°. Il étudie avec soin les effets primitifs et
consécutifs des applications hydriatiques partielles et
générales. Sa description est d'une grande précision et
ses conclusions très pratiques. Sauf exception, la durée
du bain froid ne doit pas dépasser deux à trois minutes ;
le frais (12° à 27°) une demi-heure ; le chaud (34° à 40°),
six à sept minutes et le bain tiède une heure. Les déductions cliniques sont aussi bien déterminées. L'auteur du
mémoire reçoit les plus grands éloges.

Citons encore Portal (1772) préconisant avec succès
l'usage des affusions froides dans les asphyxies par le
charbon (l'ouvrage a eu six éditions en quinze ans), et
Tissot qui, dans son célèbre opuscule (*Avis au peuple
sur sa santé*, 1780), s'élève avec énergie contre les bains
chauds et tièdes et conseille l'emploi journalier des
bains froids chez les enfants débiles.

Médecin et empirique, Pomme occupe une place à
part dans l'histoire de l'hydrothérapie française du
XVIIIᵉ siècle. Son traité des affections vaporeuses (1783)
contient des observations très curieuses. Aussi, faisant
une large part aux exagérations, aux allures incorrectes
de leur auteur, doit-on dire que Pomme fonde sur des

bases solides la valeur thérapeutique des bains tièdes très prolongés dans les affections nerveuses.

Macquart, dans son *Manuel sur l'eau* (1783), réagit contre les exagérations de Pomme et blâme l'usage exclusif des températures tièdes. Grimaud, en 1791, partage les mêmes opinions. Il rapporte un fait du plus vif intérêt pour l'histoire des questions de priorité en hydrothérapie. Un médecin de Vesoul, Meunier affirme avoir été témoin de l'action merveilleuse du remède suivant employé par les médecins de Syracuse pour combattre la suppression des règles; « ils font emplir de neige un sachet de deux pieds de longueur et de sept à huit pouces de diamètre, couchent la malade sur la paille placent sur la région lombaire le sac de neige et l'y laissent jusqu'à ce que l'évacuation reparaisse. »

Les sachets de glace de Chapmann ne sont donc pas eux-mêmes une nouveauté complète.

Emploi chirurgical. — La *thérapeutique chirurgicale* par l'eau a été définitivement fondée à la fin du xviiie siècle par trois célèbres chirurgiens militaires français.

Lombard le premier (1785), publie ses recherches. Ses essais portent sur de vieux ulcères observés à Dôle. Ses expériences convaincantes ont pour théâtre Strasbourg. Il traite avec le plus grand succès des artilleurs blessés dans des épreuves d'artillerie. Il panse les plaies contuses et par arrachement avec des linges et des plumasseaux de charpie simplement imbibés d'eau froide. Il établit la valeur comparative du feu et de l'eau dans les maladies chirurgicales et donne sa préférence à celle-ci. Il signale également les bons effets de l'eau glacée dans la cure des hernies engouées, dans les ophthalmies chroniques, les entorses, les fractures compliquées et les hémorrhagies. Dans certains cas, il emploie les irrigations continues; il conseille encore l'eau froide dans l'asphyxie par le charbon, dans les brûlures, les congélations, etc. Mais, esprit sage et droit, Lombard a bien soin de dire à ses contemporains qu'il n'est pas un partisan aveugle de l'eau. Parfois, il la considère comme contre-indiquée ou tout au plus, un simple agent auxiliaire.

Percy, son contemporain, résume plus tard sa pratique. Faits, conclusions, tout se ressemble; plus enthousiaste que Lombard, il n'hésite pas à écrire les lignes suivantes :

« Sydenham disait qu'il renoncerait à la médecine si on lui ôtait l'opium. Pour moi, j'aurais abandonné la chirurgie des armées si on m'eût interdit l'usage de l'eau. »

A son tour, Larrey fait ressortir les grands avantages retirés de l'emploi chirurgical de l'eau. Ses premières observations sont recueillies sur les blessés de la campagne d'Égypte et de Syrie. Il n'est pas moins explicite que ses deux collègues de l'armée.

*XIX*e *siècle*. — Trois périodes le divisent.

La première, antérieure à Priessnitz, la deuxième correspondante à la création et à la vulgarisation de la méthode du paysan silésien, et la troisième, période actuelle, dont le chef est à bon droit Fleury. Ses travaux et ceux de ses successeurs ont fondé ce qu'on appelle à juste titre aujourd'hui l'école hydrothérapique française.

Avant Priessnitz l'emploi médical de l'eau donne lieu à quelques rares travaux. En France, les études sur son emploi chirurgical sont seules en faveur. La Russie et la Pologne n'offrent rien de sérieux et l'Angleterre a oublié les remarquables recherches de Currie. Un examen rapide des œuvres parues dans chacun de ces pays est cependant nécessaire pour achever l'histoire empirique et scientifique de l'hydrothérapie avant l'apparition de la méthode de Priessnitz.

Angleterre. — Un seul ouvrage à signaler, celui de Armstrong (1818) faisant ressortir les grands avantages des ablutions froides dans la fièvre scarlatine.

En chirurgie, Samuel Cooper et plus tard Fergusson et

Miller emploient couramment les compresses d'eau
froide sur les plaies; ils ont soin de les recouvrir d'une
toile imperméable afin d'éviter une évaporation trop
rapide.

Italie. — Giannini, célèbre praticien de Milan (1805),
s'inspirant des recherches de Wright et de Currie expérimente les affusions froides dans les fièvres intermittentes et pernicieuses. Il les donne pendant le stade de
chaleur et il leur reconnaît les propriétés suivantes :

1° Arrêt de la fièvre et rémission obtenues ;

2° Régularisation de l'intermittence ;

3° Augmentation de l'action curative du quinquina ;

4° Remède de l'accès, le quinquina restant celui de
l'intermittence.

Dans un des chapitres de son intéressant ouvrage,
Giannini établit expérimentalement que les immersions
froides sont encore le remède le plus efficace des fièvres
contagieuses (pétéchiale et miliaire).

Cet ouvrage serait à rapporter en entier. C'est un véritable traité thérapeutique médical de l'emploi de l'eau
froide. Bien des auteurs modernes et Priessnitz lui-même
n'ont ni mieux dit ni mieux fait.

En chirurgie, un seul auteur, Assalini, est à signaler.

Russie.Allemagne. — Milius (1821), exerçant en Russie,
traite ses malades en les faisant étendre sur un drap,
dont les coins sont tenus par quatre hommes. Ceux-ci
plongent brusquement le malade deux ou trois fois dans
une baignoire remplie d'eau froide, puis on le rapporte
dans son lit.

En Allemagne la pratique de Currie trouve de nombreux imitateurs.

Reuss, Hubertus (1804), Bodeckser, Höger, Kolbany
(1810), Nasse (1811), Horn (1814), Pfeufer (1818) emploient couramment les affusions froides dans la scarlatine, la variole, la rougeole, le typhus, etc.

Hufeland, professeur à Berlin, voulant provoquer des
travaux sur l'emploi médical de l'eau, propose en 1821

un prix de cinquante ducats. Fröhlich, Reuss et Pitschaft envoient des mémoires. Celui de Fröhlich a le prix.

Les maladies aiguës sont le champ d'expérience des trois auteurs. Ils ont recours aux lotions, aux affusions et aux immersions. Le temps d'application varie de une à quatre minutes. L'opération est répétée quatre à dix fois dans les quarante-huit heures, et l'abaissement de la température de l'eau croît au fur et à mesure de l'élévation de celle du corps.

Citons encore la pratique de Thaër (de Berlin) dans la rougeole épidémique. Lotions générales d'eau vinaigrée froide répétées jusqu'à l'abaissement permanent de la température du corps et de la diminution de la vitesse du pouls.

Ærtel, professeur de langue au gymnase de Anspach, adopte les idées de Hahn dès 1804 et publie des mémoires. Aussi, Priessnitz trouve-t-il en lui un fervent admirateur de la première heure.

L'Allemagne n'offre rien de saillant sur l'emploi chirurgical de l'eau, sauf un mémoire de Kern, paru à Vienne en 1809.

France. — Il n'en est pas ainsi dans notre pays. Si l'emploi médical de l'eau est peu en honneur, en chirurgie sa vulgarisation reçoit la plus vive impulsion à la suite des travaux de Lombard, Larrey et Percy.

Emploi chirurgical. — Après les grandes guerres de l'empire, une foule de chirurgiens rapportent les faits les plus curieux de guérisons inespérées par l'emploi de l'eau froide. Néanmoins, Velpeau, Guérin (de Bordeaux) et Bérard, la considèrent toujours comme un médicament exceptionnel.

Appliquée sous forme de bains locaux prolongés, Mathias Mayor (1841) lui reconnaît une efficacité bien supérieure à tout autre moyen dans les plaies graves et étendues.

Employée sous forme d'irrigations continues, Nélaton (1844) la signale comme une des meilleures méthodes dans les plaies contuses et les traumatismes graves.

Deux thèses de concours, Malgaigne (1842) et Richet (1847) résument l'état de la question à cette époque et la conclusion du second : « La méthode réfrigérante deviendra d'un usage de plus en plus général dans la cure des solutions de continuité » ne laisse aucun doute sur l'opinion régnante en sa faveur. Chassaignac préconise les douches oculaires dans les ophthalmies chroniques. Bonnet (de Lyon) (1845) emploie avec succès, le bain froid, les immersions courtes et les applications de linge mouillé dans les entorses, les arthrites chroniques, etc.

Citons encore Amussat (1850) conseillant de préférence l'eau tiède à l'eau froide dans les affections chirurgicales.

Dans ces vingt dernières années, la chirurgie conservatrice a fait des progrès considérables. L'action nocive de l'air, et la théorie des germes connue, la méthode de pansement par occlusion, a pris un développement remarquable.

Les feuilles métalliques, les tissus imperméables, les tissus imprégnés des dérivés du goudron, se sont substitués aux vieux pansements d'autrefois. On s'est attaché de plus en plus à faciliter la réunion par première intention des parties profondes et dans l'impossibilité d'y parvenir complètement, la méthode de drainage de Chassaignac a résolu la difficulté.

L'emploi combiné du collodion, des épingles à sutures, des ligatures métalliques et du pansement de Lister, semble constituer le dernier perfectionnement de cette chirurgie.

Ces progrès ont amené l'abandon de l'emploi de l'eau dans une foule cas; mais de même en ressort-il encore son indication formelle dans certaines plaies contuses dans lesquelles les moyens précités seraient inapplicables. L'eau ne constitue-t-elle pas elle-même un pansement par occlusion, surtout quand elle est employée en irrigations ou en bains *continus?*

Emploi médical. — L'emploi *médical* de l'eau avant

Priessnitz a donné lieu en France à quelques travaux isolés méritant une mention.

Desgenettes (1802), Laurain (1803), Lagorce (1804), Rozière (1804), Minot (1805), Dufour (1806), etc., ont publié des thèses traitant des points isolés.

Une épidémie des plus graves de fièvre miliaire a été combattue avec succès dans le Bas-Rhin en 1812 par les Drs Schaal et Hessert.

Moricheau-Beaupré, échappé à la désastreuse campagne de Russie, fait connaître en 1817 le résultat de ses observations sur l'action du froid chez l'homme sain et malade.

En 1821, Guersant publie dans le *Dictionnaire en 30 volumes*, un excellent article sur les affusions.

Tanchou (1824) dans son opuscule sur l'application du froid dans les maladies donne des conclusions judicieuses et fournit à l'appui des faits dignes d'intérêt.

Barbier (d'Amiens) (1828) fait connaître à l'Académie les bons effets des applications froides sur le rachis dans la fièvre typhoïde.

Dupuytren et Lisfranc emploient avec succès les bains froids dans la chorée.

En 1838, Gerdy jeune publie dans les *Archives de médecine* une monographie extrêmement intéressante, sur l'action des bains simples et médicamenteux à diverses températures. Ses expériences sont très complètes, malheureusement restreintes à l'emploi des températures à 33°, 36°, 38°, et 40°. Suivant les cas, le pouls s'élève de 15 à 30 pulsations par minute (T. 38° à 40°); à 36°, le pouls reprend son type normal; à 33° les effets ressemblent à ceux obtenus avec les températures de 38° à 40°.

En 1847, Jacquez (de Lure) publie dans les *Archives de médecine* un mémoire très important sur l'emploi des réfrigérants dans la fièvre typhoïde. Son *modus faciendi* est le suivant : compresses d'eau froide sur la tête et le ventre nuit et jour, et de l'eau froide en boisson, quel que soit l'état des voies respiratoires. Sa statistique porte sur 142 malades et les résultats sont de un mort sur trente-six.

Ici s'arrête l'exposé de la *première période historique* de l'hydrothérapie, celle avant Priessnitz.

État de l'hydrothérapie aux débuts de Priessnitz. — Si l'on résume les idées générales, les systèmes et la pratique des Floyer, des Hahn, des Currie, des Giannini, des Pomme ; qu'on rapproche les faits et les recherches faites sur des points plus isolés, il est facile de constituer de toute pièce la méthode hydrothérapique telle qu'elle reparaît plus tard au sortir des mains du rénovateur moderne et de ses successeurs.

Appropriée au progrès général de la médecine, profitant de la diffusion facile des connaissances et des travaux cosmopolites, elle se constitue plus rapidement en une méthode complète, claire et perfectionnée. Mais, il est juste de dire à l'honneur des précurseurs anciens ou modernes de P. Vincent Priessnitz qu'ils ont eu le mérite de l'invention, la variété dans les procédés et une audace d'exécution, ne l'ayant cédé en rien à celles du paysan silésien.

Venu à son heure — ce dernier l'a bien mise à profit — ses successeurs scientifiques ont mieux fait encore ; mais respect et justice à leurs anciens.

Vincent Priessnitz, puisant ses premières idées dans les pratiques grossières des paysans de la contrée (Græffemberg, Silésie autrichienne) se traite efficacement des suites graves d'une chute de cheval remontant à 1816.

Généralisant ce fait, il soigne son village. Sa réputation s'étend ; parcourant les montagnes, son renom de guérisseur par l'eau grandit rapidement. Des esprits ombrageux et maladroits, voulant lui faire interdire ses pratiques, le posent en bienfaiteur méconnu et persécuté. L'auréole du succès doublé de l'attrait du merveilleux est complète. La fondation d'une maison de santé au milieu des montagnes, les règles de l'hygiène la plus sévère imposée à des personnages considérables de l'époque attirés par sa réputation, la hardiesse et l'énergie de ses procédés, la variété et l'ingéniosité de ses formules, lui font une place à part dans l'histoire de l'hydrothérapie.

Dégagée de certaines exagérations, sa méthode est encore adoptée et appliquée en Allemagne et en Angleterre. Elle se distingue, de ce qu'on peut appeler, à juste titre, la méthode française, dont le mérite de l'invention revient surtout à Fleury. Plus simple, moins rigoureuse et d'application courante, cette dernière tend aujourd'hui à se substituer à celle des continuateurs fidèles de Priessnitz.

Partant des idées humorales de son époque, les pratiques de Priessnitz découlent de cette base doctrinale.

Ses formules, dégagées de leur extrême rigueur et de la théorie ci-dessus, remplissent bien les indications thérapeutiques. Et si un diagnostic éclairé eût pu, dans certains cas, mettre leur auteur en garde contre des tentatives inutiles ou imprudentes, il eût évité des revers qu'on lui a reproché, avec trop peu de modération. Chez Priessnitz, le régime a pour base l'alimentation froide et abondante. L'eau, pour boisson exclusive; rarement la diète. L'exercice poussé jusqu'à la fatigue, à la violence même, et l'eau très froide, en boisson est donnée à la dose de dix à quarante verres par vingt-quatre heures.

A l'extérieur, il emploie l'eau à basse température et sous les formes suivantes : le grand bain d'immersion après des sueurs abondantes provoquées; le bain partiel avec frictions énergiques générales pratiquées avec l'eau du bain. Les bains de pieds, de mains, les lotions et les affusions sont employés de même et répondent à des indications particulières. La douche en colonne est en usage chez Priessnitz; sa durée va parfois à cinq minutes. Le drap mouillé et les compresses sont un des modes d'applications générales et partielles du froid les plus usités à Græffemberg. A cet égard Priessnitz a été plus inventif que la plupart de ses devanciers.

Néanmoins, ni sa théorie médicale, ni ses formules ne constituent des nouveautés. Le plus grand nombre de ses prédécesseurs a émis les mêmes idées et agi de la même façon. Mais il y a chez Priessnitz plus de généralisation dans les applications et d'ingéniosité dans les formules, et surtout un prosélytisme empirique et scientifique plus rapidement propagé.

En effet, laissant de côté les travaux récents des pays étrangers, l'examen sommaire de ceux publiés en France donne la note juste de la marche rapide des idées en hydrothérapie depuis Priessnitz. Ces travaux et ce mouvement d'opinion constituent *la troisième période historique* de la méthode. Elle suit immédiatement ou peu après l'œuvre de ce dernier et s'inspire encore de ses procédés de traitement par l'eau froide.

J. Bachelier publie en 1843, à Pont-à-Mousson, un exposé critique de l'hydrothérapie. C'est le résumé d'un voyage à Græffemberg et aux divers établissements allemands de l'époque.

Ceux qui désirent apprécier sous son vrai jour cette thérapeutique, au moment de son apogée à Græffemberg, sont amplement satisfaits par cette lecture. Mais le caractère médical du livre laisse bien à désirer.

En France, Baldou doit être considéré à juste titre comme le représentant le plus autorisé de la méthode hydrothérapique allemande moderne. Il l'étudie chez Priessnitz même, en 1840. A peine de retour, il publie un petit opuscule et fonde le *premier* établissement français au « château de l'Arcade » à Paris. Six ans après, il achève un livre qui, sous le titre modeste de : *Instruction pratique sur l'hydrothérapie*, est une œuvre sérieuse et digne d'intérêt à tous égards.

Cet ouvrage paraît au lendemain de ceux de Schedel et de Scoutetten et en même temps que celui de Lubanski.

Partisan convaincu des doctrines humorales, de la théorie des crises et disciple enthousiaste de Priessnitz, son œuvre s'en ressent beaucoup. Des expressions surannées, parfois triviales, peut-être même des connaissances médicales insuffisantes, exposèrent leur auteur à des critiques acerbes, mais dépassant toute justice.

Si la partie théorique de ce travail laisse à désirer, il n'en est pas de même des chapitres contenant la clinique de l'auteur.

Tout praticien encore partisan de la méthode allemande, trouve dans Baldou les formules de Priessnitz simplifiées, bien décrites et appliquées logiquement.

Les observations nombreuses à l'appui, appartiennent en grande partie à la pratique de Baldou. En général, exposées d'une façon suffisante, elles sont complètes dans leur partie thérapeutique. Le modus faciendi de chaque jour nettement détaillé, bien décrit; le résultat thérapeutique, satisfaisant ou non, franchement mentionné. Et, si ce n'était quelques diagnostics hasardés, notamment dans le chapitre des maladies aiguës, rien à redire de cette partie de l'ouvrage. Aussi, le praticien voulant suivre les errements de Priessnitz et le médecin de campagne éloigné de toute ressource instrumentale, trouvent-ils encore dans ce traité un bon guide pratique. Mais, qu'ils aient bien soin de laisser de côté tout le chapitre de l'exposition doctrinale.

Baldou a évité les exagérations des Allemands. Il prescrit l'eau en boisson modérément. Il tient compte de l'élément température dans le dosage hydrothérapique. Parfois il use même de l'eau tempérée, tiède, 26°, 30°, 32°, et il se défend de mériter la critique d'un écrivain français définissant ainsi la méthode allemande : « Pour faire de l'hydrothérapie, il faut le courage du lion, la patience de l'âne et l'estomac de l'autruche. »

On lira toujours avec profit, les lignes écrites par Baldou sur l'emploi des températures moyennes, au chapitre des affections cérébrales justiciables de la méthode.

En 1847, Lubanski fait paraître un ouvrage didactique dénotant un nouveau progrès. Ce sont les résultats de son excellente clinique à son établissement de Pont-à-Mousson. Élargissant le cadre des formules, Lubanski emploie moins celle de Priessnitz (lotions, ablutions, immersions, compresses mouillées) et beaucoup plus les appareils à douches dont il varie la forme et la durée d'application.

Encore imbu de la doctrine humorale, cependant, il lui fait jouer un rôle moins exclusif, et des faits cliniques bien observés et exposés avec soin dénotent la sagacité et la science médicale de leur auteur.

Les publications de Paul Vidart, d'Andrieux, de Brioude, de Macario (Lyon-Nice-Le Croisic), d'Armand Rey (de Grenoble), de Chevandier (de Die, Drôme) sont une nouvelle étape dans cette voie du progrès.

Chacun de ces travailleurs judicieux ajoute un faisceau de connaissances nouvelles à la méthode hydrothérapique. Paul Vidart fonde un vaste établissement aux sources glacées de la Divonne. Son instrumentation tion est un perfectionnement considérable sur celle de ses devanciers. Néanmoins, pour lui encore, les formules de Priessnitz sont la base principale de la médication. Sa clinique contient des observations intéressantes et aussi probantes que celles de tous ses prédécesseurs.

Andrieux perfectionne les procédés hydrothérapiques et emprunte à la balnéation annexe plusieurs de ses formules. Il use des étuves, des fumigations, des douches de vapeur, voire même des bains d'air comprimé, qu'il abandonne peu après.

On doit signaler son idée très ingénieuse d'envelopper le corps soumis au maillot humide, d'un manchon métallique, rempli d'eau chaude, afin de faciliter et de hâter la réaction et l'effet sudorifique.

Le premier peut-être, il préconise l'emploi en douche de l'eau tempérée, tiède ou chaude. D'après cet auteur elle a pour but principal de préparer le malade, de l'accoutumer, et il lui donne le nom imagé de douche *parlementaire*.

L'auteur a publié des opuscules et fait paraître quelques numéros d'un journal des maladies chroniques, résumant la clinique de Brioude.

Macario a dirigé longtemps l'établissement hydrothérapique de Lyon. Esprit chercheur, travailleur infatigable, il a publié un grand nombre de mémoires et ses Leçons de l'école pratique sur l'hydrothérapie.

Ses formules, ses procédés se rapprochent beaucoup

de ceux de ses prédécesseurs. A l'exemple d'Armand Rey (de Grenoble), de Chevandier (de Die, Drôme), il emploie la vapeur résineuse pour le traitement des affections névralgiques et rhumatismales.

Plus de vingt ans auparavant, Rapou, à Lyon même, avait donné sous le nom de *méthode fumigatoire*, un développement considérable à l'emploi de la chaleur sèche et humide (vapeur simple et médicamenteuse) dans le traitement des maladies chroniques.

Citons encore Wertheim, Bottentuit (de Rouen), Gilbert d'Hercourt, parmi les initiateurs de la première heure.

Le rapport si défavorable de Roche, à l'Académie de médecine, en 1840, sur les premiers travaux d'Engel et Wertheim n'avait donc pas été une condamnation définitive de l'hydrothérapie. En France, les esprits hardis se succèdent rapidement, vulgarisent la méthode de Græffemberg et les citer tous serait impossible.

Cependant, avant Schedel, le précurseur de la *quatrième période* hydrothérapique, dite *méthode française*, l'on ne peut oublier Scoutteten.

A l'exemple de J. Bachelier, il va à Græffemberg et en 1843, il publie le premier ouvrage sérieux sur la méthode, c'est-à-dire avant Baldou lui-même. Mais Scoutteten ne fonde aucune clinique particulière. Comme Baldou, pénétré des doctrines humorales de l'époque, son livre en traduit bien l'idée dominante. La théorie scientifique et rationnelle de l'hydrothérapie assurant son avenir n'est donc pas encore fondée.

Schedel peut être considéré comme le premier auteur de cette doctrine. Son ouvrage date de 1846. Cette date représente le début *précis* de cette quatrième période historique de l'hydrothérapie moderne et la deuxième après Priessnitz.

En judicieux écrivain, Schedel classe les effets multiples et variés de la méthode en : 1° hygiénique et prophylactique ; 2° antiphlogistique ; 3° antispasmodique ; 4° altérant ou résolutif ; 5° auxiliaire ou adjuvant.

Les déductions physiologiques et thérapeutiques en découlent et prennent sous la plume de leur auteur un

sens et une netteté, permettant d'affirmer que Schedel
est lui-même le précurseur scientifique et rationnel du
fondateur de Bellevue.

**Influence remarquable de l'œuvre de Fleury. —
Méthode hydrothérapique française.** — Fleury arrive
bien à son heure. Sa hardiesse de plume, sa polémique
brillante et son érudition, son titre même d'agrégé
de l'école de Paris et de rédacteur du *Compendium
de médecine*, tout concourt à vulgariser rapidement
ses idées, à l'adoption de sa méthode, de ses formules,
et à les répandre à l'étranger. Plus que les écrits de
tous ses prédécesseurs, les œuvres de Fleury ont le
mérite de la précision, de la logique et de la clarté.
Il faut tout l'aveuglement de certains esprits systéma-
tiques pour lui faire opposition, opposition qu'il combat
avec une vigueur, dont le souvenir est à peine oublié
aujourd'hui.

Fleury commence ses publications sur l'hydrothérapie
en 1847. La première édition de son traité paraît en
1852. Elle répand son nom et sa méthode partout à l'é-
tranger ; la troisième et dernière, date de 1867. Il résume les bases de sa doctrine hydrothérapique avec une
grande précision en écrivant ces lignes : « Les beaux
travaux qui, dans ces dernières années, ont jeté une
vive lumière sur la *physiologie hygique* ont fait naître
une science corrélative la *physiologie pathologique*, et
celle-ci, à son tour, doit conduire nécessairement à la
physiologie curative, c'est-à-dire à des méthodes thérapeutiques qui, pour maintenir l'état organique et fonctionnel qui constitue la santé, s'adressent à des agents
dont l'action est plus puissante, plus certaine et mieux
déterminée que celle de la plupart des agents médicamenteux, c'est-à-dire aux fonctions elles-mêmes. »
(Fleury, *Traité d'hydrothérapie*, 2ᵉ édition, 1856, p. 109).

Sa division des médications hydrothérapiques complète celle de Schedel. Elle a servi de modèle aux travaux de ses successeurs.

Cherchant à donner une base physiologique à l'hydro-

2.

thérapie, il a fait des expériences sur l'action de l'eau froide (douches et immersions) et sur celle de la chaleur (maillot et sudation au fauteuil) appliqués à l'organisme.

Il y aura lieu d'y revenir aux chapitres suivants. Simplifiant les formules, Fleury pose en principe absolu, que l'eau froide maniée sous forme de douches, par une main habile et expérimentée, doit répondre à tous les cas, sauf quelques exceptions. Dans celles-ci, il fait intervenir la chaleur à titre d'agent révulsif ou sudorifique.

Les douches préférées sont le jet mobile et la douche en pluie, suivies ou non d'immersion rapide dans un bassin d'eau froide. Parfois, il joint à cette pratique des bains de siège à eau courante, à épingles et des douches enveloppantes, dites en cercle. Plus rarement les autres formules, douches périnéales, ascendantes, vaginales. Son procédé de sudation est la lampe à alcool et un fauteuil.

Les sudations au maillot, les immersions prolongées, les ceintures mouillées, les demi-bains alternatifs, etc., sont à ses yeux des formules peu maniables, échappant trop à une direction médicale immédiate, constante et n'atteignant pas aussi bien le but.

Fleury bannit l'emploi de l'eau tempérée ou chaude. Les basses températures et les douches de durée variable mais courtes doivent, d'après lui, toujours y suppléer.

Les préceptes concernant le régime, l'exercice, sont ceux d'un praticien érudit et expérimenté.

Sa clinique est des plus instructives. Elle contient nombre de faits indiscutables ; l'abondance même de l'exposition de certains d'entre eux donne à cette partie de son œuvre un cachet particulier.

Son étude des congestions sanguines chroniques des viscères, notamment celles du foie, de la rate, de l'utérus est fort utile à connaître.

Les successeurs de Fleury se sont inspirés de ses travaux ; néanmoins, ils n'en ont pas accepté aveuglement toutes les conclusions et des modifications ont été apportées à des formules trop étroites et à un exclusivisme dépassant la mesure.

L'étude physiologique de l'hydrothérapie et celle des agents et appareils permettront de compléter à son lieu et place l'histoire actuelle de l'hydrothérapie. En France Tartivel, Dally, Beni-Barde, Duval, Keller, Leroy-Dupré, Bourguignon, Gillebert d'Hercourt, Thermes, Lemar-chand (du Tréport), Macario (du Croisic), Noguéz (de Toulouse), Greuell (de Gérardmer-Vosges), Armand Rey (de Grenoble), etc., ont, à l'exemple de Fleury, modifié l'hydrothérapie allemande; ou, en adoptant celle de Fleury, lui ont fait subir certaines transformations indispensables à signaler, ainsi qu'on pourra s'en convaincre dans les chapitres suivants.

CHAPITRE II

AGENTS. — APPAREILS. — ÉTABLISSEMENTS.

Agents. — Appareils. — Établissements. — *Froid, chaleur.* — Les mots *froid, chaleur* n'ont qu'un sens relatif, exprimant les doses variables d'une même action moléculaire thermique. Appliqués dans un but médical, ces effets constituent la méthode hydrothérapique, mot dérivé lui-même, de l'agent physique principal mis en œuvre.

Division thermométrique. — L'*Eau* est cet agent. Les basses températures jouent le rôle le plus important dans cette thérapeutique. Néanmoins, des températures élevées et celles intermédiaires répondent à des indications spéciales. Il est donc nécessaire pour bien s'entendre sur la valeur des mots, de prendre pour point de départ une échelle thermique. Elle répond aux expressions usuelles, par lesquelles les diverses sensations de froid et de chaleur, supportées par l'organisme en hydrothérapie, sont communément exprimées :

Froid excessif...................... de 0° à 6°
Très froid........................ de 7° à 10°

Froid................................... de 11° à 15°
Fraîche................................ de 16° à 20°
Dégourdie.......................... de 21° à 25°
Attiédie.............................. de 26° à 30°
Chaude............................... de 31° à 35°
Très chaude...................... de 36° à 40°
Excessivement chaude........ de 41° à 50° et 70°

Cette dernière expression thermique répondant aux trois modes principaux d'application de la chaleur : solide, liquide et aériforme (sèche ou vapeur humide).

Température initiale de l'eau. — Les eaux naturellement à très basse température sont bien rares en dehors des pays de montagne et accessibles toute l'année. Elles subissent les variations thermométriques du sol dont elles émergent. Au-dessous des caves de l'Observatoire de Paris, à une profondeur de $27^m,60$, le thermomètre accuse une température *constante* de 11°,82, n'ayant pas varié d'un quart de degré depuis quatre-vingts ans. Les géologues désignent par le nom de *couche invariable* cette zone de terrain, donnant cette température constante, toujours la même en tout lieu.

Température de l'eau froide employée en hydrothérapie. — L'eau généralement employée en hydrothérapie offre donc la température *initiale* de 12° à 14°, suivant la saison de l'année. Quelles que soient les précautions prises, elle subit toujours, dans une limite de 1° à 3° en moyenne, l'influence des températures saisonnières et celle due aux divers appareils élévatoires employés. On peut donc *affirmer* que la médication a pour base, dans les établissements, l'emploi de l'eau à la température toujours variable de 10° à 15°. Prétendre le contraire, serait en dehors de la vérité.

Eau en boisson. — **Ses qualités.** — L'eau en boisson jouant un certain rôle en hydrothérapie, il est préférable de posséder de l'eau ayant les qualités chimiques bien connues, sur lesquelles il est inutile d'insister. Pour répondre à toutes les exigences, elle doit être abondante, facilement renouvelable et séjourner le moins possible dans les réservoirs.

Étant admis dans le langage usuel, que l'action du froid et celle de la chaleur sont les deux termes par lesquels on exprime la généralité des effets thérapeutiques de l'hydrothérapie, les appareils, formules et procédés propres à développer ces deux actions distinctes, sont eux-mêmes dissemblables et méritent une mention et un classement particuliers.

I. — Applications de la chaleur

Diversité des procédés caloriques. — *Appareils, formules, procédés.* — Les moyens en usage sont variés. On a emprunté le calorique à son propre système musculaire, ou bien à celui d'un organisme étranger. De même les appareils les plus perfectionnés de la physique industrielle ont été mis en œuvre pour élever artificiellement la température du corps dans un but thérapeutique. Considérée comme méthode exclusive, l'emploi du calorique a donné des résultats remarquables entre les mains de Rapou de Lyon, sous le nom de méthode fumigatoire.

Exercice. — Préparation souvent indispensable pour la bonne application de l'eau froide, l'exercice peut déterminer par lui-même des effets thérapeutiques distincts. Emprunté aux forces vives de l'organisme, il est un point limite qu'il ne faut jamais dépasser. Au delà, l'asphyxie musculaire d'une part, et de l'autre l'abaissement de la température du corps, suite de l'application du froid, peuvent entraîner des troubles graves et profonds. Aussi, pour obtenir les effets médicaux, propres au calorique

appliqué à dose élevée au corps humain, est-il préférable de le prendre à une source étrangère.

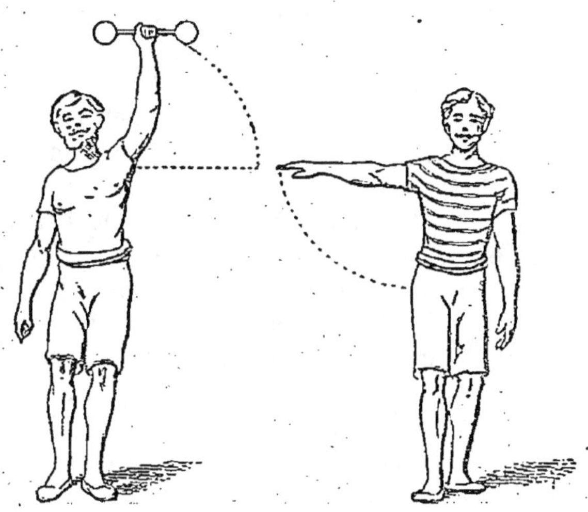

Fig. 1. — Exercice avec haltère, avec mains libres.

Corps vivants. — De temps immémorial, dans certaines contrées (en Limousin), pour suer abondamment,
le malade se couche entre deux personnes en santé.
Ainsi pressé et se tenant dans une immobilité complète,
la température de son corps s'élève et une sudation des
plus abondantes est obtenue. Le bain ou une lotion
quelconque ne suivent jamais. Ces pratiques hygiéniques
sont à peu près inconnues de ces populations agrestes.
Mais employé dans les conditions ci-dessus, le plus
souvent au lendemain de l'action nocive du froid, les
résultats thérapeutiques sont excellents.

Soleil. — *Bain de sable.* — Dans la pratique des
peuples primitifs, l'idée de l'exercice ou de la simple
exposition au soleil est venue à leur esprit. Inconsciem-
ment, ils en ont recherché l'action bienfaisante pour
réchauffer leur corps endolori par le froid, ou pour réa-

gir activement contre les symptômes prémonitoires de son action morbide.

Bain de sable. — Ces rayons caloriques emmagasinés dans le *sable* constituent *le bain de ce nom*, communément employé encore dans quelques stations maritimes. Cette pratique assez empirique, ne se prêtant guère à une graduation méthodique, est laissée aux mains du vulgaire.

On procède de la façon suivante : Un trou est creusé à une profondeur suffisante pour que le corps s'y loge en entier dans la station assise ou debout, jusqu'aux épaules. Après quelques heures (temps nécessairement variable, suivant une foule de circonstances), les parois de cette cavité échauffée par le soleil ont emmagasiné une certaine somme de calorique. Le patient s'y blottit et on le recouvre avec soin jusqu'au cou avec le sable voisin le plus chaud. En général ce bain étant pris aux heures les plus chaudes du jour, on abrite la tête. Après un temps variable selon l'idiosyncrasie du sujet, une sueur plus ou moins abondante est obtenue, on dégage le patient et, suivant les circonstances, il s'habille, se plonge dans la mer voisine ou se borne à recevoir une simple affusion générale, avec de l'eau légèrement attiédie par le soleil.

Bien que la position assise ou debout, dans le bain de sable, soit favorable, le fait même d'emprisonner le corps et de le soumettre à une pression relative assez considérable, contre-indique ce bain dans la majorité des cas où il existe des troubles cardiaques ou cérébraux.

Enveloppement du corps soumis à la sudation. — *L'enveloppement du corps lui-même*, pour en accumuler la chaleur propre en s'opposant à l'action d'un milieu ambiant, réfrigérant, est encore une pratique vulgaire, employée couramment par les jockeys, dans le but de se faire maigrir. En pareil cas, l'enveloppement est précédé d'un exercice plus ou moins violent, à pied ou à cheval. On le pratique, en général, avec des couver-

tures de laine, renforcées d'édredon, et même secondées
par des bouteilles chaudes placées aux extrémités ou le
long du corps. Le développement de la diaphorèse est
aidée par des boissons chaudes et stimulantes. Un régime approprié, boissons rares, vin pur, viandes rôties
ou grillées, peu ou pas de pain, seconde efficacement
un pareil entraînement.

Avec de légères variantes, ce mode d'emploi du calorique est conseillé dans un but thérapeutique. Le vulgaire chauffe-lit en est le complément habituel. On en
augmente l'action en saupoudrant de sucre ou de
poudres aromatiques ou résineuses, le récipient en
tôle, rempli de charbons incandescents.

Maillot sec et humide. — Simple dérivé des moyens
précédents, il mérite une mention, surtout en raison de
ce que Priessnitz en a fait l'une des formules les plus
originales de ses pratiques hydrothérapiques. La hardiesse et l'intensité avec lesquelles il en a usé, sont à
signaler à son actif.

Maillot sec. — On procède de la manière suivante :
Le patient se place tout nu sur un matelas. Il peut

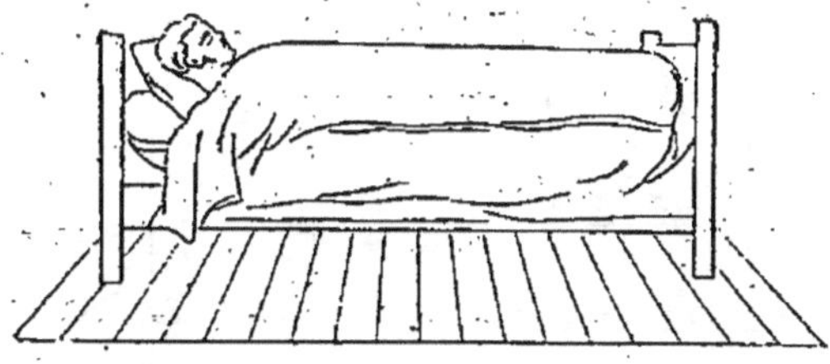

Fig. 2. — Enveloppement simple.

être garni de laine, varech, paille, crin végétal, etc...
Un drap de dimension moyenne est étendu sur une
ou deux couvertures. Il est relevé et serré autour du
corps, en ayant bien soin d'en tenir le bord supérieur

plus haut que le bord correspondant des couvertures,
afin de pouvoir border celle-ci et éviter le frottement
désagréable de la laine sur le cou ou sous le menton.
En bas, le drap serré en corde, est ramené sous les
talons.

Les couvertures sont ramassées de même sur le corps
l'une après l'autre, en exerçant un serrage assez vigoureux; les bras sont allongés le long du torse et immo-
bilisés. Il faut avoir bien soin de ne laisser aucun vide
entre les épaules, la poitrine et le cou, pour éviter toute
déperdition de chaleur en ces points.

Maillot humide.—Lorsqu'il s'agit du *maillot humide*,
le drap est trempé préalablement dans l'eau froide et
modérément tordu. Pas n'est besoin d'ajouter que, dans
ce second cas, l'habileté du baigneur consiste à opérer
rapidement l'enveloppement et le serrage vigoureux des
couvertures autour du corps, afin d'éviter toute perte
de chaleur rayonnante et hâter le moment de la réaction,
succédant à toute application froide.

Maillot humide avec demi-cylindre d'eau chaude.
— La suite de l'opération est la même dans les deux

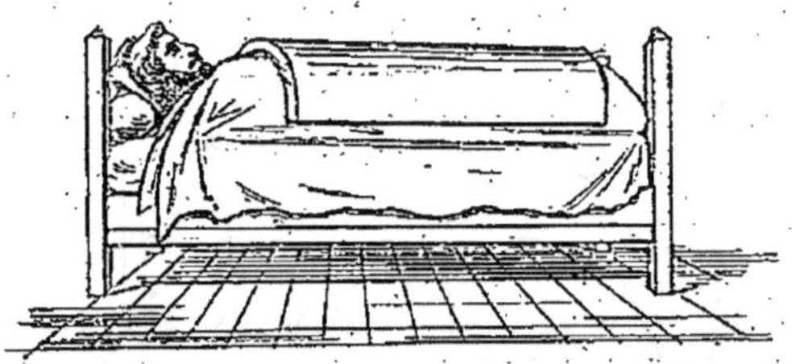

Fig. 3. — Enveloppement avec un demi-cylindre d'eau chaude.

cas. En général une ou deux couvertures et un édredon
sont ajoutés, ou bien, à l'exemple d'*Andrieux*, de Brioude,
on recouvre le tout par un cylindre métallique rempli
d'eau chaude. La tête est tenue un peu basse sur un

coussin et le malade livré à lui-même doit goûter le repos. Le calme et la quiétude favorisent le développement ultérieur de ce mode d'application du calorique. Une surveillance assidue est nécessaire, le patient ne pouvant se secourir lui-même. Dès que la chaleur s'accuse et que la moiteur est imminente, on aide l'action par l'ingestion de l'eau froide à dose fractionnée.

Durée de l'emmaillotement. — La durée du maillot est fort variable ; de une heure au moins, à trois et quatre heures. Ses effets sont très énergiques, mais peu de tempéraments s'accommodent de ce moyen, pour la bonne application duquel un caractère doux et patient est souvent indispensable.

Le demi-maillot est moins en usage et les enveloppements partiels, ceinture mouillée, enveloppement des diverses extrémités, rentrent plutôt dans la classe des procédés en usage pour l'application du froid.

Appareils à sudation. — **Définition.** — **Division.** — Les *appareils à sudation* proprement dits ont reçu divers noms : *Étuves, caisses, bains turcs, bains russes.* Autant d'expressions pour désigner l'emploi du calorique *sec* (air échauffé par un procédé quelconque, lampe à alcool, réchaud de charbon, rampe à gaz, four à briques) ou bien l'emploi du calorique *humide*, expression fausse, mais rendant par opposition, l'idée même de la chose. On obtient ce dernier mode d'emploi du calorique à l'aide de la vapeur d'eau ou de l'eau chaude elle-même, pure ou additionnée de substances balsamiques diverses.

Étuves. — **Caisses.** — **Appareils à fumigations locales.** — **Étuves particulières.** — **Installation.** — Elles sont particulières ou générales. Les premières sont suffisantes pour y recevoir tout le corps. Elles ont en général 2 mètres en longueur et en largeur sur une hauteur moyenne de 2^m,50 à 3 mètres, suivant les cas. Le plafond est en forme de voûte ou à forte pente. Les étuves *particulières* sont munies d'un lit de bois, sur lequel s'étend le patient. Une étuve complète et commodément installée doit offrir sous la main ou à la portée du baigneur, savoir : un cordon de sonnette pour appel ; la poignée commandant le robinet ou la valve d'introduction de la vapeur humide, de l'eau chaude ou de l'air chaud destinés à élever la température de la pièce ; l'appareil (cuvette, cassolette, récipient) pour recevoir les diverses substances, dont on veut charger

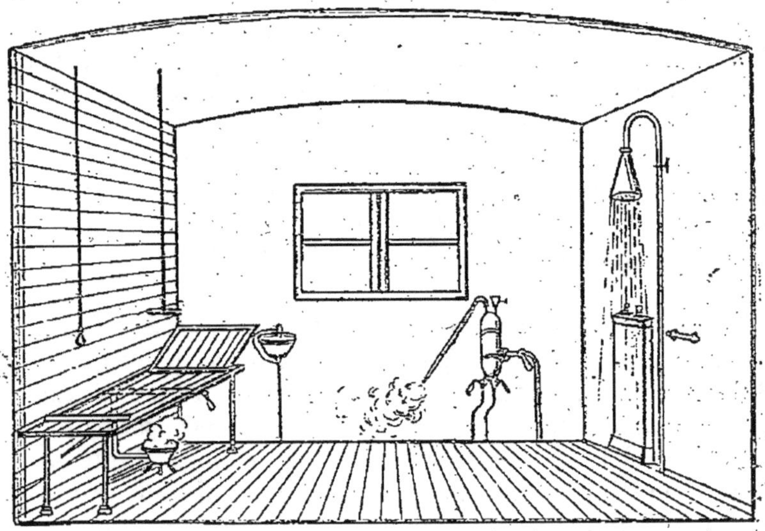

Fig. 4. — Étuve particulière munie de ses appareils.

l'agent calorique. Ce sont communément des aromates, des essences, des extraits, ou les plantes elles-mêmes, plus rarement d'autres produits de la pharmacopée générale. Delmas (de Bordeaux), dit le Dr Oré en nous citant, a imaginé un appareil ingénieux pour les caisses fumigatoires (*Dict. de méd. et de chirurgie pratiques*, article BAIN, Dr Oré).

L'étuve doit encore posséder une cuvette remplie d'une eau fraîche et courante avec une éponge pour imbiber le front et rafraîchir la tête. Un appareil à

douche, pourvu d'eau chaude et d'eau froide, jet ou pluie,
une douche de vapeur et un thermomètre, complètent
bien l'installation.

Matériaux employés. — Les matériaux employés le
plus souvent pour les étuves sont la brique, la pierre,
le marbre ou le bois. A Bordeaux, *Longchamps* possède
par exception, des étuves métalliques. Leur mode de
fonctionnement est à la fois plus délicat et plus commode.

Étuve commune. — L'étuve *commune* est destinée
à recevoir plusieurs personnes. Pour répondre à toutes
les exigences des idiosyncrasies, elle est munie de gra-

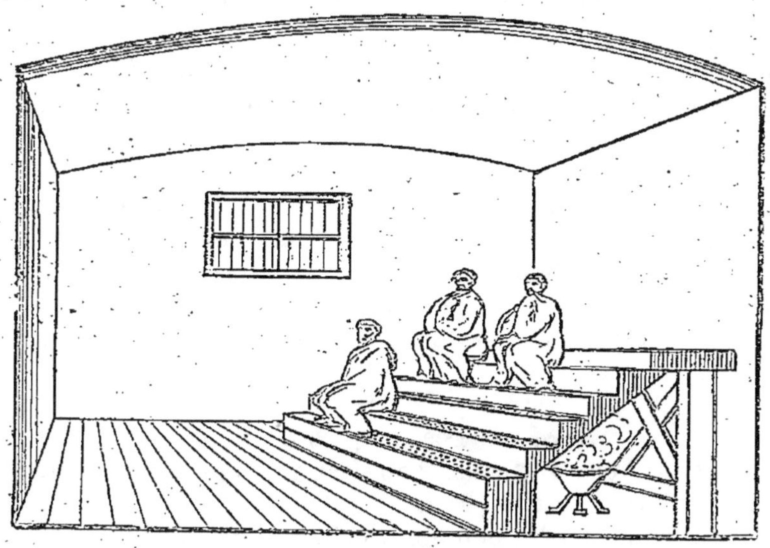

Fig. 5. — Étuve commune à gradins.

dins assez larges et assez hauts pour s'asseoir, se coucher ou s'élever. La vapeur y est réglée d'une façon
constante à un minimum déterminé, indiqué par un
thermomètre placé à 1^m,50 de hauteur. Au fur et à me-

sure qu'on atteint les gradins supérieurs, on trouve une température plus élevée.

Cette pièce peut être pourvue de tous les appareils énumérés précédemment. Dans un établissement de grand confort, ils sont attenants dans une ou deux pièces voisines. On réserve même une troisième et une quatrième pièces, l'une pour les massages et les frictions employées communément pendant ou après le séjour dans l'étuve; l'autre, pour recevoir une ou plusieurs douches, ou bassin à immersion, à des températures et de formes variées.

Bains de l'ancienne Rome. — Les bains impériaux de l'ancienne Rome étaient composés d'un ensemble de pièces, chacune désignée par un nom indiquant sa destination. L'étuve était le *vaporarium*, la pièce qui la précédait l'*apodyterium*, puis venait le *frigidarium*, etc. La somptuosité de leur installation et leurs vastes proportions, de même que leur nombre considérable, n'ont jamais été égalés.

Bains romains de Vienne. — Cependant au Prater, à Vienne, nous avons vu, en 1875, un établissement de ce genre, rappelant dans une certaine mesure par ses belles proportions et ses installations balnéaires des mieux comprises, le luxe et le confort des bains de la Rome antique.

Bains d'Orient. — Les peuples d'Orient et ceux de l'extrême Nord ont conservé l'usage de ces bains; mais leurs établissements balnéaires sont en bien grande décadence. Depuis quelques années, à Paris et antérieurement à Londres, on a essayé de remettre en honneur ce genre de bains.

Four à poix. — **Bains en caisse.** — Lorsque la tête est hors de l'appareil, il prend le nom de *bains en caisse*; caisses ou appareils à fumigations. Les trous attenant aux fours à poix employés à Saint-Dié pour la première fois par M. Chevandier (de la Drôme) sont les modes les plus primitifs et l'appareil complet de Longchamps, le plus perfectionné.

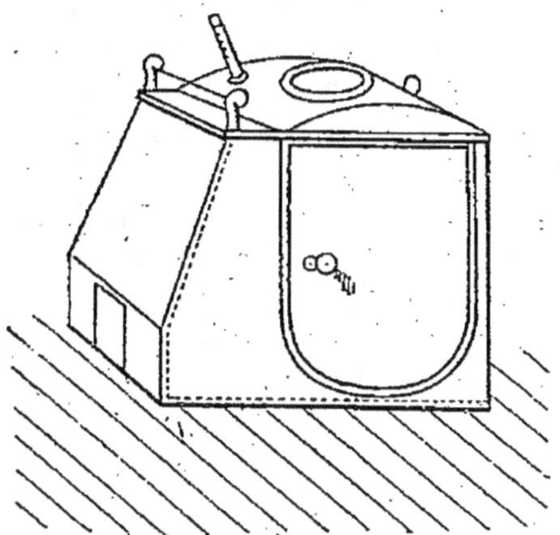

Fig. 6. — Caisse à sudation fermée.

Le couvercle de la caisse est percé d'un trou donnant passage à la tête. Il est mobile, de même les deux

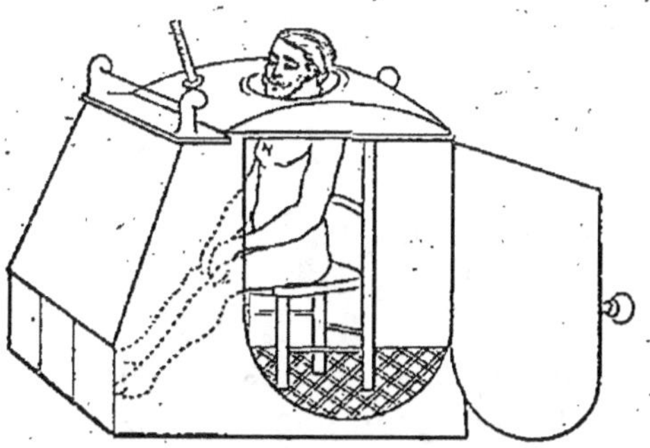

Fig. 7. — Caisse ouverte.

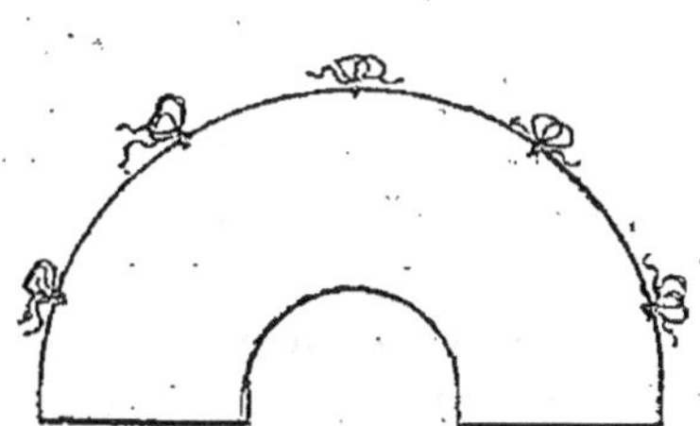

Fig. 8. — Demi-colerette.

parois latérales. Une colerette en étoffe coupée par moitié se croise autour du cou et ferme bien l'orifice du couvercle.

Le calorique (vapeur, air chaud, lampe à alcool, plaque en fonte ou briques rougies) sont au fond ou au-dessous de la caisse dont le plancher est percé de trous ou orifices appropriés. Un cordon de sonnette est dans l'appareil même. Mais celui-ci doit avoir ses parois assez mobiles pour que le patient en sorte aisément en les écartant et en soulevant le couvercle. Ainsi l'inconvénient d'un oubli, toujours possible de la part du personnel, est bien atténué.

Les autres appareils, cuvette à eau fraîche courante, douches de formes variées, sont attenants, ou dans des salles voisines. Une fenêtre pour rafraîchir la pièce et un orifice pour la ventilation, placé au plafond, complètent bien cette installation.

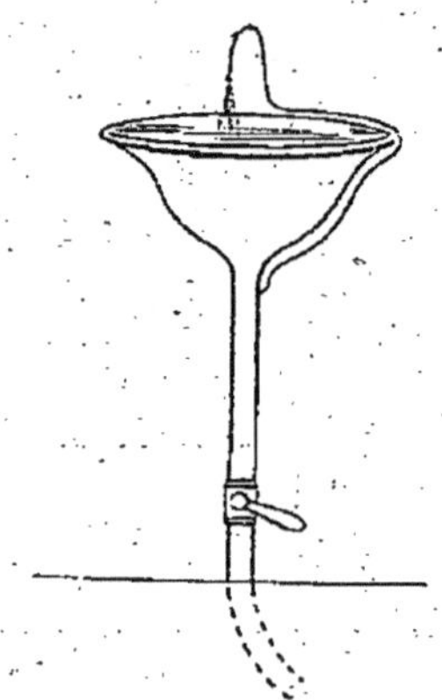

Fig. 9. — Cuvette à courant d'eau fraîche.

Caisse pour les fumigations locales. — Les applications *locales* du calorique ont reçu communément les noms de *fumigations*, *d'embrocations*.

Des orifices appropriés, aux parois mêmes de la caisse à sudation, remplissent le but. D'autres fois on préfère des appareils spéciaux, bornes creuses en marbre, à couvercle mobile ou percé de trous. Des pièces métalliques de formes diverses pour localiser le calorique sur un point, sont employées de préférence aux stations pourvues d'eaux hyperthermales. Les modèles du genre où

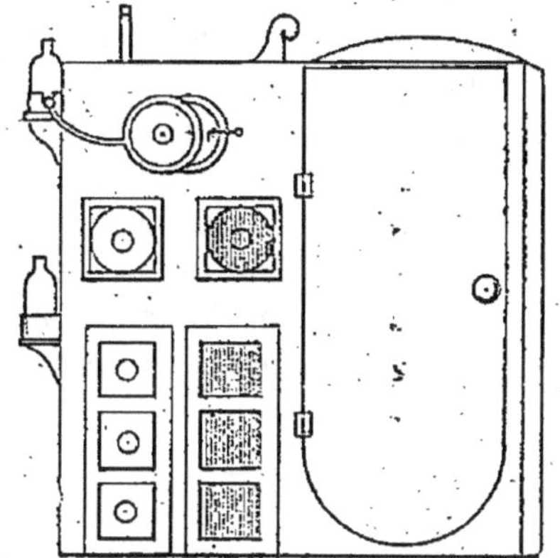

Fig. 10. — Caisse à fumigations locales.

l'on doit toujours puiser, sont Aix-en-Savoie et les Thermes de Dax dans les Landes.

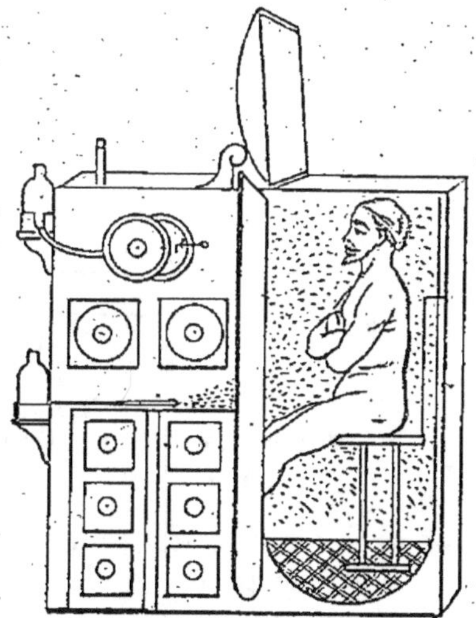

Fig. 11. — Même appareil pour les bains d'eau pulvérisée.

Sudation au fauteuil. — Appareil. — La sudation

3.

au fauteuil avec la lampe de Dzondi est un des appareils principaux, adoptés par Fleury dans sa méthode hydro-thérapique. Il consiste en un fauteuil en bois, à siège élevé percé de trous. Une lampe à alcool de 4 à 5 becs est placée au-dessous. Pour éviter tout danger, elle repose sur une cuvette plate, adhérente ou non et remplie d'eau. Afin d'atténuer l'action rayonnante *directe* de la flamme, un plancher en bois percé de trous fins, est placé à 0^m,20 environ au-dessous de celui sur lequel repose le siège et, si l'on a soin de recouvrir ce dernier avec un liège ou une petite natte, l'appareil est parfait.

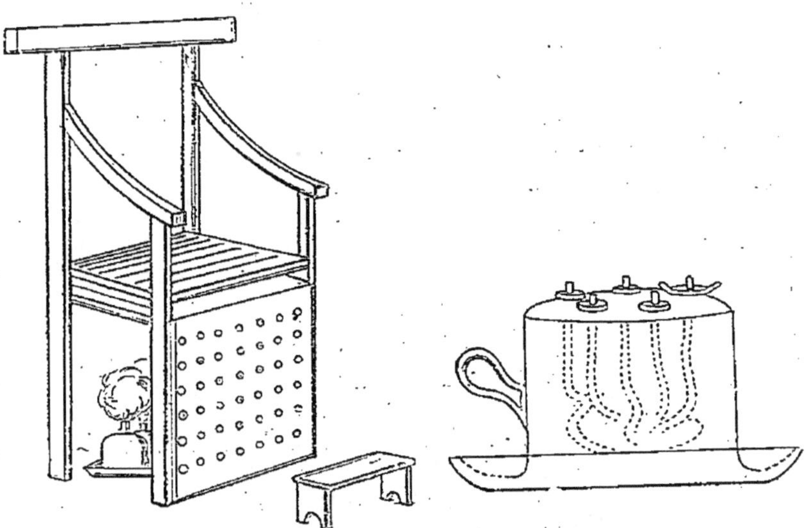

Fig. 12.   Fig. 13.
Fauteuil et lampe à sudation prêts à marcher.

Procédé opératoire. — Le patient une fois assis, les pieds reposant sur un escabeau, les mollets et le dessous des cuisses garantis par un paneau en bois percé de trous et joignant les deux pieds antérieurs du fauteuil, on enveloppe tout le corps avec une couverture de très grande dimension. Cette couverture prise par son milieu et bien étalée des pieds à la tête, les coins en sont vivement ramenés en arrière par-dessus les épaules. Deux cerceaux en bois latéraux, fixés aux bras et au dossier du fauteuil, éloignent légèrement les couvertures du contact des épaules et de la poitrine. Ils ne sont pas indispensables. Une deuxième couverture aussi grande, épaisse et bien feutrée est appliquée en arrière de la même manière; les bords et les coins ramenés en avant et croisés sur l'autre.

Si la manœuvre a été bien exécutée, le croisement est complet et les couvertures reposent sur le plancher fermant toute issue à l'air ambiant. Au haut du corps elles entourent le cou sans le gêner; latéralement et en bas on peut aisément les décroiser de temps à autre, pour surveiller la lampe et augmenter ou diminuer la flamme. En écartant légèrement les couvertures du cou, on active le courant d'air chaud. En rapprochant du fauteuil le tabouret sur lequel reposent les pieds, on concentre davantage l'action du calorique sur les extrémités inférieures.

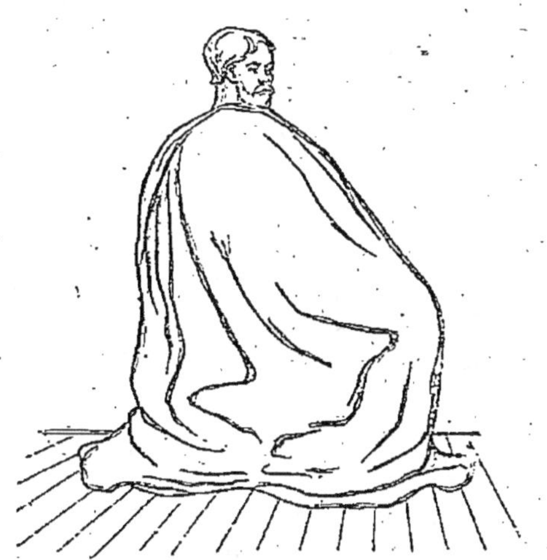

Fig. 14. — Enveloppement sur le fauteuil à sudation.

Perfectionnements divers dans cet appareil de

sudation. — Depuis Fleury, on a essayé de perfection-
ner la lampe en ajoutant un petit mécanisme pour
hausser ou baisser la mèche. On l'a surmonté d'un appareil quelconque dont le fond était en brique tôle ou
fonte, pour y faire évaporer ou brûler diverses matières
aromatiques, destinées à donner un caractère plus spécial à l'agent calorique. La lampe elle-même a été remplacée par une simple rampe à gaz. Toutes ces modifications plus ou moins ingénieuses, n'ont rien changé au
principe fondamental de la sudation au fauteuil avec la
lampe à alcool, simple et commode de maniement.

Facile à improviser, à surveiller, elle évite des installations coûteuses. Entre les mains de Fleury, ce
procédé a produit des résultats remarquables. Répond-
il à tous les cas? évidemment non. Autant vaudrait
dire qu'une solanée vireuse ou un seul tonique, sup-
pléeraient avantageusement tous leurs succcédanés.

Baignoires, piscines, bassins de natation. —
Avant l'usage du bain à air chaud, à vapeur humide, à
fumées aromatiques, le mode d'emploi le plus vulgaire
du calorique est certainement l'eau chaude. L'appareil
limité est la baignoire; de plus grande dimension,
c'est une piscine particulière ou commune, presque
toujours à eau courante. Les modèles du genre sont
certainement Cauterets, Teplitz, Aix-en-Savoie. Toutes
sortes de matériaux rustiques ou luxueux, rares ou
abondants, sont employés pour leur construction. A
cet égard encore, les Romains ont laissé des modèles
que la civilisation moderne la plus raffinée est loin
d'atteindre dans ses plus belles imitations.

Bassin de natation. — Dans ces quarante dernières
années, de grands bassins de natation ont été installés
dans un but hygiénique, pour donner des bains tempérés ou frais à eau courante et à bas prix. La première installation de ce genre, sous le titre modeste
de *Bains-lavoirs* remonte à 1842. Elle a été faite à
Liverpool et elle a eu un grand succès.

Dès lors, ces grands bains publics se sont multipliés en Angleterre, surtout à Londres. Puis, sur le continent, en Belgique, en Prusse, en Autriche et en Amérique.

Les pays latins sont encore bien en retard, dans la vulgarisation d'une aussi bonne hygiène. En dehors de quelques rares stations thermales, on serait embarrassé aujourd'hui, pour citer en France (sauf Paris et tout récemment), une installation analogue à celles qu'on trouve en grand nombre depuis longtemps déjà à l'étranger.

Douches. — Après le bain, la *douche* est l'appareil par excellence, pour l'application des diverses formes du calorique, communément employé en hydrothérapie. Sa forme est subordonnée au mode du véhicule calorique, gazeux ou liquide.

Douches de vapeur. — La première — *douche de va_*

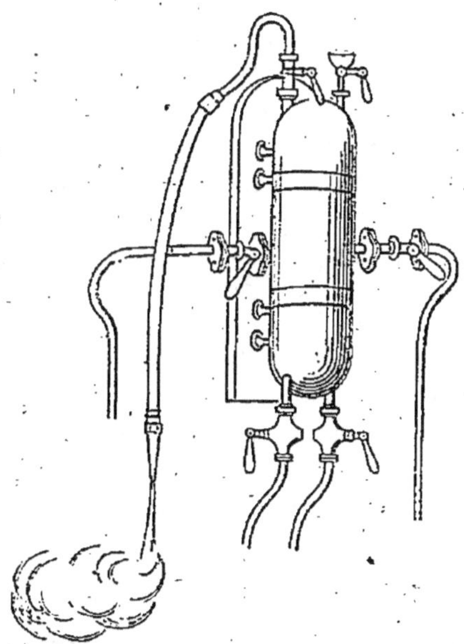

Fig. 15. — Douche à vapeur avec récipient de purge et d'essences aromatiques.

peur — est le complément indispensable de toute bonne

installation balnéaire générale. Elle suit la caisse ou l'étuve, se compose d'un récipient de purge attenant à la lance de la douche et dans lequel, suivant sa forme, on peut introduire des liquides ou des plantes aromatiques.

Douches d'eau chaude. — La deuxième — *douche d'eau chaude* — est un des fondements de la méthode hydrothérapique elle-même. Suivant sa disposition et son point d'application, elle prend divers noms. Sa description en sera faite au paragraphe suivant, réservé à l'étude de l'application du froid. Entre les douches chaudes et froides sont comprises toutes les nuances caloriques intermédiaires, dont les expressions sont connues.

Douche écossaise. — La douche chaude, suivie brusquement d'une douche à température opposée, a pris le nom de *douche écossaise*. Communément employée de longue date dans les établissements de bains de vapeur anciens et modernes, aujourd'hui elle fait partie de la pratique courante des établissements hydrothérapiques.

Beni-Barde a substitué ce procédé, dans bien des cas, à celui des sudations en caisse, ou en étuve, ou la douche de vapeur, pour atteindre le même but. Cette pratique plus simple, et justifiée pour certains cas, ne pourrait cependant se généraliser et répondre aux actions physiologiques bien distinctes, obtenues à l'aide des bains de vapeur et de caisse.

Lemarchand (du Tréport) la préconise beaucoup, mais en la donnant très courte et à très haute pression. (*Ann. d'hydr.*, t. XXII, p. 44, 1876-77.)

Douche alternative. — Si au lieu de se borner à une seule application chaude et froide, on répète plusieurs fois de suite des températures opposées, la douche prend le nom de *douche alternative*. Comme la douche écossaise, celle-ci peut être donnée sous forme de pluie ou de jet. Ce dernier mode est préféré le plus souvent.

Douche écossaise alternative à un seul jet de

Longchamps. — Depuis 1862 nous possédons des appareils spéciaux, permettant de régler *à l'avance* des températures chaudes et froides déterminées *et distribuées alternativement sur la même lance*. Il en résulte les avantages suivants : 1° On évite la perte de l'eau chaude ou froide suivant le cas. Inconvénient minime, il est vrai, dans les établissements bien pourvus, mais grave aux sources minérales de faible débit ; 2° la salle de douche ne se remplit pas de vapeurs chaudes, celles-ci disparaissant pendant le fonctionnement du jet froid ;

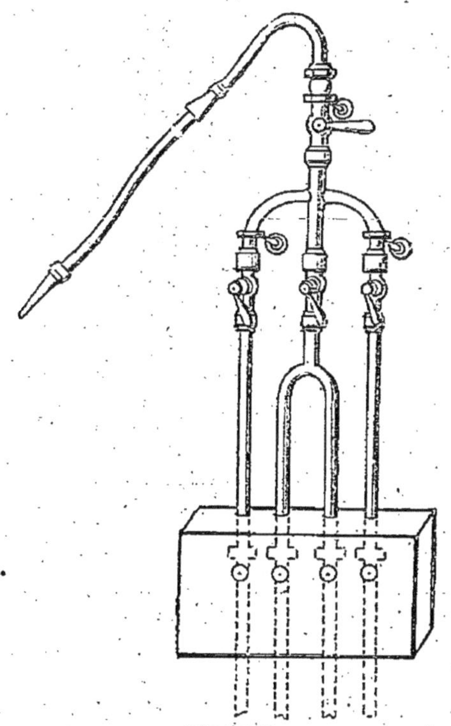

Fig. 16. — Douche écossaise alternative à un seul jet.

3° facilité de réglage et constance assurée, quelle que soit la durée de la douche alternative.

Même appareil avec boule de transition de température. — Nous avons ainsi trois appareils. Deux sont munis d'une boule de mélange intermédiaire, dont le but n'est pas de faciliter le mélange, *chose absolument inutile*, la pression des deux eaux suffisant pour que les molécules chaudes et froides, se confondent *instan-*

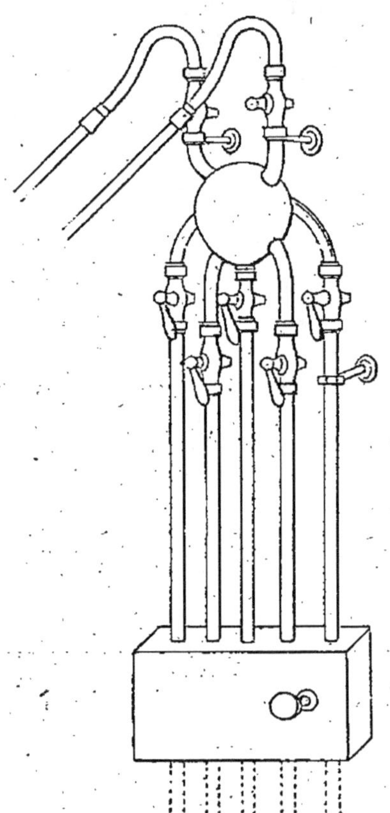

Fig. 17. — Même appareil avec lances en jet, en pluie et boule de transition.

tanément, au point de rencontre. Avec cette boule, le passage aux températures opposées, au lieu de se faire brusquement, se fait peu à peu. Au contraire, dans le troisième appareil, le changement est instantané, d'où

une action excitante plus vive et la possibilité de faire
tolérer des températures plus élevées.

II. — Application du froid

L'application du froid se fait par divers procédés et
l'agent frigorifique peut affecter les formes solides,
liquides ou gazeuses.

Glace, neige. — *La glace, la neige* sont d'application
commune, mais limitée, se prêtant à des cas spéciaux.
Employées en nature, ou mélangées à divers sels pour
obtenir de plus basses températures, posées sur le corps
directement ou contenues dans des récipients souples :
vessie, sachets en toile imperméable. A une époque de
leur histoire (Italie, Espagne, XVIIIe siècle), ces procédés violents, brutaux, appliqués à tout le corps, ont
donné des succès aveugles. Aujourd'hui, méthodisés par
Chapmann ils servent de préférence, en hydrothérapie, à
localiser le froid sur le rachis. La découverte de la *pulvérisation* des liquides, due à *Sales-Girons*, a beaucoup
réduit l'emploi des corps solides, pour produire le froid.

**Procédés pour la pulvérisation des liquides. Mé-
thode de Sales-Girons. Appareil de Mathieu de la
Drôme.** — Il est obtenu par la pression énorme sous
laquelle un jet filiforme se brise sur un corps résistant.
Le liquide employé est réduit à l'état de nuage aériforme
(procédé Sales-Girons). Ou bien, déterminé encore à
l'aide d'un courant d'air froid dans lequel le liquide tom-
bant goutte à goutte est pulvérisé et entrainé (procédé
Mathieu de la Drôme).

La nécessité d'employer des agents mécaniques délicats et puissants, lorsqu'on use de l'eau simple, limite
la généralisation de cette pratique. Ayant recours à des

liquides vaporisables à plus basses températures, l'opération devient plus facile et rentre dans la formule générale de l'anesthésie locale. Mais l'emploi de ces agents coûteux, s'oppose à la généralisation de cette méthode frigorifique en hydrothérapie et la pulvérisation des éthers reste limitée au domaine chirurgical et pharmaceutique.

Perfectionnement des procédés dans la production du froid. — Peut-être les progrès industriels remarquables faits récemment, pour obtenir le froid à bas prix, réservent-ils à l'avenir une méthode de ce genre pouvant se prêter à des formules médicales courantes.

En attendant, l'eau est de tous les agents, celui se pliant le mieux à toutes les exigences d'une application rationnelle et variée du froid.

Définition. — Division des divers modes d'application du froid. — La nomenclature des divers modes d'emploi de l'eau froide est des plus étendue. Tantôt l'application tire son nom de la forme intrinsèque de l'appareil. D'autres fois, la région anatomique sur laquelle elle porte la désigne. Pour plus de clarté et afin de réduire des répétitions inévitables, on peut diviser en trois groupes principaux, l'ensemble des applications de l'eau froide :

a. L'enveloppement du corps à l'aide d'étoffes mouillées ;

b. Son immersion dans un récipient quelconque ;

c. La projection du liquide sous des pressions déterminées.

Enveloppement. — Employé de temps immémorial, l'enveloppement est devenu une véritable formule hydrothérapique de Priessnitz. Entre les mains de cet esprit hardi et ingénieux, il a reçu des applications inattendues et donné des résultats importants.

Général. — Partiel. — Ceinture abdominale. — L'enveloppement est général ou partiel. Dans ce dernier cas, il prend le nom de *ceinture* en raison de la région, le plus souvent soumise à ce procédé. Une serviette suffit. Imbibée d'eau froide, tordue plus ou moins, on entoure le corps et par-dessus on met un linge sec ou une toile imperméable. L'évaporation est entravée ; la chaleur s'élève et l'on obtient un bain de vapeur local. On renouvelle plus ou moins dans les vingt-quatre heures cette application, en refroidissant ou en changeant la ceinture. La simple compresse humide est d'un emploi plus restreint. La simplification des pansements chirurgicaux en ont fait aujourd'hui un de leurs éléments principaux.

Drap mouillé. — Le *drap mouillé* sert à l'enveloppement général. Trempé dans l'eau froide et suffisamment tordu, on enveloppe le corps et l'on pratique des frictions énergiques, avec la main posée à plat. Si la toile est rude, prise à pleine main pour accentuer les frictions, on l'expose à produire des écorchures, car la peau, légèrement anesthésiée par le froid, n'avertit pas suffisamment de l'intensité du frottement.

On répète ou non cette application. Au besoin on active l'effet primitif (froid) en versant quelques litres d'eau sur le drap, au niveau des épaules, pendant la friction même.

Immersions. — L'*immersion* constitue la base du second grand groupe de l'ensemble des divers modes de réfrigération. Les lotions, les fomentations en sont des corollaires, agissant sur les points isolés du corps. Une éponge, un linge épais et quelques litres d'eau y suffisent.

Appareils divers. — L'immersion se pratique dans une eau dormante ou courante, dans un récipient exigu, *baignoire*, cuves, ou dans un vaste espace, *piscine*, bassin de natation. Elle peut être partielle ou générale, accompagnée de mouvements passifs ou actifs.

Immersions partielles. — Les immersions partielles prennent le nom des régions auxquelles elles s'appliquent. De là les diverses expressions bains entiers, demi-bain, bain de siège, de bras, de jambes, manuluves, pédiluves. Soumis aux règles générales de l'hydrothérapie, ces divers modes ont des effets communs et des actions spéciales, subordonnées aux régions anatomiques. Les alternances dans la température donnent lieu également à des procédés spéciaux, et les noms de bains écossais, bains alternatifs en sont les expressions techniques. Le plus souvent, le siège, les pieds, les mains ou la moitié du corps, sont seuls soumis à ces modes hydrothérapiques.

Demi-bain alternatif de Priessnitz. — Dans sa pratique, Priessnitz attribuait un rôle important au demi-bain froid ou alternatif. Le patient était étendu dans une caisse carrée, allongée et peu profonde, contenant à peine quelques centimètres d'eau. Deux baigneurs vigoureux frictionnaient, arrosaient le malade avec l'eau du bain et la température de celle-ci s'élevait légèrement. Après quelques minutes, le malade était essuyé et bien frictionné.

Dans d'autres cas, l'eau du bain était renouvelée, la séance se prolongeait beaucoup plus. D'autres fois encore, le patient était transporté dans un récipient voisin, contenant de l'eau à une température légèrement plus élevée. C'était alors le demi-bain alternatif de l'auteur et ces immersions dans les deux récipients étaient répétées plusieurs fois de suite.

Abandon de cette pratique. Inconvénient. — Aujourd'hui cette pratique est abandonnée. Pour le patient, désagréable d'application; pour les établissements, formule incommode. On préfère de beaucoup les procédés plus expéditifs de la douche.

Piscine. — Dans ce groupe la *piscine* est restée une des applications fondamentales de l'hydrothérapie.

Son installation. — Pour bien remplir les conditions d'un bon appareil, elle doit être assez vaste et profonde. Le corps s'y trouve à l'aise; au besoin même, quelques mouvements de natation s'y exécutent sans trop de gêne. Le niveau variant avec rapidité, de même pouvant se vider et se remplir, son eau doit être renouvelée facilement. Et si elle est munie d'une douche en lame (appareil lançant l'eau sous une forte pression et en forme de lame au niveau même de la nappe liquide qu'elle soulève et agite violemment), l'installation est parfaite.

Des piscines ont été placées au-dessus du sol. Idée malheureuse, appareil disgracieux, encombrant en apparence par sa masse même. Peu commode pour bien des malades, obligés de monter un escalier pour atteindre les bords élevés du récipient, dans lequel ils vont plus ou moins plonger.

La piscine doit être au niveau du sol, émergeant à peine à l'aide d'une bordure de couronnement pourvue d'un escalier bien doux. Les parois du bassin offrir des mains courantes, permettant aux timides de se tenir. Les dimensions moyennes doivent être de 1 mètre à 1ᵐ,30 sur 2 mètres à 3 mètres, plus l'escalier de descente; sa profondeur de 1ᵐ,20 à 1ᵐ,40 au maximum.

Bain d'affusion. — Après la piscine, le *bain d'affusion* est le procédé de sédation *pure* le meilleur. Une baignoire remplie d'eau tempérée et une pomme d'arrosoir au-dessus, dont on règle la pluie à plus basse température, constituent ce puissant appareil.

Projection de l'eau sur le corps. — La *projection de l'eau sur le corps* est la troisième forme générale de réfrigération médicale. C'est la *douche*, ce mot pris dans le sens le plus étendu.

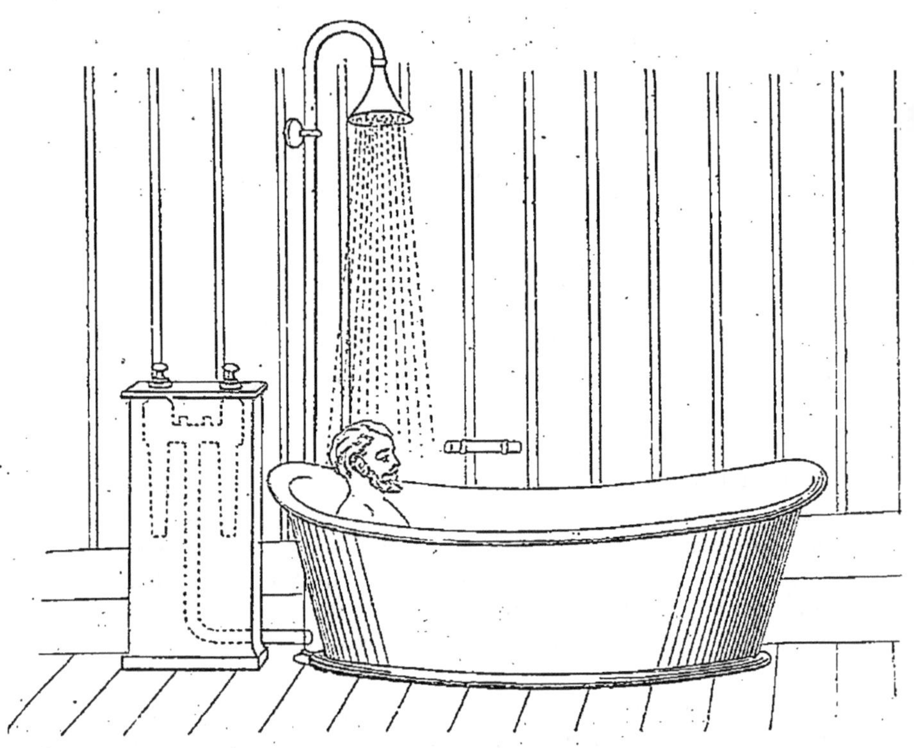

Fig. 18. — Bain d'affusion à température variable.

Procédés divers. — Comme le procédé de l'immersion, la douche a reçu des noms très divers, subordonnés tantôt à ses formes mêmes, tantôt aux points anatomiques de son application, d'autres fois encore, aux effets qu'elle produit, voire même à sa durée ou à sa température.

Multiplicité des appareils. — On comprend aisément que soit le praticien lui-même, encore plus sou-

vent les inventeurs et fabricants d'appareils, aient livré
carrière à leur imagination, pour faire du nouveau,
mieux répondre aux véritables besoins de la pratique,
simplifier le bon fonctionnement et entretien des
appareils. Toutes choses fort importantes, dans une
grande installation bien ordonnée. Si n'étaient ces exigences multiples, une simple lance entre des mains
habiles et expérimentées répondrait à la grande majorité des cas.

Douches générales. Pluies. Cloche. — *Douches
générales.* Ainsi que leur nom l'indique, elles agissent
sur tout le corps. Telles sont les douches en *pluie*, en
cloche. Les premières vulgairement représentées par la
pomme d'arrosoir des jardins. Comme elle, divisant
l'eau en une infinité de petits jets filiformes dont la
masse enveloppe plus ou moins le corps, suivant le diamètre donné à la surface de projection de l'appareil et
à la forme, plus ou moins bombée, de la plaque de division du liquide.

Graduation des orifices de distribution. — Les
orifices de la plaque sont de différents calibres. De là
des pluies obtenues en *poussière, de moyenne intensité, grosse* pluie, pluie d'*orage*. Les premières, d'autant plus *réfrigérantes* que l'eau est plus divisée, les
deuxièmes, percussives par excellence, donnant la sensation d'une grenaille métallique martelant tout le corps.

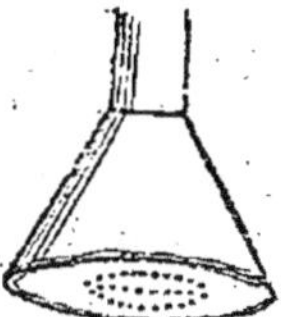

Fig. 19. — Douche en pluie.

Cloche. — La douche en *cloche* s'obtient soit à l'aide

de deux cloches concentriques, laissant entre elles un espace mince annulaire ou bien encore, par des fentes circulaires et concentriques, pratiquées à la base d'une douche de forme conique. Cette douche agit surtout par *sa masse* et donne par son volume même, la sensation d'un *choc généralisé*.

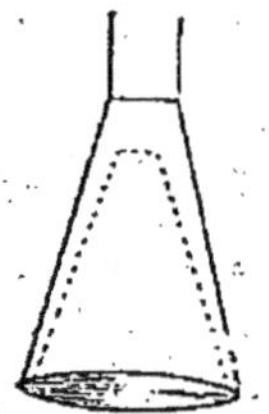

Fig. 20. — Douche en cloche.

Douche en cercle. — L'eau peut être divisée dans des tubes en forme de cerceaux placés au-dessus les uns des autres, à 0m,12 en moyenne, sur une hauteur de 1m,20 environ, *C'est la douche circulaire.* On la munit d'une pomme en pluie indépendante, de même que chacun des cercles est commandé séparément. On peut y joindre une deuxième pomme en pluie, beaucoup plus petite, affleurant le plancher du socle en bois sur lequel repose tout l'appareil.

Variante de cet appareil. — Des constructeurs ont essayé d'une variante. Sur quatre colonnes verticales sont montées sur genouillères mobiles trois à quatre pommes (soit douze à seize pommes d'arrosoir) dirigées sous une légère inclinaison de haut en bas eu diagonale, vers le centre de figure. Appareil coûteux, ne répondant pas à une indication aussi bien déterminée que la douche en cercle elle-même.

L'idée d'employer l'eau sous des pressions énormes et en jets filiformes, a donné naissance à un appareil affectant un peu la forme de la douche circulaire. Il sera

décrit sommairement avec ce mode spécial et secondaire
de l'emploi de l'eau en hydrothérapie.

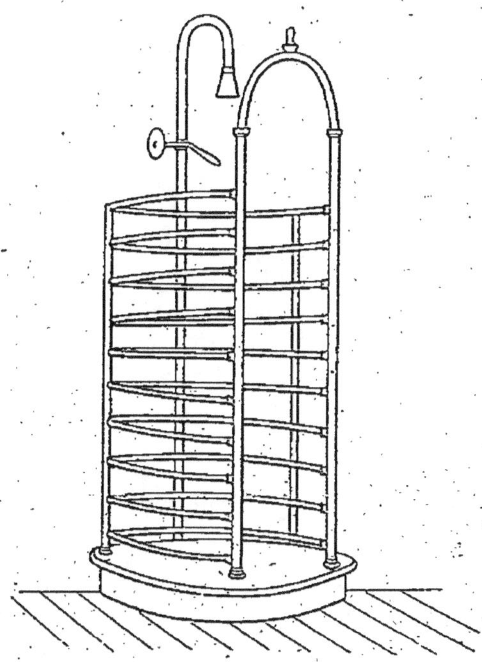

Fig. 21. — Douche en cercle.

Douche en jet. — Avec la douche en pluie et la
piscine, la douche en jet complète le groupe de fondation de toute bonne installation hydrothérapique. Ce
dernier appareil consiste en un simple tuyau, sur lequel
est fixé une lance métallique, terminée par un ajustage
mobile ou fixe, percé d'un trou unique, dont le diamètre
moyen est de dix à douze millimètres. Il peut être inférieur, rarement supérieur aux dimensions ci-dessus.
Remplacé par une pomme percée de trous plus ou moins
nombreux ou de forme variable, il prend des noms
accessoires.

Douche mobile en jet, en lame, en épingle. — Ce

dernier nom est tiré de la sensation produite sur le corps. Une plaque mobile munie d'un ressort à relèvement permet aussi d'écraser, d'étaler ou de briser le jet. C'est la *palette*.

Après Priessnitz, Fleury avait érigé en principe que

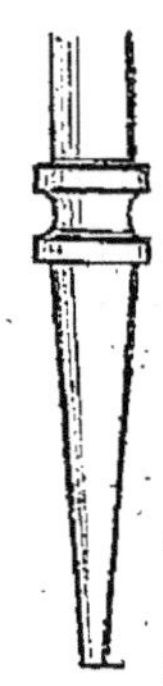

Fig. 22. — Lance hydrothérapique.

l'eau froide devait être seule employée en hydrothérapie. Ni les faits d'intolérance à l'eau froide de sa propre clinique, ni les observations des autres praticiens ne modifièrent une opinion aussi exclusive. Imbu des idées de l'auteur, nous avons dû cependant renoncer, dès 1862, à l'application absolue de l'eau froide. Ce fut le point de départ même, de l'invention de la douche écossaise et alternative à un seul jet, décrite précédemment.

Ce point de pratique étant lié à l'exposé des divers modes de débuts d'un traitement hydrothérapique, sera traité dans un des chapitres suivants.

Procédé de Keller pour varier la pression. — La pression variable sous laquelle doit agir la douche en jet, constitue un des éléments principaux de la posologie hydrothérapique. Keller a imaginé, dans sa belle installation des Champs-Élysées, un appareil fort ingénieux, pour l'emploi *distinct* de douches en jet à *fortes* et à *basses* pressions, à l'aide de robinets d'arrêts commandés, distinctement, par des réservoirs *étagés*.

On pourrait encore atteindre ce but en ayant un seul réservoir très élevé, mais dont la conduite maîtresse

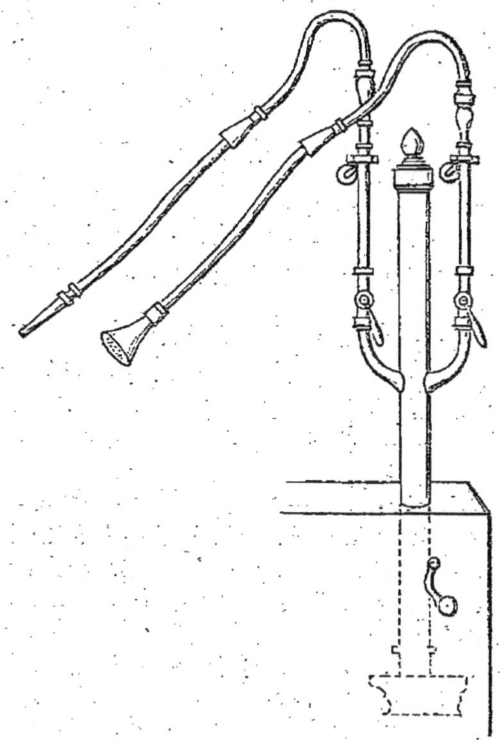

Fig. 23. — Douches en jet et en pluie mobiles.

serait commandée par des robinets d'arrêt, d'orifices de dimensions variables, étranglant plus ou moins la veine liquide, toutes les autres conditions de la suite des appareils variant aussi à la volonté de l'opérateur.

Douche en lance. — La douche en lance, en jet mobile, peut lancer l'eau sur un point déterminé du corps et devenir ainsi une douche *locale*. Mais il est des appareils plus spéciaux, remplissant ces buts bien déterminés.

Douche en colonne. — La douche en *colonne*, fixée au plafond de la salle de douche, a été un des principaux appareils de Priessnitz. Le patient doit, par ses mouvements propres, ou localiser ou généraliser l'application. L'orifice de cette douche est plus grand que celui de la douche en jet mobile — douze à quinze millimètres. Divonne en possède une de vingt millimètres de diamètre. Cet appareil agit à la fois par sa masse, multipliée par une vitesse subordonnée à l'élévation du réservoir d'alimentation. Au demeurant, appareil d'un emploi incommode, parfois dangereux, à peu près abandonné.

Dauphin. — Une variante dudit appareil, consiste en un dauphin à plus gros orifice, agissant comme une cascade de faible hauteur placé contre un mur à 1^m,30, 1^m,50 au-dessus du plancher.

Douche vertébrale. — Douches locales. — Un *tube vertical* fixé au plancher, percé d'une à trois rangées de trous, pour localiser des jets filiformes nombreux tout le long du rachis, a pris le nom de douche rachidienne. Les douches *locales*, dites *hépatiques*, *spléniques*, *épigastriques*, *hypogastriques*, sont autant de variantes dans les modes d'application de la douche mobile, et leur nom seul suffit à les décrire.

Il n'en est pas de même des douches *oculaires*. Celles-ci réclament, pour leur bonne application, un petit bassin en entonnoir, facile à transporter et dont on peut varier la hauteur. Chassaignac a tiré un bon parti de cet appareil dans sa pratique de Lariboisière. Il peut servir pour les douches *auriculaires*.

Douches ascendantes, vaginales. — Les douches *ascendantes*, *vaginales, utérines,* sont données dans des cuvettes spéciales (faïence ou métal) sur lesquelles les malades s'asseyent ou se couchent. Les pressions

exagérées et les changements trop brusques de température, jouant un rôle capital en pareil cas et non sans
danger, de petits bassins spéciaux doivent être affectés
à ces douches.

Douche ascendante. — Nous avons imaginé un
appareil complet de *douche ascendante*, dans lequel le
malade s'assoit sur un siège creux métallique, maintenu à une température déterminée, à l'aide d'un courant d'eau chaude. Au centre, la cuvette en porcelaine
reçoit l'eau employée pour la douche. Un siphon
hydraulique la termine et arrête toute odeur. Un robinet
à la portée de la main entretient un lavage à eau courante ; une poignée permet d'introduire la canule placée
à l'avance sur un cône mobile métallique résistant.

Avec un robinet régleur on varie la pression, ou l'on
arrête la douche. Sa température a été fixée à l'avance,
en remplissant le petit bassin d'alimentation.

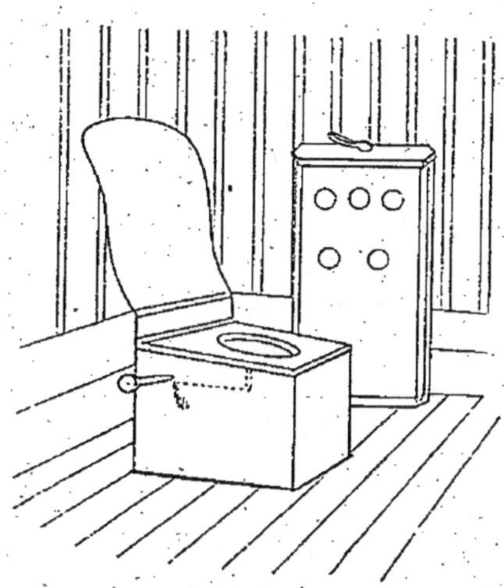

Fig. 24. — Douche ascendante avec ses divers robinets.

Douche vaginale. — L'appareil pour *douche vaginale* et utérine offre un siège métallique analogue. La

4.

cuvette est pourvue d'un lavage à eau courante, et la canule étant fixée sur un long tuyau mobile se prête à toutes les manœuvres. L'ensemble de l'appareil se trouvant au centre d'un lit, dont le dossier et l'extrémité inférieure sont mobiles, la malade peut prendre diverses positions, horizontale, fléchie ou inclinée, du corps ou des membres inférieurs.

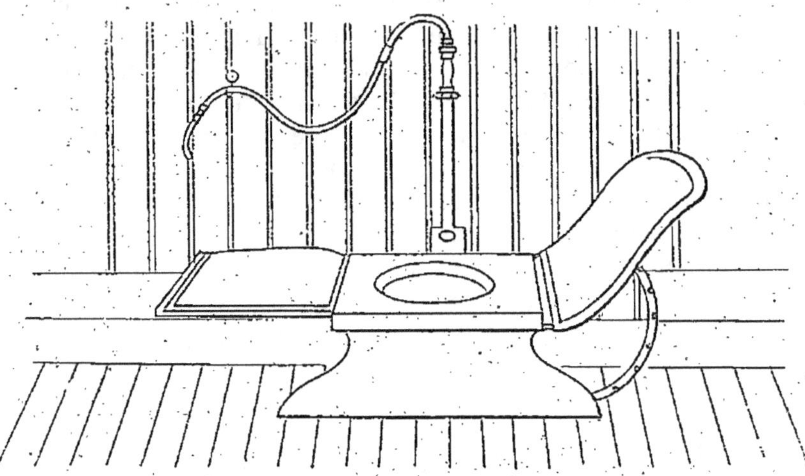

Fig. 25. — Douche vaginale à jet mobile avec siège à inclinaison variable.

Bains de siège hydrothérapique. — *Le bain de siège hydrothérapique* est destiné à des applications spéciales de grande importance. A parois et à dossier plus ou moins verticaux ou inclinés, il prend ainsi une forme gracieuse, élégante et commode. Une batterie de robinets à la portée de la main en facilite le maniement. Une grande soupape permet l'écoulement rapide de la masse d'eau qu'on y introduit, parfois en un temps très court. D'autres fois, devant rester rempli et l'eau se renouveler rapidement, il doit être muni d'un trop plein suffisant.

Bain circulaire en épingles. —Les parois intérieures dudit bain sont percées, sur une hauteur de 10 à 15 centimètres, de 5 à 8 rangées de trous fins, à travers lesquels vient sortir une infinité de jets presque capillaires,

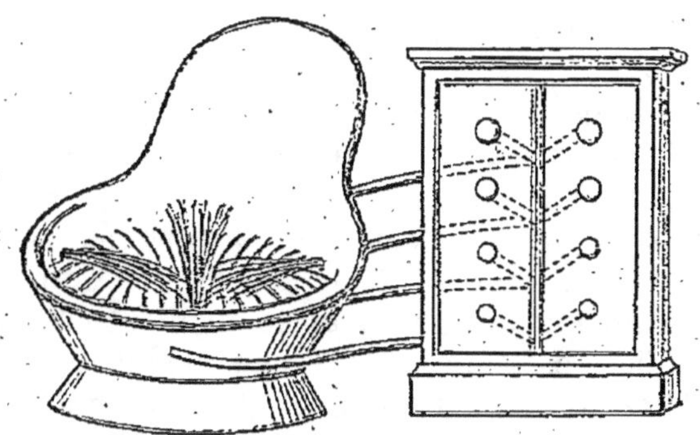

Fig. 26. — Bain de siège hydrothérapique avec sa robinetterie.

se brisant au centre. *C'est le bain de siège à épingles.*

Douche lombaire. — Un groupe de trous analogues, occupant une surface de quelques centimètres, placés au dossier de l'appareil, constitue la douche *lombaire*. D'autres, placés à la paroi du fond et au centre, la

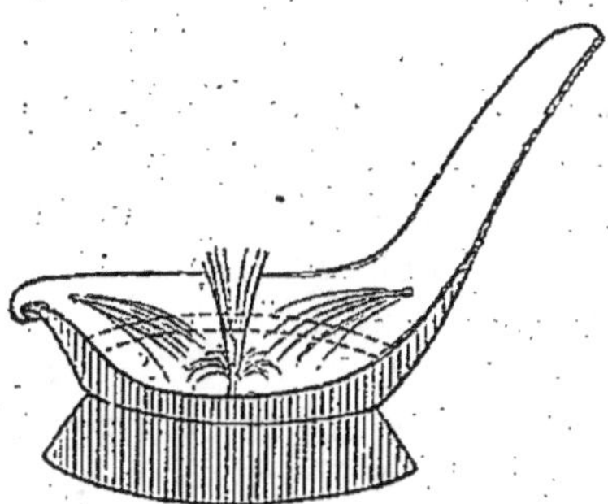

Fig. 27. — Douches lombaire, — anale, — périnéale.

douche *anale*. Un seul jet au centre de ces orifices et indépendant est une variante de la douche anale. Un orifice unique, placé en face même de la douche lombaire, au haut de la partie antérieure de la paroi circulaire, constitue, à l'aide d'ajustages coniques ou en forme de pomme, la douche *périnéale*, d'un emploi fréquent en hydrothérapie.

Bain de siège à eau courante. — Le bain de *siège à eau courante* s'obtient à l'aide de deux orifices placés en face l'un de l'autre, au tiers supérieur de la paroi circulaire et lançant l'eau dans le même sens, contre la paroi elle-même. Sous l'influence de ces deux chocs liquides, tangeants aux parois et de même sens, la masse liquide du bain est animée d'un mouvement giratoire et l'effet réfrigérant en est augmenté notablement. Néanmoins, les épingles atteignant le même but, sont d'emploi plus fréquent. Souvent même, le bain de siège hydrothérapique n'est pas muni de l'accessoire ci-dessus.

Bain de siège à eau dormante. — La position *fortement fléchie* des cuisses, dans le bain de siège prolongé et à eau dormante n'est pas sans inconvénient chez les femmes. Pour y obvier, nous avons imaginé l'appareil ci-contre.

Pressions excessives pour l'emploi de l'eau. — L'idée d'employer l'eau sous des pressions excessives avec des jets filiformes, capillaires, a donné naissance à des appareils spéciaux, dont l'emploi est restreint, mais bien déterminé en hydrothérapie.

Aquapuncture. — L'*aquapuncture* consiste en un jet filiforme à l'aide duquel on parvient à piquer et à perforer la peau. La douleur produite est intense, la révulsion des plus vives et parfois le résultat thérapeutique suit de très près. Une pompe aspirante et foulante à très long levier, un tuyau souple en étain pur, à parois épaisses, pouvant supporter une pression de plus de 40 atmosphères, un ajustage conique, terminé par un

orifice invisible, précédé d'un tamis métallique de fil-
trage, constitue l'appareil.

Douche filiforme circulaire. — Le même orifice,
répété sur une série de cercles concentriques, repré-

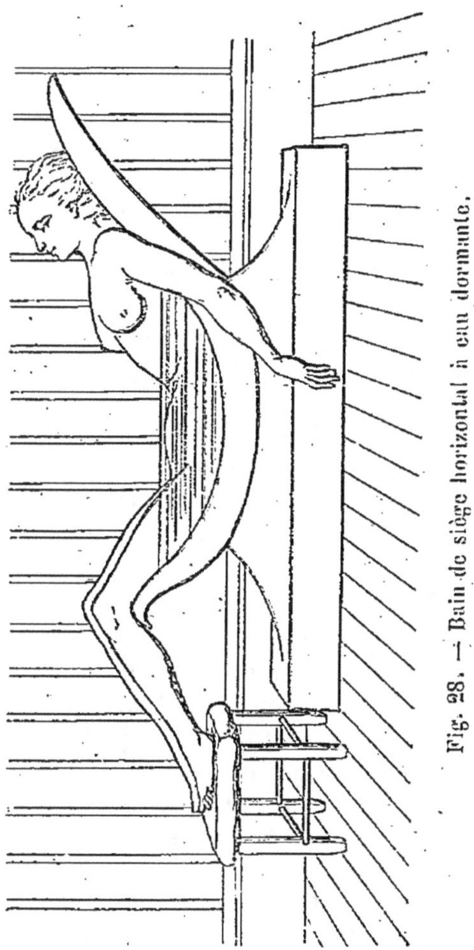

Fig. 28. — Bain de siège horizontal à eau dormante.

sente une *douche filiforme circulaire*, en général d'application limitée à la région postérieure du corps, de la

nuque au sacrum. Son emploi est des plus incommodes
à cause de l'obstruction fréquente des orifices, quelles

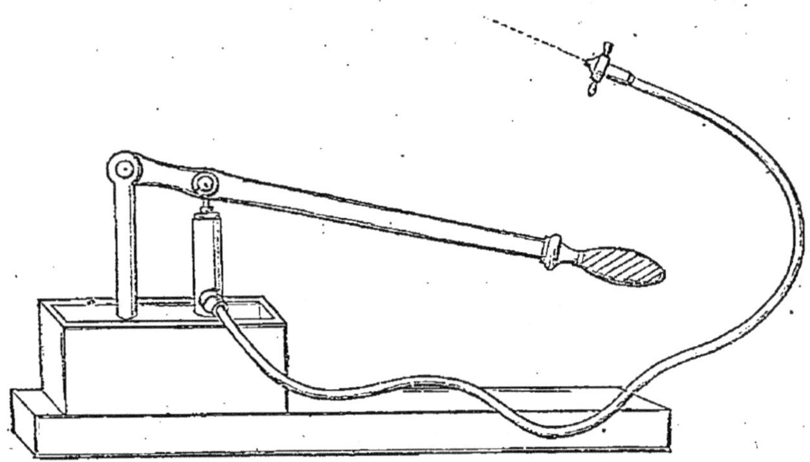

Fig. 29. — Appareil pour aquapuncture.

que soient les précautions prises et bien que les orifices
soient de calibre moins ténus et la pression de l'eau un
peu plus faible que dans l'appareil à aquapuncture.

Douche pulvérisée en poussière. — Ce même jet,
brisé sur un corps résistant, réduit l'eau en poussière, plus ou moins grossière ou fine. Dans ces cas, il
constitue tour à tour la douche *buccale*, *pharyngienne*,
nasale, communément employée dans des stations
comme la Bourboule. Cet appareil peut rendre des services sérieux en hydrothérapie avec l'eau commune,
employée à diverses températures.

L'eau divisée goutte à goutte et entraînée soit par un
courant d'air froid, soit par un jet de vapeur, constitue
encore une douche d'une forme particulière, se prêtant
aisément à l'emploi de l'eau chargée de divers principes
et susceptible de rendre des services dans des cas appropriés. Une installation hydrothérapique complète,

c'est-à-dire permettant comme son nom même l'indique,
l'emploi de l'eau sous toutes les formes doit être pour-

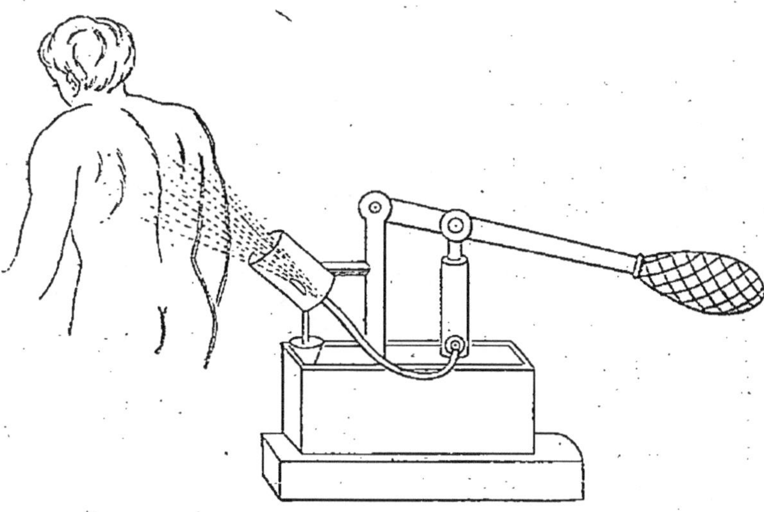

Fig. 30. — Appareil à pulvérisation par pression.

vue de ces appareils annexes. Le docteur Bénard a
donné de cette instrumentation, un exposé critique fort

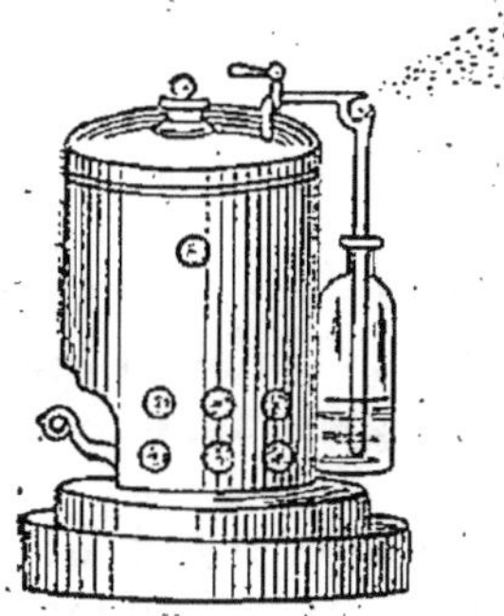

Fig. 31. — Pulvérisateur à vapeur portatif.

intéressant, dans les *Annales de la société d'hydrologie* (t. XXIX, p. 360 et suiv., 1883-1884).

La médication hydrothérapique comporte à titre de moyens adjuvants, l'emploi de *l'eau en boisson* et *l'exercice*.

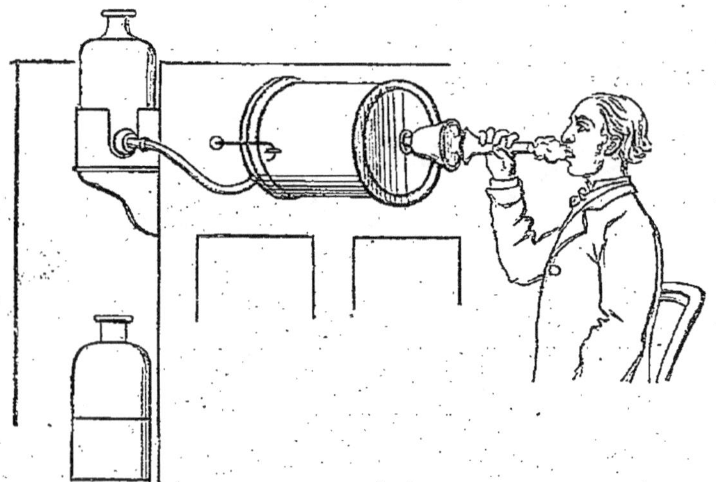

Fig. 32. — Pulvérisateur à vapeur local et général.

Eau en boisson. Exercice. — Rien de spécial à dire ici à l'égard des qualités de l'eau à prescrire en boisson, qui ne soit d'une connaissance vulgaire. Au début de ce chapitre, elles ont été sommairement signalées.

L'exercice du corps peut être passif (emprunté à une force étrangère), actif (fourni par le système musculaire).

Dans le premier cas, ce sont les frictions et le massage, avec toutes leurs variantes et leurs moyens d'action. Dans le second, la gymnastique.

Mouvement fonctionnel. Pratique de Dally. Massage médical. Orthopédie. — Dans ce second cas, l'exercice est fait à l'aide des forces vives du patient. A-t-on recours aux mouvements seuls, c'est la thérapeutique du *mouvement fonctionnel* traitée d'une façon magistrale par Dally. Use-t-on de divers appareils, cas le plus fréquent, le gymnase et l'école rationnelle des exercices deviennent des compléments indispensables de toute bonne installation hydrothérapique.

Dans son ingénieux établissement voisin du parc Monceaux, le docteur Dally a combiné de la façon la plus heureuse l'emploi du *massage médical*, de la *gymnastique orthopédique* et de l'*électricité* joints à l'hydrothérapie proprement dite. Entre des mains habiles, le traitement des affections articulaires chroniques, simples ou diathésiques, celui de certaines déformations du squelette, et de plusieurs variétés d'atrophies musculaires, donne les résultats les plus encourageants. L'*électricité, principalement les courants continus*, sont d'un emploi usuel et des plus profitables comme médication complémentaire de l'hydrothérapie.

Alimentation. Régime. — L'*alimentation*, le *régime* nécessitent une mention particulière. En dehors des règles générales de l'hygiène, inutiles à rappeler ici, il en est de plus spéciales à la médication hydrothérapique ou mieux encore, à certains cas pathologiques.

On connaît les exagérations de Priessnitz. Mais il ne faut pas ignorer, que s'adressant à des races où les gros mangeurs sont en majorité, cette sorte de diète (pain dur, laitages, légumes et viandes rares) avait souvent sa raison d'être, si les limites raisonnables n'eussent pas été dépassées. Mais, soumettre des femmes délicates, dont la force vive était profondément atteinte, à scier du bois, à vivre de lait froid, de pain bis, à l'ingestion de grandes quantités d'eau froide, c'était fatalement se préparer des insuccès. La *réaction organo-thérapeutique* (néologisme rendant bien la liaison des efforts de la nature et leurs résultats) était impuissante à se faire.

Proscription du vin. Exagération des pratiques allemandes. — Un des préceptes de Priessnitz, encore en honneur aujourd'hui, est l'emploi modéré ou la proscription du vin, et en général de toutes les boissons alcooliques. La suppression de cet aliment respiratoire, au profit des aliments azotés, a des avantages particuliers, faciles à comprendre. Avec les progrès de l'alcoolisme dans les classes riches, cette prescription hygiénique se justifie de plus en plus. Néanmoins, dans les pays vinicoles, ceux-mêmes où l'usage du vin est répandu, les malades y renoncent difficilement.

D'autre part, une hygiène trop raffinée, le défaut des exercices du corps, un surmenage intellectuel prématuré, rendant souvent nécessaire le relèvement des forces vives, l'emploi des boissons toniques, à base alcoolique, s'est généralisé depuis quelques années. Cet usage vient à l'encontre d'une des prescriptions les plus rigoureuses de Priessnitz. Aussi la question se résume-t-elle au fond dans le précepte d'Aristote : *In medio stat virtus.*

Établissements hydrothérapiques spéciaux. — La médication hydrothérapique ne peut être faite d'une façon complète, en dehors des établissements spéciaux proprement dits. Toutefois, l'hydrothérapie *à domicile* offre des ressources précieuses. En 1869, nous en avons fait l'objet d'une conférence à l'Association médicale de la Dordogne, dans laquelle le sujet a été complètement traité

Qualités d'un établissement hydrothérapique. Emplacement. — Les qualités que doit offrir un établissement hydrothérapique sont de deux ordres bien distincts. Les premières sont le choix même de l'emplacement. Les règles générales de l'hygiène sont le guide le plus sûr. Cet emplacement peut se trouver aux abords d'une grande ville. Il doit être vaste, aéré, complanté d'arbres, assez écarté du bruit de la rue, pas trop éloigné des lieux de distraction. Dans ce cas, une grande ville offre toujours au malade, encore ingambe,

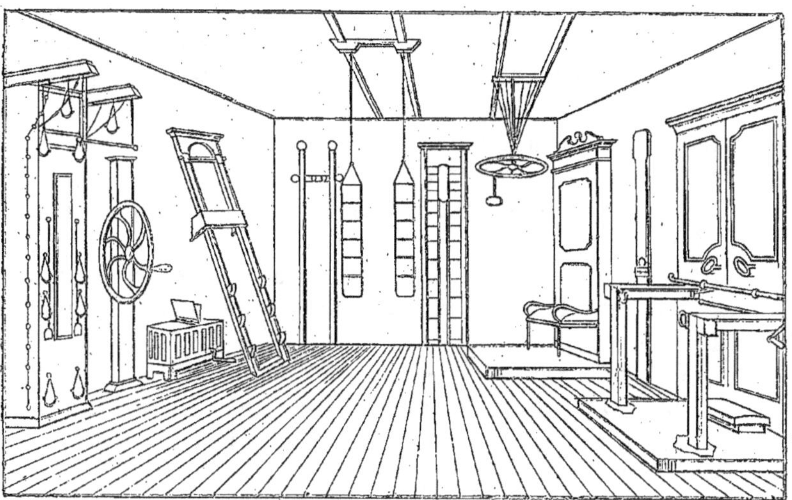

Fig. 33. — Salle d'orthopédie et d'exercices méthodiques.

des ressources, des occasions de distractions variées et précieuses.

L'hygiène, le mode de distraction intérieure, le fonctionnement même d'un établissement de ce genre, doivent se plier aux exigences d'un tel voisinage.

Pas n'est besoin d'ajouter, que l'influence directrice des médecins chargés du service médical d'un établissement, ainsi placé, n'est jamais absolue. Ils doivent compter avec les mille occasions détournant les malades de leurs conseils et de leur action médicale.

Exercice de l'autorité des médecins. — Il n'en est plus de même dans un établissement isolé, éloigné des villes. Un tel établissement peut être placé dans un pays de montagne ou tout au moins, dans un lieu élevé, accessible en tout temps.

Là, le médecin est véritablement le chef indulgent, mais ferme. Son autorité incontestée s'accepte d'autant plus aisément, que nul conseil du dehors, irraisonné ou incompétent, ne lui fait échec ou ne bat en brèche son influence.

Là seulement, les règles générales de l'hygiène, du régime alimentaire, de la direction et du traitement hydrothérapique, peuvent être appliquées d'une façon constante et méthodique. Or, la constance et la régularité sont les facteurs les plus importants d'une médication dont la marche, l'action lente et mesurée sont d'*allures chroniques*, comme les affections auxquelles elles s'appliquent.

Installation. — Les conditions particulières, propres à un établissement hydrothérapique, concernent son installation hydraulique et balnéaire. Aujourd'hui, le nombre des établissements est si considérable, que les connaissances générales, nécessaires pour les construire, sont plutôt du domaine de l'architecte et des entrepreneurs spéciaux en la matière. Toutefois, ce serait une erreur grave de penser que les conseils du praticien, familier avec l'hydrothérapie, ne sont pas utiles, indispensables même en certains cas. Pratiquer le contraire, serait imiter les administrations, refusant de prendre l'avis du corps médical dans toute organisation hospitalière. Et cela se voit encore à la grande confusion du plus vulgaire bon sens !

Une installation balnéaire doit remplir deux conditions primordiales :

Eau abondante et froide;

Locaux de plain-pied, et abord facile de toutes les salles du traitement et des déshabilloirs.

La séparation des sexes, les communications faciles avec l'habitation, les promenoirs, les salles de gymnase pour la réaction et les jardins, en sont les compléments directs.

Indépendamment de la forme, la douche étant l'instrument principal de la médication, les pressions sous lesquelles elle doit fonctionner suivant les cas sont à prévoir dans toute bonne organisation hydrothérapique.

Prenant pour type la douche en jet mobile et *considérant comme bien observées toutes les règles de l'hydraulique,* c'est-à-dire : proportionnalité entre la distance des réservoirs d'origine, les dimensions des conduites d'alimentation, celle des robinets de commande et le diamètre de l'orifice de la lance de projection, une pression *moyenne* de 9 mètres, *au minimum* 8ᵐ,50, *au maximum* 10 à 11 mètres, sont les meilleures.

Pression hydraulique. — Les douches dépassant cette dernière pression sont dites à haute pression. Suivant les circonstances, elles peuvent atteindre 12, 14 et même 15 mètres. Il faut se hâter d'ajouter, qu'entre des mains maladroites, de telles pressions sont parfois dangereuses; et, à moins d'un personnel *spécial,* exercé de longue date et rigoureusement surveillé, *seul,* le médecin doit manier de telles pressions, sous la forme de jet mobile.

Il n'en est plus de même, si les mêmes pressions s'appliquent à des douches, où l'eau est plus ou moins divisée de différentes manières. Le choc n'étant plus multiplié par la masse et se répartissant sur une grande surface du corps, des inconvénients aussi graves ne sont plus à redouter.

Pour bien remplir tous les cas, il faudrait donc deux réservoirs superposés et des petits bassins spéciaux, situés à deux mètres de hauteur environ, pour les douches locales, ascendantes, vaginales, utérines, oculaires.

Eau chaude, vapeur. — L'eau chaude et la vapeur sont les compléments indispensables de toute installation hydrothérapique répondant à tous les cas. Néanmoins, on peut encore faire beaucoup sans ces ressources spéciales. Et il est de toute évidence que l'habileté et l'expérience du praticien, familier avec l'hydrothérapie, suppléent souvent à bien des appareils.

Salles de plain-pied. — En général une ou deux grandes salles hydrothérapiques contiennent l'ensemble des appareils principaux. Douches mobiles (jets), fixes (pluie, cercle, colonne) et la piscine. Duval, dont l'installation hydrothérapique au Trocadéro est bien conçue, fut un des premiers à Paris, il y a trente-cinq ans, à posséder *des salles de douches de plain-pied*. D'une tribune surélevée, l'opérateur dirige les jets mobiles ou commande la manœuvre des appareils fixes. Un bon éclairage, une ventilation énergique et un chauffage facile remplissent les conditions accessoires.

Déshabilloirs attenants. — Dans les pièces attenantes, sont les appareils de douches locales, les salles à sudation, de massage, d'électrisation. Les déshabilloirs suivent ou précèdent ces divers locaux. L'important est de réserver des passages larges, de plain-pied et de réduire les longueurs de parcours au strict nécessaire.

Le cabinet médical, d'où le médecin répond à tout appel, doit être aussi proche que possible des salles

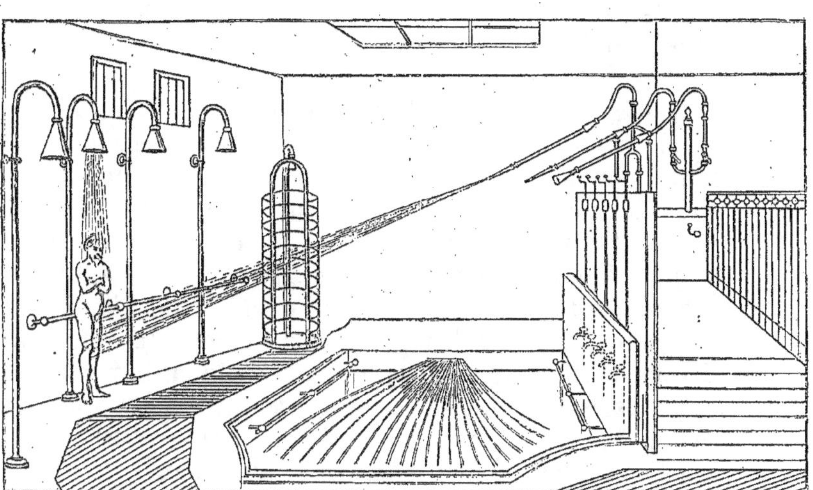

Fig. 34. — Salle hydrothérapique pourvue de ses appareils.

principales où se font les médications. Il les dirige ainsi de l'œil, du geste ou même de la main.

Les règles de son intervention seront posées au chapitre suivant.

Hydrothérapie à domicile. — L'exemple de Priessnitz et ses beaux succès sont la meilleure démonstration de ce qu'on peut obtenir de la médication hydrothérapique à domicile. Considérer la question à un point de vue abstrait serait la suppression même des établissements : plus d'appareils, plus d'installations coûteuses, plus de déplacements onéreux.

Inconvénients. — Malheureusement, il n'en est pas ainsi dans la pratique ordinaire. Les conditions d'habitat font souvent défaut. Le milieu dans lequel l'affection s'est développée est rarement favorable à la guérison. Quels que soient le zèle et le dévouement du médecin, il ne peut donner toujours un encouragement constant à son malade, diriger de visu le traitement, sinon l'appliquer lui-même. Les règles méthodiques dont les éléments divers constituent l'ensemble de la médication et de ses annexes, sont d'une application *régulière*, toujours difficile. Les exigences de la vie ordinaire entravent à chaque instant celles même du traitement.

Avantages. — Ces réserves faites, on doit admettre cependant que l'hydrothérapie à domicile, maniée par un praticien familier avec cette pratique, d'esprit résolu, d'autorité incontestée sur son malade, peut donner de très beaux résultats,

Formules à employer. — Les procédés de cette médication sont empruntés aux formules les plus primitives de la méthode : bains partiels, généraux, drap mouillé, affusions, lotions, irrigations, décrits précédemment.

Ces mêmes procédés, le drap mouillé surtout, sont une ressource des plus précieuses pour prolonger l'action médicatrice, déjà développée chez le malade, ne pouvant prolonger son séjour dans un établissement.

Dans ce dernier cas, les formules ci-dessus sont les meilleures. Le patient déjà guidé par sa propre expérience, aidé des recommandations du médecin, entraîné, accoutumé à l'eau froide, n'a plus à redouter les ennuis ou les conséquences fâcheuses des tâtonnements de l'ignorant ou du timide.

Ainsi limitées, les pratiques hydrothérapiques à domicile sont d'application courante chez les malades bien conseillés, bien dirigés. A cet égard, les Anglais en donnent l'exemple, d'ancienne date, dans leur hygiène.

Appareils portatifs. — Des inventeurs ingénieux, étrangers à la médecine et n'ayant pas à faire la part des conditions générales de toute médication hydrothérapique sérieuse, ont essayé, en créant des appareils plus ou moins compliqués, de suppléer à ceux des grandes installations.

Depuis le simple bassin métallique ou en tissu rendu portatif, pour un voyage, jusqu'aux appareils les plus ingénieux, donnant la pression des grandes installations, tout a été fait et essayé.

Les uns consistent en deux bassins superposés; le supérieur monté sur des colonnettes à 2 mètres, 2^m,50 de hauteur en moyenne; une pomme est placée à la paroi de fond. Le bassin inférieur plat, dans lequel le patient se tient debout, recueille l'eau. Un cordonnet de tirage, à la portée de la main, permet de commander soi-même la douche. Veut-on la prolonger, une petite pompe, montée contre une des colonnes de support, permet de recueillir l'eau écoulée dans le bassin inférieur et de la remonter dans l'autre rapidement.

D'autres appareils du même genre, montés sur des colonnes plus hautes encore, sont munis d'une petite lance maniée par un aide.

Cet appareil réduit à sa plus grande simplicité a reçu le nom de *doucheuse*. D'emploi simple et commode, mais ne possédant pas de qualités percussives, il rend mal les effets des douches proprement dites. Aussi, plusieurs fabricants se sont-ils préoccupés d'avoir un appareil à pression. Celui de Eydt est le plus complet en ce genre. Muni d'une pompe à air, exerçant une pression déterminée, dans un récipient rempli d'eau, on obtient ainsi des douches percussives. Seulement la compression de l'air diminuant rapidement, au fur et à mesure de l'écoulement du liquide, le but est mal rempli.

Son prix est élevé. Appareil bien conçu, mais délicat de fonctionnement et d'entretien. De là des mécomptes fréquents, comme du reste avec le plus grand nombre des appareils employés à domicile.

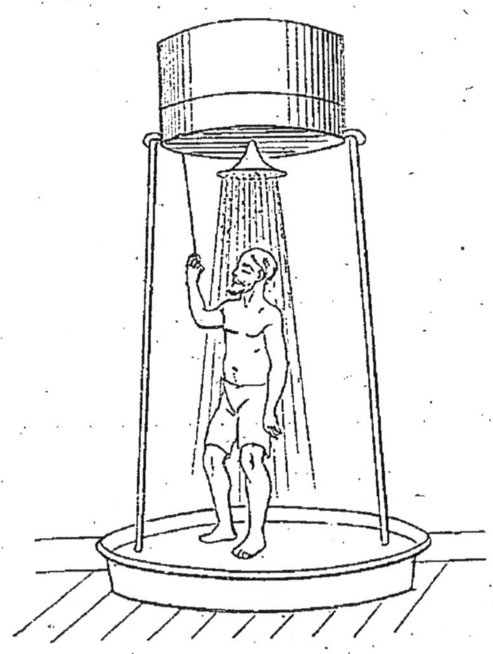

Fig. 35. — Appareil dit *doucheuse*.

Si cependant l'on tenait à avoir un appareil de douche portatif (relativement) et dont la pression resterait la même, pendant toute la durée de son application, il fau-

drait, comme pour le gaz portatif, un régulateur de pression. Commandé par le récipient d'air, dans lequel on
aurait établi une pression très élevée, ce régulateur
débiterait ensuite graduellement, d'une façon constante, cette pression.

On aurait un appareil à peu près parfait, surtout si,
pour son fonctionnement, on disposait d'une salle appropriée. Un simple tuyau avec un réservoir surélevé de
quelques mètres et constitué par une simple barrique,
le remplacerait peut-être plus avantageusement.

Conclusions. — Mais, à celui-ci, comme à celui-là,
fera encore défaut le facteur le plus important, indispensable à toute médication sérieuse, celui auquel
l'hydrothérapique empirique elle-même a dû tous ses
succès, une action médicale hardie, expérimentée ou
énergique et surtout docilement acceptée.

CHAPITRE III

PHYSIOLOGIE

Physiologie. — En excitant les nerfs vaso-moteurs thermiques, à l'aide du froid ou de la chaleur, la mise en jeu de la *propriété contractile* du réseau capillaire périphérique a pour conséquence des phénomènes biologiques, dont nous avons recherché l'interprétation à l'aide d'expériences minutieusement exécutées et étudiées.

Rôles respectifs de la peau, du sang, du système nerveux et de la circulation. — Le globule sanguin et la peau d'une part, le système nerveux et le réseau circulatoire de l'autre, sont les organes essentiels, dont les changements moléculaires et thermiques amènent ultérieurement tous les autres phénomènes normaux ou morbides. Ces changements ont lieu en vertu de *mouvements organiques*, désignés communément sous le nom générique d'*actes réflexes*.

Des températures *minima* et *maxima* qu'il est possible de faire acquérir primitivement à la peau, *secondairement au sang*, et de l'état de vacuité, de plénitude ou de rapidité circulatoire imprimée de même à tout le

PREMIER GROUPE

EXPÉRIENCES DÉMONTRANT L'ACTION DES TRÈS BASSES TEMPÉRATURES SUR LA CIRCULATION ET SUR LA CHALEUR ANIMALE

QUATRIÈME EXPÉRIENCE (26 DÉCEMBRE 1869).

DOUCHE EN PLUIE MOYENNE, ETC.

Temp. de l'eau 12°. — Durée 5 m. Temp. ext. 3°; de la salle hydroth. 16°.

Réaction très incomplète.

Les chiffres thermométriques s'élèvent au fur et à mesure que le sujet a froid. A la fin de la séance, la réaction ne s'étant pas franchement établie, on trouve : tension très forte, vitesse peu diminuée, température plus élevée qu'avant la douche, respiration ralentie.

Avant la douche, 9 h. 15 du soir. . . . 84, R. 18, T. 36°,8.
Aussitôt après : P. 82, R. 18, T. 30°,6. — Repos 5 m.
Une fois habillé, 25 m. après : P. 70, R. 16, T. 36°,9. — Rep .

P. 70, R. 16, T. 36°,6. — Repos. — Sensation de chaleur.

P. 74, R. 19, T. 36°,8. — Frisson. — Marche 30 m.

P. 78, R. 16, T. 35°,8. — Repos. — Marche 15 m.

P. 76, R. 16, T. 36°,8. — Repos.

P. 70, R. 12-14 1/2, T. 37°. — Retour des frissons. Je le renvoie à l'hôpital, distance 2 kil. ; marche très rapide; alors seulement il se sent réchauffé.

SIXIÈME EXPÉRIENCE (23 JANVIER 1870).

DOUCHE EN PLUIE MOYENNE, ETC.

Temp. de l'eau 10°,5. — Durée 5 m. — Temp. ext. 2°,5; de la salle hydroth. 17°.

Réaction incomplète.

Avant la douche, 9 h. 25 m. du soir. — P. 78, R. 18 1/2, T. 36°,6.
Aussitôt après : P. 84, R. », T. ». — Repos 5 m.
Le sujet a eu si froid qu'il a cassé le thermomètre pendant la douche.
Une fois habillé, 22 m. après, P. 76, R. 18, T. ». — Repos.

P. 72, R. 18 T. ». — Réaction accusée par la sensation éprouvée par le sujet.

P. », R. », T. 36°,1. — Repos.

P. 76, R. 18, T. 37°,4. — Repos. — A mains chaud.

P. 76, R. », T. 36°,4. — Ce tracé accuse plus de tension; les frissons vont paraître.

P. 76, R. », T. 36°,4. — Frissons, — Tension très élevée.— Marche 30 m.

P. 76, R. 20, T. 36°,2. — Repos. — Sensation de chale r.

P. », R. », T. 36°,3. — Repos.

P. », R. », T. 36°,6. — Repos.

SEPTIÈME EXPÉRIENCE (30 JANVIER 1870).

DOUCHE EN JET ADMINISTRÉE PAR TOUT LE CORPS, LA TÊTE EXCEPTÉE

Temp. de l'eau 11°,5. — Durée 5 m. — Temp. ext. 13°; de la salle hydroth. 16°.

Réaction complète.

Avant la douche, 9 h. du soir. — P. 83, R. 10 1/2, T. 37°,3.
Aussitôt après : P. 94, R. », T. 37°,4. — Repos 8 m.
Une fois habillé, 25 m. après. — P. 70, R. 17 1/2, T. ». — Repos.

30 m. après :

P. 76, R. 7 1/2, T. ». — Repos. — Sensation de chaleur.

45 m. après :

P. 77, R. », T. 37°,4. — Repos.

1 h. après :

P. 83, R. 10 1/2, T. 37°,5. — Repos.

1 h. 10 m. après :

P. 78, R. 19, T. 37°,4. — Tension relevée, frissons légers, marche 30 m.

2 h. après :

P. 80, R. 18 1/2, T. 37°,4. — Repos. — Tension relevée.

2 h. 10 m. après :

P. 80, R. 18 1/2, T. 37°,4. — Repos. — Réaction accusée.

2 h. 15 m. après :

P. 80, R. 18 1/2, T. 37°,4. — Repos.

DIXIÈME EXPÉRIENCE (20 FÉVRIER 1870).

DOUCHE EN CERCLE, ETC.

Temp. de l'eau 10°. — Durée 5 m. — Temp. ext. 1°,5; des cabines 17°.

Réaction complète.

Avant la douche, 2 h. 55 m. du soir. — P. 83, R. 17 1/2, T. 37°,2.
Aussitôt après : P. 80, R. », T. 36°,8. — Repos 20 m.
Le thermomètre a été cassé avec les dents.
Une fois habillé, 35 m. après : P. 74, R. ».

35 m. après :

P. 74, R. », T. ». — Repos 20 m.

45 m. après :

P. 70, R. », T. ». — Marche 35 m.

1 h. 30 m. après :

P. 78, R. 19, T. 36°,9. — Repos 20 m.

1 h. 45 m. après :

P. 75, R. 19, T. 37°. — Marche 25 m.

2 h. 15 m. après :

P. 76, R. 20, T. 37°,4. — Marche 30 m.

3 h. après :

R. 75, R. 19 1/2, T. 37°,4.

DIXIÈME EXPÉRIENCE (20 FÉVRIER 1870).

DOUCHE EN CERCLE. — DURÉE 5 MINUTES.

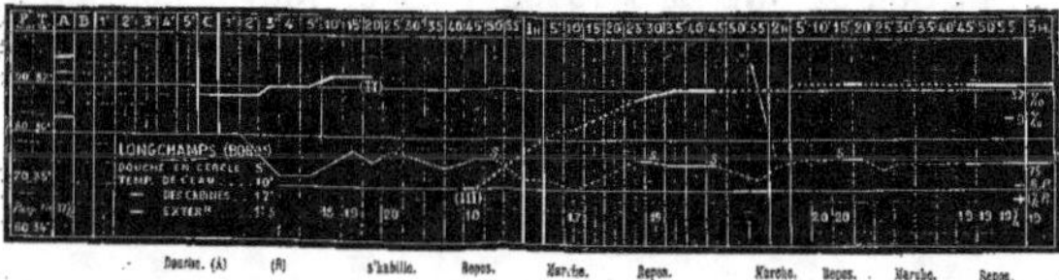

(A). L'impression de la douche a été si énergique que le sujet a cassé le thermomètre buccal avec les dents et le thermomètre placé dans l'aisselle droite a été atteint par l'eau.
(B). Le sujet est frictionné, puis bien enveloppé dans des couvertures; il s'asseoit sur une chaise.
(II). On ôte le thermomètre placé dans l'aisselle gauche afin que le sujet puisse s'habiller.
(III). On remet en place le thermomètre dans l'aisselle gauche.

S. S. S. S. S. tracés sphygmographiques.

réseau capillaire superficiel et profond dépendent les autres phénomènes analysés.

Le système nerveux et le sang sont les organes indispensables de *transmission* et de *transformation* de l'agent physique général, qui, désigné dans ses modalités diverses, par les qualificatifs : *chaleur, lumière, électricité,* etc., doit communiquer à l'économie entière *l'impulsion atomique* ou *moléculaire* dont il est lui-même animé.

Cette impulsion *générique,* appliquée dans des conditions variables, volontaires ou non, doit se traduire par des effets immédiats ou éloignés appartenant, suivant les circonstances, à la physiologie, à la pathologie ou à la thérapeutique. Ces effets trouvent, dans une certaine mesure, leur explication naturelle dans les résultats fournis par nos expériences.

Pour n'en citer qu'un exemple : le mécanicien montant tout en sueur sur la machine qu'il lance bientôt à toute vitesse résiste impunément à une violente cause de refroidissement, *parce que son sang brusquement chassé de la périphérie au centre,* en vertu d'un acte réflexe, n'a pas le temps de se mettre en équilibre de température, avec la peau violemment refroidie, par l'évaporation rapide de la sueur qui la couvrait. De sorte que la température générale de l'organisme n'a pas changé. Dans ces conditions, la constitution de ce mécanicien se développe énergiquement. Son teint pâli par le séjour dans l'atelier, brunit et se colore. Ses muscles se développent, ses mouvements sont prompts et énergiques et son être accuse une virilité poussée à sa limite maximum. Il a reçu de véritables douches d'air froid [1].

Tout au contraire, une impression *légère* de froid amènerait-elle plus aisément un refroidissement du

---

1. Ce même sujet traversant à vol d'oiseau la zone marécageuse des Landes, absorbe parfois les effluves paludéennes et accuse peu après une fièvre intermittente classique. (Voir le travail de E. Soulé, médecin en chef de la Compagnie du Midi, sur les employés des chemins de fer. Bordeaux, 1864.)

sang. Celui-ci, *moins rapidement* chassé de la périphérie au centre, pourrait, dans une certaine mesure, se mettre en équilibre (à son détriment) avec la température abaissée de la *zone dermique*. Ultérieurement, il y aurait un abaissement de la température générale du sang et, plus tard, frisson *interne, secondaire*, prémonitoire de congestions viscérales ou autres, portant sur les organes, les muqueuses ou les séreuses, selon les *points* faibles de l'organisme.

Chaleur animale. — Dans ce même ordre d'idées, nous dirons encore que le malheureux à peine vêtu et grelottant sous les rigueurs de l'hiver, ou l'homme mieux vêtu, mais soumis à des écarts de température considérables résistent cependant l'un et l'autre (jusqu'à une certaine limite) à ces *différences thermiques*. Cela tient à ce que le sang varie peu ou pas de température, grâce aux mouvements réflexes du réseau capillaire cutané. Ce réseau devient tour à tour exsangue ou turgescent, en vertu d'un ensemble d'actes thermodynamiques d'ordre réflexes. Ceux-ci règlent les *équivalences physiques et chimiques* entre les divers éléments organiques, mis directement ou secondairement en jeu, sous l'influence de *l'agent physique général*, traduit par les deux sensations de *froid* ou de *chaleur*.

Contre ces alternatives extérieures de froid et de chaleur, le foyer organique (véritable machine à feu dans laquelle se produisent les combustions destinées à fournir les équivalences nécessaires) est *l'intérieur*, la *capacité* même des vaisseaux sanguins. Le sang est le liquide, l'huile brûlant les matériaux organiques avec une rapidité variable, suivant les degrés de perméabilité des canaux parcourus. La résultante, la quantité de chaleur *sensible*, destinée à maintenir la température du corps et la chaleur *convertible* en force motrice, à l'aide du système nerveux et des appareils moteurs. Ces derniers ne sont que les *appareils de transformation* de ces modalités successives du *mouvement moléculaire*.

Les exemples ci-dessus cités trouvent leur interprétation dans nos expériences, dans lesquelles une application d'eau *modérément* froide amène un refroidissement consécutif de l'organisme plus rapide et plus intense, que lorsque l'*eau* est employée à une température plus basse.

Réaction. — Ces expériences démontrent encore, entre autres faits nouveaux, que le mot *réaction* au froid ou à la chaleur a été appliqué d'une façon erronée jusqu'à ce jour. A la *sensation de chaleur*, perçue par l'organisme, réagissant *normalement* après une application froide, correspond en *réalité* un abaissement de la température générale. Et, tout au contraire, la *sensation de froid* perçue par lui, se traduit plutôt par une tendance à l'élévation ou au maintien de la température du corps.

Ce fait intéressant et plusieurs autres contenus dans ce chapitre trouveront, je l'espère, leur utilisation dans l'étude du coefficient dynamique de la machine humaine et dans l'application plus générale à la biologie du principe si fécond de l'équivalent mécanique de la chaleur.

Mais, en attendant, dans une sphère plus restreinte, les phénomènes recueillis dans ces expériences constituent une base nouvelle de la *thérapeutique réfrigérante*, dont la *médication hydrothérapique* est la branche principale.

Expériences antérieures à celles de Fleury. — Avant Fleury, sauf quelques expériences isolées, telles que celles de Bégin, se plongeant dans la Moselle au mois d'octobre par une température de 2° à 6° R., celles d'Herpin, étudiant les effets physiologiques produits par les bains froids, pris dans la rivière de l'Arve, celles de Poiseulle, etc. (toutes expériences exécutées à une époque déjà ancienne et par conséquent ne pouvant fournir que des renseignements très incomplets), aucun travail expérimental d'ensemble n'a été fait sur l'action de l'eau froide et du calorique, appliqués à l'organisme

humain. De sorte que M. Richet put dire en 1849, avec
beaucoup de raison : « Quelle est la température de la
partie soumise à l'action du froid ? chose singulière !
jusqu'à présent, personne n'a songé à la rechercher[1]. »

Les belles expériences de laboratoire de Magendie
ont suivi de près l'expression de ces *desiderata*. Mais,
entreprises à un point de vue exclusif (le degré de résistance au froid que peut présenter l'organisme), elles
ont fourni de simples indications générales, et non des
bases suffisantes pour asseoir la doctrine hydrothérapique.

Expériences de Fleury. — De 1846 à 1852, Fleury a
fait une série d'expériences sur l'action de l'eau froide
et du calorique sur le corps humain. C'est le fondement
de ce qu'il a appelé l'hydrothérapie *scientifique et rationnelle*. Il l'a mis en regard de l'hydrothérapie *empirique* de Priessnitz. Son ouvrage sur l'hydrothérapie
a paru en 1852.

Ces expériences ont été reproduites intégralement
dans la deuxième édition, en 1856.

« Par la puissance et par la multiplicité de ses influences, a-t-il dit avec raison, l'hydrothérapie rationnelle se place à la tête de la *thérapeutique physiologique* dont nous venons de parler; on le comprendra
aisément si l'on songe qu'elle exerce sur les *deux
grands systèmes* qui président à toutes les grandes fonctions de l'économie, *par la circulation capillaire et
l'innervation générale*, une action directe et énergique
qui n'appartient à aucun autre agent et au moyen de
laquelle elle modifie *profondément la calorification,
l'absorption, les sécrétions et la nutrition*[2]. »

Puis il ajoute : « L'hydrothérapie rationnelle n'est

1. Richet, Thèse pour l'agrégation. — *De l'emploi du froid et de
la chaleur en chirurgie.* Paris, 1847.
2. *Traité pratique et raisonné d'hydrothérapie*, par Louis Fleury,
2e édition. Paris, 1856, p. 109.

pas seulement une nouvelle médication puissante et efficace, elle est une doctrine nouvelle[1]. »

Dix ans après, dans la troisième et dernière édition, l'auteur se borne à reproduire les expériences de 1852, les conclusions qui les terminent et les principes qui en découlent.

Nos expériences. — Persuadé que de nouveaux procédés de recherches plus rigoureux et plus précis permettraient de creuser davantage le problème hydrothérapique, étudié par Fleury dans des expériences insuffisantes ; espérant que les découvertes physiologiques et physiques récentes, rappelées plus haut, fourniraient les éléments d'une interprétation plus rigoureuse des effets produits par le froid et la chaleur sur l'organisme humain, nous avons entrepris des recherches expérimentales, dont les résultats ont été bien inattendus.

Nos premières recherches remontent à l'année 1869. Elles ont eu pour objet principal les effets physiologiques de l'eau froide et du calorique notés sur la circulation et la chaleur organique.

Plus de quinze années se sont écoulées, et toutes les recherches ultérieures faites pendant cette période nous ont donné dans les mêmes conditions des résultats analogues ou identiques à ceux obtenus dès 1869. Nous sommes donc doublement autorisé à les considérer comme la base de la méthode hydrothérapique, base sans laquelle il n'est pas possible de donner une interprétation rationnelle au *Phénomène physiologique*, résumant à lui seul toute cette thérapeutique, c'est-à-dire à la *Réaction de l'organisme au froid et à la chaleur.*

Plan adopté. — Nos recherches ont été faites sur des sujets *sains* et *malades* appartenant aux deux sexes. Les uns étaient atteints d'affections nerveuses diverses,

1. Même ouvrage.

les autres de chlorose, d'anémie, et quelques-uns d'l'affections du cœur.

Les sujets sains étaient des hommes âgés de vingt-deeux
à quarante ans. L'un d'eux a été choisi spécialement, *poour
répéter toutes les expériences déjà faites ou à fairre :*
1° parce qu'il était dans d'excellentes conditions orgga-
niques et physiologiques, permettant de pousser saans
danger les épreuves à leur extrème limite ; 2° parce qyue,
contrôlant toujours sur lui les recherches faites ovu à
faire sur d'autres, nous arrivions ainsi à des résultlats
comparables, toutes proportions gardées, et plus préccis.

L'analyse des expériences dans lesquelles la doueché
a dépassé *trente secondes à trois minutes,* atteigneant
même cinq minutes, a permis ainsi de *saisir* dans levurs
détails *intimes* les effets physiologiques ou *toxiqwes*
(ce mot pris au figuré) produits par le froid sur l'orgga-
nisme, et d'en donner la description.

Mais il est de toute évidence que, sauf de rares exceep-
tions, les douches froides de plus de quinze seconcdes
à trois minutes, *au maximum,* ne sont pas des douclhes
thérapeutiques. Dans ces dernières, nous avons-pu en
analyser plusieurs, d'une façon satisfaisante, bien qque
ne dépassant pas une durée de trente secondes. Mlais
les effets produits étaient difficiles à bien saisir.

Aussi, les douches excédant la durée de trente ese-
condes faisaient-elles, en pareil cas, l'*office de verrres
grossissants,* rendant plus aisément accessibles à mos
mesures et moyens d'investigation les effets *commuuns*
aux unes et aux autres, *à l'intensité physiologique prrès.*
De là également, l'e nombre plus grand des expériences
rapportées, dans lesquelles les douches dépassaient
trente secondes, afin de mieux préciser les bases plhy-
siologiques de l'hydrothérapie.

Quant aux conditions dans lesquelles l'exercice a eu liieu
après l'application des douches, préoccupé, avant tout,
de la rigueur à apporter dans notre analyse expérimœnta-
tale, nous avons eu bien soin de répéter les expériencees,
toutes les conditions restant les mêmes, tantôt en ffai-
sant marcher nos sujets dans l'intérieur de l'établissse-

ment, tantôt au contraire, en les envoyant se promener
au dehors, par les températures les plus variables.

La marche, ainsi faite, dans ces conditions *opposées*,
les résultats physiologiques sont restés les mêmes. Nous
avons de même procédé en multipliant les contre-
épreuves et en poursuivant nos analyses, avec l'emploi
de l'eau à des basses températures *variables* et en
réduisant la durée des douches aux limites extrêmes
minimum, après lesquelles aucun effet n'était plus ap-
parent ou analysable.

Ces réflexions nous sont venues à l'esprit, à la lecture
d'un excellent mémoire du docteur Dally, extrait du
Bulletin de thérapeutique. Notre savant ami y critique
nos expériences avec une bienveillance et une autorité
auxquelles nous sommes heureux d'avoir l'occasion de
rendre hommage. Et nous saisissons avec empressement cette circonstance pour calmer ses craintes ou faire
cesser ses hésitations, sur le *bien fondé* de nos conclusions (*Indications théoriques et pratiques sur l'hydrothérapie froide*, Paris, G. Masson, éditeur, 1881,
p. 6 et suivantes).

Ces expériences s'élèvent à plus de soixante. Sur ce
nombre vingt-deux l'ont été sur le sujet en question.
Plus de trois cents tracés sphymographiques ont été
relevés, tant sur lui que sur d'autres personnes.

Dans l'impossibilité de reproduire toutes ces expériences, nous avons choisi quelques-unes de celles nous
paraissant contenir tous les éléments physiologiques de
l'hydrothérapie.

Modus faciendi. — Un exposé général du *modus faciendi* adopté pour ces recherches est nécessaire pour
faire ressortir leur caractère de précision.

Le sujet choisi est un garçon d'hôpital, âgé de quarante ans, d'une forte constitution, sanguin, d'une taille
élevée, 1^m,72 et d'une force musculaire bien au-dessus de
la moyenne. Il pèse 74^k,500. Il n'a jamais été malade.
C'est un garçon fort intelligent, ponctuel, et parfaitement
en état de rendre compte des sensations qu'il éprouve

et de comprendre l'importance à suivre rigoureusement, dans leurs moindres détails, les recommandations faites.

Le pouls est compté pendant la minute entière; souvent même deux minutes, quand la chose est possible, pour diminuer les chances d'erreur.

Les thermomètres sont à mercure : les uns droits, les autres coudés; ils viennent de Celsius (de Leipzik), de Crosti et de Chavannaz (de Bordeaux). Tous sont gradués par cinquième de degré et réglés sur un thermomètre étalon tenu soigneusement en réserve.

Le sphygmographe de Marey sert à prendre les tracés.

Les appareils hydrothérapiques employés sont : la grosse douche en pluie, dite d'orage, la douche en pluie fine, la douche en jet, la douche en cercles, le bain de siège et le bain de pieds à épingles, l'immersion dans la piscine. Pour les sudations : la lampe à alcool avec le fauteuil, le bain en caisse et la grande étuve. Ces deux derniers appareils sont chauffés avec la vapeur d'eau.

La température de l'eau varie de 10° à 25° chez le sujet principal; chez les autres, elle a été portée jusqu'à 35°.

La durée d'application est de quinze secondes à cinq minutes. *Il n'a guère été possible d'aller au delà de ce terme pour les applications générales*, quand la température de l'eau a été au-dessous de 16°.

La température atmosphérique oscille de 0° à 30° et la pression des douches employées, de 9m,50 à 12 mètres.

Nos expériences ont été répétées dans toutes les saisons et par les temps les plus rigoureux comme les plus chauds.

Ces préliminaires établis, voici dans ses détails une des principales expériences. Pour les autres, les tracés graphiques accompagnés d'annotations explicatives en facilitent la lecture rapide et l'interprétation.

Description d'une expérience. — Dix-septième expérience sur Bernard[1] : 29 mai 1870.

1. Voir les tableaux graphiques et sphygmographiques.

Le sujet a déjeuné à neuf heures. Il arrive à midi. On place un thermomètre coudé gradué au 1/5 sous chaque aisselle. Ces thermomètres sont protégés à l'aide de coton et maintenus en place par un double spica des épaules. Un thermomètre droit est placé dans la bouche. Ce dernier est monté sur une plaque flexible de caoutchouc, percée à son centre, pour laisser passer la boule du thermomètre. Cette plaque de caoutchouc, munie de six chefs, est destinée à s'appliquer sur les lèvres, afin d'éviter la chute du thermomètre et l'introduction de l'air dans la bouche, pour le cas où le sujet, fatigué par la longueur de l'expérience, viendrait à desserrer les lèvres et à ouvrir un passage à l'air ou à l'eau. L'extrémité libre du thermomètre est retenue par un fil attaché à un bonnet protégeant la tête du malade. Le thermomètre est ainsi fixé dans une direction oblique de haut en bas et par cette disposition, l'expérimentateur se met à l'abri d'une cause d'erreur dont il faut être prévenu. En effet, le mercure peut, par son propre poids et à la moindre inclinaison de la tête, descendre vers l'extrémité. Dans ce cas, il accuse des températures beaucoup plus élevées que la température réelle.

Le sujet se déshabille à midi quarante minutes et, les thermomètres une fois en place, il s'assied, soigneusement enveloppé dans les couvertures, pour éviter l'action du froid. Le temps est nuageux, lourd et chaud : 24° au nord et à l'ombre; la température des cabines est à 20°, celle de la salle hydrothérapique à 18°.

Après cinquante minutes de repos et des examens répétés du pouls, de la température et de la respiration, on amène le sujet toujours plié dans ses couvertures, jusqu'à la douche en cercle. On a donné à celle-ci les dispositions suivantes, permettant de continuer l'examen du pouls et du thermomètre buccal pendant toute la durée de la douche.

L'appareil est entouré extérieurement d'un drap en forte toile. La pomme d'arrosoir qui le surmonte est fermée. Sur le premier cercle est placé un couvercle de diamètre égal à celui de la douche; ce couvercle est percé au centre d'un trou circulaire, pour donner aisément passage à la tête. Sur le point de la circonférence de cet orifice, faisant face à l'entrée de la douche, a été pratiquée une profonde échancrure, qu'on ferme avec un couvercle à charnière, une fois le sujet en place. Cette disposition lui permet de se mettre rapidement dans l'appareil, tout en conservant le thermomètre dans la bouche. Un crochet suspendu extérieurement à

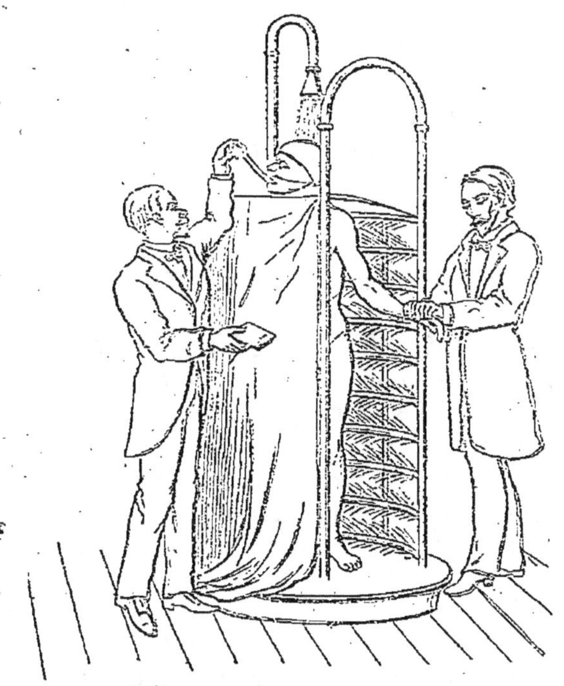

Fig. 36. — Disposition de la douche en cercle pour les expériences.

l'un des cercles, permet d'*immobiliser* l'un des poignets, ce qui facilite singulièrement l'exploration du pouls pendant l'administration de la douche.

Nous prenons place sur des escabeaux placés de chaque côté de l'appareil. L'un de nous se charge de l'examen du pouls; l'autre suit attentivement le thermomètre.

Une feuille à la main préparée à l'avance, il note les chiffres observés au fur et à mesure, chose d'autant plus facile *que la colonne de mercure varie toujours peu, ou pas du tout, pendant toute là durée de l'application de l'eau froide.*

L'exploration du pouls est infiniment plus difficile. Même après une pratique assidue et des exercices préparatoires répétés, on commet quelquefois des erreurs, ou l'on saute des chiffres. De là quelques lacunes regrettables dans les tracés. Voici pour les éviter autant que possible, la conduite suivie : une excellente montre *de grandes dimensions et à secondes indépendantes* d'une main, le pouls du sujet de l'autre; aussitôt le signal donné d'ouvrir le robinet, l'on compte à voix basse ; arrivé à la quinzième seconde, à la trentième seconde, à la minute, etc., *on prononce tout haut le chiffre* compté, qu'un second aide enregistre sur un papier préparé d'avance. Ce second aide suit lui-même l'opération sur une montre, afin que si l'on saute un chiffre, soit par inadvertance, soit par impossibilité de compter le pouls à certains moments, il tienne note du silence et laisse en blanc la ou les colonnes dont on ne lui a pas donné les chiffres.

Les chiffres entendus sont ainsi notés exactement pendant que nous-mêmes, aussitôt les chiffres *prononcés*, nous continuons à compter à voix basse sans perdre un instant.

Le sujet est donc en place à une heure trente minutes du soir.

Immédiatement avant de le sortir des cabines l'on trouve :

Pouls	82
Respiration	18
Température buccale	37°,6
Température axillaire gauche	37°,3
Température axillaire droite	37°,4

Une fois dans l'appareil et immédiatement avant le signal d'ouvrir le robinet, l'on trouve:

Pouls... .... 85°
Température buccale............................. 37°5

Douche en cercle. — *Température de l'eau* 15°,5. — *Pression* 9m,50. *Application sur tout le corps, la tête exceptée..* Pendant la douche, on trouve :

APRÈS.	15″	30″	1′	1′30	2′	2′30	3′	3′30	4′	4′30	5′
Thermom. buccal..	37°5	37°4	37°4	37°4	37°4	37°4	37°5	37°5	37°5	37°5	37°5
Pouls. .... {	26	48	86	»	79	40	81	»	83	41	81
{	104	96	86	»	79	80	81	»	83	82	81

Dans toutes les expériences, les mêmes phénomènes physiologiques se représentent avec une régularité remarquable, mais avec une intensité variant constamment, suivant la température de l'eau, la durée et la forme d'application, et aussi selon la température extérieure et l'état physiologique ou pathologique du sujet.

Décrivons-les une fois pour toutes :

A peine l'eau plus ou moins froide (*et il faut entendre par là une échelle de température commençant* à 26° *ou* 27°) a-t-elle touché tout ou partie de l'enveloppe cutanée, aussitôt se produisent du côté du pouls des phénomènes réflexes ne faisant jamais défaut. *Instantanément* le pouls devient tout à fait filiforme ; il disparaît même complètement sous le doigt pendant une, deux, trois secondes, et au même moment il est irrégulier et précipité.

Après des examens attentifs très répétés, nous croyons pouvoir affirmer que ce changement si instantané dans les mouvements du cœur, est immédiatement précédé d'une prolongation de l'intervalle normal qui s'écoule entre les pulsations avant l'application du froid. En un

DEUXIÈME GROUPE

INFLUENCE DE LA DURÉE VARIABLE D'APPLICATION DU FROID, LES AUTRES CONDITIONS EXPÉRIMENTALES NE CHANGEANT PAS

DOUZIÈME EXPÉRIENCE (20 MARS 1870).
DOUCHE EN CERCLE, ETC.
Temp. de l'eau 12° 5. — Durée 3 m. — Temp. ext. 13°; des cabines 18° 5.

Réaction interrompue.

C'est la première expérience d'un groupe dans lequel nous nous sommes proposé de démontrer les variations physiologiques qui résultent d'une différence dans la durée de l'application de l'eau froide, toutes les autres conditions expérimentales restant les mêmes. Cette différence n'est régulièrement et proportionnellement traduite en apparence que par les variations de la tension artérielle, car le pouls et la température seront après une douche de 30 secondes de durée (exp. 15°), une sédation encore considérable comparée à celles notées dans les 13° et 14° expériences où la douche a duré 1 et 2 minutes.

Il est bien établi que l'abaissement de la tension artérielle après la douche est d'autant plus grand que celle-ci est plus courte. — D'où, comme conséquence immédiate : Abord et refroidissement plus faciles et plus rapides d'une plus grande masse de sang à la périphérie, et conséculivement, sédation du pouls et de la température proportionnellement bien plus intense.

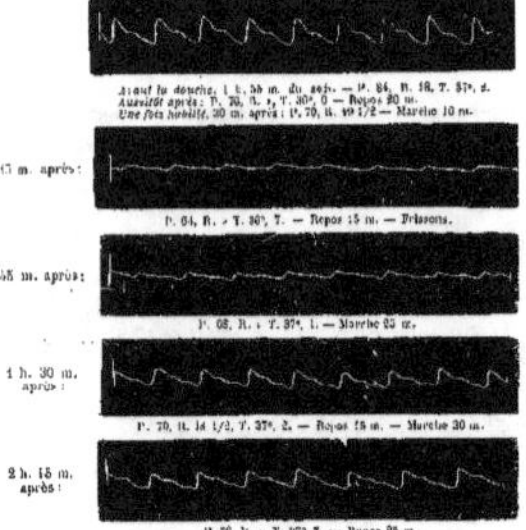

DOUZIÈME EXPÉRIENCE (20 MARS 1870).
DOUCHE EN CERCLE. — DURÉE 3 MINUTES, ETC.

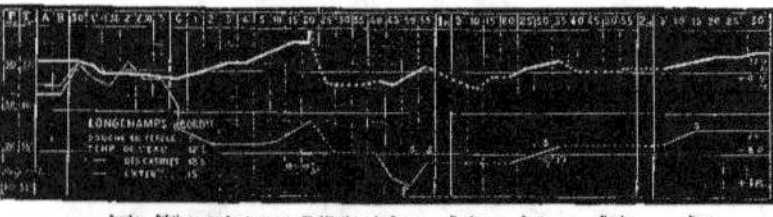

(E). Élévation anormale par son intensité de la température du corps, due en partie à l'abaissement considérable et persistant de la vitesse du pouls.

(F). Frissons assez intenses dûs à ce que le sujet vient de marcher trop lentement et à ce que, immédiatement avant cette marche la sédation du pouls avait été notable et prolongée.

Par suite de ces diverses circonstances, la masse du sang venant à se refroidir à la périphérie étant moins considérable, la température centrale s'est soutenue; elle a même conservé une partie du calorique dû à l'exercice musculaire prolongé qui a succédé à l'application de la douche, de sorte qu'au résultat final, la température centrale est plus élevée qu'avant la douche de 0°3, tandis que le pouls accuse encore au même moment, soit 2 h. 30 m. après la douche, une sédation qui se chiffre par huit pulsations en moins.

Cette expérience offre encore l'intérêt suivant :

1° Les thermomètres des aisselles n'ont pas été mouillés et leurs courbes sont *identiques* à celle fournie par le thermomètre buccal, d'où cette cette conclusion : uniformité d'action de la douche sur la température générale, du corps.

2° Les thermomètres des aisselles n'ayant pas été mouillés, le spica double des épaules qui les retenait a protégé efficacement une partie des épaules et de la portion supérieure du thorax contre le refroidissement. Cette circonstance toute favorable à la conservation de la température générale du corps n'a pas empêché l'action du froid sur le cœur. La sédation qui en a été la conséquence a été aussi vive que dans la plupart des autres expériences et *même plus prolongée* pendant les premières minutes qui ont suivi la douche. Ce dernier phénomène a contribué à son tour efficacement à empêcher le refroidissement de la température du corps après la douche.

TREIZIÈME EXPÉRIENCE (27 MARS 1870).
DOUCHE EN CERCLE, ETC.
Temp. de l'eau 12°. — Durée 2 m. — Temp. ext. 10°; des cabines 18°.

Réaction complète.

Deuxième expérience du groupe dans lequel nous nous sommes proposé de démontrer les différences physiologiques obtenues en faisant varier la durée de l'application froide, toutes les autres conditions expérimentales restant les mêmes. La différence physiologique est plus régulièrement et plus proportionnellement traduite par les variations de la tension artérielle que par celles du pouls et de la température.

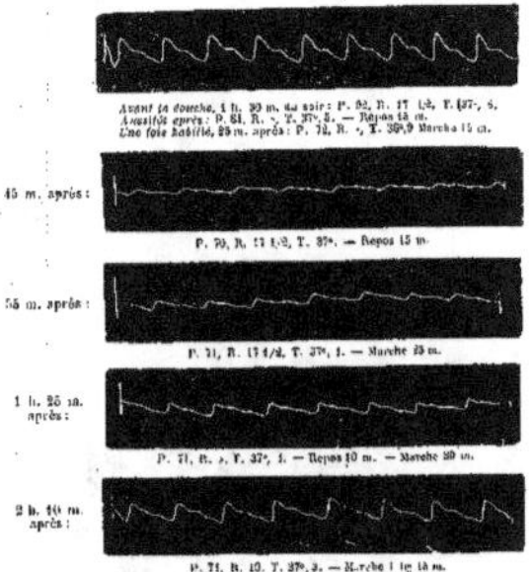

TREIZIÈME EXPÉRIENCE (27 MARS 1870).
DOUCHE EN CERCLE. — DURÉE 2 MINUTES.

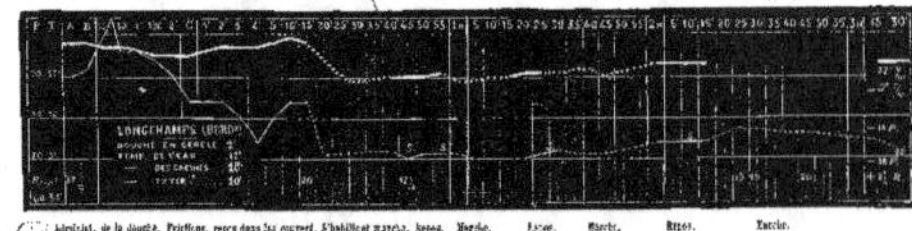

Expérience importante pour les motifs suivants :

1° Elle a marché avec une régularité mathématique;

2° Les trois thermomètres ont été d'accord, à un dixième de degré près, d'où cette conclusion à rappeler encore : uniformité d'action de la douche sur la température générale du corps;

3° Ascension de la courbe du pouls, plus considérable pendant les quinze premières secondes de la douche, que nous ne l'avons observé dans les deux précédentes expériences (11° et 12°).

4° Dans cette expérience, la température initiale du corps avant la douche (colonne A) était notablement supérieure à celle notée au même moment dans les 11° et 12° expériences, et de ces deux dernières expériences la courbe du pouls la plus élevée pendant la douche est celle de la 11°, dans laquelle également la température initiale du corps était la plus élevée avant la douche. De sorte que l'on pourrait conclure d'ores et déjà que *la courbe du pouls s'élève d'autant plus pendant l'administration de la douche que la température initiale du corps avant la douche est plus élevée.* C'est, en effet, ce qui ressort d'une manière encore plus évidente dans une des expériences suivantes, surtout dans la 22° expérience :

5° La sensation de froid ressentie par le sujet pendant la douche a été plus forte que dans les 11° et 12° expériences, et l'on peut conclure, dans une limite restreinte, que *certains sujets ressentent d'autant plus l'action de l'eau froide que la température initiale de leur corps avant la douche est plus élevée.*

6° Le sujet a éprouvé après la douche un sentiment de chaleur à la périphérie du corps, beaucoup plus prononcé que dans les expériences précédentes, et cependant la sédation consécutive du pouls a été ici bien plus considérable. Or, dans ces deux expériences, concordant à ce point de vue, la température initiale du corps avant la douche était plus élevée que dans les trois autres expériences; d'où cette conclusion, que l'excitation calorique physiologique ne subissant aucune influence étrangère et toutes les autres conditions restant les mêmes, *la sédation du pouls consécutive à une douche froide est en raison directe de l'élévation de la température initiale du corps avant la douche.*

mot, le cœur est comme saisi et arrêté *net*, pendant une longueur de temps égale au moins à une seconde. Ce fait d'observation frappe d'autant plus, que l'intervalle succédant à la première pulsation qui suit l'impression perçue par les centres nerveux et réfléchie par le cœur, est proportionnellement beaucoup plus court. En un mot, les pulsations suivantes se touchent et le muscle cardiaque est pour ainsi dire tétanisé. Ce fait nous paraît tout à fait en faveur de l'opinion de Bouillaud, à savoir : chez l'homme et les animaux où le cœur a quatre cavités, les révolutions de l'organe commencent par la systole ventriculaire et la diastole auriculaire, tandis qu'elles commencent par la diastole ventriculaire et la systole auriculaire chez les animaux dont le cœur n'a qu'un seul ventricule[1].

La durée de ces effets dépasse très rarement la première minute. Le plus souvent même, ils vont en diminuant dès les quinze premières secondes de l'application de l'eau froide. Mais il reste toujours ce fait bien acquis dont nous aurons plus tard à donner l'interprétation : le premier effet de l'eau *froide est de porter la vitesse et la tension* du pouls à leur maximum. Puis, à moins de causes étrangères accidentelles, *vitesse et tension vont en diminuant, et presque toujours ces deux phénomènes sont, comme intensité, d'une concordance parfaite.*

Au début de la douche, le corps entier frémit pendant une ou deux secondes ; mais les véritables frissons et les soubresauts des tendons ne paraissent qu'un moment après l'apparition des phénomènes notés ci-dessus. L'intervalle, séparant la manifestation de ces deux groupes de phénomènes, est toujours notable, quelquefois même considérable.

La respiration est plus ou moins haletante. Le visage pâlit ; la couleur générale de la peau passe par une série de tons gradués. Ces derniers faits sont connus depuis longtemps.

---

1. *Gazette des hôpitaux*, n° 41, 5 avril 1874.

Pendant que l'expression physiologique et mécanique de l'impression du froid sur le système nerveux se traduit ainsi du côté des systèmes circulatoire et musculaire, *le thermomètre varie peu ou pas du tout*. Le plus souvent, il a une tendance à accuser *une élévation plutôt qu'un abaissement de la température, pendant tout ou partie de la durée de la douche*. Plus la température extérieure est basse, plus l'eau est froide, plus le sujet frissonne, et plus est accusée cette tendance du thermomètre à monter ou à rester stationnaire.

Aussitôt après la douche et avant de sortir le sujet de l'appareil, nous trouvons :

<pre>
Pouls.. 77
Température buccale............................... 37°,4
</pre>

Avant la douche, nous avions :

<pre>
Pouls.. 85
Température buccale............................... 37°,5
</pre>

Les thermomètres placés dans les aisselles ayant été mouillés ne peuvent fournir aucune indication.

Le sujet est ramené dans la cabine. On enlève rapidement les bandes retenant les thermomètres placés sous les aisselles, on le frictionne énergiquement avec un peignoir de grosse toile et non chauffé. Toute l'opération dure sept minutes. Cela fait, il est soigneusement enveloppé dans des couvertures, il s'assied *et reste dans une immobilité complète pendant deux heures*. Durant tout ce temps, le sujet n'accuse ni chaud ni froid.

Voici le tableau des observations notées pendant *ces deux heures d'immobilité*.

APRÈS.	1m	2m	3m	4m	5m	6m	7m	8m	9m	10m	11m	12m	13m	14m	15m	20m	25m
Pouls.....	77	»	»	»	»	»	»	»	»	71	»	71	»	»	71	75	76
Respirat...	»	»	»	»	»	»	»	»	»	»	»	20½	»	»	»	18	17
Temp. B..	37°5¹	37°6	37°5	37°5²	37°4	37°4	37°4	37°4³	37°4	37°4	37°4	37°4	37°4	37°4	37°4	37°4	37°4

1. On enlève les bandes qui retenaient les thermomètres sous les aisselles.
2. On le frictionne énergiquement avec un linge froid.
3. On l'enveloppe soigneusement dans des couvertures; il s'assied et reste dans une immobilité complète pendant 2 heures.

APRÈS.	30m	35m	40m	45m	50m	55m	1h	1h5	1h10	1h15	1h20	1h25	1h30	1h35	1h40	1h45	1h50	1h55
Pouls...	70	76	77	77	74	73	76	»	»	76	»	»	80	»	»	»	»	»
Respirat	»	17½	»	16	»	»	16	»	»	15½	»	»	15	»	»	»	»	»
Temp. B.	37°	37°3	37°3	37°2	37°2	37°2	37°2	37°2	37°2	37°3	37°3	37°4	37°4	37°4	37°4	37°4	37°4	73°4

APRÈS LA DOUCHE (Suite).

APRÈS.	2h	2h5	2h10	2h15	2h20	2h25	2h30	2h35	2h40	2h45	2h50	2h55	3h	3h5	3h10	
Pouls....	80	71	»	71	»	»	»	»	»	»	»	»	74	»	»	
Respirat.	17	17	»	19	»	»	»	»	»	»	»	»	18½	»	»	
Temp. B.	37°4¹	37°	36°9	36°8	36°8	36°9	37°	37°	37°	37°	37°	37°5	37°1	37°1	»	37°1

1. Le sujet s'habille rapidement en sept minutes. Aussitôt après, marche d'un pas rapide dans les cabines pendant une heure. Il ne s'arrête qu'une fois pendant deux minutes, à 2 heures 15 minutes après la douche, pour laisser compter le pouls. Le reste du temps, on l'arrête à peine cinq secondes toutes les cinq minutes, pour examiner la température; et trente secondes à une minute environ, toutes les quinze minutes, pour revérifier le pouls.

2. Le sujet s'arrête et s'asseoit pendant les quinze dernières minutes de l'expérience, afin de permettre l'examen attentif de sa situation physiologique. Elle se résume ainsi :

Pouls, 72. — Resp., 22. — Temp. buccale, 37°1.

Avant la douche, il y avait :

Pouls..... 82   Resp..... 18   Temp. buccale..... 37°6

Différence :   — moins 10   — plus 4   —   moins 0°5

Le tableau de cette expérience fait ressortir aisément tous les points de cette comparaison et les conclusions à tirer.

Pour être complet, peut-être faudrait-il reproduire sous la même forme la dix-neuvième *expérience*, dans laquelle les conditions de l'application de la douche restant les mêmes, le sujet, aussitôt la douche prise, s'est habillé et s'est livré à une promenade prolongée.

Mais comme la lecture graphique est beaucoup plus facile et plus rapide et qu'elle rend plus clairs les termes de comparaison des expériences entre elles, reproduisons le tracé de chacune de ces expériences.

Les dispositions suivantes ont été adoptées pour la confection des tableaux.

Tableaux graphiques de nos expériences. — Disposition. — Chaque courbe est composée de traits *pleins et pointillés*. Les premiers correspondent au temps pendant lequel le sujet prend la *douche ou se repose* dans une immobilité complète. Les seconds, au temps pendant lequel il *s'habille ou se promène*. Le moment de la friction est considéré comme un *temps de repos*, puisque le sujet n'y prend aucune part. Le trait *fort* donne la courbe de la température; le trait mince, celle du pouls. Les *chiffres* placés entre ou au-dessous des deux courbes donnent la *respiration* et les *S. capitales* indiquent le moment ou sont pris les *tracés* sphygmographiques. Les interruptions présentées par certaines courbes veulent dire que le sujet n'a pas été examiné ou qu'il n'a pas été possible de le faire à ces moments de l'expérience.

La colonne A donne le pouls, la température et la respiration, le sujet étant assis dans les cabinets et au repos, depuis longtemps déshabillé et soigneusement enveloppé dans les couvertures, pour éviter qu'*il ait chaud ou froid avant la douche.*

La colonne B donne le pouls et la température au moment *précis* où le sujet est dans l'appareil et va rece-

6.

voir la douche. Ce chiffre n'a pas été noté dans les premières expériences.

La colonne C donne le pouls et la température *aussitôt après la douche* et immédiatement avant de sortir le sujet de l'appareil.

Le chiffre noté dans la colonne de la première minute après la douche n'est pas toujours rigoureusement exact; car, le temps nécessaire pour prendre la température, le pouls, sortir le sujet de l'appareil et le ramener dans les cabines, peut parfois dépasser une minute, quelle que soit la rapidité d'exécution de cette opération. Mais la connaissance exacte de l'état physiologique du sujet aussitôt après la cessation de la douche, étant plus utile à observer, nous lui avons un peu sacrifié le chiffre devant suivre immédiatement après.

Quant à tous les autres, ils ont été rigoureusement notés aux moments précis, portés sur les tableaux.

Première expérience. — La première expérience a été un simple essai, destiné à régler les divers appareils et les détails du programme, suivant lequel nous avons ensuite procédé dans toutes les autres.

Les conditions organiques du sujet au moment de l'expérience, toujours les mêmes, étaient les suivantes : il déjeunait légèrement à la fourchette à neuf heures du matin, puis se rendait à l'établissement d'un pas modéré (distance : deux kilomètres). Aussitôt arrivé, il s'asseyait deux heures. Puis nous commencions l'examen du pouls, de la respiration et de la température du corps.

Toutes ces recherches ont été faites avec l'aide de MM. les Drs Eugène Delmas Saint-Hilaire, notre médecin adjoint, Cyprien Delage, exerçant la médecine dans la Dordogne, et dans quelques-unes, avec l'assistance de nos confrères Guilbert et Bardy-Delisle (de Périgueux).

Voir ces planches.

Ici s'arrêtent ces recherches physiologiques sur un sujet sain et vigoureux.

Elles ont été répétées avant et après, dans divers cas

DEUXIÈME GROUPE (SUITE)

EXPÉRIENCE DÉMONTRANT L'INFLUENCE DE LA DURÉE VARIABLE D'APPLICATION DU FROID, ETC.

QUATORZIÈME EXPÉRIENCE (3 AVRIL 1870).

DOUCHE EN CERCLE, ETC.

Temp. de l'eau 12°. — Durée 1 m. — Temp. ext. 20°; des cabines 20°.

Réaction complète.

Troisième expérience du groupe dans lequel sont étudiées les variations physiologiques dues aux différences de durée dans l'application de l'eau froide.

Ici, une légère excitation calorique préalable, traduite par une température organique très élevée avant la douche et par un pouls plus rapide que dans les trois autres expériences, accuse encore davantage les résultats physiologiques. En effet, avec une douche en cercle d'une minute de durée et à 12°, nous obtenons une sédation consécutive du pouls représentée par le chiffre considérable de 16 pulsations, et un abaissement de la température du corps de 0°,4 tandis que la tension artérielle est extrêmement basse *aussitôt après la douche* et à la fin de l'expérience, comparée à ce qu'elle était dans les deux expériences précédentes au même moment, 45 m. après la douche.

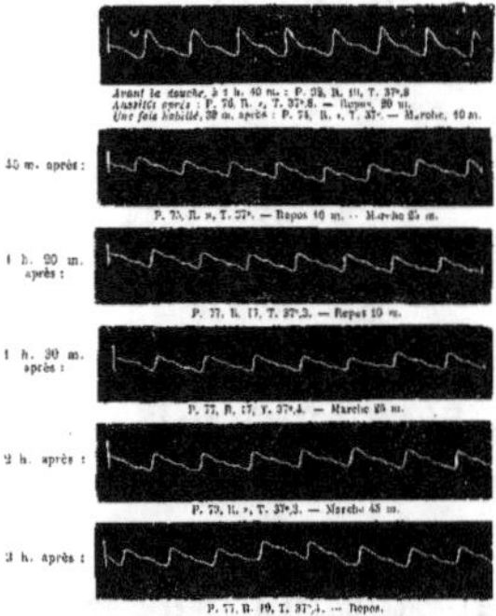

45 m. après :

1 h. 20 m. après :

1 h. 30 m. après :

2 h. après :

3 h. après :

QUATORZIÈME EXPÉRIENCE (3 AVRIL 1870).

DOUCHE EN CERCLE. — DURÉE 1 MINUTE.

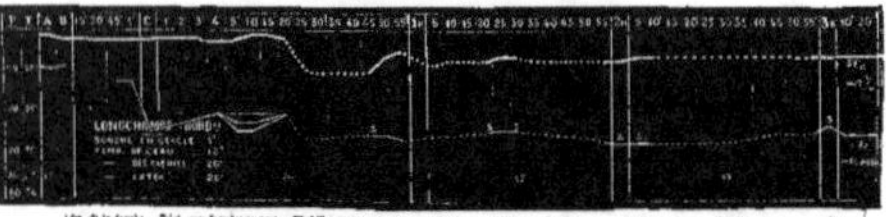

Rée. de la douche. Prise, rep. dans les couvert. S'habille, marche. Léger. Par M. Repos. Marche. Repos. Marche. Repos.

S. S. S. S. S. S., tracés sphygmographiques.

Cette expérience offre un grand intérêt en vue du traitement de certaines maladies du cœur par l'hydrothérapie.

Comme la précédente, elle a parfaitement marché. Les trois thermomètres ont été d'accord, à un dixième près, comme dans la onzième et la treizième expérience. Le sujet a ressenti très vivement l'impression du froid de la douche; cependant la température élevée des cabines et de l'atmosphère l'avait mis dans des conditions excellentes. Mais on remarquera que, conformément à l'une des conclusions prises dans la précédente expérience, ce sujet a d'autant plus froid sous la douche, dans une certaine limite, que la température initiale de son corps, avant la douche, est plus élevée. Or, ici elle atteignait le chiffre physiologique exceptionnel de 37°,9. (Voir également les expériences dixième, onzième et treizième.)

Un petit incident survenu au commencement de la douche nous a empêché de compter le pouls pendant les premières secondes. Malgré la brièveté de la douche, malgré une marche rapide faite dans les cabines et qui n'a pas duré moins de 1 h. 55 m., non compris les intervalles de repos marqués par les lignes pleines des tracés, nous avons pu constater que, comme dans les autres expériences, la sédation obtenue par la vitesse du pouls a été considérable. En effet, 3 h. 30 m. après la douche elle avait atteint presque son point le plus bas : elle se chiffrait par 16 pulsations au moins qu'avant la douche. Or, si l'on consulte les tableaux des tensions accusées par le pouls dans toutes les expériences qui précèdent et dans celle-ci, on est frappé des deux faits suivants :

1° La tension est d'autant plus élevée et durable après la douche que celle-ci a été plus froide et plus longue;

2° La diminution de la vitesse du pouls n'est pas en proportion de l'élévation de la tension;

3° Dans cette expérience, la tension est infiniment plus faible après la douche que dans la précédente, tandis que la diminution de la vitesse du pouls est presque égale dans les deux expériences (treizième et quatorzième) d'où cette conclusion importante :

C'est qu'on peut, *avec une douche froide convenablement administrée, ralentir considérablement la vitesse du cœur sans élever beaucoup la tension artérielle, par conséquent procurer au cœur un repos relatif.*

QUINZIÈME EXPÉRIENCE (10 AVRIL 1870).

DOUCHE EN CERCLE, ETC.

Temp. de l'eau 12°. — Durée 30 s. — Temp. ext. 10°; des cabines 10°.

Réaction complète.

Quatrième et dernière expérience du groupe institué pour établir les différences physiologiques obtenues en faisant varier la durée d'une application froide, les autres conditions expérimentales restant les mêmes.

Celle-ci résume, en les accentuant davantage, les faits acquis et bien démontrés, à savoir :

Douche froide *courte*. — Tension faible. — Sédation du pouls et de la température du corps proportionnellement beaucoup plus considérable.

Douche froide *longue*. — Résultat inverse.

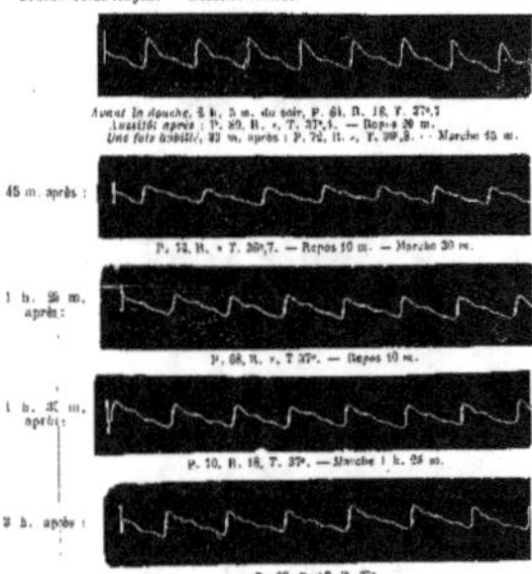

45 m. après :

1 h. 55 m. après :

1 h. 30 m. après :

3 h. après :

QUINZIÈME EXPÉRIENCE (10 AVRIL 1870).

DOUCHE EN CERCLE. — DURÉE 30 SECONDES.

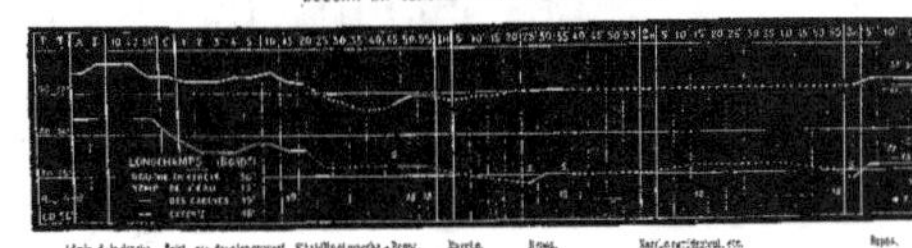

Rée. de la douche. Prise, rep. dans les couvert. S'habille et marche — Repos. Durée. Repos. S'est enregistrent, etc. Repos.

S. S. S. S. Tracés sphygmographiques.

Malgré la brièveté de l'application de la douche, les résultats notés dans cette expérience confirment et complètent ceux notés dans les précédentes, et de même les conclusions qui en découlent.

Nous pouvons donc établir que :

1° Une douche froide de 30 secondes amène une sédation consécutive et définitive dans la vitesse du pouls presque aussi intense que lorsque cette même douche a une durée de 1 à 5 minutes.

2° D'après les expériences antérieures faites sur le même sujet et sur divers malades, cette même sédation va en diminuant au fur et à mesure que la température de l'eau est de plus en plus élevée;

3° Cet effet disparaît lorsque la température de l'eau est au-dessus de 30°;

4° La sédation du pouls, après la douche, subit également de petites variations assez régulières qui se traduisent par une diminution brusque de la vitesse du pouls quand le sujet commence à se mettre en mouvement, et au contraire une élévation de cette même vitesse quand il commence à se reposer;

5° Le moment où ces phénomènes sont le plus accentués coïncide avec le premier repos et les premiers mouvements qui suivent immédiatement l'application de la douche;

6° L'étude des tensions du pouls après la douche, dans cette expérience, comparées aux tensions notées dans les précédentes, démontre, une fois de plus, qu'avec une douche très courte, on peut obtenir une sédation consécutive et considérable de la vitesse du pouls, sans élever beaucoup la tension.

7° Malgré une douche très courte (30 secondes), quoiqu'elle fût appliquée à un sujet rompu aux applications hydriatiques, ayant supporté pendant les temps les plus vigoureux des douches beaucoup plus froides et plus longues, enfin malgré une promenade soutenue et prolongée après la douche, *la sédation dans la vitesse du pouls a été considérable et persistante.* Comme le sujet a parfaitement signalé la sensation de *chaleur*, de réaction après la douche, il est de toute évidence qu'à ce mot de *réaction* ne peut être attaché celui d'excitation dans *la tension* et surtout dans la *vitesse du pouls.* En effet, ces deux phénomènes vont en diminuant constamment après la douche, et la température du corps, après quelques oscillations ascensionnelles dans le cours de l'expérience, baisse également, comme dans les précédentes. D'où cette autre conclusion : *l'interprétation du mot réaction en hydrothérapie, admise jusqu'à ce jour, est à modifier.*

pathologiques : maladies nerveuses, anémie, affections cérébrales graves, maladies organiques du cœur, goitre exophthalmique, etc., en proportionnant les doses (température de l'eau et durée de l'application) aux cas pathologiques.

Nous avons étudié également les résultats obtenus, en variant de 30° à 10° la température de l'eau employée, et de une à quinze minutes la durée d'application. Les appareils hydrothérapiques employés ont été le jet, la pluie, le cercle, la piscine, et, dans plusieurs expériences, nous avons soumis le sujet à une sudation préalable, faite, tantôt dans la grande étuve, tantôt dans la caisse, en employant la vapeur d'eau.

Toutes ces expériences nous ont fourni des résultats analogues.

Par conséquent, aujourd'hui nous sommes suffisamment autorisé à formuler, dans le paragraphe suivant, une série de propositions originales, constituant la physiologie de la médication hydrothérapique et servant de règles pour l'interprétation des effets produits par l'application du calorique sur l'organisme sain et malade. De cette interprétation découlent les applications scientifiques et raisonnées de cette puissante méthode de traitement.

Proposition à déduire de ces expériences. — La proposition générale suivante nous semble pouvoir résumer toutes celles qui résultent des recherches précédentes.

Tous les phénomènes physiologiques et thérapeutiques, auxquels l'application du froid donne naissance, doivent être rapportés à l'impression frigorifique transmise directement aux centres nerveux par le réseau sensitif périphérique. Cette action thermo-dynamique *primitive* sur les centres nerveux est tout d'abord réfléchie sur la respiration et la circulation ; et, analysée par les organes de ces fonctions, elle devient accessible à nos moyens de mensuration. Puis, *secondairement* apparaissent, comme conséquence de ces premiers effets, les modifications en sens inverse, dont les *zones* intermédiaires et périphériques de la chaleur sont le siège.

Les modifications apportées à la *respiration*, tout en étant manifestes, ne sont pas régulières et ne se prêtent pas à un calcul bien précis. Ces modifications peuvent se résumer dans les propositions suivantes :

Effets sur la respiration. — 1° Quand l'action frigorifique est énergique et prolongée et que cette action se traduit par une sédation profonde du cœur, parfois les mouvements respiratoires prennent de l'amplitude et se ralentissent comme ceux du cœur.

2° Mais dans la majorité des cas, les mouvements respiratoires sont plus actifs et les inspirations plus profondes.

3° Le premier de ces phénomènes se rencontre plus souvent pendant ou peu après l'application du froid, et le second, un peu plus tard.

4° Ils répondent l'un et l'autre aux nécessités du moment et aux variations du refroidissement réel du corps.

En résumé, l'action directe des centres nerveux sur la respiration est difficilement mesurable et les modifications fonctionnelles qui en sont la suite semblent jouer, comparativement du moins, un rôle effacé dans le développement des phénomènes physiologiques, dont l'action du froid est l'origine.

Effets sur la circulation. — Les modifications imprimées à la *circulation* sont la résultante des impressions frigorifiques ou caloriques perçues par les centres nerveux et l'origine de tous les phénomènes ultérieurs, dus à l'action du froid ou de la chaleur sur l'être vivant. Le réseau sensitif périphérique et le globule sanguin sont les intermédiaires entre ces deux phénomènes.

L'impression du froid, perçue par les centres nerveux, est réfléchie instantanément sur le cœur et sur le réseau circulatoire.

Cœur. Tension artérielle. — Ces deux actions réflexes, presque simultanées, se traduisent par l'augmentation, quelquefois considérable, de la *vitesse du cœur* et par une élévation remarquable de la *tension artérielle.* Mais aussitôt après, la vitesse du cœur diminue rapidement, souvent même elle descend au-dessous de son point de départ, tandis que la tension artérielle reste encore très élevée.

Température des zones centrale et intermédiaire. — D'où cette première conséquence, que malgré les causes immédiates de refroidissement, la *température centrale* ou *celle de la zone intermédiaire* ne varient pas dans les premiers *moments* ou varient fort peu. En effet, la masse sanguine chassée brusquement dès le début, de la périphérie vers le centre, n'a pas eu le temps de subir l'influence frigorifique et n'a pu encore la transmettre.

Rôle conducteur de la peau. — Les autres tissus sont trop *mauvais conducteurs de la chaleur* pour jouer un rôle notable dans ces premiers phénomènes, dont la succession est si rapide. G. Werteim faisant des expériences sur l'influence physiologique et pathologique de la peau des animaux, brûlée à l'aide de badigeonnages répétés de térébenthine, à laquelle il mettait le feu, a constaté qu'un thermomètre placé dans les tissus, à deux pouces au-dessous, se maintient au degré normal, sans variation[1].

Plus récemment, Albert Adamkievicz, étudiant les propriétés physiologiques de la substance musculaire, a posé les conclusions suivantes, résumées par H. Chouppe[2] :

1° La substance musculaire est très mauvaise conductrice. Elle conduit la chaleur plus mal que l'eau. La

---

1. Revue des journaux allemands de l'année 1868, par H. Beaunis, in *Gazette médicale*, p. 967, n° 52, année 1869.
2. *Revue des sciences médicales*, t. IV, p. 437, 1874. — *Physikalische Eigenschaften der Muskelsubstanz* (propriétés physiologiques de la substance musculaire), Albert Adamkiewicz (*Centralblatt*, 1874, n° 22, p. 340).

faible conductibilité de sa couche musculaire peut se démontrer même par l'animal vivant, à l'aide des lois physiques.

2° La faible conductibilité de la couche musculaire favorise un état particulier qui la met en opposition avec la loi de Newton ;

3° Comme conséquence, la couche musculaire jouit d'une grande puissance d'absorption ;

4° La substance musculaire possède une forte chaleur spécifique, dépassant celle de l'eau, d'une quantité notable.

Effets consécutifs généraux. — L'action du froid arrêtée, la tension artérielle diminue à son tour. Mais le cœur, épuisé par l'excitation violente à laquelle il vient d'être soumis, ralentit ses mouvements, et par suite de cet affaiblissement momentané de l'impulsion cardiaque, *le retour du sang à la périphérie se fait lentement*. Aussi, les températures des zones centrales et périphériques se maintiennent-elles encore presque au même chiffre. Si le sujet *garde l'immobilité*, ce statu quo *peut durer fort longtemps*. Comme sensation, cet état se traduit par un sentiment de fraîcheur, plutôt que de chaleur.

Erreur à éviter dans cette analyse. — Dans quelques-unes de nos premières expériences, la température centrale a paru abaissée pendant et aussitôt après la douche, d'une manière notable. Cela semblait confirmer l'une des conclusions de L. Fleury, à savoir : que la température est abaissée de 2° *et même davantage, par l'application d'une douche froide*. Mais, en réalité, le fait anormal tenait uniquement, dans ces expériences, à ce que le visage étant mouillé par les éclaboussures de la douche, le thermomètre buccal, insuffisamment protégé, subissait cette influence *locale* dans une certaine mesure. De là l'explication de l'erreur d'interprétation des expériences de Fleury. N'ayant jamais eu recours aux thermomètres placés dans l'aisselle, il n'a pu contrôler les indications du thermomètre buccal, dont il s'est servi exclusivement.

Cette explication est encore confirmée par le fait suivant. Dans nos expériences où le visage et la racine du cou ont été mouillés, l'abaissement notable du thermomètre à la fin de la douche a disparu promptement, une fois le visage bien essuyé et avant que le sujet n'ait fait un mouvement quelconque, pour amener la réaction organique. Non seulement le thermomètre remontait rapidement, mais encore il dépassait quelquefois le chiffre primitif (Voir les expériences 12, 13 et 15).

Nous sommes donc en présence de ce premier fait physiologique, à savoir : pendant et aussitôt après l'action frigorique, la température des zones centrales ou intermédiaires change peu ou pas du tout. Elle s'élève même, tandis que le sujet en ressent violemment l'impression tactile, et le centre nerveux l'analyse, puis la réfléchit sur les systèmes circulatoire et respiratoire. Ces derniers la traduisent énergiquement et l'un d'eux permet de la mesurer exactement. *D'où cette première proposition générale :*

Première proposition physiologique. — *Pendant l'application d'une douche froide de* 30 *secondes à* 5 *minutes de durée et d'une température de* 10° *à* 25°, *la température centrale ou celle de la zone intermédiaire sont peu ou pas du tout abaissées.*

Arrivé à ce point de l'expérience, les courbes du cœur et de la température accusent des modifications plus ou moins prononcées, suivant que le sujet reste *immédiatement* dans un repos complet et prolongé ou qu'il s'habille à la hâte pour se livrer à une promenade ou à un exercice quelconque.

Dans le premier cas, la température des zones centrale ou intermédiaire continue à baisser, *mais très lentement* et fort peu, quelquefois même pas du tout, comme *dans la dix-septième expérience*, ou bien encore elle remonte. Proportionnellement, la sédation du cœur s'accentue davantage, mais toujours lentemernlt.

Dans le second cas, le sujet sort de cette immobiElitié plus ou moins prolongée, s'habille et se livre à la pvromenade. De nouvelles modifications dans les courbbes de la température et du cœur l'accusent immédiatemoemt (voir exp. 17ᵉ et 18ᵉ). Comme ces manifestations sont lles mêmes, à l'intensité près, que celles observées lorsqque le sujet s'habille *immédiatement après la douche* ett sie livre à la promenade, nous renvoyons leur interprétati.iom à cette partie de l'expérience. Et nous formulons immnéidiatement *cette deuxième proposition*, aussi paradoxaalle en apparence que la première.

Deuxième proposition physiologique. — *Le corrpps n'exécutant aucun mouvement pendant les heures qqui suivent l'application de l'eau froide, ne facilitant iem rien le prétendu mouvement de réaction, le sujjeit n'éprouvant qu'un sentiment de chaleur très modérréie ou de fraîcheur et quelquefois même des frissonnss, néanmoins, la température centrale ou celle de la zoonce intermédiaire baissent très peu, ou remontent, et ddéipassent même le chiffre accusé avant la douche. LLca vitesse du cœur augmente et la tension artérielle ressllte très élevée.*

Cependant il y a eu refroidissement, mais il n'est ppass encore accessible à nos moyens d'investigation.

Après la douche, au moment où le sujet commencee ià se mouvoir, soit pour s'habiller, soit pour se promeneerç, se présentent immédiatement du côté du pouls et de : lãa température des phénomènes, en général très accusséis et d'une constance remarquable.

Relations entre la vitesse du pouls et la tempérraiture des zones centrale et intermédiaire.—*La vitesssie du pouls diminue brusquement et la température ceencitrale ou celle de la zone intermédiaire s'abaissent ιdle même.*

Dans l'espace de quelques secondes à deux minutéeş,

TROISIÈME GROUPE

EXPÉRIENCES DÉMONTRANT QUE LA MARCHE ET LE REPOS APRES UNE APPLICATION FROIDE ONT UNE INFLUENCE DIAMÉTRALEMENT INVERSE DE LA DOCTRINE PHYSIOLOGIQUE ADMISE JUSQU'A CE JOUR

SEIZIÈME EXPÉRIENCE (22 MAI 1870)

DOUCHE EN CERCLE, ETC.

Temp. de l'eau 15°,7. — Durée 5 m. — Temp. ext. 32°,5, des cabines 24°,5.

Réaction complète.

C'est l'expérience dans laquelle la température extérieure et celle des cabines ont atteint les chiffres les plus élevés, et la première du second groupe établissant qu'avec de l'eau moins froide et à égale durée d'application, le refroidissement consécutif à l'exercice qui suit la douche est plus considérable et la sédation du pouls plus prononcée qu'avec de l'eau plus froide, c'est-à-dire plus excitante. Mais aussi la tension artérielle a été peu relevée après la douche; elle est redescendue rapidement à un chiffre plus bas; de sorte que le sang est arrivé en quantité à la périphérie dès les premiers instants qui ont suivi l'application froide, et dès lors s'y est refroidi d'autant plus que la réaction cutanée n'avait pas encore eu le temps de s'établir et de surélever la température de cette région.

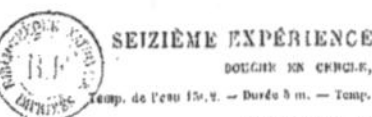

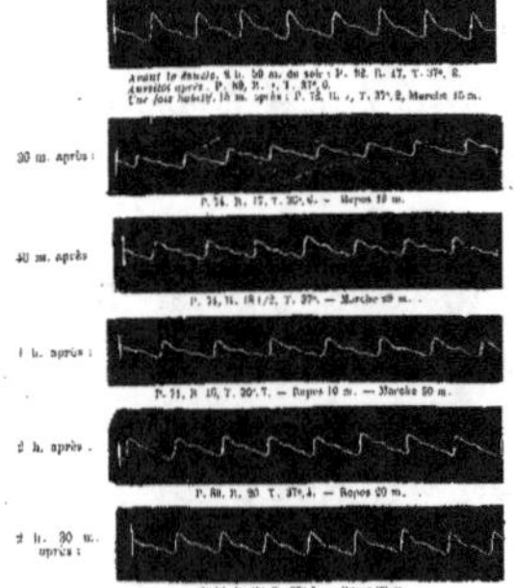

SEIZIÈME EXPÉRIENCE (22 MAI 1870)

DOUCHE EN CERCLE. — DURÉE 5 MINUTES.

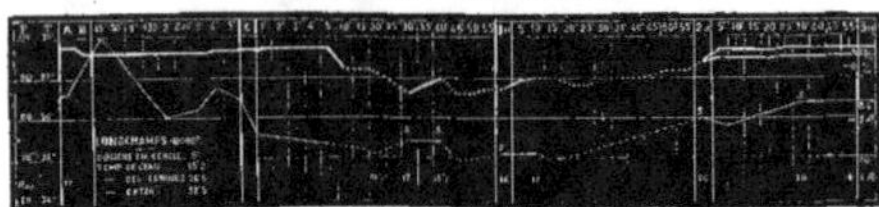

§ 6. 6. 6. 6., tracés sphygmographiques.

Cette expérience est la première de notre second groupe fait sur le même sujet. Nous avons fait quatre expériences dans des conditions identiques au point de vue de l'application de la douche; seulement dans celle-ci et dans la dix-neuvième le sujet s'est livré à une marche rapide aussitôt après la douche, tandis que dans la dix-septième et la dix-huitième il a été maintenu dans un repos prolongé pendant les deux heures qui ont suivi la douche. Or, les résultats généraux ont été conformes à l'ensemble, dans des quatre expériences; ils ont été également conformes à ceux notés dans les précédentes. Par conséquent, nous sommes autorisé à poser les mêmes conclusions que précédemment, sauf cependant deux nuances à faire remarquer à propos de la dix-huitième et de la dix-neuvième expérience.

DIX-SEPTIÈME EXPÉRIENCE (29 MAI 1870)

DOUCHE EN CERCLE. — DURÉE 5 MINUTES.

Temp. de l'eau 15°,5. — Temp. extér. 21°, des cabines 20°.

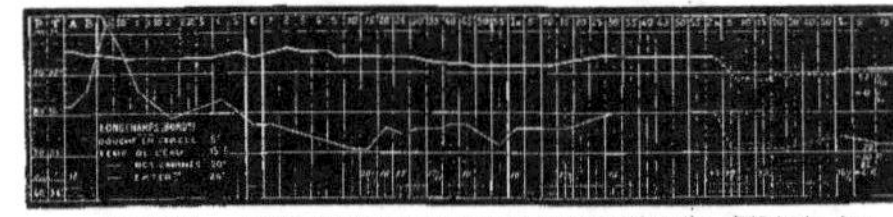

Dans cette expérience, la sédation obtenue sur le pouls et la température après la douche est beaucoup plus accentuée que dans la précédente, parce que le sujet est resté dans une immobilité prolongée après la douche et ainsi bien que la température extérieure est aujourd'hui bien moins élevée. À cette différence près, les résultats sont conformes puisqu'il y a sédation consécutive dans ces deux expériences, alors que dans l'une, la seizième, par une température surélevante, le sujet a été promené pendant deux heures sans parcourir et ramener à leurs points de départ le pouls et la température noté avant la douche et que, dans la dix-septième, par une température extérieure plus basse, il reste dans un repos très prolongé et aboutit au même résultat mais plus accentué.

DIX-NEUVIÈME EXPÉRIENCE (19 JUIN 1870)

DOUCHE EN CERCLE. — DURÉE 5 MINUTES.

Temp. de l'eau 15°,5. — Temp. extér. 21°, des cabines 22°,5.

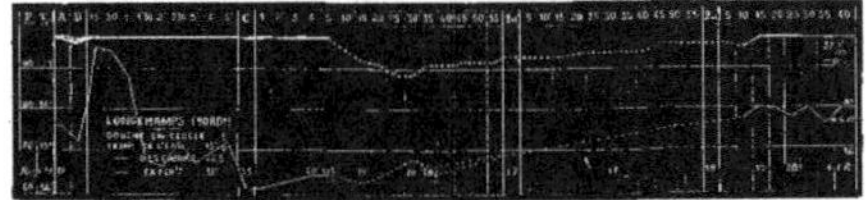

Les résultats fournis par cette expérience concordent parfaitement avec ceux pris dans la seizième, de même que les conditions expérimentales ont été les mêmes dans les deux. Dans cette expérience, la température extérieure très élevée.

cette différence peut aller jusqu'à un degré (exp. 12e et 20e). Elle n'est jamais inférieure à 6 ou 8 dixièmes de degré. Puis le thermomètre remonte graduellement et péniblement, par dixième de degré au fur et à mesure que l'exercice se prolonge, *sans aucune interruption.* Le plus souvent, au bout de deux heures de marche consécutive, la température initiale du corps n'a pas encore atteint son point de départ (exp. 19e et 20e) *et cette différence est d'autant plus prononcée, que le commencement de l'exercice musculaire a suivi de plus près la terminaison de la douche.*

Après un pareil exercice, quand le sujet s'asseoit, la température remonte aussitôt légèrement et se maintient presque toujours à ce nouveau chiffre. Mais ce chiffre lui-même, le dernier de l'expérience, noté deux à trois heures après la douche, *est encore dans presque toutes les expériences, au-dessous de celui observé avant la douche.*

Si, une fois habillé et en promenade, on impose au sujet des temps d'arrêt de quelques minutes, chaque fois les caractères de la courbe qui viennent d'être signalés, subissent les modifications suivantes : aussitôt que le sujet s'arrête, le thermomètre ne descend plus; puis il remonte pendant le repos. La marche est-elle reprise, le thermomètre baisse, ou son mouvement ascensionnel s'arrête. Enfin, après ces séries d'oscillations en sens contraire, le résultat final est le même que précédemment (exp. 12e, 13e, 14e, 15e et 16e).

Pendant que ces phénomènes se passent du côté de la courbe thermométrique, les mêmes se reproduisent identiquement du côté du pouls. La vitesse du pouls diminue brusquement quand le sujet *commence* à faire des mouvements pour s'habiller. Ensuite quelle que soit la prolongation de l'exercice et les conditions atmosphériques, la vitesse du cœur reprend son mouvement ascendant *très lentement.* Souvent *deux à trois heures après la douche, elle est encore inférieure au chiffre primitif.* Si la marche est coupée par des temps de repos, la vitesse du cœur augmente ou ne diminue plus quand le sujet s'arrête et elle redescend ou reste stationnaire quand le sujet reprend sa marche. De sorte que nous pouvons émettre cette troisième proposition générale :

Troisième proposition physiologique. — *L'exercice qui suit l'application d'une douche froide, lequel est fait dans le but de provoquer un mouvement de réaction organique, ou tout au moins d'aider à son développement spontané, a pour résultat physiologique vrai, d'amener un abaissement persistant de la température du corps et une diminution de la vitesse du pouls et de la tension artérielle, c'est-à-dire, de produire tout l'inverse de ce qu'on a écrit jusqu'à ce jour.*

Deux circonstances exceptionnelles peuvent se présenter et, par leurs résultats diamétralement opposés, renverser les termes de cette proposition.

La première, lorsque préalablement à la douche, le sujet a été légèrement excité par le séjour dans un milieu trop chaud et qu'il se promène après une douche trop courte dans le même milieu. Ou bien encore, lorsque le sujet a été soumis préalablement à l'action du calorique (*Voir l'expérience 22ᵉ et son interprétation*).

La seconde, lorsque le sujet, après avoir reçu une douche extrêmement froide, commence sa promenade longtemps après la douche et que la tension artérielle reste très élevée. Dans ce cas, le sang ne parvenant pas à la périphérie, *ne peut pas s'y refroidir*. La température et le cœur ne subissant alors aucune influence directe, accusent des chiffres presque aussi élevés qu'avant la douche. Le sujet éprouve plutôt un sentiment de fraîcheur que de chaleur, ou même des frissons intenses (*Voir les premières expériences*).

Désaccord entre la tension artérielle et la vitesse du pouls. — Il existe un désaccord complet entre les résultats fournis par les tableaux des tensions artérielles recueillies avant et après la douche et ceux que donne la courbe du pouls.

En effet, la tension est portée à son maximum dès les premiers instants de l'application de l'eau froide sur le corps, au moment même où le cœur atteint son maximum de vitesse. Ensuite, elle va constamment en s'abaissant, tandis que la vitesse du cœur diminue elle-même.

Au contraire, lorsqu'après une douche très froide, la température centrale se maintient voisine de son point de départ, et que la vitesse du cœur se relève et se rapproche de son chiffre primitif, la tension reste très élevée et s'abaisse fort peu (*Voir les tracés sphygmographiques des premières expériences*).

Mais ces rapports anormaux entre la vitesse du cœur et la résistance du réseau artériel ne contredisent pas en réalité les lois formulées par Marey[1], pas plus qu'elles ne confirment les conclusions opposées que Cyon[2] a voulu tirer de ses expériences sur le centre ganglionnaire du cœur.

Action distincte du froid sur le cœur et sur la tension artérielle. — Nos expériences démontrent que l'eau froide a une action *distincte* et *indépendante* sur le cœur et sur la tension artérielle. Elles établissent également, que la tension va toujours régulièrement en s'abaissant au fur et à mesure qu'on s'éloigne du moment de la douche, mais qu'elle se relève aussitôt qu'une nouvelle cause extérieure (*air froid, insuffisance de vêtements*, etc.), ou intérieure (*ralentissement de la circulation capillaire périphérique, épuisement du cœur par le chaud ou le froid*, etc.) amène à la périphérie le refroidissement de la masse san-

---

1. *De l'uniformité du travail du cœur, lorsque cet organe n'est soumis à aucune influence nerveuse extérieure* (Note de Marey à l'Académie des sciences, 4 avril 1873).

2. *Nouveau nerf sensitif du cœur*, par Cyon. — *Gazette médicale*, p. 315, année 1868. — *Archives de physiologie de l'homme et des animaux* de Robin, 1868.

guine et la reproduction de l'impression frigorifique
sur le réseau sensitif superficiel. Cette dernière, transmise de nouveau aux centres nerveux, est réfléchie par
eux sur le cœur et le réseau circulatoire.

Ce désaccord entre la vitesse du cœur et l'élévation
de la tension artérielle, paraît être un acte de grande
prévoyance de la vitalité.

En effet, quand le cœur épuisé par l'excitation violente à laquelle il vient d'être soumis ralentit ses mouvements, il est utile que son frein lui oppose, au fur et
à mesure de son ralentissement, une résistance de moins
en moins grande. Quand, au contraire, le cœur reprend
sa vitesse sous une nouvelle excitation frigorifique quelconque, il est très utile que la tension artérielle se relève et s'oppose à l'arrivée d'une trop grande masse de
sang à la périphérie : *sans cela, il n'y aurait plus de
limite à l'action frigorifique des agents extérieurs.*

Mais il n'en reste pas moins établi cette *quatrième
proposition.*

Quatrième proposition physiologique. — *Sous l'influence d'une application froide, les summum et les
minimum de la vitesse du cœur correspondent aux
summum et aux minimum de la tension artérielle. Par
conséquent, ils sont dans un rapport inverse de l'état
physiologique normal.*

**Relation entre les sensations de chaleur et de
froid perçues par le sujet et la marche des températures des zones centrale et périphérique du cœur
et de la tension artérielle.** — Pendant que sous l'influence d'une application froide, le sujet frissonne,
claque des dents, en un mot, pendant qu'il traduit mé-
caniquement l'impression douloureuse de l'action frigorifique sur les centres nerveux, la température centrale se maintient au même chiffre, baisse très peu ou
même s'élève. Ces frissons persistent-ils encore après
l'application du froid, la température s'élève davantage, ou tout au moins, se maintient ou faiblit très peu.

Tout au contraire, après la disparition des frissons, alors que le sujet éprouve une douce sensation de chaleur à la périphérie, qu'en un mot, la réaction organique s'établit, la température centrale *baisse constamment*, sauf le cas où une excitation calorique artificielle, aidée de mouvements musculaires *excessifs et très prolongés*, vient *anormalement* renverser les termes habituels du problème.

La relation des sensations de chaleur ou de froid avec la marche du cœur est différente. Si, au début, le cœur augmente de vitesse sous l'influence du stimulant frigorifique, plus tard il est souvent impuissant à y répondre, et alors, on le voit se ralentir quand le sujet éprouve de nouveau des frissons plus ou moins longtemps après l'application de l'eau froide (Voir les exp. 13e et 18e).

Mais, indépendamment de cet effet, le cœur ralentit ses mouvements. En même temps la température centrale ou celle de la zone intermédiaire *s'abaissent*. Cela a lieu au moment même où le sujet se mettant en marche, la *réaction organique se fait*, c'est-à-dire alors qu'il *éprouve une sensation de chaleur accusée*.

Au contraire, la tension artérielle marche constamment d'accord avec les sensations de chaud et de froid éprouvées par le sujet. On peut dire que si son relèvement annonce le retour imminent des frissons, de même, son abaissement précède de fort peu celui de la sensation de chaleur à la périphérie du corps (*Voir à ce sujet les tracés des premières expériences*).

4e expérience : 1er, 2o 3e et 4e tracés après la douche.
5o   —   2o, 3o 4e et 5o   —
7o   —   2e, 3e 4e et 8e   —

L'on peut donc établir cette cinquième et dernière proposition :

Cinquième proposition physiologique. — *Après l'application d'une douche froide, le sujet se refroidit en réalité et sa température centrale s'abaisse, précisé-*

*ment alors qu'il éprouve une sensation de chaleur.
Tout au contraire la température centrale se relève
ou se maintient quand le sujet est sous la douche ou
lorsqu'il éprouve des frissons.*

Si, détachée de la physiologie, cette dernière proposition conserve son caractère d'originalité, il est évident
que dans l'ordre plus général des observations physiologiques, normales et pathologiques, pareille remarque
a été déjà faite.

De la réaction. — *De l'interprétation physiologique
de la réaction en hydrothérapie.* — *Déductions thérapeutiques générales qui en découlent.* — La réaction
est le terme final de toute application hydrothérapique.
Sans elle, pas d'effets thérapeutiques, ou des accidents à
redouter.

Son interprétation physiologique est donc le guide le
plus sûr pour appliquer rationnellement l'hydrothérapie
et faire progresser cette méthode de traitement.

Que faut-il entendre par le mot *réaction?*

Le sang est chassé violemment de la périphérie par
suite de la contraction énergique du réseau capillaire
superficiel. Mais il y revient graduellement, au fur et à
mesure que la tension artérielle, subitement élevée,
s'abaisse de nouveau. Alors surtout, se produisent ces
phénomènes de chaleur, de rougeur, de turgescence de
la peau parfaitement connus. Nul besoin d'ajouter, que
la conséquence immédiate de cette activité plus grande
du courant sanguin à la périphérie, se traduit organiquement, par une nutrition générale plus active, dont les
effets se propagent à l'économie tout entière.

Le réseau capillaire cutané a-t-il été excité préalablement par le calorique, son resserrement est moins énergique, et le retour du sang à la périphérie, beaucoup
plus rapide et abondant. Aussi, la sensation de chaleur
à la peau est-elle plus élevée qu'après une simple application froide, les échanges moléculaires sont plus actifs
et nombreux, et les résultats thérapeutiques plus com-

plets, *lorsqu'on ne dépasse pas une certaine limite.*

Dépasse-t-on cette limite, des effets d'épuisement, conséquence d'une excitation calorique trop forte ou trop répétée, ne tardent pas à se produire.

Descend-on à l'autre extrémité de l'échelle thermométrique, on arrive aux mêmes résultats avec l'action frigorifique, selon que les applications du froid sont très courtes ou très longues.

Reste-t-on dans les températures moyennes, les mêmes effets se produisent encore.

Par conséquent, à nous en tenir à ces données générales, parfaitement connues depuis longtemps, rien de nouveau à signaler sur la question. Les indications thérapeutiques ressortent aisément des mouvements fonctionnels provoqués par l'action de l'eau sur l'enveloppe cutanée.

Mais, pendant que se développent ces phénomènes parfaitement étudiés et exposés par Fleury, il en est d'autres qui n'ont pas été signalés ou qui ont été mal interprétés, phénomènes donnant lieu à des indications thérapeutiques spéciales de premier ordre.

Faits nouveaux. — Le cœur est violemment excité dès l'instant où l'eau froide touche le corps. Par conséquent, quelle que soit la brièveté de son application, l'eau froide doit être proscrite le plus souvent, dans certaines affections organiques du cœur (*insuffisance aortique, ralentissement du cœur, état graisseux de l'organe, forme grave de l'angine de poitrine, dilatation des gros vaisseaux et période ultime de toutes les affections organiques du cœur indistinctement*).

Aussitôt après la violente excitation du cœur au premier contact de l'eau froide, et sauf des circonstances exceptionnelles, sa vitesse ne revient à son chiffre primitif que *longtemps* après l'application du froid, même alors que la réaction s'est parfaitement établie et que le sujet a fait un exercice prolongé. Pendant ce temps, *la tension artérielle reste toujours à un point plus élevé que celui noté avant la douche.*

Application thérapeutique. — La réunion momentanée de ces deux conditions fonctionnelles procure au cœur un *repos relatif*, contribue à faire disparaître les signes précurseurs de l'*asystolie*, à combattre l'*anémie d'origine cardiaque* et constitue l'un des meilleurs traitements à opposer à quelques maladies organiques de ce viscère, autres que celles déjà citées, ainsi qu'aux névroses douloureuses de cet appareil.

Mais, connaissant l'action excitante primitive de l'eau froide sur le cœur, il serait fort imprudent de débuter d'emblée par elle. En employant de l'eau à 30° ou 31° centigrades, on évite ce premier *choc* de la douche. En abaissant ensuite très lentement cette température, en émoussant la sensibilité réflexe, par des applications journalières, en y joignant enfin ce tact particulier que donne une longue pratique, on arrive à atténuer considérablement cet effet primitif de l'eau froide, toujours à redouter en pareil cas.

Les considérations précédentes sont encore applicables à l'hémophilie, au goitre exophthalmique, aux névroses congestives du poumon, à celles des centres nerveux, particulièrement à celles de la moelle allongée et du cerveau, etc.

Dans toutes ces affections, le praticien ayant à sa disposition de l'eau tempérée, non seulement pour le début du traitement, mais encore pour toute sa durée, acquiert bien vite la conviction que l'hydrothérapie réduite à l'eau froide est une méthode absolument incomplète et quelquefois même dangereuse entre les mains les plus habiles.

Si la connaissance exacte de l'action de l'eau froide sur la circulation est de la plus haute importance, pour instituer un traitement hydrothérapique rationnel dans les maladies chroniques, la connaissance précise de la marche de la température centrale pendant et surtout après son application, est indispensable pour conduire logiquement et avec décision le traitement hydriatique des maladies aiguës.

Résumé. — Considérant ces résultats fournis par

nos expériences à un point de vue plus élevé, rappelons la note suivante d'un travail, *De l'hydrothérapie à domicile*, publié en 1869, presque à la veille de commencer ces recherches : « Les beaux travaux modernes sur l'équivalent mécanique de la chaleur, dus au Dr Mayer, à J. Tyndall, à Hirn (de Colmar), à Seguin, à Thompson, à Foucault, à Dupré, au Père Secchi, à Clausius, à Bunsen, etc., si bien résumés dans les douze leçons de John Tyndall, ouvrent aujourd'hui des horizons nouveaux à la théorie physiologique de l'hydrothérapie. M. Saigey, à son tour, vient, tout dernièrement dans un livre intitulé : *La physique moderne, essai sur l'unité des phénomènes vivants* (Paris, 1867) de reprendre cette grande théorie moderne du mouvement *moléculaire atomique*, comme essence de ce qu'on est convenu d'appeler : chaleur, lumière, son, électricité, pesanteur, affinité chimique, etc.

» Dans les trois derniers paragraphes de son livre, l'auteur, utilisant les travaux récents de M. Hirn sur les lois du travail mécanique fourni par l'homme dans des conditions données, et les découvertes les plus récentes sur la physiologie humaine et comparée, s'est attaché à démontrer que l'action vitale consiste *à transformer et non à créer du mouvement* et que les lois établies précédemment, dans l'étude des origines des phénomènes physiques, chimiques et astronomiques, s'appliquaient rationnellement à l'être vivant. »

Dans des expériences extrêmement curieuses, Moritz Schiff a démontré que les impressions sensibles périphériques vont jusqu'au cerveau et y excitent un mouvement matériel, accusé par la pile thermo-dynamique. Cet échauffement cérébral est plus élevé quand, à l'aide d'une odeur agréable (lard, viande rôtie) on excite à la fois l'odorat et le goût. Ces vibrations moléculaires sont indépendantes des variations de la circulation générale et des circulations locales, puisqu'elles persistent encore douze minutes après que le cœur a cessé de battre.

Cet habile physiologiste ne s'est arrêté que devant l'impossibilité de déterminer si le courant thermomé-

trique révélateur était la traduction physique « de la
conduction de l'excitation vers le centre proprement dit,
ou celle d'une action réflexe, d'un acte psychique produit
par cette excitation, après son arrivée au point central[1]. »

Peut-on espérer aller au delà et tenter l'analyse physique, et la recherche de l'équivalent mécanique de la
pensée?

Ce problème est encore à résoudre. Son principal élément étant inaccessible à nos moyens d'investigations,
le rapport des manifestations psychiques avec le travail
cérébral paraît bien difficile, sinon impossible à calculer.

Mais il n'en reste pas moins démontré que la mise en
jeu des impressions sensitives et sensorielles se réfléchit
sur les centres nerveux. Elle y produit sur place des
modifications propres, qui sont la traduction physiologique de la vibration moléculaire ou atomique impul-
sive, froid, chaleur, électricité, lumière, c'est-à-dire d'un
seul et même agent, se présentant sous des modalités
diverses.

Secondairement, le système nerveux réfléchit à son
tour ces impressions sur les autres organes et fonctions
de l'économie.

Or, ces impressions puissamment développées dans
l'emploi thérapeutique du froid et de la chaleur ont
une influence d'autant plus profonde et durable sur le
système nerveux, que celui-ci est solidaire dans toutes
ses parties. Toute commotion intercellulaire perçue
par une d'elles se propage instantanément à la masse
entière et s'y traduit par des altérations fonctionnelles
ou pathologiques, dont les variations dans la chaleur
animale, les sécrétions, la circulation générale et les
circulation locales ne sont que les signes les plus apparents.

Conclusion. — *La physiologie hydrothérapique et*

<hr>

1. *Recherches sur l'échauffement des nerfs et des centres nerveux
à la suite des excitations sensorielles et sensitives*, par Moritz Schiff.
— Leçons rédigées par F. Levier, *Archiv. de phys. norm. et path.*,
p. 198 et suiv., 1870.

QUATRIÈME GROUPE

EXPÉRIENCE DÉMONTRANT L'ACTION RÉCIPROQUE DE LA CHALEUR ET DU FROID SUR L'ORGANISME

VINGT-DEUXIÈME EXPÉRIENCE (26 AVRIL 1874).

SUDATION AU FAUTEUIL AVEC LA LAMPE A ALCOOL SUIVIE D'UNE DOUCHE EN CERCLE, ETC.

Temp. de l'eau 15°. — Durée 5 m. — Temp. ext. 20°, des cabines 20°.

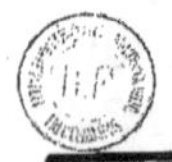

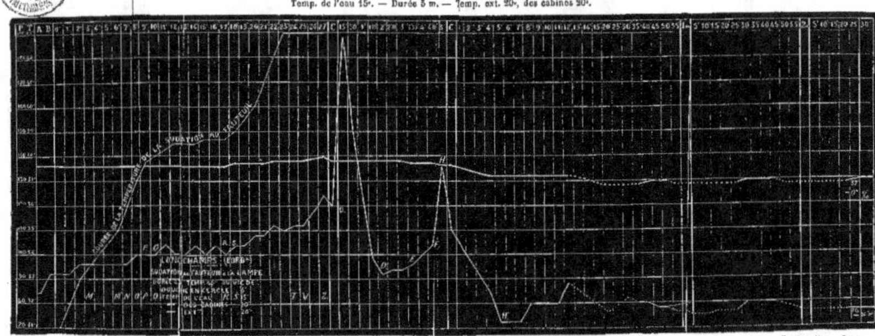

Sudation au fauteuil avec la lampe à alcool allant de 37° à 43° en 27 m. — Douche en cercle. — Frictions énergiques, enveloppement momentané dans les couvertures. — Il s'habille et marche. Repos. — Marche rapide, etc. — Repos. — Marche rapide. — Repos définitif.

M. à M'. Les artères commencent à se dilater.
N. Moiteur au front.
O. Sueur au front et moiteur au corps.
P. Sueur générale abondante.
Q. Le sujet trouve la chaleur assez forte.
R. On recule la lampe qui lui brûle les mollets.

S. Sensat. de chaleur et battements artériels au corps et à la tête.
T. Le sujet ne peut supporter une augmentation de chaleur.
V. Le pouls devient irrégulier.
Z. Le sujet fait signe d'arrêter la sudation. Amené à la douche. de D en D' Il ne ressent pas du tout l'impression de l'eau froide, et de D' en X les frissons commencent à paraître.

B. Frissons manifestes.
F. Très intenses.
H. Arrivés à un paroxysme ici qu'il n'avait jamais été observé dans les expériences précédentes par les temps les plus rigoureux et l'eau la plus froide.
De H à H' les frissons diminuent beaucoup plus rapidement que pendant l'hiver 1869-1870, alors qu'à cette époque, employant de l'eau beaucoup plus froide, nous ne provoquions pas, pendant la douche, des frissons à beaucoup près aussi intenses que ceux observés à la fin de celle-ci.
A partir de H' le sujet éprouve une bonne sensation de chaleur, de réaction, en un mot, jusqu'à la fin de l'expérience.

1° Sujet très vigoureux et sain, résistance considérable du cœur à l'excitant calorique;

2° La peau très congestionnée par la chaleur, afflux du sang à la périphérie, impression de froid portant sur une masse plus considérable de liquide sanguin, d'où instantanément cette élévation exceptionnelle dans la vitesse du pouls, laquelle n'avait jamais été observée auparavant par les temps les plus rigoureux et l'eau la plus froide;

3° Cette transformation mécanique du froid sur l'organisme s'est trouvée indépendante dans une certaine mesure de l'impression du froid en tant que sensation tactile, puisque le sujet n'avait pas conscience de l'eau froide pendant la production de ce phénomène remarquable;

4° L'eau froide a été impuissante, dans ce cas, à faire disparaître complétement l'état congestif exagéré de la peau dû à l'excitant calorique; et ce dernier ayant épuisé pour un instant la contractilité de l'élément musculaire, celui-ci, à son tour, est resté momentanément insensible à l'excitation réfléchie du système nerveux.

5° Il en est résulté qu'une masse de sang plus considérable que d'habitude a séjourné à la périphérie *en contact plus prolongé avec l'eau froide;*

6° Sans pour cela être bien intense, ce refroidissement de la masse sanguine périphérique a transmis puissamment, en raison de *sa masse même,* aux centres nerveux, *cette impression frigorifique* laquelle s'est traduite, par le relèvement considérable de la courbe du pouls pendant les 90 dernières secondes de la douche et par des *frissons exceptionnels;*

7° L'abaissement de la température, *relativement considérable* (nous disons relativement parce qu'il ne faut pas perdre de vue qu'ici le corps ayant été préalablement chauffé avait emmagasiné de la chaleur), et la vitesse du pouls ont été la conséquence de ces chocs successifs thermo-dynamiques sur les centres nerveux. Ces chocs réfléchis sur l'organe central de la circulation, celui-ci à son tour les a traduits en mesures accessibles à nos sens;

8° Les modifications survenues dans la circulation générale ont eu pour but d'arrêter *l'action physique* de ces chocs; car sans elles, il n'y aurait plus de limites possibles à cette *rupture d'équilibre fonctionnel,* et la mort en serait la conséquence inévitable;

9° La chaleur en excès, due à la sudation préalable, a fait sentir ses effets consécutifs traduits par : A. Tension peu relevée après la douche; B. Sédation modérée du pouls; C. Refroidissement consécutif notable par l'activité circulatoire, périphérique, plus prononcée que d'habitude.

VINGT-DEUXIÈME EXPÉRIENCE (26 AVRIL 1874).

DOUCHE EN CERCLE PRÉCÉDÉE D'UNE SUDATION A L'ALCOOL SUR LE FAUTEUIL.

Temp. de l'eau 15°. — Durée 5 m. — Temp. ext. 20°, des cabines 20°.

Réaction organique complète

Cette expérience confirme, en les exagérant, tous les résultats fournis par les précédentes. Dans celle-ci, malgré la vitesse acquise par le pouls (188 puls.) sous l'influence de l'excitant calorique, bien supérieur ici à l'excitant frigorifique, malgré la turgescence de la peau et le refroidissement profond qui en est été la conséquence forcée, refroidissement si bien accusé par le froid intense ressenti par le sujet, *la température initiale du corps n'a pas baissé pendant la douche.* Ce phénomène serait dû, selon nous, à ce que, pendant la sudation, la température du corps s'est élevée, et que celui-ci retenait en réserve une certaine quantité de calorique en sus de celui produit par suite de l'activité imprimée à la circulation périphérique par l'excitant calorique.

Avant la douche, 1 h. 45 m. du soir. — P. 92, R. 16, T. 37°,5
Aussitôt après : P. » R. », T. 37°,5. — Repos pendant 40 m.
Une fois habillé, 40 m. après, P. 76, R. » T. 37°. — Marche 46 m.

40 m. après :

P. 80, R. » T. 36°,9 — Repos 40 m.

45 m. après :

P. 76, R. », T. 37°. — Marche 90 m.

*son phénomène ultime et capital, caractérisé par la
réaction organique, se résument dans la proposition
générale suivante :*

Un acte organique, ayant pour point de départ une
impression sensible périphérique, une vibration moléculaire ou atomique, se propageant aux centres nerveux
et réfléchie par ces derniers, d'une manière distincte
et indépendante, sur les centres ganglionnaires des cir
culations centrale et périphérique.

Les modifications inverses subies par ces deux circulations — modifications aidées ou entravées par un
repos ou un exercice quelconque — ont pour conséquence : *primitivement,* un abaissement de la température périphérique et une tendance au relèvement de
la température centrale, et *secondairement,* un abaissement de la température centrale et une élévation de
la température périphérique.

Cette dernière, nous donne la *valeur calorique* des
actes nutritifs et de l'énergie médicatrice, développés
par cette vibration moléculaire, c'est-à-dire *la transformation organique,* sinon l'équivalence de cette force
ou de cette modalité du mouvement imprimé à un corps
vivant.

CHAPITRE IV

MÉDICATIONS HYDROTHÉRAPIQUES

Médications hydrothérapiques. — Base physiologique de ces médications. — I. La base thérapeutique de l'hydrothérapie peut se résumer en un seul mot : Le fonctionnalisme, c'est-à-dire la mise en jeu d'un agent ayant pour effet, soit primitif, soit secondaire, l'augmentation ou la diminution des fonctions de l'économie, et parmi elles, des trois fonctions principales : l'*innervation*, la *circulation* et la *nutrition*. Cette idée fondamentale a été émise par Fleury.

Quand on sectionne un filet du grand sympathique, les parois des vaisseaux artériels auxquelles il se rend, se relâchent et le sang arrive en plus grande abondance dans la partie. Celle-ci devient turgide, rouge, chaude, et se couvre d'une légère moiteur. Un degré de plus, et de cette congestion va naître, de toutes pièces, l'ensemble des symptômes, auxquels on a donné le nom d'*inflammation*.

Ces premiers actes physiologiques provoqués, en amènent immédiatement d'autres, d'une grande importance. La quantité de sang oxygéné, passant par la partie soumise à l'expérimentation, étant plus grande dans le même espace de temps, le travail de nutrition, résultat de la combinaison des éléments de ce fluide, est lui-même plus actif. Or, ce travail de combinaison des éléments oxygénés du sang artériel se compose des actes d'assimilation et de désassimilation simultanés; par conséquent, des actes connus sous les noms de résorption interstitielle et de nutrition. Enfin, le sang étant la source où les organes sécréteurs et excréteurs viennent puiser les éléments des matériaux à élaborer, le travail de ces organes, augmentera d'autant plus que, dans le même espace de temps, ils recevront une plus grande quantité de sang oxygéné. De là, l'explication de l'apparition de la sueur sur la partie soumise à l'expérience précédente.

Renversant le problème, on excite ce même filet nerveux à l'aide d'un courant galvanique, au lieu de le couper. Les parois de ces mêmes vaisseaux se contractent, la quantité de sang reçue dans le même espace de temps diminue. Il en résulte immédiatement un arrêt ou une diminution de toutes les fonctions, de tous les actes organiques dont cette partie était le siège auparavant; c'est-à-dire, diminution de la calorification, de la nutrition, de la résorption interstitielle et des sécrétions.

Si, par un agent, il est possible de reproduire artificiellement les deux expériences rapportées plus haut, sans léser aucun organe; si surtout, on peut avec son aide, généraliser cet effet et le répéter souvent sans inconvénient; il est facile d'en saisir sur-le-champ l'immense portée thérapeutique.

L'eau froide et le calorique, appliqués localement ou généralement, possèdent ces deux propriétés opposées, d'exagérer ou de diminuer la circulation capillaire et ces actions sont d'autant plus puissantes, qu'elles se rapprochent de la fonction physiologique normale.

Ces deux effets thérapeutiques primitifs, dont l'un est provoqué par le calorique et les deux par l'eau, ont reçu les noms d'action *déprimante* et d'action *excitante*.

Dans leurs applications, elles donnent lieu à une série de médications distinctes :

Effet déprimant de l'eau — ses actions médicatrices. — L'action *déprimante*, autrement dite *réfrigérante* de l'eau froide, donne lieu à trois médications.

a. *La médication hémostatique;* b. *la médication antiphlogistique;* c. *la médication sédative, hyposthénisante.*

En se reportant aux considérations qui précèdent, on comprend aussitôt le mécanisme en vertu duquel ces trois médications sont créées par ce mode d'action de l'eau froide.

L'eau froide appliquée sur une plaie béante excite les filets nerveux du grand sympathique. Celui-ci contracte les parois des vaisseaux donnant passage au sang, l'écoulement diminue ou s'arrête, *action hémostatique*. Ce même effet diminuant la quantité de sang de la partie, la calorification est amoindrie, le développement des phénomènes complémentaires, dont l'ensemble a reçu le nom d'*inflammation* est arrêté, *action antiphlogistique*.

Mais cette diminution dans la quantité de sang, ou le ralentissement de son cours, lorsqu'on généralise l'application hydrothérapique, a pour résultat la diminution de l'action nerveuse générale; car, il est prouvé depuis longtemps, que la force nerveuse tire son origine de l'action circulatoire et *vice-versâ*. De là cette union intime, existant entre la médication antiphlogistique et la médication sédative, hyposthénisante. Aussi, ne peut-on dans une inflammation diminuer l'élément douleur sans diminuer les éléments phlogistiques, et réciproquement, diminuer ceux-ci, sans amoindrir celui-là.

Toutefois, il existe quelques nuances dans la pratique dont il faut tenir compte.

Effet excitant de l'eau — ses actions médicatrices. — L'*action excitante* de l'eau froide donne lieu à sept médications, sur lesquelles deux empruntent le calorique pour développer complètement leurs effets.

Ces médications sont :

a. *la médication excitatrice;* b. *révulsive;* c. *réso-*

lutive; d. reconstitutive et tonique; e. sudorifique, altérante, dépurative; f. antipériodique; g. prophylactique ou hygiénique.

Toutes ces médications reposent sur ce fait commun : après une application d'eau à basse température faite convenablement, il s'établit une réaction locale ou générale, se traduisant par une circulation plus active. Cette action prend des noms divers, suivant les éléments organiques et fonctionnels, sur lesquels on la fait agir.

Ce principe de l'unité d'action en thérapeutique hydrothérapique se retrouve aisément ailleurs. Ainsi, par exemple, un purgatif devient tour à tour un révulsif, un congestif, un décongestif, un antiphlogistique, suivant son action limitée au petit ou au gros intestin, les variations de la dose et la fréquence de son emploi.

Un révulsif cutané peut devenir un dérivatif, un résolutif, agissant pour résoudre une tuméfaction, un engorgement, ou provoquer sur un point éloigné une inflammation locale. De même, les médicaments spéciaux, l'ergotine, la belladone, les mercuriaux, etc..., développent, selon les circonstances et le mode d'emploi, une action révulsive, altérante, antiphlogistique, hémostatique, etc.

Quel est le mécanisme particulier en vertu duquel, chacune de ces médications hydrothérapiques se développe ?

A. La *médication excitatrice* est le résultat de l'action stimulante de l'eau froide sur la sensibilité et la motilité. Cette action se rapproche beaucoup de celle produite par le massage. Aussi réclame-t-elle les douches les plus fortes, les plus percussives. Sous l'influence de l'eau froide appliquée dans ces conditions, l'on provoque une circulation plus active dans l'économie. Toutes les fonctions s'en ressentent. Le résultat final de cet ébranlement généralisé est une activité organique plus grande, c'est-à-dire, une excitation. Localisée à la motilité et à la sensibilité, cette action prend donc logiquement le nom de *médication excitante*.

B. La *médication révulsive* peut s'entendre de diverses façons suivant son mode de développement. Applique-t-on de l'eau ou de la neige sur un point quelconque, la réaction est caractérisée par une douleur, une chaleur vive, une accumulation plus grande de sang dans la partie. C'est de la révulsion locale *par congestion*. Généralise-t-on cette action, l'eau agit alors comme une immense ventouse appliquée sur tout le corps. Elle appelle le sang à la périphérie et les organes internes hypérémiés sont décongestionnés.

Si au lieu d'une simple application d'eau froide, l'action du calorique est mise en jeu, l'effet révulsif, c'est-à-dire la congestion sanguine artificielle est *primitive, directe*. Dans ce cas elle n'est plus le résultat d'un premier effet déprimant, sédatif. Ce mode de révulsion a ses indications et ses contre-indications, sur lesquelles il y aura lieu de revenir.

Si à la place d'une simple congestion passagère, obtenue à l'aide d'une application courte de l'eau froide, on entretient une hypérémie permanente à l'aide de procédés spéciaux, on amène peu à peu une irritation locale, des pustules, des furoncles, ou tout au moins des gerçures constituant la *révulsion par inflammation*.

C. La *médication résolutive* est souvent le complément, la résultante de la précédente. Toute augmentation dans l'activité de la circulation ayant pour effet un travail de nutrition plus actif, celui-ci sera suivi naturellement d'un acte de résorption interstitielle.

D. La *médication reconstitutive* et *tonique* est de toutes les médications hydrothérapiques la plus importante. Cela se conçoit aisément. Il n'est pas d'affection chronique sans arrêt ou diminution de quelques fonctions. Parmi elles la plus importante de toutes est la fonction circulatoire, ou plutôt la diminution ou l'altération des éléments constitutifs du sang. Le sang est le résultat d'un travail de nutrition normal. Ce dernier, pour se produire dans de bonnes conditions, a besoin de l'intégrité de l'innervation et de la circulation. Il est donc évident que toute méthode de traitement ayant pour effet d'actionner, de stimuler, de réveiller ces grandes fonctions, sera suivi d'une augmentation dans les qualités du sang, et partant d'une nutrition plus riche, plus active.

Tout se lie et s'enchaîne dans *la vie fonctionnelle*. L'action frappant l'un des anneaux de cette chaîne, va successivement retentir et se reporter sur tous les autres. De là cet effet d'ensemble observé à un si haut degré dans cette méthode de traitement.

Sous l'influence de la même action thérapeutique, on voit un organisme, dont l'innervation, la circulation, la nutrition, la calorification, la digestion, les sécrétions sont troublées à des degrés divers, reprendre peu à peu et *simultanément* son équilibre. Aussi, serait-on fort empêché d'en donner la raison, si l'on n'admettait la doctrine de la thérapeutique *fonctionnelle*, et plus embarrassé encore pour en apprécier toute la valeur, même en ayant les résultats les plus convaincants sous les yeux.

Pour les mêmes raisons on peut établir ce précepte thérapeutique, que l'hydrothérapie agit toujours plus ou moins, dans un grand nombre de maladies chroniques, *n'importe l'origine ou la nature*. Toutefois, celles tenant à une affection organique incurable, ne retireront jamais de cette méthode, qu'un résultat passager ou nul, quelquefois même une aggravation dangereuse.

E. La *médication sudorifique, altérante, dépurative,* a pour base d'action, l'augmentation des sécrétions de la peau, et surtout de la sueur. Le mécanisme en est simple et facile à saisir. Le calorique appliqué convenablement amène une congestion sanguine intense dans tout le réseau capillaire cutané. Bientôt après, cette activité circulatoire est suivie d'une sécrétion plus abondante des glandes sudoripares et la sueur devient apparente. Répétée dans les conditions voulues, cette sudation artificielle, très facile à obtenir a pour effet des résultats thérapeutiques bien connus.

F. La *médication antipériodique* comprend trois éléments distincts, dont il faut tenir compte, pour en apprécier le mécanisme. La périodicité est une sorte de convulsion du système nerveux. Tout agent sédatif, perturbateur de ce système, a pour effet de la rompre ou de la détruire. A ce titre, l'application brusque d'une douche générale d'eau froide, quelques minutes seulement avant un accès fébrile, suivie d'un mouvement en sens inverse, d'une réaction vive, empêche le développement du stade de froid ou le retarde. L'expérience est facile à faire, à constater. Le second élément de la périodicité appartient à l'empoisonnement paludéen.

Cette action morbigène a pour résultat une anémie générale, un trouble organique traduit par un arrêt, un ralentissement de la plupart des fonctions de l'économie et surtout de la digestion, des fonctions de la peau et de la nutrition. On emprunte à la douche froide l'action stimulante, reconstitutive, tonique nécessaire pour réveiller, pour relever l'organisme. Ces effets secondaires facilitent la disparition de l'élément nerveux, convulsif, accusé par un mouvement fébrile périodique.

De là, la difficulté grande de réussir quelquefois avec le sulfate de quinine, lorsque l'organisme est profondément empoisonné, si l'on ne parvient pas *avant tout* à le reconstituer. Le sulfate de quinine, médicament excellent contre la périodicité, n'est pas à proprement dire un médicament reconstitutif. Mal supporté il produit même l'effet inverse.

Le troisième élément est constitué par la congestion sanguine chronique, dont la rate et quelquefois le foie sont le siège. Une douche puissante en jet, dirigée pendant une à deux minutes au plus sur ces organes a pour effet immédiat de diminuer cette congestion et le volume de ces viscères. L'action révulsive de la douche générale signalée précédemment, accentue encore cet effet, en appelant énergiquement le sang à la peau.

De ces trois actions distinctes, combinées entre elles, mises en jeu en même temps, résulte une médication antipaludéenne d'une incomparable valeur. On en apprécie bien la portée, lorsqu'on s'adresse aux maladies paludéennes des pays chauds; car alors là périodicité de la fièvre est le moindre élément de la question, *l'empoisonnement paludique* est tout, et, de celui-ci, l'hydrothérapie triomphe peut-être mieux que tout autre médicament.

G. L'existence de la médication hygiénique de l'hydrothérapie, ressort de toutes les considérations précédentes. De même que la gymnastique, les professions corporelles, la chasse, la vie dans les pays montueux, au bord de la mer, l'hydrothérapie imprime à toutes les fonctions, une impulsion dont la résultante est un meilleur emploi, une utilisation plus complète de toutes les forces vives de l'organisme. L'homme soumis au repos, ressemble à un moteur dont on laisse perdre la force. Cette force, spécialisée suivant les professions manuelles, se traduit par des effets *locaux* de nutrition très appréciables. Témoin, les modelés particuliers, bien connus du statuaire, dont il tient compte en sculptant le torse d'un hercule ou celui d'un danseur. L'hydrothérapie ne faisant pas exercer seulement les bras ou les jambes, comme le boulanger, le mécanicien, le coureur ou le danseur, mais au contraire, actionnant toutes les fonctions, amène un développement plus complet de l'être vivant.

Cette médication est utile également, comme terminaison adjuvante d'un traitement hydrothérapique. Souvent on la prescrit dans ce but. Sous l'influence de simples lotions froides pratiquées tous les matins au sortir du lit, pendant une demi-minute, on observe la guérison de maladies fort rebelles, améliorées préalablement par un traitement hydrothérapique méthodique.

Hygiène, réaction. — L'*hygiène* générale et la *réaction* sont les deux compléments indispensables de toute thérapeutique hydrothérapique rationnelle. De la première, il faut signaler ce qui est plus spécial à la question. L'emploi de l'eau à l'intérieur et la prohibition des boissons alcooliques ou excitantes : vins, liqueurs, café, thé, bière, etc., ont été recommandés de tout temps en hydrothérapie.

Régime, boissons. — L'application rigoureuse de ces deux règles est inutile dans bien des cas. Autant il semble logique de conseiller l'eau à haute dose, quand une action diurétique énergique est nécessaire, chez des sujets forts, vigoureux, atteints de diathèses goutteuse, urique, rhumatismale ; autant le même précepte est contre-indiqué chez les sujets débilités. Tout au plus, doit-on se borner alors, à l'ingestion à jeun, aussitôt après la séance hydrothérapique, d'un demi-verre d'eau pure et fraîche. Encore est-il bien des malades, chez lesquels cette prescription est nuisible ou au moins inutile.

Les considérations précédentes s'appliquent à la prescription des boissons alcooliques ou excitantes, nuisibles aux uns, utiles aux autres. Cependant, le plus grand nombre des malades peut en faire un usage *modéré* dans le cours d'un traitement hydrothérapique.

Réaction. — La *réaction* est le terme final, le but vers lequel doit tendre toute application hydrothérapique rationnelle. Sans elle, pas de résultat possible, eût-on à sa disposition les appareils les plus nombreux, les plus perfectionnés. On s'explique aisément ce fait par l'étude du mécanisme d'action de la thérapeutique hydrologique.

Il y a quatre procédés principaux pour faire la réaction, ou plutôt *pour aider son développement :*

A. Le retour dans un lit froid ou chauffé;
B. Les frictions générales prolongées et le massage;
C. La promenade au pas ordinaire, au pas gymnastique, au pas de course, à l'air libre ou dans un appartement maintenu à la température ambiante ou chauffé;
D. Le gymnase.

A. Lit chauffé. — Le premier procédé, le *lit chauffé* est nécessaire pour les personnes privées de l'usage des membres inférieurs. Il suffit bien chez ces malades soumis en général aux bains de vapeur, aux douches chaudes, écossaises, ou bien à des douches froides, très percussives et très courtes.

Le lit chauffé est encore profitable aux personnes très faibles et recevant des douches de quelques secondes à peine. Si l'opération hydriatique a été de longue durée, la réaction n'est ni prompte, ni complète, par ce procédé et pendant le séjour au lit on éprouve parfois des alternatives de chaleur et de froid fort désagréables.

B. Frictions. — Les *frictions générales* énergiques pratiquées avec la main nue ou bien recouverte d'un gant de crin et le *massage* sont applicables et utiles chez tous les malades, particulièrement chez ceux qui sont obligés de prendre le lit ou ne pouvant, en raison de leur faiblesse, se livrer à un long exercice gymnastique ou à une promenade suffisamment prolongée. Seuls, ils ne suffisent pas toujours au développement complet de la réaction, à moins de les prolonger fort longtemps, une demi-heure, une heure, par exemple, manœuvre souvent impossible dans la pratique.

Des liquides excitants, Alcools, Ammoniaque, Teintures balsamiques aromatiques secondent les effets de la friction. — Mais la *marche* et la *gymnastique* sont les deux meilleurs procédés, pour aider au développement de la réaction.

C. Marche. — La rapidité de la *marche* et sa durée

doivent se régler d'après l'état des forces du sujet et sa facilité à réagir à l'impression du froid. Longue chez un sujet mou, lymphatique ; courte chez les personnes douées d'un tempérament nerveux, excitable ou sanguin, ou d'une constitution assez robuste. Ici, plus que jamais, il est utile d'interroger le malade et de régler ses exercices. Cette promenade varie dans les limites extrêmes de cinq minutes à une heure. Certains sujets se plaignent de ressentir des frissons au bout d'une heure de promenade, ou éprouvent cette sensation quelques heures plus tard. Ils incriminent souvent la douche et le défaut de réaction. Il n'en est rien. Cette impression doit être attribuée au manque de ressort de l'organisme et au peu d'intensité de la réaction. La réaction a eu lieu ; la preuve en est à l'absence de courbature, de bronchite ou de coryza.

Tout au contraire, il est quelques natures exceptionnelles chez lesquelles la réaction est si vive que tout exercice ultérieur est inutile, voire même les frictions. Au sortir d'une douche en pluie glacée, d'une immersion dans la piscine, à peine sont-elles essuyées, leur front est moite, leur visage coloré et elles éprouvent des bouffées de chaleur à la tête. Ces faits exceptionnels sont surtout observés chez les personnes du sexe féminin.

En général, le pas accéléré est le meilleur. Les personnes faibles sont souvent obligées de se borner au pas ordinaire. Les sujets mous, lymphatiques, dont les forces sont suffisantes, doivent user du pas gymnastique. Rarement il est utile de recourir au pas de course.

Dans tous les cas, la durée et la vitesse de la marche ne doivent jamais être poussées au point d'amener la sueur. Le repos consécutif exposerait quelquefois à un arrêt brusque de la transpiration, et aux accidents ultérieurs habituels en pareil cas. Ce précepte n'est plus aussi formellement indiqué, chez les malades suivant l'hydrothérapie pendant les mois de grandes chaleurs. La sueur est alors inévitable.

Au sortir d'un exercice soutenu, ou bien après une séance de sudation, un bain de vapeur, le malade doit éviter les courants d'air. Les accidents survenant pour n'avoir pas observé cette règle hygiénique sont atribués à tort au traitement hydrothérapique.

Ces divers accidents n'ont du reste aucune gravité; ce sont presque toujours de simples courbatures, un coryza ou une bronchite légère.

D. **Gymnastique.**—La *gymnastique* est le premier des procédés pour aider au développement de la réaction. Si elle ne peut, comme la marche, faire toujours entrer en action tous les muscles des membres inférieurs, elle offre le grand avantage de localiser ou de généraliser l'action musculaire, selon les besoins. Elle aide au développement, à l'expansion de la cage thoracique, en ayant soin d'exercer les muscles des épaules.

En général, quand il n'y a pas d'indication spéciale à remplir, deux systèmes de gymnastique se présentent pour exercer le corps : ce sont les systèmes *Amoros* et *Pichery*. Dans le premier, les efforts musculaires sont plus énergiques. Il faut être doué d'une certaine agilité et de souplesse pour en user agréablement. Ces appareils conviennent particulièrement aux enfants des deux sexes, à la jeune fille et aux adultes. Les femmes doivent y avoir recours avec beaucoup de prudence. Souvent elles ne doivent jamais en user, — les hommes, au contraire, même dans un âge assez avancé, en retirent d'excellents effets. C'est un des meilleurs moyens, joint à l'hydrothérapie, pour combattre l'obésité.

Les appareils Pichery et leurs dérivés conviennent spécialement aux êtres faibles, chétifs, et aux femmes. L'existence d'une affection utérine est une contre-indication majeure, sinon absolue, pour toute gymnastique musculaire.

La gymnastique doit être pratiquée pendant un temps assez court, de quinze à trente minutes au maximum. On ne doit pas arriver à la lassitude musculaire, et on doit se garder de tout effort musculaire violent, exagéré. Les *tours de force* ne sont jamais utiles, souvent nuisibles.

La gymnastique développe les muscles. Elle accroît le travail de nutrition du système musculaire, aux dépens des tissus adipeux; cellulaire. De cette impulsion donnée au travail de nutrition, résulte un surcroît d'activité dans toutes les fonctions de l'économie.

Ces effets se produisent graduellement. Ils n'apparaissent qu'après des exercices gymnastiques poursuivis journellement pendant plusieurs mois. Mais, par contre, ils sont très persistants. Il existe d'autres méthodes de gymnastique. Par exemple, celle basée sur le mouvement musculaire simple, provoqué et répété un certain nombre de fois. La gymnastique *suédoise* les a beaucoup préconisés. Les uns et les autres, aidés du massage et de l'hydrothérapie, arrivent à des effets d'entraînements remarquables et ils modifient profondément les tempéraments et les constitutions.

CHAPITRE V

POSOLOGIE ET RÈGLES GÉNÉRALES
DE LA MÉDICATION HYDROTHÉRAPIQUE

Posologie et règles générales de la médication hydrothérapique. — Quelles sont les indications et les contre-indications de cette méthode de traitement? — L'étude physiologique de l'hydrothérapie fait pressentir combien sont nombreuses les indications de ce traitement dans les maladies *chroniques*. Il en est peu qui ne lui soient justiciables à titre de méthode adjuvante ou comme médication principale.

En les classant d'après les résultats thérapeutiques obtenus et dans un ordre décroissant on peut en établir approximativement l'énumération suivante : *les fièvres intermittentes, la chlorose, la chloro-anémie, le lymphatisme, les affections rhumatismales, les névralgies, les névroses, les névropathies, quelques maladies des voies génito-urinaires chez l'homme et chez la femme, des voies digestives et de leurs annexes, cutanées simples, des voies respiratoires et des centres nerveux (encéphale, moelle et grand sympathique).*

Quelques maladies *aiguës* sont heureusement modifiées, dans certaines de leurs périodes, par l'application de l'hydrothérapie.

Les fièvres éruptives, scarlatine, rougeole, variole, etc, lorsque l'éruption tarde à paraître ou pour la rappeler. La fièvre typhoïde, si les symptômes ataxiques, adynamiques et pyrétiques prédominent.

Malgré l'action si générale de l'hydrothérapie sur toute l'économie et son efficacité dans un grand nombre d'affections chroniques, il existe des contre-indications absolues ou relatives à son emploi.

Elles sont rares, il est vrai. Mais elles existent et avec cette circonstance aggravante, que l'intervention intempestive de la médication peut, dans quelques-uns de ces cas, être suivie *d'accidents immédiatement mortels*.

Ces contre-indications sont de trois ordres :

1º Celles qui se rattachent à l'emploi de tels ou tels appareils de préférence aux autres, dangereux ou inutiles;

2º Celles concernant les cas dans lesquels le traitement, aussi bien fait qu'il soit, est toujours suivi d'un insuccès immédiat, ou à très courte échéance ;

3º Celles qui se rattachent aux maladies dans lesquelles, le traitement occasionne une aggravation immédiate ou à bref délai, voire même la mort.

1º Contre-indications tirées de l'emploi des divers procédés hydrothérapiques.

Les plus importantes de toutes se rattachent à la médication sudorifique.

Contre-indications de la médication sudorifique. — Elles exposent à des insuccès, quelquefois même à des accidents mortels. On ne doit pas recourir aux sudations, toutes les fois qu'on soupçonne une *affection cérébrale* de nature congestive et *surtout inflammatoire*. Un seul cas, fait parfois exception à cette règle : lorsqu'il s'agit de traiter une hémiplégie ancienne. Si le foyer hémorrhagique est resorbé, s'il n'y a plus trace d'inflammation de ses parois, ou de symptômes congestifs accusés, alors même, cette pratique est des plus hardies, bien que justifiée par des résultats sérieux.

Autant les sudations sont nuisibles dans presque toutes les affections cérébrales, autant elles sont avantageuses et exemptes de danger, dans ces mêmes affections, localisées à la moelle épinière. Mais dans ce dernier cas, l'absence d'une affection analogue du côté de l'encéphale doit être vérifiée. Une erreur de diagnostic est facile dans la paralysie ascendante de la moelle épinière, maladie se terminant parfois brusquement par des accidents aigus, une paralysie générale et la mort à bref délai.

Contre-indications basées sur la température de l'eau. — Il faut également se souvenir des contre-indications tirées de la température de l'eau. En général, plus le sujet est impressionnable ou faible, plus l'on doit agir avec ménagement et par les procédés hydriatiques les plus doux. Le premier sera toujours le drap mouillé, si l'on n'a pas de douche chaude ou tiède à sa disposition. Le plus énergique, l'immersion dans un bain froid ou l'affusion dans la pratique à domicile.

Dans les établissements, la douche en cercle.

L'âge, le sexe et le tempérament sont à considérer. En général, les femmes et les enfants réagissent plus rapidement et supportent mieux l'hydrothérapie que les hommes à la condition d'une application courte. Les tempéraments lymphatiques, mous, ont besoin d'une action plus énergique et plus prolongée. On doit ménager les sujets très anémiques ou très sanguins pour éviter la céphalalgie hydrothérapique. Les douches longues proscrites chez les sujets faibles, épuisés sont rarement utiles ou nuisibles dans les névropathies, les fièvres intermittentes, la chlorose, l'anémie, la gastralgie, l'hystérie, l'épilepsie, l'asthme, la phtisie.

Les remarques ci-dessus, trouvent souvent leur confirmation, dans notre clinique hydrothérapique hospitalière.

L'indigent mal nourri, vêtu insuffisamment, est une machine manquant en partie de ses éléments combustibles. Aussi, quoique *élevé à la dure* résiste-t-il mal à l'action primitive de l'eau froide et faut-il, dans la majorité des cas, *débuter* chez lui par des températures élevées 25° à 30°. Nous signalons particulièrement à l'attention de nos collègues, ce fait d'observation journalière.

Contre-indications basées sur la période menstruelle. — La deuxième contre-indication principale de cette catégorie, dominant la thérapeutique hydriatique est celle tirée de la menstruation.

L'emploi de cette méthode pendant la *période cataméniale* est une des idées les plus originales et les plus hardies de Priessnitz.

Fleury l'a érigé en règle générale dont voici les préceptes : « Pendant cette période, dit-il, on se bornera à des douches générales en pluie sur toute la surface du corps, lorsque l'écoulement menstruel sera normal; on dirigera la douche sur le haut du corps si la métrorrhagie est trop abondante, on agira principalement sur les membres inférieurs dans le cas contraire. Les bains de siège à eau courante et les douches rectales, vaginales, seront supprimées. »

Cette formule hydrothérapique est présentée d'une manière trop absolue. Ainsi, s'il est des cas où ces applications sont d'une innocuité parfaite, il en est d'autres où, même avec la direction médicale la plus intelligente et les appareils les mieux appropriés, il peut survenir quelques accidents. Heureusement, ils ne sont jamais graves. Le plus sage est de s'abstenir dans la pratique à domicile. Il n'en est plus de même dans les établissements. On en retire souvent mais pas *toujours* d'excellents résultats.

On n'a pas craint d'appliquer la sudation et la piscine à l'époque menstruelle. Ces deux moyens, le

premier surtout, ont pour effet de congestionner violemment l'organe utérin. Ils ne doivent donc pas être
prescrits, quand on redoute une hémorrhagie par cette
voie. Dans le cas contraire, ils pourraient aider à rappeler le flux cataménial supprimé ou ralenti.

**Contre-indications basée sur les accidents inter-
currents.** — Dans le cours d'un traitement hydrothérapique, soit par négligence du malade, exercice
insuffisant, application intempestive ou trop longue,
il survient une *courbature*, un peu de *coryza*, de
bronchite ou des *douleurs rhumatoïdes* passagères.
Si ces accidents sont légers, on passe outre, en recom-
mandant au sujet de mieux faire la réaction ou plutôt,
les exercices la favorisant et l'on a soin de raccourcir
l'opération hydriatique.

Lorsqu'on traite dans un établissement et si le sujet
est soumis à la fois à une douche percussive en jet ou
en pluie et à la piscine, la suppression de cette dernière, pendant quelques jours, suffit pour faire disparaître les accidents.

S'ils sont franchement dessinés, on peut encore les
enrayer, en faisant précéder l'application de l'eau
froide, d'une sudation modérée, répétée plusieurs jours
et s'il n'y a pas de contre-indication majeure à son
emploi tirée de la maladie elle-même. L'enveloppé-
ment dans les couvertures au sortir d'un bain d'étuve
ou de caisse est le moyen héroïque employé dans les
établissements. Mais l'on ne peut toujours arrêter les
accidents. Il faut alors attendre leur disparition, avant de
reprendre l'hydrothérapie. Cette pratique est plus indiquée l'hiver et pendant les périodes pluvieuses. Quand
on recommence, on a soin de procéder avec douceur
pour éviter la récidive. Souvent on proscrit les immersions chez les rhumatisants, à moins qu'elle ne
soient données après une sudation.

En raison de leur *mauvaise dentition* certains
malades ne peuvent supporter l'eau sur la tête même
protégée par une serviette pliée en quatre, ou par

un bonnet de toile cirée. Ils éprouvent de la *névralgie trifaciale*. Il suffit de ne pas toucher la tête pour l'éviter. Plus tard, grâce à l'innocuité relative, acquise sous l'influence de l'application journalière de l'eau froide, le malade parvient à la supporter sur la tête et les variations atmosphériques n'ont plus de grands inconvénients pour lui. Ces prescriptions seront observées, surtout chez les femmes pourvues d'une chevelure abondante. Elles évitent ainsi la *céphalée hydrothérapique* en exposant leur tête nue sous la douche. Même observation pour les hommes. Mais n'ayant pas à faire sécher une chevelure, épaisse, abondante, ils peuvent plus aisément se présenter à la douche la tête nue, ou simplement protégée par une serviette pliée en double. Les malades sujets au coryza font bien en général au début d'adopter cette dernière surtout l'hiver.

Contre-indications basées sur les effets exagérés du traitement. — Quelquefois les applications excitantes de l'eau froide amènent de la *surexcitation* et de l'*insomnie*. La douche en cercle a cette propriété. Des douches tièdes prolongées, des bains de piscine sans douches ou des bains tièdes avec affusion sur la tête suffisent à ramener le sommeil.

2° Le deuxième ordre des contre-indications en hydrothérapie se tire des insuccès de cette médication dans certains cas pathologiques.

Contre-indications basées sur les maladies organiques. — Lorsqu'une *affection organique*, cancer, phthisie, paralysie générale, diabète sucré, néphrite, albuminurie chronique, maladie organique du cœur, est tout à fait à son début, l'emploi de l'hydrothérapie est justifié, mais dans une étroite limite. Sous son influence, quelquefois, ces maladies subissent un temps d'arrêt notable. Mais lorsque ces affections sont franchement caractérisées, ou à une période avancée, il est plus sage de s'abstenir et de ne pas compromettre cette méthode dans une tentative non justifiée.

Contre-indications basées sur certaines affections de la peau. — Les *maladies de la peau* doivent également être écartées si l'on ne dispose que de l'eau froide et de la sudation à l'alcool. Il n'en est plus de même si les établissements possèdent des bains d'étuve, des fumigations, des bains et des douches minérales, l'hydrofère, des appareils à pulvérisation, etc.

3° *Les contre-indications se rattachant aux cas dans lesquels l'hydrothérapie est suivie d'une aggravation immédiate ou à bref délai et quelquefois même de la mort, sont les plus importantes à connaître. Quelles sont-elles ?*

Certaines *affections organiques avancées du cœur et des gros vaisseaux*. La *forme purulente de la phthisie* et des *affections nerveuses*, mal définies, dans lesquelles l'hydrothérapie, sans amener d'accidents sérieux, a cependant pour effet, d'agraver momentanément l'état névropathique.

Contre-indications basées sur certaines maladies du cœur. — S'il est vrai qu'on peut appliquer souvent impunément et quelquefois avec avantage l'hydrothérapie à plusieurs *affections du cœur*, il en est d'autres où cette application peut être suivie de mort immédiate comme cela a été observé.

On a fréquemment occasion d'employer l'eau froide et les sudations chez des sujets atteints de rhumatismes, offrant des traces de *péricardite* et d'*endocardite ancienne* sans aucune espèce d'inconvénients. De même, dans *la névropathie cardiaque*. Parfois il existe chez ces sujets des altérations valvulaires, traduites par des bruits de souffle anormaux. Mais agir de la sorte dans l'*hydropéricarde* avancée et surtout dans les *anévrysmes du cœur* et des *gros vaisseaux*, dans l'insuffisance aortique, dans la stéatose cardiaque avancée, serait commettre la plus grave imprudence. Le refoulement du sang de la périphérie au centre, produit par la première impression de l'eau froide, exposerait à des accidents immédiats. On doit redouter la même terminaison, dans l'*œdème du poumon*, l'*anasarque* générale chronique et dans la période avancée de la *maladie de Bright* aïguë ou chronique.

Contre-indications basées sur certaines lésions pulmonaires. — La *phthisie pulmonaire* peut être, dans certaines de ses formes traitée par l'hydrothérapie, même avec quelques avantages. Tuberculose sèche, expectoration rare, lésion très limitée, réaction modérée, tempéramment nerveux ou peu lymphatique. On peut de même et plus avantageusement, traiter la *tuberculose* se développant sous l'influence d'une *cachexie syphilitique*. Mais, le sujet est-il scrofuleux, la maladie parcourt-elle rapidement ses périodes, la fièvre dévoloppée, les crachats purulents abondants, les lésions pulmonaires diffuses, il faut bien se garder d'employer l'hydrothérapie. Quoi qu'on fasse, l'affection n'aurait-elle pas dépassé le premier degré, on observe presque *toujours* une aggravation de tous ces symptômes. La réaction n'a-t-elle pas lieu ? Ce n'est guère possible; car elle s'obtient même chez les sujets les plus débiles, arrivés au degré d'émaciation le plus extrême. L'aggravation des accidents tient plutôt à l'*impulsion* imprimée à tout l'organisme par l'hydrothérapie.

Ces sujets se trouvent fort mal des lieux où l'air est sec, excitant, à température inégale. De même, ils ne supportent pas les applications hydriatiques les plus bénignes.

On doit encore se tenir en garde contre la phthisie s'accompagnant de symptômes rhumatismaux ou dartreux. Ces affections sont parfois liées intimement à l'évolution de la maladie tuberculeuse. Cette dernière est arrêtée, contenue, par les manifestations dartreuses ou arthritiques. Il faut donc s'abstenir de traiter ces dernières. Bien mieux, il faudrait même selon certains auteurs les exciter, les entretenir. D'après Pidoux, ce serait l'une des propriétés des Eaux-Bonnes. Sans prendre parti pour cette théorie, encore dans les limbes des vues spéculatives sur la genèse des maladies, il est prudent de se tenir dans une sage réserve.

Médications complémentaires. — Faut-il proscrire d'une manière absolue les traitements pharmaceutiques ou les adjoindre toujours à l'hydrothérapie?

Ni l'un ni l'autre de ces préceptes ne sont constamment applicables.

Trois cas peuvent se présenter.

Premier cas : *l'hydrothérapie est employée seule.*

Hydrothérapie employée seule. — On suit ce précepte lorsque le malade étant fatigué outre mesure par les traitements pharmaceutiques, l'hydriatrie peut à elle seule ramener la santé. Bien des affections nerveuses, certaines maladies des voies digestives, les congestions du foie, de la rate, les fièvres intermittentes, les névralgies sont rangées dans cette catégorie sauf exceptions.

Deuxième cas : *On adjoint à l'hydrothérapie, à titre d'adjuvant, les agents pharmaceutiques, les eaux minérales, les bains de mer ou l'électricité.*

Médications pharmaceutiques. — Si les voies digestives du sujet étant remises, elles ont acquis sous l'influence de la médication hydrothérapique une plus grande *réceptivité*, on recourt de nouveau aux agents pharmaceutiques. Il est même tout à fait utile de le faire dans certaines circonstances. Ainsi, des chloroses, des chloro-anémies guérissent bien par les ferrugineux, le quinquina, le manganèse. D'autres, ne pouvant supporter ces préparations, disparaissent avec le traitement hydrothérapique. Et d'autres encore, où ce traitement employé seul est impuissant ou trop long pour arriver à un résultat complet. Il est très utile alors, de revenir aux préparations pharmaceutiques. Fait remarquable, ces agents qui, employés seuls, produisent peu ou rien, ou sont mal supportés, aidés de l'hydrothérapie, agissent avec une innocuité parfaite et une rapidité surprenante. Les uns et les autres se prêtent ainsi un mutuel concours. Ces préceptes sont applicables au traitement de la goutte, des affections nerveuses, du rhumatisme, à la chlorose, au lymphatisme, aux scrofules, aux affections cutanées, à la syphilis.

Eaux minérales. — Souvent il est nécessaire de recourir aux *eaux alcalines, sulfureuses, salines, aux bains de mer*, pour aider l'hydrothérapie, et réciproquement, cette dernière leur est d'un puissant secours. Pour les unes et les autres, il est sage de mettre un certain intervalle entre leur application. En général, il vaut mieux faire précéder que suivre le traitement hydrothérapique.

Électricité. — *L'électricité* s'emploie concurremment avec l'hydrothérapie, dans certaines formes de paralysie. Elle seconde cette médication de la façon la plus heureuse dans un grand nombre d'accidents nerveux, phénomènes convulsifs, douloureux, contractures. En pareil cas, la préférence doit être donnée aux courants continus.

Troisième cas : *Il est nécessaire d'adjoindre les traitements pharmaceutiques à l'hydrothérapie et cette dernière méthode n'est qu'un simple adjuvant.*

En conseillant l'hydrothéraphie dans la *syphilis*, l'on ne peut prétendre faire de la thérapeutique antisyphilitique. Cette dernière est basée sur l'emploi des mercuriaux et des iodures. Mais souvent ces agents sont mal supportés. Ils amènent à bref délai, une cachexie médicamenteuse grave, venant se surajouter à l'action essentiellement déprimante de la maladie virulente. Dans ce cas, l'intervention de l'hydrothérapie à titre d'agent *sudorifique et reconstituant* est d'une utilité de premier ordre.

Maintes fois, des sujets ne pouvant plus tolérer un atome de sublimé ou d'iodure reprennent ces médicaments et en ressentent de bons effets, dès qu'on les a soumis à des sudations *légères* suivies de douches générales froides, fortes et courtes. Sous leur influence, la tolérance, puis l'assimilation des substances minérales a lieu et l'économie n'en ressent plus aucune influence fâcheuse. Cette remarque s'applique à la chlorose et aux ferrugineux, à l'herpétisme et à l'arsenic, etc.

Quelles sont les précautions à prendre pour habituer un malade au traitement hydrothérapique ? — Cette question, bien simple en apparence a soulevé des divergences nombreuses.

Pour les uns, le malade doit *toujours* être d'emblée soumis à l'eau froide.

Pour les autres, *tous* les malades ne doivent pas être soumis à l'eau froide, dès le premier jour du traitement hydriatique.

Les raisons physiologiques invoquées par les premiers sont les suivantes : après une douche tiède ou chaude le malade éprouve un sentiment de froid désagréable analogue à celui perçu au sortir d'un bain chaud. Une douche tiède ou modérément chaude n'est jamais excitante. Elle ne peut donc pas produire l'effet curatif recherché et son résultat devient nul ou à peu près. La réponse est facile.

Les malades fréquentant les établissements hydrothérapiques se classent en trois catégories.

Classement des malades suivant leur tolérance aux températures hydriatiques. — La première catégorie comprend tous ceux chez lesquels l'hydrothérapie peut être appliquée sans inconvénient et *avec avantage*, dès le début, avec de l'eau à 10°, 12°, 14°.

Ce sont les malades *modérément excitables*, assez

vigoureux ou énergiques pour aborder de front ce traitement ou chez lesquels il y a indication spéciale de procéder ainsi.

La deuxième catégorie comprend ceux d'une nature *éminemment excitable* ou pusillanimes. Les uns et les autres sont nombreux. Il est *nécessaire* de débuter par des douches dont la température est comprise, suivant les cas et la saison entre 18° et 30°.

La troisième catégorie, renferme quelques cas pathologiques rares, auxquels on donnerait parfois difficilement un nom technique. Chez ces derniers, il est *utile* de ne *jamais* arriver aux températures de 10°, 12°, 14°. Ce sont des névropathes par excellence.

En admettant cette dernière catégorie, nous avons lieu de surprendre. Mais les nécessités inexorables de la pratique l'ont établie. Des douches tempérées de 26° à 27° c'est-à-dire peu excitables, mais ayant encore à cette température une action excitante *réelle* et non une action hyposthénisante et congestive, amènent des guérisons, impuissantes à obtenir, par l'eau froide seule.

Idiosyncrasies particulières. — En agissant ainsi, on se conforme mieux aux lois de la saine physiologie. Il existe des *idiosyncrasies particulières* aux actions médicamenteuses comme aux influences morbides. Le praticien maniant des substances énergiques est obligé de varier les doses pour obtenir les mêmes résultats. Le plus vulgaire purgatif produit des effets divers selon les sujets.

A ne pas tenir compte des différences individuelles, à varier seulement la forme et la durée de l'application hydriatique on oublie que son dosage se compose de *deux* éléments essentiels : la *durée* de l'application et la *température* du liquide. Le premier ne pouvant absolument remplacer le second, et réciproquement. Le fer rouge, par exemple, n'agit-il pas, non seulement selon sa durée d'application mais encore suivant sa température ? Combien sont différents dans leur action, le cautère actuel et celui de Paquelin ? Tous ceux qui manient cet énergique agent connaissent bien les différences d'effets entre le fer rouge brun, rouge cerise ou rouge blanc. De même, dans les traumatismes, des actions dissemblables sont obtenues par l'emploi de la glace, de l'eau à 8°, 10°, 12°, de l'eau à 20°, 24°, ou de l'eau à 28° et 30°. Tel cas réclame la première, tel autre la seconde, tel autre la troisième.

La température du bain simple, hygiénique, est elle-même sujette à variations. L'un grelotte dans un bain à 31°, 32°. Tel autre y a chaud. Un troisième a besoin d'eau à 35°, 36°. Est-il possible de forcer toutes ces natures, à supporter des températures aussi différentes, *en ne variant que la durée* du bain ? La plus simple réflexion suffit pour rejeter cette idée.

Nécessité de recourir aux températures graduées — Des exemples vulgaires démontrent tous les jours la possibilité d'émousser les sensations graduellement. L'œil s'habitue à la présence d'un corps étranger, aux cautérisations légères. Le goût et l'odorat se font aux substances amères, nauséabondes. L'oreille au bruit, l'œil à la lumière. Ne semble-t-il pas plus logique d'émousser ces sens peu à peu que violemment?

Ainsi la peau réagit, la sensibilité se révolte quand on la soumet à une impression trop violente et subite. Il est donc plus rationnel, *sauf indication thérapeutique spéciale*, de procéder pour elle avec douceur, avec ménagement et de tenir compte des sensibilités indivi-duelles. Il suffit de suivre pendant six mois attentive-ment une clinique hydrothérapique, pour reconnaître le grand nombre des idiosyncrasies particulières, variables à cet égard et combien elles exigent de fréquentes mo-difications, à des formules *trop abstraites*.

Une douche à 20°, 22° et même 24° est aussi froide pour tel malade qu'une douche à 12° chez un autre. S'il était possible de la mesurer, l'impression donnerait le même chiffre dans les deux cas. Des praticiens objectent que les douches à 20°, 22°, 24°, ont peu d'action. Soit

Lorsqu'on donne de telles douches, on recherche moins l'effet thérapeutique, que l'acclimatement du malade. Mais celles-là ne sont ni sédatives, ni hyposthénisantes ou congestives, et elles ne laissent pas après elles une impression de froid désagréable.

Une douche de 24° à 26° considérée comme tempérée est une douche réellement fraîche ou froide, pour certains sujets. Elle produit peu, parce que la sensation est faible. Mais, comme cette sensation existe, elle ne laisse pas à sa suite le *frisson désagréable* éprouvé au sortir d'un bain chaud. Si la douche dépasse 26°, cette sensation désagréable se montre. Encore légère à 28°, 30° et bien marquée au-dessus de ce dernier chiffre. Le sentiment de froid ressenti après une pareille douche est presque égal, sinon plus, à celui éprouvé au *début* d'une douche froide.

Ainsi donc, il est préférable, sauf indication formelle, de débuter par de l'eau à 20°, 24°, 28°, si on a recours à l'affusion ou aux douches. On essaye de l'eau à 14°, 16°, quand on emploie les frictions avec le drap mouillé très fortement tordu, ou des lotions légères et rapides, avec de grosses éponges.

Dans tous les cas, *au début*, les applications doivent être extrêmement courtes ; deux à dix secondes avec l'eau à 12°. Une demi-minute au *maximum*, si l'eau est élevée à une température de 18° à 24° et d'autant plus courte, que la température ambiante est humide et froide.

Céphalalgie hydrothérapique. — Parfois une *céphalalgie violente* se montre au début d'un traitement hydrothérapique chez les sujets dont le sang est appauvri, ou bien chez certains malades sanguins, d'une idiosyncrasie particulière. Cette céphalée vient surtout après les douches en pluie ou les affusions sur la tête. Quatre moyens permettent de l'éviter ou de la combattre.

Moyens de l'éviter ou de l'atténuer. — Le premier,

élever la température de l'eau à 20°, 24°, 28°. Le second, lotionner la tête, la figure et la poitrine avec de l'eau froide immédiatement avant la douche. Le troisième, si les deux précédents ne suffisent pas, donner sur les pieds, aussitôt après la douche froide, une douche très chaude à 40°, 44°, 48°. Ou bien encore, pour éviter tout refroidissement après la douche, une fois le malade frictionné, habillé, lui plonger les pieds et les jambes dans l'eau à 36°, 38° et humecter la tête avec une éponge imbibée d'eau froide. Cela fait, le malade se chausse et se livre aux exercices musculaires recommandés. Le quatrième moyen, est l'application *préalable* d'une douche générale à température élevée, 36° à 40° pendant dix à quinze secondes, avant d'arriver aux températures décroissantes de 26° à 12°.

Du reste, cette céphalée est une simple congestion accidentelle, n'ayant aucun rapport avec les phénomènes apoplectiques. Elle n'offre rien de grave, mais elle est pénible, souvent très douloureuse. Cela *seul* suffirait, s'il en était besoin, pour justifier scientifiquement, l'introduction de l'eau tempérée et chaude dans les pratiques hydrothérapiques.

De même bien des sujets devant être amenés à l'eau à 12°, 14°, ont besoin de débuter par des douches tempérées. Il en est qui, soumis trop rapidement à ces basses températures, sont pris d'accidents divers intercurrents, ou bien la maladie s'aggrave. Si on revient aux douches à 18°, 20°, 24°, 26°, ces symptômes morbides se calment, et ne reparaissent plus lorsqu'on redescend, *mais avec plus de lenteur*, aux températures de 12° à 14°.

Effet nocif de l'eau trop chaude. — L'eau tout à fait chaude peut également provoquer la céphalée. Cette remarque a été faite chez les sujets supportant bien l'eau froide au début.

Voici ce qu'on observe : dès la première impression de l'eau chaude sur le corps, ou aussitôt après la douche, le sujet éprouve une bouffée de chaleur à la tête. Il est étourdi. Une fois habillé, la peau est chaude et moite; la face rouge, le pouls plein, développé; la tête lourde; malaise passager, un peu de somnolence mêlée à de l'agitation. Le remède est facile. Le lendemain, on abaisse la température de l'eau, et, tout aussitôt, le malade se trouve mieux. Cette céphalée n'a jamais l'intensité de celle observée chez les sujets très sanguins.

D'où cette conclusion :

Conclusion. — *Sauf exception, la meilleure thérapeutique hydriatique est celle ayant recours à des douches modérément froides ou tempérées, 20° à 30°, comme début de traitement,* et en ayant soin de tenir compte de la saison, de la température de l'atmosphère et de l'état du temps. Aux saisons les plus chaudes, aux temps les plus secs, correspondront les applications les plus longues et les plus froides. A température égale, un temps sec est préférable au temps humide ou pluvieux. Dans ce dernier cas, les exercices gymnastiques, faits avec intelligence, sont bien supérieurs à la simple promenade.

La formule de Lemarchand (du Tréport) : douche à 40°, 45° de trois à cinq secondes de durée suivie immédiatement d'une douche froide de une seconde de durée donnée à de très hautes pressions (2 à 7 atmosphères), est encore un bon procédé de début. Pour faire supporter de telles pressions, les douches sont données avec de petites pommes percées de trous filiformes.

Notre collègue a fait de cette formule générale la base presque exclusive de sa pratique. Dans ce dernier cas, la durée de la douche chaude peut aller à trente, quarante secondes, et celle de la douche froide de cinq à dix secondes (*Ann. Soc. hydr.*, 1881-1882, t. XXVII, p. 323). Cependant, il est des cas particuliers, où Lemarchand abandonne momentanément sa formule principale pour en atténuer les effets excitants (*Ann. Soc. hydr.*, 1880-1881, t. XXVI, p. 337).

Formules de l'hydrothérapie à domicile. — L'hydrothérapie peut être faite à *domicile* ou dans un *établissement spécial*. Dans le premier cas, on peut employer divers appareils portatifs. Le plus simple est le petit appareil dit une *doucheuse*. Il est composé d'une pomme d'arrosoir, surmontée d'un petit bassin surélevé, contenant 1 hectolitre d'eau environ. Tous les matins on fait commodément, dans son cabinet de toilette, une ablution générale de *quelques secondes*, dans un but hygiénique. On varie la température de l'eau suivant la saison, ou la disposition du corps.

Mais l'hydrothérapie pratiquée avec des éponges, le drap mouillé, et des seaux pour les affusions et les immersions, est peut-être encore préférable.

Nécessité de la surveillance médicale. — Quel que soit le mode d'application, il faut, pour atteindre le but, intervenir le plus directement possible. Si l'on se borne à de vagues prescriptions, dont l'exécution reste confiée à des mains inhabiles, toujours prêtes à exagérer, si l'on ne se rend pas compte par soi-même, *de visu*, de l'effet immédiat de la prescription, si, au *début*, l'on ne scrute pas attentivement, pendant l'opération ou peu après, l'état du pouls, de la peau, de la respiration du sujet, — sa physionomie surtout, si prompte à refléter les sensations auxquelles il est soumis — les insuccès, les revers même seront fréquents.

Dans les établissements hydrothérapiques munis d'un personnel nombreux, habitué de longue date à comprendre les ordres et à les exécuter, possédant un certain degré d'expérience bien que simplement instinctive, la présence du médecin est souvent nécessaire, indispensable. — N'en doit-il pas être de même au domicile d'un malade *où tout est à créer?*

A domicile, l'énergie du sujet n'est pas excitée par des exemples salutaires. Le médecin seul peut, par sa présence, le rassurer, l'encourager et tranquilliser son entourage. Son expérience et son habileté en hydrothérapie, augmentent en raison de son assiduité à mettre lui-même en pratique cette médication. Il n'a pas, il ne peut pas avoir de *Réactionomètre*, pour bien préciser d'avance le temps, la durée de l'application. En examinant son malade pendant l'opération ou aussitôt après, en l'interrogeant le lendemain avant de la renouveler, il se rend bien compte de ses effets, et juge si elle a été ou trop longue ou trop courte; s'il doit ou non, lui faire subir des modifications.

L'hydrothérapie *hors des établissements* placés sous la direction unique et immédiate d'un médecin, exclusivement voué à cette pratique, n'est donc possible et sérieuse, QU'AU DOMICILE DU MALADE.

Administration de la douche aux deux sexes par le médecin. — Elle peut être exclusive ou réservée aux cas graves. Fleury a donné les meilleures raisons en faveur de la première opinion (*Traité d'hydroth.*, 3e édit., 1866, p. 224 et suiv.). Donner une douche est pratiquer une opération. Elle comporte un procédé opératoire, variable suivant les cas, et dont le médecin expérimenté est toujours le seul juge éclairé.

D'autres auteurs ont soutenu la même thèse; ainsi Lemarchand dans divers mémoires (*Ann. Soc. hydr.*, 1881-1882, t. XXVII, p. 311), Colin, Keller, Dally, etc., ont suivi le même exemple.

Mais à la pratique, Fleury lui-même a dû parfois se départir de la rigueur d'un précepte aussi bien justifié (*loc. cit.*, p. 228). En province, bien des obstacles de diverses natures imposent au médecin une réserve qui ne lui permet pas de suivre constamment ces errements.

Enfin si, pratiquement, l'hydrothérapie réduite à sa plus simple expression — *la douche* — peut être souvent appliquée par le médecin lui-même, on ne saurait y songer un seul instant dans l'emploi de bien d'autres formules balnéaires faisant partie *intégrante* de la méthode. Conclure autrement, serait condamner la posologie hydriatique dans sa variété rationnelle et l'immobiliser dans un individualisme dont elle aurait à souffrir.

Quels sont les cas pathologiques nécessitant l'intervention des établissements hydrothérapiques? — L'on est presque tenté de répondre, si l'on envisage la question au point de vue théorique exclusivement, que tous les cas du ressort de l'hydrothérapie peuvent être traités à domicile. Malheureusement il n'en est pas de même dans la pratique.

Les établissements hydrothérapiques offrent les avantages spéciaux suivants :

Avantages des établissements hydrothérapiques. — Le malade s'y trouve éloigné de son milieu habituel, dans lequel son affection a pris naissance. Les personnes dont il est entouré lui sont inconnues. Ses habitudes morbides, ses tendances morales, doivent se plier à des exigences communes et nouvelles. Si cette nécessité joue un rôle insignifiant dans les affections rhumatismales, goutteuses, par exemple, il n'en est plus de même dans toutes celles où le système nerveux est plus ou moins en jeu. Le malade est soustrait aux tentations de la vie ordinaire. C'est une existence nouvelle.

Sa volonté, ses caprices, ses irrégularités dans les repas, dans son lever, son coucher, doivent se plier aux formules établies d'une vie méthodique, à une règle commune à tous. L'exemple des autres, les résultats acquis s'offrent à ses yeux et le langage de ses compagnons d'infortunes, sont pour le nouvel arrivant, l'encouragement le plus puissant.

A son étonnement, il devient docile, soumis aux prescriptions thérapeutiques, aux règles d'une bonne et saine hygiène. Au décousu de son existence, de ses idées, et à des traitements subordonnés à ses caprices, succède tout naturellement, sans la moindre secousse, une vie calme, régulière, dans un séjour tranquille et non exempt de distractions. L'esprit reposé, ses nerfs détendus, ses fonctions rétablies, l'appétit réveillé et le sommeil revenu, tout l'ensemble de son être reprend un nouvel essor, ravivé par l'espérance et encouragé par les succès placés sous ses yeux.

L'influence médicale est facile à s'user, dans le milieu ordinaire d'un malade atteint d'une affection *nerveuse* chronique. Souvent mal secondé, ou combattu par un entourage plein de sollicitude, mais dont les faiblesses et la crédulité aux caprices et aux idées de son cher patient sont les moindres défauts, l'esprit du médecin devient lui-même irrésolu. Sa thérapeutique hésitante, sa volonté faible et son impuissance à résister aux suggestions, aux réclamations, voire même *aux observations* dont on l'assaille, lui font entrevoir bientôt, comme une nécessité absolue, sinon comme une délivrance personnelle, l'envoi de son client et *son isolement relatif* dans un établissement hydrothérapique.

Préférence à donner au séjour permanent dans un établissement. — De là, la préférence donnée aux traitements hydriatiques, avec séjour permanent dans un établissement. Le malade habitant dans le voisinage peut y venir comme externe. Mais cette *demi-mesure*, sans inconvénient pour les cas ordinaires, est rarement suivie de succès, si l'affection appartient au cadre des maladies chroniques, anciennes et graves, dans lesquelles le système nerveux joue un rôle prépondérant.

Inutile de faire ressortir les conditions hygiéniques communes, en général supérieures dans un établissement, à celles rencontrées dans la vie ordinaire.

L'action déprimante de l'eau froide peut toujours être mise en jeu à domicile. Les médications *stimulantes*, *perturbatrices* sont encore obtenues, à l'aide des immersions et des affusions, du drap mouillé et des frictions avec de grosses éponges imbibées d'eau froide. On en connaît les bons effets dans certaines maladies aiguës, fièvres éruptives, typhiques, de même, dans la chlorose et l'anémie.

Les médications *révulsives, résolutives, reconstitutives* exigent l'emploi de l'eau sous pression, pour produire tous leurs effets ; et ces médications ne développent leur puissance réelle qu'à l'aide d'appareils hydrothérapiques énergiques bien installés, et surtout, convenablement dirigés. Les appareils *portatifs* de Eydt et Muller répondent à ce desideratum.

Les médications précédentes viennent du même principe d'action que les médications *perturbatrices, stimulantes*, c'est-à-dire en vertu de l'action *excitante* de l'eau froide, sur les principales fonctions de l'économie. Obtenant ces dernières médications au domicile du malade, les premières s'y développent également. Elles y représentent une action médicatrice extrêmement *faible*, comparée à celle réalisée dans les établissements. Mais, le médecin traitant à domicile, ayant la ressource *inappréciable* de pouvoir continuer les applications froides un temps presque *illimité*, il en résulte qu'à la longue, par un plus long chemin, il atteint quelquefois le même but. *Quelquefois*, car il est bien des cas où les efforts incessants d'une médication dénuée d'une énergie suffisante sont impuissants à donner aux fonctions principales de l'organisme, l'*impulsion* médicatrice nécessaire, en un mot, la mise en train de l'effort salutaire.

S'il pouvait rester encore des doutes dans l'esprit sur l'utilité de premier ordre des établissements hydrothérapiques *médicaux*, le passage suivant de l'ouvrage du professeur F. Ribes, de Montpellier, les lèverait certainement. Après une remarquable exposition des principes généraux de l'hydrothérapie, considérée tour à tour comme une médication hygiénique et thérapique, ce savant auteur termine ainsi : « Concluons, après les faits précédemment énumérés, que, dans le traitement des maladies chroniques surtout, l'hydrothérapie soutenue par une bonne analyse pathologique conduit à de beaux résultats, soit seule, soit associée aux autres agents de la thérapeutique. Le progrès sera plus sûr quand son emploi, au lieu d'être abandonné aux caprices des malades, sera dirigé, dans des établissements spéciaux, par des médecins consciencieux, observant journellement les effets produits, et sachant modifier l'administration de l'eau, suivant les besoins. Des praticiens, très instruits d'ailleurs, ne sauraient trouver dans le domicile des malades la diversité des ressources exigées par l'application de ce moyen [1]. »

Conclusions. — En résumé, les affections du ressort des établissements hydrothérapiques sont celles que l'hydrothérapie à domicile n'a pu guérir. Celle-ci doit donc toujours passer la première, si le praticien n'a pas à sa disposition une installation hydrothérapique placée sous une *direction médicale sérieuse, unique et immédiate*. Il ne doit pas l'employer (sauf pour certaines maladies aiguës), lorsqu'il compte au nombre de ses ressources thérapeutiques une installation pareille et digne de sa confiance.

Choix des saisons. — L'hydothérapie est applicable en toute saison. Mais si, en développant son action déprimante, l'atmosphère froide et pluvieuse de l'hiver offre peu d'inconvénients, il n'en est plus de même pour obtenir son effet excitant. L'action *percussive* de l'eau manque parfois à domicile. Le baigneur intelligent, les pièces convenablement et régulièrement chauffées avec des bouches de chaleur, font défaut dans bien des cas. Aussi la fin du printemps, l'été et le commencement de l'automne, sont préférables pour l'hydrothérapie à domicile. Sans cette raison, l'hiver serait la meilleure des saisons pour une foule de cas pathologiques, surtout ceux classés sous les noms de névroses, nervosisme. L'été est plus propice pour les affections névralgiques et rhumatismales.

Il ne faut pas perdre de vue, qu'une réaction prompte et complète est le terme final, vers lequel doit toujours tendre une application hydrothérapique rationnelle. Assez facile à obtenir, puisqu'elle doit toujours être modérée, si l'on a recours à *l'action dépri-*

1. F. Ribes, *Traité d'hygiène thérapeutique ou application des moyens de l'hygiène au traitement des malades.* Paris, J.-B. Baillière, édit. 1860.

mante de l'eau froide. Il est difficile de la développer énergiquement au domicile du malade, en recherchant l'*action excitante* de l'hydrothérapie. Aussi l'on ne saurait trop signaler ce redoutable écueil de la médication faite en dehors des établissements.

Souvent, contre lui, viennent se briser les plus louables efforts du médecin, s'il n'est secondé par le malade et son entourage.

Quelle sera la durée du traitement ? — Cette question est souvent posée la première dès l'arrivée dans un établissement. Il serait peut-être plus naturel de demander si le traitement peut guérir. Il n'est pas besoin de faire ressortir la position délicate dans laquelle une pareille question place le praticien.

Il faut bien le dire, cette durée est toujours longue, très longue, à part quelque cas exceptionnels, comme les névralgies et les rhumatismes *aigus* et *récents*. Si, pour ceux-là, un mois à six semaines d'un traitement bien fait, répété matin et soir, suffit en moyenne, le plus souvent, dans un grand nombre de maladies chroniques, il faut attendre deux, quatre, six mois, un an, pour arriver à un résultat sérieux et durable.

Il suffit de réfléchir un instant à la gravité des cas soumis à l'hydrothérapie, d'apprécier leur caractère rebelle, pour comprendre immédiatement qu'en un mois, six semaines, on ne peut refaire une constitution profondément altérée, guérir un état pathologique d'une ou plusieurs années et contre lequel ont échoué les médications pharmaceutiques les plus actives, placées entre des mains intelligentes et exercées.

Souvent même, au bout d'un ou deux mois, l'on n'a rien obtenu. Et cependant en persévérant on arrive, dans un assez grand nombre de cas, aux résultats les plus inattendus. Le malade n'a pas toujours assez de constance. D'autres fois, il se trouve dans l'impossibilité de continuer, ou bien son médecin, peu familier avec les pratiques hydrothérapiques, n'est pas assez persévérant. De là, le cruel embarras dans lequel on est placé involontairement, lorsqu'un malade adressé par un médecin, celui-ci a fixé d'avance la durée de la *saison* hydrothérapique.

S'inspirant de ce qui se passe aux eaux minérales, il conseille un mois, terme presque toujours insuffisant, car il n'y a pas de saison en hydrothérapie. Il n'en découle pas moins une situation difficile, à laquelle n'a pas toujours réfléchi le médecin ayant conseillé la médication.

Quelquefois un premier traitement de plusieurs mois est nécessaire. Après un repos plus ou moins long, on le reprend et la guérison arrive. On est bien plus avantageusement placé sous ce rapport, si l'on prescrit le traitement à domicile. Mais les conditions restant les mêmes, il faut beaucoup plus de temps pour arriver au même résultat.

Les *saisons* influent aussi sur la durée moyenne des traitements. Sauf en ce qui concerne les maladies climatériques (rhumatismes, névralgies), on obtient les résultats les plus complets et les plus rapides pendant l'hiver, l'automne et le printemps.

CHAPITRE VI

CLINIQUE ET THÉRAPEUTIQUE

Clinique et thérapeutique. — Dans les chapitres précédents, notamment dans l'histoire de l'hydrothérapie et dans son étude physiologique, nous avons constaté que l'hydrothérapie avait été employée dans un assez grand nombre d'affections aiguës et chroniques.

Aux nombreuses périodes de son histoire, le plus souvent ses premiers succès s'affirment de préférence dans les maladies aiguës. Il y a donc lieu de diviser son étude clinique en deux parties bien distintes. La *première* traitera de son emploi dans les affections aiguës, et la *deuxième* de ses applications dans les maladies chroniques.

I. — Maladies aiguës médicales

Maladies aiguës. — Il en est peu dans lesquelles cette méthode n'ait été essayée. L'ignorance dans laquelle on était de son action physiologique, réduisant son étude clinique et ses indications aux formules hasardeuses de l'empirisme, des mécomptes graves en ont fait abandonner l'emploi après les succès les plus certains et les plus encourageants. De là, les opinions les plus opposées, exprimées sur sa valeur.

Les actions médicatrices de l'hydrothérapie convenant le mieux pour le traitement des maladies aiguës sont celles de : *antiphlogistique et antipyrétique, sudorifique, éliminatrice, résolutive, révulsive*. Les unes, ainsi que leur nom l'indique, conviennent de préférence aux maladies aiguës simples, aux pyrexies essentielles; les autres, aux fièvres typhiques ou éruptives. D'autres encore, la révulsion hydrothérapique s'adresse aux malades abandonnés, ou chez lesquels un symptôme prédominant, névrotique le plus souvent, collapsus, coma, délire aigu, asphyxie imminente, mort apparente, exige une action violente, brutale et subite.

L'imminence d'une terminaison fatale sanctionne une intervention médicale hardie et énergique. Et le médecin, pénétrant de sa confiance et d'une inéluctable nécessité l'entourage même du malade, agit en toute liberté. Mais, dans la pratique civile, peu de praticiens osent s'affranchir de préjugés dont ils redoutent les conséquences en cas d'insuccès. De là, la rareté des applications hydrothérapiques dans les maladies aiguës.

Et cependant, que de fois cette méthode de traitement, maniée avec habileté et hardiesse, pourrait réussir ou fournir une aide précieuse aux autres médications.

I. — MALADIES AIGUËS DU SYSTÈME NERVEUX

Les affections de cet appareil le plus souvent justiciables de l'hydrothérapie sont d'allures essentiellement chroniques.

Plus rarement encore, cette méthode de traitement a été employée dans les maladies aiguës de l'encéphale et de la moelle. Cependant, le rhumatisme cérébral a été traité par les bains froids. Ces tentatives, parfois

couronnées de succès indéniables, ont donné lieu à des
discussions nombreuses en France et à l'étranger. Mais
avant d'aborder ce chapitre de thérapeutique fort important, résumons brièvement les quelques faits épars
dans la science sur le traitement hydriatique des maladies aiguës des centres nerveux.

Tétanos a frigore. — On a préconisé l'emploi de
bains très chauds dans le *tétanos a frigore*. En provoquant une diaphorèse intense, une fluxion sanguine et
séreuse énergique sur toute la surface cutanée, on détermine ainsi une action révulsive d'un grand effet. On
ne doit pas hésiter à prescrire des bains à température
croissante atteignant 45° et 46° et de une à plusieurs
heures de durée.

Dionis des Carrières a présenté à la Société médicale
des hôpitaux, l'observation d'un homme atteint de tétanos rhumatismal et celle d'un blessé tétanique, guéris
l'un et l'autre, par les bains très chauds et prolongés
(*Union méd.*, 26 mars 1878, et *Rev. des sc. méd.*,
t. XII, 1878, p. 511).

Délire alcoolique. — Dans le même recueil (t. XXI,
1883, p. 280) se trouvent relaté sommairement deux cas
d'*alcoolisme avec délire aigu*, traités efficacement par
le bromure de potassium à haute dose et la méthode
réfrigérante.

Ces observations peuvent être rapprochées de celle
de Féréol présentée à la Société médicale des hôpitaux
(*Gaz. des hôp.*, n° 67, p. 364, 1877).

Dans ce dernier cas, il s'agissait d'un *délirium tremens*
chez un jeune homme de vingt-six ans. Il avait fallu
employer la camisole de force. Trois bains froids et dix
grammes de bromure de potassium amenèrent la guérison complète en trois jours. Dès le second bain, le
calme était déjà revenu.

Éclampsie. — Depuis longtemps les médecins allemands ont signalé l'heureuse influence des bains très

chauds sur l'hydropisie et l'albuminurie. Carl Breus a vu le même traitement appliqué avec succès dans l'*éclampsie* puerpérale à la clinique de J. Braun, à Vienne. La formule employée est la suivante : le bain est donné dans la salle même des malades, laquelle est maintenue à la température de 20°. La température du bain est portée successivement de 38° à 45°, sa durée est de trente minutes. La malade y est plongée en entier jusqu'au cou. Au sortir du bain, enveloppement dans des linges bien chauds, puis dans deux couvertures. Le visage reste seul à découvert et l'on met encore deux autres couvertures. — Dans ces conditions, on provoque une sudation très abondante. On n'administre que des boissons rafraîchissantes et par petite quantité pendant toute la durée de la sudation. Elle est de trois heures en moyenne. L'état comateux n'est pas un obstacle, mais il rend l'application balnéaire plus difficile.

Souvent un seul bain suffit. Rarement on dépasse trois à quatre bains. Invoquant les succès nombreux obtenus par cette méthode, l'auteur la conseille à titre d'agent prophylactique de l'éclampsie, chez toute femme atteinte d'anasarque ou d'albuminurie (*Rev. des sc. méd.*, t. XXII, p. 601, 1883).

Méningite aiguë franche. — Le docteur Röhrer (*Deutsch. Arch. klin. Med.*, XIII, v. p. 512. in *Rev. des sc. méd.*, t. IV, p. 623, 1874) a employé avec succès les douches froides dans la *méningite franche* et dans les accidents cérébraux aigus, symptomatiques d'une maladie intercurrente. Le travail de cet auteur a été analysé par M. Schwartz dont nous citons le texte même :

« Les diverses indications de la douche froide sont : 1° l'apparition de l'hypérémie et de l'irritation encéphalique ; 2° la méningite, quelle qu'en soit l'étiologie, et dès qu'elle peut être soupçonnée ; 3° une élévation de la température fébrile, capable de produire des troubles cérébraux ; 4° les maladies infectieuses avec détermination encéphaliques (coma, délire) ; 5° les troubles circulatoires du côté du ventricule droit, observés dans la pneumonie franche et hypostatique.

» Les effets des douches froides sont multiples :

» 1° Elles produisent un abaissement de température par soustraction de chaleur ;

» 2° Elles agissent comme antispasmodiques :

» 3° Elles déterminent une dérivation locale sur la peau de la tête ou du cou ;

» 4° Elles irritent les extrémités des nerfs périphériques, et ainsi réveillent par voie réflexe, les mouvements respiratoires et l'action des centres nerveux. »

Il serait facile, en multipliant ces recherches, de retrouver bien d'autres exemples *isolés* de l'emploi fructueux de l'hydrothérapie, sous les formes les plus variées, dans un grand nombre d'affections aiguës du système nerveux et particulièrement dans celles de l'encéphale. Mais, il n'est pas encore possible actuellement d'en dégager tout un plan de thérapeutique balnéaire des maladies *aiguës* de cet appareil.

Rhumatisme cérébral. — Une seule de ces affections, disions-nous, a donné lieu à des tentatives thérapeutiques assez nombreuses et à des discussions approfondies, permettant d'asseoir un jugement en connaissance de cause.

Nous voulons parler du traitement du *rhumatisme cérébral* par les bains froids. Considéré comme une affection *toujours* et rapidement mortelle, *tout oser*, pour conjurer un tel péril, dès qu'on en soupçonne seulement la menace, est donc bien justifié. Cependant, on a blâmé, sans raison vraiment, les praticiens assez courageux de leur opinion, pour agir énergiquement et essayer d'arracher des malades à une mort certaine.

Dans une de ses leçons cliniques de l'Hôtel-Dieu, à propos du traitement du rhumatisme cérébral par les bains froids, Behier disait avec raison. « Certes il faut de l'audace pour avoir recours à un semblable moyen ; et c'est précisément pour cela que je vous fais cette leçon et que je n'hésite pas à vous couvrir de ma responsabilité, à me mettre en avant, à vous défendre au besoin » (*Gaz. des hôp.*, n° 63, p. 498, 1876).

Historique, Travaux anglais et allemands. — En 1870 Mending, en Allemagne, traitant un cas de rhumatisme, observe que la température atteint rapidement le chiffre exceptionnel de 108° F. (42°,5). Les signes d'une mort prochaine sont des plus accusés. Il fait mettre le malade dans un bain froid et l'y maintient jusqu'à ce que la température soit descendue de quelques degrés. Au sortir du bain, continuation de l'action réfrigérante à l'aide du drap mouillé, des applications de glace sur le rachis, et emploi de lavement d'eau glacée toutes les fois que la température s'élève de nouveau d'une façon inquiétante. Le malade guérit par l'emploi seul de cette médication.

Wilson Fox, dont le travail sur le même sujet a été publié en 1871, semble être le premier praticien ayant fait du traitement de l'encéphalopathie rhumatismale par les bains froids, une étude méthodique et complète.

D'après cet auteur, la méthode réfrigérante doit être employée dès que les accidents cérébraux se montrent, ou lorsque la température dépasse 40°,5. Il ne faut pas attendre la période *préagonique*. Quand elle est déclarée, le bain froid est l'unique ancre de salut. Avant cette période, la formule doit être modifiée suivant l'intensité de l'hyperpyrexie. Quand la température ne dépasse pas 38°,8, le drap mouillé prévient tout accident. A des degrés moindres, une simple application de glace sur le rachis peut suffire, ou bien encore les lavements glacés de Mending.

Contrairement à ce dernier auteur, Wilson Fox recourt aux autres agents de la thérapeutique : digitale, quinine, saignée, pour seconder la médication réfrigérante. Mais lorsque la période préagonique est imminente, et que la température atteint 41°,1, tous ces médicaments sont impuissants, et le froid seul parvient à combattre cette température exceptionnelle (*Gazetta delle cliniche*, 30 janvier 1871 ; — *Bordeaux-médical*, 1872, p. 25, C.-D).

Le mémoire de Fox encouragea bien des praticiens à l'étranger à suivre son exemple (en voir la nomenclature sommaire (in *Rev. des sc. méd.*, t. IX, p. 557, 1877). donnée à l'occasion d'un travail de Heubner publié dans les *Arch. de Heilkund.*, (XVII, p. 134) et analysé par Klein. L'auteur allemand a relaté l'observation d'une jeune femme de vingt-huit ans chez laquelle la température atteignait un degré incompatible avec la vie, 43°,5.

Dans cet état, il la soumit aux douches froides répétées plusieurs fois par jour. Il y eut une amélioration manifeste. Mais, des troubles graves de la déglutition empêchèrent l'alimentation régulière et la malade finit par succomber. Malgré cet échec, Heubner n'hésite pas à préconiser cette médication.

Travaux français. — En France, la première observation de rhumatisme cérébral traité par les bains froids est due à Maurice Reynaud. Elle date de 1874 et fut présentée à la Société médicale des hôpitaux (*Journ. de thér.*, n° 22, 1874).

Depuis lors, Blachez (*Gaz. des hôp.*, 1875, p. 158), Dujardin-Beaumetz, Colrat (*Lyon-médical*, 1875, p. 121), Labbé, Féréol (*Gaz. des hôp.*, 1877, p. 533), Vallin (*Gaz. des hôp.*, 1877, p. 581) ont tour à tour signalé leurs tentatives heureuses ou malheureuses pour combattre le rhumatisme cérébral par la méthode réfrigérante.

Des discussions à la Société médicale des hôpitaux (1877) et à l'Académie de médecine, ont fixé définitivement l'attention sur ce mode de traitement. Woillez dans un travail publié dans le *Bulletin de thérapeutique* d'octobre et novembre 1880 a posé les règles précises de la médication. J. Ortiz Coffigny dans sa thèse (*Du rhumatisme cérébral et en particulier de son traitement par la méthode réfrigérante*, Paris, 1881), a résumé de nouveau toute la question.

L'hyperthermie constituant le principal danger, dès que la température dépasse 40°, que les accidents cérébraux paraissent, et surtout si les symptômes articulaires reviennent, on doit recourir à la réfrigération et chercher à ramener la température au-dessous de 39° tout au moins.

Formules hydrothérapiques. — Pour atteindre le but, trois modes d'emploi : 1° les applications froides *partielles et à très basse température*, lavement d'eau glacée, glace sur la colonne vertébrale, vessie remplie de glace pilée placée sur l'abdomen, la poitrine ou la tête ; 2° l'application *brusque* et *générale* du froid, c'est-à-dire, d'une température au-dessous de 20° à 22°, à l'aide des lotions, des affusions, des douches générales ou de l'immersion. Ce dernier moyen étant tout à la fois, le plus énergique et le plus dangereux ; 3° la réfrigération générale mais graduée, en débutant par une température initiale de 35°, ramenée peu à peu au-dessous de 30° et rarement inférieure à 25°. Les mêmes procédés ci-dessus indiqués, mais l'immersion plus particulièrement, se prêtent à ce troisième mode de réfrigération.

Proscription des basses températures. — D'après les données de la physiologie, nous n'hésiterons pas à proscrire dans la grande majorité des cas l'emploi des bains généraux à la température initiale de 20°. Ils imposent à l'organisme, *au moment même où la vie est en suspens*, un effort toujours extrêmement dangereux. De là, selon nous, le plus grand nombre de mécomptes et surtout des *morts subites*, observées au sortir du bain, ou peu après. On ne peut alors être maître de l'effet produit, *ni régler l'effort imposé à l'organisme*, dans sa lutte pour l'existence.

Si, à la période *préagonique*, pareil procédé peut se justifier à la rigueur, et des succès certains fournis par des praticiens éclairés sont là pour le justifier, néanmoins, il nous parait infiniment préférable encore de recourir au mode suivant :

Première phase du traitement réfrigérant. — Action réfrigérante *partielle* sur le rachis et le gros intestin, *puis*, généralisée *graduellement* à toute la périphérie du corps, à l'aide de compresses mouillées, de vessie de glace ou de frictions glacées. En agissant ainsi, *on multiplie les sensations et chocs réflexes*, tout en préparant et en amenant le refroidissement du corps, et l'on évite tout effort violent, démesuré, hors de toute proportion, avec un organisme *mourant*.

Deuxième phase. — Ces premières applications faites, l'immersion dans un bain tempéré à 30°, 31°, ramené insensiblement à 25°, doit constituer la *deuxième phase immédiate de la première séance de réfrigération*. Le thermomètre à la main, il est facile de suivre l'action antipyrexique et de la doser plus aisément.

Le résultat obtenu, et il faut bien s'abstenir de vouloir dépasser la mesure, le malade est reporté dans son lit, *des frictions, des massages généraux, modérés*, en ramenant rapidement le sang à la *périphérie* du corps facilitent la *continuation* de l'action réfrigérante, la température *centrale* baisse et baisse encore, jusqu'à ce que la *capacité frigorifique* de l'enveloppe cutanée soit absorbée.

Cette limite atteinte, la température centrale remonte, et de la rapidité de cette courbe ascensionnelle et de l'acuité des phénomènes cérébraux découle l'indication d'agir de nouveau plus ou moins énergiquement.

Au fur et à mesure qu'on s'éloigne de la période préagonique, le danger diminue beaucoup et la rigueur de la méthode doit être atténuée. Ainsi maniée, on a bien moins à redouter les accidents graves ou mortels, attribués à l'emploi trop violent, trop brusque des bains froids généraux.

Que la certitude de la mort dans l'encéphalopathie rhumatismale justifie pareille méthode, ainsi que l'ont soutenu avec raison Behier, Dujardin-Beaumetz, Maurice Reynaud, Blachez, etc., à ne citer que des noms français, néanmoins, il nous parait encore plus rationnel de suivre les préceptes basés sur la connaissance exacte du mécanisme d'action du froid sur la circulation.

Justification des températures graduées décrois-

santes. — Procédant graduellement et diminuant dans la mesure du possible, l'effort impérieusement exigé de l'organisme en défaillance, l'on atteint tout aussi bien le but et l'on évite plus sûrement la mort subite ou tout au moins de violentes congestions internes, dont les symptômes pneumoniques, pleurétiques peuvent être parfois l'expression morbide ultérieure.

Il est rare de voir la période dangereuse dépasser trente-six à quarante-huit heures. Cependant chez le malade de Blachez, cette période dura quatre jours et le patient ne donna quelques signes d'intelligence qu'après le onzième bain, On arriva vite à ce chiffre, car il fallut souvent y revenir. Au début, toutes les trois ou quatre heures. Un premier bain à 16° avait été bien supporté. Le second détermina des phénomènes de collapsus très inquiétants. La température du corps était descendue à 35°.

Cas mortels après le traitement balnéaire. — M. Ferréol citant un nouveau cas de sa pratique lors de la discussion de 1877 au sein de la Société médicale des hôpitaux fut moins heureux. Le malade était à la période préagonique quand il fut mis au bain. Les signes de la mort survinrent et ce ne fut que grâce à des flagellations énergiques, qu'il put être reporté vivant dans son lit. Il succomba quelques heures plus tard.

Sidney Singer cite un cas analogue. La mort survint au sortir du bain; sa température initiale était cependant à 34°, abaissée à 20°,6. La température du sujet atteignait 40°,5 au moment de l'immersion. Celle-ci dura quarante-quatre minutes et au sortir du bain, le corps n'avait plus que 30°,7. Évidemment la réfrigération avait été poussée beaucoup trop loin, et la tension artérielle correspondant à un tel chiffre devait être excessivement élevée. Que n'a-t-on pas à craindre alors en pareil cas?

Statistique en faveur de la médication hydriatique. — Woillez a fait un relevé des guérisons connues. Trier de Copenhague, sur onze cas, a obtenu huit guérisons. Ducastel a compté dix guérisons sur quatorze cas traités par les bains froids et dix-neuf morts sur vingt-trois cas traités par les moyens ordinaires (Ortis-Coffigny, *Thèse*, 1881, p. 80, 81).

Tout danger disparu, cette médication doit cesser et les moyens habituels être employés. Néanmoins, signalons en passant la tentative de Maurice Reynaud de traiter les accidents articulaires du rhumatisme fébrile par le bain froid. L'observation a été présentée à la Société médicale des hôpitaux. Il s'agissait d'un homme vigoureux, âgé de vingt-quatre ans, atteint d'un rhumatisme *a frigore* fébrile, parvenu au dixième jour. La température marquait 39°,4. Deux bains froids à six heures d'intervalle sont donnés : température, 22°; durée, vingt minutes. La température du corps baisse sensiblement après le second bain. Dès lors, l'amélioration fait des progrès rapides. Après le huitième bain, température redevenue normale. La durée totale du traitement a été de moins de trois jours. En résumé, le malade, atteint violemment à son entrée le 12 mars au matin, n'éprouve plus de douleurs le 14 au soir, et le 15, il est capable de se lever et de marcher (*Rev. des sc. méd.*, t. VI, p. 250, 1875).

Il est vrai que l'opinion de Trousseau, rappelée par Dumontpallier, dans la discussion du traitement du rhumatisme cérébral par les bains froids « nous ne connaissons pas les jeux du rhumatisme », pourrait être objectée à Maurice Reynaud. Mais suivant l'exemple hardi de ce praticien, il nous semble préférable encore de l'imiter *prudemment*, que d'opposer une dénégation *a priori*.

Dans la même discussion, Dujardin-Beaumetz répondait fort justement à son confrère, que le reproche de hardiesses thérapeutiques est si peu fondé en France, que le plus souvent nous sommes *fort en retard* vis-à-vis de l'étranger. Témoin, ajoutait-il (1877), ce qui se passe au sujet du salicylate de soude. Depuis plus de dix ans, il est dans la pratique courante en Allemagne, alors que nous en sommes à peine encore à celle de l'expérimentation.

II. — AFFECTIONS AIGUËS DES VOIES RESPIRATOIRES

Les maladies aiguës de cet appareil se prêtent rarement à des applications hydriatiques. La médication par l'eau froide, en bronzant la peau et en l'aguerrissant contre les variations atmosphériques, peut faire beaucoup.

Maladies aiguës du larynx et des bronches. — La maladie est-elle déclarée, mais encore limitée au *larynx*, aux *bronches* même, et tout à fait à ses débuts, on retire des effets salutaires de l'action sudorifique. Un bain de vapeur modéré, suivi d'affusions chaudes et d'enveloppement pour provoquer une diaphorèse abondante, est une des meilleures pratiques hygiéniques à conseiller, au sortir d'une nuit passée au bal, ou d'un voyage nocturne suivis de refroidissement. L'inflammation atteint-elle le parenchyme, malgré des observations favorables, on ose moins encore employer cette méthode, surtout à l'exclusion de toute autre. On peut encore moins la conseiller dans les inflammations de la plèvre.

Cependant, le plus grand nombre des auteurs ayant traité la fièvre typhoïde par les bains froids n'ont jamais vu les accidents *pulmoniques* augmenter sous l'influence de ce traitement. Parfois même, ils en ont retiré un avantage direct.

Angine infectieuse symtomatique. — L'inflammation offre-t-elle un caractère infectieux, spécifique, diphthérie, bronchite *rubéolique*, *scarlatineuse*, l'action sudorifique énergiquement développée peut rendre des services certains.

A ce propos, un souvenir précis, emprunté à la pratique d'un vieux confrère, mérite d'être signalé. Le fait nous a été confirmé par le père du petit malade. C'était un pharmacien distingué. Son enfant avait le croup, la diphthérie s'était généralisée, il asphyxiait. Les médecins avaient refusé toute tentative chirurgicale. En présence d'une situation désespérée, le médecin ordinaire de la famille, fort épris de la méthode hydrothérapique, fit l'offre de tenter des applications de drap mouillé, mais sans vouloir assumer la moindre responsabilité morale sur la décision à prendre.

Acceptée sans hésitation, on se mit à l'œuvre. Pendant toute une nuit on pratiqua des enveloppements simples. Le drap était renouvelé chaque fois, après la production d'une diaphorèse abondante. Une réaction franche fut obtenue dès la première application. C'était le réveil énergique des combustions cutanées, venant au secours de celles entravées des voies respiratoires et retardant l'asphyxie préagonique.

Plus tard, ce fut l'élimination du produit diphthéritique et un plus libre accès de l'air dans les poumons. Le minimum d'oxygénation du sang était récupéré. L'enfant revenait à lui. La lutte pour la vie avait duré quarante-huit heures. Pendant ce long laps de temps, l'enfant avait été emmailloté toutes les heures ou toutes les deux heures, suivant la rapidité de la réaction et de la diaphorèse obtenues.

Pareille situation peut se reproduire pour le médecin. Qui le blâmerait d'imiter un tel exemple, l'insuccès en fût-il la suite le plus souvent ?

Pneumonie. — Les médecins allemands n'ont pas reculé devant l'emploi, *même exclusif*, de l'hydrothérapie dans la *pneumonie franche* ou *symptomatique*, aussi bien chez l'enfant que chez l'adulte.

Fismer a traité à l'hôpital de Bâle, dans une période de cinq ans, cent cinquante-deux cas de pneumonie d'après la formule générale suivante : dès que la température axillaire dépasse 39°, bain à 16° R. pendant dix minutes, réduit à sept et même cinq minutes, chez les sujets âgés et très faibles, ou lorsque la dyspnée est intense, le collapsus violent et le frisson trop prolongé.

Les seules contre-indications sont : l'extension de la phlegmasie aux deux poumons, fréquence extrême de la respiration; alcoolisme chronique, âge très avancé.

Le nombre des bains administrés en moyenne est de 13 à 14 — au maximum 30. Concurremment, ce praticien prescrit la quinine à la dose de 2 grammes et la digitale, à la dose de 1 gramme.

Statistique. — Depuis l'introduction de ce traitement à l'hôpital de Bâle, la mortalité de la pneumonie aurait diminué de 9 p. 100, tout en restant plus élevée qu'à Paris, par exemple. L'auteur attribue cette différence à ce que, à Bâle, les formes graves de la pneumonie sont plus fréquentes (H. HALLOPEAU, in *Rev. des sc. méd.*, t. II, p. 884, 1873. — Voir également in *Gaz. méd. de Bordeaux*, n° 3, p. 64, 5 février 1874).

Le Dr Mayer (d'Aix-la-Chapelle) semble encore plus partisan de l'emploi de l'eau froide dans la même affection chez les enfants. D'après l'auteur allemand, plusieurs de ses confrères Immermann, Hagenbach, Jürgensen, etc. l'ont précédé dans cette voie, avec le plus grand succès.

Il n'a pas hésité lui-même à y recourir, même chez des enfants de sept à neuf mois. Au début, le bain est donné à 25°, 26° R., puis abaissé insensiblement à 17° R.. Sa durée, dix à quatorze minutes.

Dans la forme catarrhale de la pneumonie des enfants, le bain froid n'est pas nécessaire. Des compresses d'eau froide sur la poitrine suffisent. Ce traitement a été recommandé également par Bartels et Ziemssen. Pour Mayer, la pneumonie catarrhale des enfants est moins dangereuse par l'hyperpyrexie, que par la dyspepsie intense qu'elle provoque, et contre ce symptôme les compresses froides sont des plus efficaces.

Pneumonie symptomatique. — Dans la pneumonie croupale, cette même méthode serait sans rivale. Jürgensen a rapporté cent dix cas de pneumonie croupale chez des enfants âgés de moins de dix ans et n'ayant fourni que quatre décès. Dans trois de ces derniers, la pneumonie était secondaire. Dans le quatrième décès, la pneumonie s'accompagnait d'une péricardite purulente. La conviction de Jürgensen dans la valeur de la méthode réfrigérante est telle qu'il n'a pas hésité à y soumettre son propre enfant âgé de dix-neuf mois. La température du corps avait dépassé 40°. Voyant que les bains à 16° R. ne parvenaient pas à vaincre la pyrexie, il a employé l'eau à 6° et même à 5° R. Le succès fut complet.

Mayer attribue à l'emploi de la méthode réfrigérante l'absence de manifestation cérébrale si commune dans la pneumonie infantile (*Rev. des sc. méd.*, t. III, p. 232, 1874).

Dans le même recueil (t. XXII, p. 506), se trouve le résumé du traitement de la pneumonie croupeuse par Kiweleff. Cet auteur a traité quarante-quatre cas; vingt-huit malades par les bains progressivement refroidis et vingt et un soumis à l'expectation. Le bain était à la température initiale de 28°, 29° R. Sa durée était de dix à quinze minutes et sa température graduellement abaissée à 12 et 16° R... On l'administrait le soir. Sous son influence, la douleur et les symptômes cérébraux s'amendaient et le sommeil revenait.

L'auteur a posé les principales conclusions suivantes :

1° La mortalité est moindre par la méthode hydriatique que par l'expectation; sur vingt-trois malades, quatre morts, soit 17,4 p. 100; sur les vingt et un malades, douze morts, soit 57,1 p. 100;

2° La diminution de la température était de 1°,5 à 3° C., chaque jour et cet abaissement durait quatre à cinq heures;

3° La défervescence obtenue plutôt, convalescence plus rapide et complications pas plus fréquentes.

Bozzolo (de Boulogne) a préféré l'emploi exclusif des bains tièdes *prolongés* à celui des bains tempérés, progressivement refroidis. La durée du bain était de deux à trois heures. Au delà, le malade le supportait difficilement. La durée de la sédation calorique serait plus prolongée après le bain tiède qu'après le bain froid. Aussi lui donne-t-il la supériorité. La statistique est des plus favorables à cette méthode. Sur soixante-quatre malades, trente-quatre, traités par l'expectation, le sulfate de quinine ou l'acide phénique en lavements, six morts; sur vingt-sept pneumonies traitées par les bains tièdes prolongés, un seul cas de mort.

Malgré tous ces travaux étrangers, l'idée de traiter l'inflammation aiguë du parenchyme pulmonaire par l'hydriatrie, n'a pas encore prévalu en France. Cependant Gignoux a traité avec succès quatre malades sur cinq atteints de pneumonie grave à forme ataxique ou comateuse. Sous l'influence de bains froids, l'intelligence revenait, la fièvre et la température diminuaient notablement.

Chambard-Hénon prescrivit des lavements froids à un enfant de sept ans présentant jusqu'au cinquième jour les signes d'une fièvre typhoïde. A cette époque, on constata l'existence d'une pneumonie à droite, les lavements furent continués et l'enfant guérit. Les lavements étaient donnés à 12° et répétés toutes les trois heures (*Rev. des sc. méd.*, t. XXIII, p. 466, 1884).

Nous aurons à reparler de ces formules, à l'occasion du traitement de la fièvre typhoïde par la méthode réfrigérante, et nous ferons connaître les objections soulevées par la plupart des cliniciens français. Mais peut-être pourrait-on leur apppliquer, avec juste raison, le reproche que Dujardin-Beaumetz adressait à cette occasion à la médecine française, de trop se laisser devancer par les pays voisins.

Asthme. — L'*asthme*, par ses accès subits et par son évolution périodique et lente, appartient aux deux cadres pathologiques. Par sa nature et ses origines si variables, il pourrait être classé à la suite de bien des affections diathésiques.

D'une façon générale, l'hydrothérapie modère et éloigne les accès, très rarement on obtient la guérison; peut-être jamais, d'une façon définitive.

Qu'il soit essentiel, symptomatique ou diathésique, la formule hydrothérapique reste la même. On doit rechercher les effets perturbateurs et révulsifs de la méthode, c'est-à-dire, des douches en pluies courtes, très courtes, enveloppant tout le corps et secondées par des douches en jet à forte pression et à basse température. Pas n'est besoin d'ajouter que parfois, il est de toute nécessité d'entraîner graduellement le malade aux basses températures.

Conduite à tenir à l'approche de l'accès et pendant son évolution. — Doit-on doucher pendant l'accès ? Tout est subordonné à l'intensité de la crise et surtout à l'intégrité de l'organe cardiaque. Éprouve-t-on des doutes à ce dernier point de vue, le plus sage est de s'abstenir. De même, l'action perturbatrice recherchée avec les basses températures et les douches enveloppantes (pluie-cercle), doivent être employées bien plus modérément, dans les cas de lésions cardiaques, ne contre-indiquant pas absolument par elles-mêmes, l'emploi de l'hydrothérapie.

Coqueluche. — La *coqueluche* dans sa période ultime peut être heureusement modifiée et au contraire la *grippe* à ses débuts, ou vers sa fin, trouve dans certaines formules hydriatiques des ressources précieuses.

Contre la première affection on préconise des douches très courtes cinq à dix secondes à 30° au début, et abaissées graduellement à 14°, à 15° suivant la sensibilité du sujet. Chez les grandes personnes, la durée d'application doit être de trente à quarante secondes au maximum.

A ses débuts, la grippe est heureusement combattue par les bains de vapeur énergiques suivis d'enveloppements, ou de retour dans un lit chauffé. A la période de résolution, il est préférable de recourir à la formule conseillée dans la coqueluche. Nous avons vu maintes fois des malades, à la suite de la grippe, conservant une toux spasmodique tenace avec une légère sécrétion, guérir rapidement sous l'influence d'un pareil traitement,

III. — AFFECTIONS AIGUËS SIMPLES DES VOIES DIGESTIVES ET DE LEURS ANNEXES

Peu d'affections aiguës de cet appareil se prêtent à l'emploi de la médication hydrothérapique, sauf les *entérites* et les *dysentéries*.

Les douches ascendantes chaudes, attiédies, les fomentations fraîches sur l'abdomen, les enveloppements avec le drap mouillé, pour diminuer l'élément pyrexique, rendent des services. Le traitement de l'*hépatite* par l'hydrothérapie mériterait peut-être une mention, s'il n'existait alors d'autres médications et formules thérapeutiques, d'une importance plus considérable. Dans la *dysenterie épidémique*, l'infectiosité d'une part, et la dépression des forces de l'autre, trouvent dans les modes d'action divers et simultanés de l'eau froide des ressources précieuses entre des mains habiles, — l'enveloppement avec le drap mouillé, la ceinture mouillée sur l'abdomen, recouverte d'une flanelle et d'un tissu imperméable, secondent bien les autres médications.

Nous abordons plus loin, dans un paragraphe spécial, le traitement de la fièvre typhoïde par l'hydrothérapie.

IV. — AFFECTIONS AIGUËS DES VOIES GÉNITO-URINAIRES

Les mêmes remarques sont applicables. Chez l'*homme*, les bains généraux, locaux, tempérés, chauds et les douches ascendantes, voire même les fomentations abdominales ou lombaires à température élevée, sont bien indiquées dans ces affections aiguës. Mais ce sont des éléments thérapeutiques *secondaires* en pareil cas.

Des auteurs, Abeille entre autres, préconisent l'hydrothérapie et déconseillent l'emploi des bains de vapeur dans l'*albuminurie aiguë et chronique*. Plein d'illusion nous-même à cet égard, au début de notre pratique, les faits nous ont convaincu du peu d'efficacité de l'hydrothérapie dans cette redoutable affection.

Ces réflexions s'appliquent encore, aux *affections aiguës des voies génito-urinaires chez la femme*. Rarément la méthode hydrothérapique trouve son indication, sauf sous forme de bains généraux et locaux. Des auteurs ont recommandé les applications très froides, la glace, dans les *hématocèles*. Les uns conseillent de la limiter à la paroi abdominale; d'autres n'hésitent pas à introduire des sachets de glace dans le vagin. Cette dernière pratique est d'une manœuvre fort difficile à poursuivre avec régularité, de sorte que les inconvénients d'une maladresse sont bien autres que les avantages péniblement obtenus à l'aide d'un emploi rigoureux et méthodique.

Affections puerpérales. — Paul Osterloh a expérimenté les bains tièdes dans les *affections puerpérales fébriles*. Ils sont inoffensifs pour les accouchées, procurent aisément du calme et du sommeil. La température employée est de 23° à 26° R., avec ou sans affusions froides à 8° ou 10° R., dans les cas les plus graves. En moyenne un bain par jour seulement. Presque toujours il y a un abaissement notable de la température du corps et le pouls perd de douze à trente-six pulsations. Sur cent quatre vingt-quatre femmes en couches malades, il a obtenu cent cinquante-huit guérisons, trois ont supporté le transport chez leurs parents, et vingt-trois seulement ont succombé, dont deux à des accidents typhiques et une à la maladie de Bright (*Rev. des sc. méd.*, t. VI, p. 544, 1875).

L'exposé thérapeutique de la *métrorrhagie* trouvera mieux sa place, dans l'étude de la thérapeutique des affections chroniques du même appareil.

V. — FIÈVRES ÉRUPTIVES

La *variole* et la *scarlatine*, pour ne citer que les principales, ont été soumises à divers traitements hydriatiques.

Préceptes généraux. — Dans les cas simples, lorsque l'évolution dermique est régulière, facile, la température du corps modérée, et les symptômes généraux d'intensité moyenne, on doit s'abstenir. Les prescriptions hygiéniques les plus simples, quelques boissons chaudes, des breuvages tempérants, une légère diète, un appartement bien aéré et peu éclairé, sont les conditions les meilleures, les seules mêmes à remplir.

L'affection offre-t-elle des complications graves, éruption lente à paraître, délire intense, température du corps dépassant 40°, la question est tout autre. De nombreux exemples démontrent l'efficacité de certaines formules hydrothérapiques, et des auteurs affirment de véritables résurections par l'emploi rigoureux de cette méthode.

Ici encore, nous n'hésitons pas à donner la préférence au drap mouillé. Entre des mains expérimentées, cette formule simple, énergique et *maniable*, répond efficacement et surtout promptement, à des indications multiples. Pyrexie intense, pouls fréquent, irrégulier, délire, drap bien mouillé, *peu tordu, fréquemment renouvelé.* Le coma est-il intense, frictions énergiques, emploi de la glace. L'éruption lente à paraître, drap mouillé renouvelé seulement après une réaction énergique et une diaphorèse abondante. L'éruption est-elle bien accusée, cessation du moyen, à moins d'une autre indication.

Variole. — L. Clément (de Lyon) a expérimenté dans son service, l'emploi des bains tempérés dans la *variole* grave. Voulant s'appuyer sur des exemples, il a recherché les observations publiées par Lambassy, Hébra, Kœnig, Curschmann.

Il a employé les bains tempérés ou frais (25° à 28° C.) de quinze minutes en moyenne et répétés deux à trois fois par vingt-quatre heures, dans sept cas très graves, dont deux de variole hémorrhagique, et il a eu cinq succès.

Il déconseille cette méthode pendant l'évolution et préfère l'employer au moment de la fièvre suppurative.

Scarlatine. — Bien que la *scarlatine* soit rare en France et presque toujours d'évolution assez simple, son traitement hydriatique mérite une mention particulière.

En 1870, Auguste Jansen en a fait l'objet d'un important mémoire adressé à la Société médico-chirurgicale de Liège. En voici un résumé succinct :

Historique. — Gérard de Liverpool (1769) Currie, (1798) l'ont appliquée en Angleterre. Puis en Allemagne, en Italie et enfin en France. Bateman (1820) et Niemeyer mettent cette médication au-dessus de tout autre. Valleix la conseille dans : chaleur très élevée, fièvre intense, agitation. Küchenmeister établit qu'aucune complication n'en contre-indique l'emploi. Trousseau n'hésite pas à y recourir.

Mode d'action. — Currie, Kolbany, disent que c'est en abaissant la température et en combattant par son action sédative les phénomènes nerveux concomitants, en ralentissant considérablement le pouls (Fleury) en diminuant l'afflux du sang (Fleury).

Mode d'emploi. — Gérard prescrit des bains froids de quelques minutes (température ordinaire). Currie, des affusions avec quelques seaux d'eau à basse température. Cela fait, le malade est enveloppé dans sa couverture sans être essuyé et rapporté dans son lit. On répète l'opération dans la journée suivant l'indication.

Grégory (d'Edimbourg) fait prendre plusieurs bains par jour et pratiquer des lotions rapides. Au début de la période de desquamation, lotions d'eau savonneuse tiède.

Giannini est partisan des immersions froides de cinq à quinze minutes. Aussitôt le premier frisson, retirer le malade. Dans les cas graves, présence du médecin indispensable. Chez le sujet très sensible au froid, applications chaudes sur le cœur pendant l'immersion froide.

Kolbany entoure le malade d'un linge; on verse rapidement sur lui de l'eau froide. Sur deux cents cas traités par lui, il n'y a eu que quatre décès.

Fröhlich emploie simultanément les lotions, les affusions et les immersions. Il a tracé les rapports de la température de l'eau suivant celle du corps.

Niemeyer recommande les bains froids. Les enveloppements froids qu'il employait autrefois lui ont paru fatiguer à cause de la nécessité de changer le malade de lit pour chaque enveloppement.

Trousseau préconise les affusions et les lotions. Le malade est dans une baignoire vide, on jette sur son corps assez lentement deux cruches remplies d'eau à la température de l'eau de rivière, environ 15° C. On arrose également les membres et la face puis le malade, sans avoir été essuyé, est enveloppé dans une couverture et remis au lit.

Dans le cas, dit Trousseau, où le jeune praticien n'ose enfreindre le préjugé, il lui conseille le subterfuge suivant : le malade mis nu sur un lit de sangle, on passe rapidement sur lui des éponges imbibées d'eau à 25° (devant et derrière) puis remis au lit dans une couverture de laine sans être essuyé.

Fleury préfère l'immersion ; elle ne doit pas dépasser quinze minutes, ensuite l'affusion; cette dernière ne doit pas être trop divisée, s'échapper en nappe et tomber doucement sur le corps.

Conclusions de Jansen. — I. Les applications froides, bien faites, constituent une médication sédative et antiphlogistique très puissante.

II. On peut les employer dans tous les cas, quels que soient la saison, l'âge et la force du sujet.

III. Toujours exemptes de danger, elles ont surtout le

mérite de pouvoir être employées dans des circonstances où d'autres moyens seraient contre-indiqués.

IV. Le modus faciendi est capital, tout dépend du soin mis à administrer un agent si actif.

V. Faites avec soin, elles sont bien supportées et même agréables aux malades auxquels elles procurent un grand bien-être.

VI. Leur effet immédiat est d'abaisser la température et le pouls, diminuer l'aridité et la chaleur de la peau.

VII. Employées au début de l'affection elles déterminent la manifestation de l'exanthème.

VIII. Elles calment les phénomènes encéphaliques mieux que ne le fait aucun antispasmodique de la matière médicale.

IX. La desquamation est favorisée et activée.

X. Les complications sont rendues extrêmement rares.

XI. Comme prophylactique, leur efficacité est évidente et elles méritent la préférence sur la belladone dont l'effet est peu constant.

XII. Concurremment : bonne hygiène, air pur et frais, bonne eau, régime doux, repos, grands bains de propreté.

Faits cliniques. — Quelques années plus tard, John Edwin Eddison a publié (*The Lancet*, sept. 1875, p. 340 et 414) deux observations de scarlatine traitées par l'eau froide ou plutôt par le bain tiède progressivement refroidi. Température iniatiale 37° C., terminale 21° C., durée 30 à 40 minntes, répété toutes les heures ou toutes les deux heures suivant la rapidité du relèvement de la température. L'auteur propose même de laisser le malade dans le bain un jour entier mais alors en le refroidissant bien plus lentement.

Allant plus loin que ses collègues conseillant ce traitement contre le symptôme hyperthermie, Eddison en veut faire une méthode de traitement constante.

A son exemple, Taylor a publié peu après, dans le même recueil (voir également t. VI, p. 251, 1875,

Rev. des sc. méd.) un article sur le même sujet. Il préfère le drap mouillé, mais avec un modus faciendi sortant de l'ordinaire, « une robe de nuit fendue en avant est plongée dans un quart de litre ou un demi-litre d'eau chaude, soit pure, soit rendue médicamenteuse par l'addition de quatre à huit grammes de teinture de piments. On revêt rapidement le patient de la dite robe, les pieds sont enveloppés d'une serviette trempée dans le même mélange » enfin on enveloppe avec deux couvertures et on y joint un édredon. L'auteur préconise le même procédé contre le *choléra*, *l'angine striduleuse* et le *croup*.

Plus récemment encore, Fraser a eu recours à la méthode réfrigérante vers la fin d'une épidémie de scarlatine. Ses observations ont porté sur vingt et un cas très graves. Il a employé les bains tièdes, progressivement refroidis et répétés de une à six fois par vingt-quatre heures. Les suites habituelles : abcès ganglionnaires, diarrhée, albuminurie n'ont pas été plus fréquentes, et la mortalité dans ces cas graves, n'a pas dépassée 10 p. 100 (*Rev. des sc. méd.*, t. XX, p. 394, 1882).

Signalons encore, avant de passer outre, l'emploi des bains tièdes (28° R.) progressivement refroidis à 23° R. chez un enfant de quatre semaines atteint d'un *érysipèle ambulant*. La durée du bain était de six à sept minutes; on le répétait deux ou trois fois par jour. Le Dr Lutz est l'auteur de ce traitement (*Rev. des sc. méd.*, p. 564, 1874).

VI. — FIÈVRE TYPHOÏDE

États aigus généraux rentrant dans ce cadre pathologique.

Importance du traitement balnéaire des états typhiques. — A dessein nous avons réservé pour la fin de ce chapitre l'étude du traitement de la fièvre typhoïde par l'hydrothérapie.

Les considérations à faire valoir en faveur d'un pareil traitement reposent sur la connaissance exacte de son mécanisme physiologique. Elles peuvent s'appliquer aussi bien au traitement hydriatique de toutes les affections déjà passées en revue et notamment à celui des fièvres éruptives.

Droits de priorité. — Des discussions ardentes ont été soulevées, il y a quelques années, par une certaine formule bruyamment préconisée en France sous le nom de méthode de Brandt. Les droits de priorité et d'origine ont été parfois singulièrement méconnus. De même, le véritable mode physiologique en vertu duquel était obtenue l'action médicatrice. De là des mécomptes, des exagérations et des dissentiments profonds entre les partisans et les opposants de la méthode réfrigérante.

Historique. — Il suffit de se reporter à son historique, pour se convaincre que soit au commencement de ce siècle, soit dans les précédents, l'eau froide et tempérée, en affusions, lotions et immersions a été préconisée dans les maladies aiguës infectieuses. En Allemagne, Hahn, en Angleterre, Currie, et plus tard Giannini en Italie, ont démontré sa valeur pour le traitement du typhus, des fièvres aiguës, malignes, pétéchiales.

Currie en particulier avait parfaitement observé que l'eau froide agissait sur le système nerveux et sur la chaleur organique. Le thermomètre à la main il réglait la dose du froid selon ses médications. Les successeurs ou imitateurs du médecin anglais n'ont guère été plus précis. Tout au plus, peut-on affirmer que, profitant des progrès faits dans le classement et le diagnostic des fièvres continues, ils ont procédé avec plus de précision et donné à leur statistique clinique une signification mieux en harmonie avec la pathologie proprement dite.

Mais au fond, le fait brutal du succès reste le même.

Jacquez (de Lure), en 1839 et en 1843, avait conseillé les lotions froides et les compresses mouillées. Essais bien timides comparés à ceux de Currie et néanmoins suivis de guérisons probantes. En 1849, Wanner présentait un travail analogue à l'Académie des sciences, et en 1851, Leroy (de Béthune), dans l'*Union médicale*, faisait connaître ses succès par l'emploi de l'eau froide *intus* et *extra*.

Malgré ces exemples encourageants, l'hydrothérapie appliquée aux maladies aiguës avait trouvé bien peu de partisans en France. Fleury, dont l'action vulgarisatrice était déjà accentuée à cette époque, n'était pas plus écouté. Il est vrai que son livre s'occupait surtout de l'emploi de l'hydrothérapie dans les affections chroniques.

Méthode de Brandt. — Aussi l'ouvrage de Brandt sur le traitement du typhus par l'hydrothérapie, paru à Stettin en 1861, ne pénétra pour ainsi dire pas jusqu'à nous. En Allemagne, il fit école, et de nombreux imitateurs appliquèrent, plus ou moins modifiée dans les détails, la méthode de ce médecin.

M. Libermann, médecin militaire du Gros-Caillou, frappé des résultats obtenus avec son aide dans les ambulances allemandes en 1871, en fit l'application dans son service et il en publia les résultats dans un mémoire important, présenté à la Société médicale des hôpitaux.

Vers la fin de 1873, la méthode de Brandt avait été introduite dans les hôpitaux de Lyon par le docteur Franz Glénard, lequel l'avait étudiée pendant un long séjour à Stettin.

Son adoption en France. — S'il n'était indispensable de faire de sages réserves sur la nature même de la fièvre typhoïde et de tenir compte de ce *quid igno-*

tum biologique encore inaccessible à notre analyse, peut-être, acceptant l'hyperthermie comme l'élément principal à combattre et la méthode hydrothérapique comme le meilleur remède à lui opposer, nous inscririons-nous parmi ses partisans résolus.

Mais, sans partager toutes les préventions du professeur Peter contre la méthode réfrigérante, devons-nous cependant poser des limites à son emploi dans les fièvres typhiques et combattre la généralisation trop absolue et l'application violente de la formule de Brandt. Bien des partisans et des plus distingués en Allemagne même, entre autres Liebermeister, Schultze (de Heidelberg), Beck (de Munich), Botkin, Ziemssen, ont rejetté la rigueur de la formule du médecin de Stettin. Les médecins de Lyon ont préconisé avec succès des procédés de réfrigération beaucoup plus doux.

Il faut bien le dire, ni les uns ni les autres ne se sont appuyés suffisamment sur des expériences physiologiques rigoureuses établissant le mécanisme précis de l'action de l'eau froide sur l'organisme. De là des hésitations dans leurs conclusions et surtout dans les explications fournies pour justifier telle ou telle formule et les succès obtenus.

Bases physiologiques du traitement balnéaire des états typhiques. — Aussi, avant d'exposer le principe de la méthode de Brandt, nous paraît-il nécessaire de rappeler succinctement certaines des conclusions tirées de nos expériences :

Elles ont démontré : 1° que chez l'homme sain la possibilité d'abaisser normalement la température *générale* du corps était très limitée, de 2° à 3° au maximum ; 2° que cet abaissement était obtenu plus aisément soit en appelant *primitivement* le sang à la périphérie par l'action *préalable* du calorique, élevant artificiellement la température du corps, soit en amenant le sang à la peau par des frictions énergiques, du massage, des exercices actifs ou passifs ; 3° que du *degré* de *vacuité* ou de *plénitude* du réseau capillaire périphérique dépendait la *limite* d'abaissement de la température générale et la *rapidité* avec laquelle cet abaissement était obtenu; 4° Qu'une douche très courte (30″) et froide ralentissait considérablement les mouvements du cœur, élevait peu, relativement, la tension artérielle et au contraire abaissait beaucoup la température du corps (Voir quinzième expérience).

Ces mêmes expériences ont établi aussi que sous l'action du froid la tension artérielle était *subitement* portée à son *maximum* et le cœur bien ralenti dans ses mouvements après une très courte période d'excitation primitive.

Formule de Brandt. Bains froids. — Ces faits acquis et démontrés, examinons la formule de la méthode de Brandt. Quelle est-elle? Notre excellent collègue en hydrothérapie, Émile Duval, l'a résumée dans les termes suivants :

« Tout d'abord le malade est plongé jusqu'au cou dans un bain à la température de 20° C. On lui arrose la tête pendant une ou deux minutes, surtout s'il éprouve des accidents cérébraux avec de l'eau froide à 6° ou 8°; frictionné et massé dans ce bain pendant trois ou quatre minutes, on le laisse ensuite en repos. Bientôt se déclare un frisson violent; la respiration est haletante, la toux pénible; parfois a lieu une selle involontaire. Malgré l'insistance du malade pour quitter le bain, on doit l'y maintenir au minimum un quart d'heure. A sa sortie, grelottant et violacé, il offre un aspect vraiment piteux, à fendre l'âme. On lui remet sa chemise sans l'essuyer, et on le recouche avec une couverture de laine aux pieds, et sur le corps un simple drap en été, et une légère couverture de laine en hiver. On lui administre un potage tiède, une gorgée de vin vieux, et on l'abandonne à un frisson qui peut durer de 20 minutes à une heure.

« Toutes les trois heures on renouvelle ces bains, jusqu'à ce que le thermomètre, placé dans le rectum, ne marque plus que 38°,5. Bouillon, lait, soupe et café ; eau glacée dans l'intervalle. Vingt-quatre heures suffisent pour conjurer les plus graves symptômes, prostration, adynamie, sécheresse de la langue. Généralement l'appétit devient féroce ; on doit lutter contre les exigences du malade. Brandt explique ces modifications générales par l'effet sédatif du froid. » (*La médecine contemporaine*, p. 100, 1ᵉʳ avril 1874. Voir également la description du procédé dans la *Revue des sc. méd*, t. XI, p. 742, 1878, Homolle.)

Brandt a posé en principe que tout typhique pris au début, avant le sixième jour au plus, guérissait toujours. La durée moyenne du traitement va à huit ou dix jours. Passé ce délai, et souvent plus tôt, il n'est plus nécessaire de l'appliquer aussi rigoureusement. D'après cet auteur, la fièvre typhoïde ainsi traitée perd ses caractères habituels et elle n'offre plus le même intérêt. Ce ne serait pour ainsi dire qu'une fièvre catarrhale assez simple.

Atténuation apportée à la rigueur de la formule de Brandt. — Libermann, l'un des médecins français les plus convaincus de l'efficacité de cette méthode, n'a pu se défendre d'en atténuer le rigorisme. Il ne considère pas l'eau froide comme le spécifique de la fièvre typhoïde.

Botkin dans une remarquable leçon de clinique sur la fièvre, traduite de l'allemand en 1872, exprime la même opinion. Tout en reconnaissant les bons effets de la méthode réfrigérante qu'il considère comme la meilleure à opposer à l'hyperthermie, il ne croit possible ni la transformation complète de la maladie à l'exemple de Brandt, ni même à la possibilité d'en abréger l'évolution habituelle (p. 199).

Influence sur la température du corps. — D'après ses propres observations, Libermann a constaté que

l'abaissement de la température du corps est d'autant
plus faible et son relèvement plus rapide que la température initiale du sujet est plus élevée. Les abaissements les plus considérables s'observent vers le quatrième septénaire. Le chiffre le plus bas obtenu par lui
a été de 4°,8 au treizième bain et à la fin du second
septénaire chez un homme. Sa température avant le
bain était de 40°,5, une heure après l'immersion, la
température était revenue à 38°,5, et trois heures après
à 39°,5. C'est un exemple type de ce qu'on peut obtenir
à l'aide des bains froids. Chez certains enfants, on ob-
tiendrait même un abaissement de cinq degrés.

M. Potain a démontré par des expériences rigoureuses
que la quantité de chaleur cédée à l'eau ne varie pas en
raison de la température du bain ni de celle du malade,
mais bien suivant des conditions propres au sujet,
chaque fébricitant se comportant à cet égard d'une manière toute individuelle et *se défendant plus ou moins
bien* contre les causes de refroidissement. (HOMOLLE,
Rev. des sc. méd., t. XI, p. 745, 1878.)

Botkin (*loc. cit.*, p. 201-207) a émis l'idée originale
qu'il existe un centre nerveux présidant au refroidissement normal du corps. Les troubles fonctionnels de ce
centre amènent un ralentissement dans l'émission de
chaleur à la périphérie, et ils maintiennent au sein de
l'organisme des produits incomplets de combustion dont
la présence est nocive. L'eau froide aurait donc non pas
une simple action physique réfrigérante, mais une action
bien autrement puissante et directe sur le système
nerveux lui-même, en précipitant la formation complète
de ces produits d'oxydation. D'où ces effets généraux de
calme et d'atténuation de tous les symptômes dépendant
de l'hyperpyréxie, sous l'influence de l'eau froide.

Leichtenstern, dont Libermann combat l'opinion, se
basant sur les tracés fournis par 1960 bains, a constaté
que la température initiale notée avant le bain revenait
à son maximum deux heures après.

Les abaissements les plus considérables et de plus longue durée coïncident avec les périodes de rémission normales journalières de la maladie, selon Ziemssen, vers sept heures du soir et de cinq à huit heures du matin.

Libermann a noté des durées d'apyrexie, c'est-à-dire la température rectale inférieure à 38°,5 de six à dix heures avec une moyenne de six bains par jour. Cette période va en augmentant rapidement et vers la fin elle dure souvent quinze à vingt heures.

La courbe générale de la température subit relativement peu de modifications. Mais l'important est de ne pas laisser prolonger les périodes hyperthermiques. Libermann prescrit le bain dès que la température rectale atteint 39°,5. Il dépasse rarement six bains par vingt-quatre heures, et à l'opposé de Brandt les déconseille dès que leur effet paraît nul. Recourir en pareil cas à des températures plus basses ou plus prolongées, ainsi que le prescrit le médecin de Stettin, lui semble une pratique dangereuse.

Statistiques favorables à la méthode de Brandt. — Des travaux de statistique considérables ont été invoqués pour et contre cette méthode de traitement.

Dans son dernier travail sur ce sujet (*Gazette hebdomadaire de médecine et de chirurgie*, 1883. Voir également, *Revue des sc. méd.*, t. XXIII, p. 94, 1884), Franz Glénard, le promoteur en France de la formule de Brandt, donne la statistique du rapport de santé de l'armée allemande pour les années 1878 et 1881. Il rappelle celles remontant à vingt années pour ce pays et à dix années dans les hôpitaux de Lyon. D'après ces statistiques portant sur plus de 20 000 fiévreux, depuis l'adoption de la méthode des bains froids, la mortalité de la fièvre typhoïde serait réduite à 9 p. 100 au lieu de 26 p. 100, et même à 1 ou 2 p. 100 dans certains hôpitaux militaires allemands et dans la pratique privée à Stettin et à Lyon.

Les conclusions du travail de Franz Glénard ont été approuvées presque à l'unanimité (22 sur 24) par les médecins des hôpitaux de Lyon.

Glæser (de Berlin) ayant relevé une statistique de 3285 cas de fièvre typhoïde traités de 1870 à 1877 dans quatre services de l'hôpital général de Hambourg a établi *tout au contraire* que la mortalité en employant les bains froids exclusivement avait été plus forte (minimum et maximum) que lorsqu'on a cessé cette méthode dans deux de ces services et que sa rigueur a été atténuée dans les deux autres (*Rev. des sc. méd.*, t. XXIII, p. 98, 1884).

Entre ces deux opinions extrêmes, nous dirons volontiers avec M. Homolle (*loc. cit.*) : il ressort du débat que si les effets ont été moins brillants qu'on ne l'avait espéré, le plus souvent la médication réfrigérante n'a été employée que dans les *cas graves*, de sorte que la statistique qui en résulte prend une signification plus favorable.

Modifications à cette formule. — Bains tièdes. — Bains permanents tempérés. — Ziemssen a employé les bains *tièdes* à sa clinique d'Erlangen en 1863. Libermann les a essayés. La soustraction du calorique est un peu inférieure par ce procédé, 1° à 3°, et dans un cas elle fut même réduite à 0°,2. La durée de l'apyrexie après le bain tiède n'aurait pas dépassé huit heures dans les deuxième et troisième septénaires, et douze heures vers le quatrième. Pour Ziemssen cette durée serait au contraire beaucoup plus longue que par l'emploi du bain froid.

Divers auteurs ont suivi cet exemple en augmentant l'intensité de la formule, c'est-à-dire la *durée* du bain.

Riess (1880) a préconisé le bain *permanent* (31° C.). Dès que la température du corps descend au-dessous de 37° on sort le malade du bain. Sur quarante-huit malades ainsi traités, il n'y eut que trois décès (6,2 p. 100) dus une fois à la violence des symptômes et deux fois à une pneumonie concomitante. Dans un de ces cas, du septième au quinzième jour, on parvint même par ce procédé à maintenir la température du corps dans les limites presque normales (1881).

Afanassjew (de Saint-Pétersbourg) (1881) a suivi la même pratique avec un égal succès. Il la préfère à celle des bains froids lorsqu'il existe des phénomènes cardiaques.

M. Potain veut qu'on réserve les bains tièdes pour les hyperthermies avec désordres cérébraux. Il les préfère aux bains froids d'une manière générale pour la fièvre typhoïde. Tout au contraire Bozzolo (de Bologne) croit à l'efficacité plus grande des bains froids sur les symptômes nerveux de la maladie (*Rev. des sc. méd.*, t. XXII, p. 500, 1883).

Plus récemment Uverricht a essayé la même méthode en donnant au bain tiède une durée de quinze à seize heures. (On n'a pas oublié les tentatives de Pomme au siècle dernier : Voir l'*Historique*, p. 16.)

Il reconnaît les difficultés d'application d'un pareil traitement (*Rev. des sc. méd.*, t. XXIII, p. 98, 1884).

Aussi Hermann, moins partisan de la méthode, arrive-t-il à cette conclusion peu encourageante mais réservée (il n'a traité que douze cas) : « Les bains tièdes prolongés, gênants pour le malade et les infirmiers, ne présentent aucun avantage sur la thérapeutique usuelle du typhus. » (*Loc. cit.*, p. 129, 1882.)

Affusions froides. — D'après tous les auteurs, les *affusions froides*, tout en étant bien plus pénibles à supporter, procurent une réfrigération notablement inférieure à celle des bains froids. Cependant leur action perturbatrice et excitante répond à des indications spéciales qu'on ne saurait négliger.

Enveloppements. — Les *enveloppements froids* ont été conseillés. Quatre enveloppements successifs correspondent à un bain froid de dix minutes et à un effet double d'une affusion de cinq minutes. C'était la méthode de Botkin; il s'en louait beaucoup; plus tard il adopta celle de Ziemssen, les bains tièdes progressivement refroidis; il les préféra aux bains froids de Brandt (*Loc. cit.*, p. 209 et 210).

Lotions froides. — Les *lotions froides* sont le procédé le moins énergique, produisant à peine en moyenne un abaissement 0°,2 à 0°,5; effet durant une demiheure environ. M. Peter en use avec succès.

Vessies de glace. — Beck (de Munich) a apporté à ces divers procédés des modifications utiles à connaître. Pour réduire les bains administrés selon la méthode de Brandt, dans l'intervalle de leur emploi, il fait recouvrir la tête, la poitrine et le ventre de trois grandes vessies remplies de glace bien pulvérisée. Dans les cas les plus graves, il y joint une dose massive de 1^{gr},50 de sulfate de quinine. (*Revue d'hydrologie médicale*, p. 10, 25 mai 1874.)

Appareil Dumontpallier. Son action physiologique. Discussion de ses effets. — *L'appareil Dumontpallier* est pour ainsi dire une formule générale de réfrigération différant en tous points des précédentes. Sous bien des rapports, il répond mieux que tout autre procédé à l'emploi facile et sûr de la méthode réfrigérante dans la pratique hospitalière. Guidé par nos expériences, dont nous avons rappelé plus haut les conclusions principales, nous avons analysé le mécanisme d'action de cet ingénieux appareil.

Son auteur l'a défini dans les termes suivants :

Son but. — *Abaisser la température du corps humain d'une façon progressive, continue ou intermittente, par un procédé dont l'action soit scientifiquement mesurable à chaque moment de l'expérience* *thérapeutique et cela sans exposer le malade à aucun danger*[1].

Sa forme. Son fonctionnement. — L'appareil se compose d'une série de tubes résistants et élastiques cousus côte à côte entre deux fortes toiles et réunis à leurs extrémités par des tubes rigides recourbés en U, de telle sorte que les jonctions *alternant*, le liquide introduit soit obligé de parcourir les tubes *l'un après l'autre*.

Il est alimenté par un récipient situé à 1^m,50 au-dessus du plan sur lequel repose le malade.

A sa sortie, de même qu'à son entrée, l'eau parcourt deux récipients métalliques dans lesquels plongent les boules de thermomètres dont les tiges graduées sortent à l'extérieur. Enfin, dans un dernier perfectionnement, un petit regard en cristal permet de s'assurer de la sortie de l'eau et du bon fonctionnement de l'appareil, dans le cas où le tube d'évacuation, allant à l'extérieur, ne serait pas facilement accessible aux yeux.

M. Dumontpallier a fait construire un grand appareil permettant d'envelopper tout le corps. L'expérience lui a appris qu'il suffisait pour atteindre le même but, d'un appareil enveloppant le tronc seulement.

Il a fait construire également des appareils plus petits pour envelopper un membre isolément ou une région limitée du tronc.

Ces recherches ayant été communiquées à l'Académie en mars 1880[1], et une première note en décembre 1879, nous nous bornerons à un résumé succinct de la marche générale de l'appareil pour en faire l'application à nos propres expériences et à l'interprétation thérapeutique qu'elles comportent dans le traitement des états typhiques.

---

1. *Étude expérimentale sur le refroidissement du corps humain au moyen de l'appareil réfrigérant de* MM. Dumontpallier *et* Galante, *par le* Dr Dumontpallier. *Communication à l'Académie de médecine,* mars 1880.

Tout à fait au début, l'eau, à sa sortie de l'appareil, accuse la même température qu'à son entrée. Bientôt après, sa température s'élève. Après ce léger mouvement d'ascension, elle baisse et atteint dans un espace de temps, variant de dix à vingt-cinq minutes, une température de 11° à 12°; à son entrée, l'eau étant à 8° ou 10°.

Effets primitifs. — Pendant cette première période de dix à vingt-cinq minutes de durée, le sujet accuse une sensation de froid plus ou moins vive et cependant les *thermomètres axillaire* et *rectal n'ont pas varié*.

Que s'est-il passé?

Au contact du froid, la contractilité capillaire, brusquement mise en jeu, a fait refluer le sang de la périphérie au centre, le *soustrayant* ainsi à l'action du froid. Le derme devenu exsangue et d'ailleurs d'une faible capacité calorique, n'a pu élever que légèrement et passagèrement la température du liquide réfrigérant. Privé de sang, plus de calorique produit dans le derme. Aussi la température de l'eau à sa sortie de l'appareil est-elle descendue promptement à un point voisin de la température à son entrée.

Effets consécutifs. — Dix à vingt-cinq minutes après le début de l'expérience, la contractilité capillaire commence à s'épuiser et le sang revient *peu à peu* dans le derme. *Il s'y refroidit*, et les thermomètres axillaire et rectal l'accusent aussitôt.

C'est le moment où, suivant l'expression de M. Dumont-pallier la régulation thermique est vaincue.

Ce mouvement de retour du sang à la périphérie se fait lentement *parce que le sujet est laissé immobile* dans ces expériences. S'il était soumis à des *exercices actifs*, à des *massages profonds* ou même a de simples *mouvements passifs étendus*, le retour du sang à la périphérie serait plus rapide, le sang plus abondant dans le derme, et les thermomètres axillaire et rectal accuseraient un abaissement bien plus intense.

Quoi qu'il en soit, *lentement*, les thermomètres baissent par dixième de degré, en moyenne de dix en dix minutes.

Dans un espace de temps variable de une heure à une heure et demie, le maximum est atteint. Il va de 2° à 2°,8 pour le thermomètre axillaire et 1°,9 à 2° pour le thermomètre rectal [1].

Alors si la circulation de l'eau est arrêtée, sa température s'élève de nouveau; elle emprunte au derme et surtout au sang le calorique produit par la combustion de ce dernier [2].

Pendant cette deuxième période, les thermomètres axillaire et rectal baissent encore. Celui de l'aisselle s'arrête le premier dans ce mouvement; puis il remonte. Pendant ce temps, le thermomètre rectal continue à baisser, parfois pendant une heure. Et cependant le sujet a moins froid ou a chaud.

Explications physiologiques de ces effets. — Pour nous, l'explication nous semble des plus simples. Le thermomètre axillaire, en contact avec le réseau circulatoire du derme, bénéficie *directement*, et le premier, du calorique produit sur place par la combustion du sang. Pendant cette période le noyau calorique central doit fournir encore, tant que *l'équivalence de température* est trop éloignée entre lui et celle de la périphérie du corps.

De là, par conséquent, cette double situation physiologique, en apparence si paradoxale, d'un sujet accusant une sensation de chaleur plus ou moins vive

1. Nous pensons que l'écart énorme signalé entre les deux thermomètres tient peut-être à un défaut expérimental : enveloppement insuffisant du thermomètre axillaire. Dans nos expériences, le thermomètre axillaire et le thermomètre buccal ont toujours marché d'accord. Ou bien si le fait est exact, il démontre que le rectum et le creux axillaire n'appartiennent pas à la même zone thermique.

2. Quand le mouvement ascendant se rapproche de la température initiale observée et constituant la zone thermique dangereuse, il suffit de rouvrir les robinets de l'appareil pour arrêter ce mouvement et abaisser de nouveau la température du corps.

pendant que sa température centrale baisse encore.

Aussi, dans le même ordre d'idées, dirons-nous que notre confrère a obtenu plus aisément le refroidissement d'un malade que celui d'un sujet sain, parce que ce dernier *avait pour sa défense* une contractilité capillaire plus puissante, un réseau capillaire cutané moins turgescent, une température initiale du derme et du corps moins élevée au-dessus de la normale.

De même, il a obtenu *plus facilement* et avec des moyens plus doux l'abaissement de la température du corps que Brandt avec sa méthode violente des bains froids répétés, parce qu'il mettait moins brutalement en jeu la contractilité capillaire. Dans ces conditions, le sang refluant *moins rapidement* de la périphérie au centre et surtout revenant plus facilement à la surface, pouvait de même, mieux se refroidir au contact du derme *refroidi lui-même*, par l'appareil réfrigérant.

Conséquences pratiques à en déduire. — Pour ces diverses considérations physiologiques, nous avons cru pouvoir affirmer à notre confrère que :

Avec de l'eau moins froide ;

En employant la même eau qu'on ferait repasser dans l'appareil, à l'aide d'une légère modification dans le mode d'alimentation : deux petits bassins de quelques litres seulement servant tour à tour à alimenter l'appareil ou à recevoir l'eau à sa sortie ;

En facilitant le retour du sang à la périphérie par des frictions, des massages profonds, voire même par quelques mouvements *actifs* ou par des mouvements *passifs* ;

En entourant momentanément le malade de *quelques* bouteilles d'eau chaude, une fois *la régulation thermique vaincue* et la limite d'abaissement des températures rectale et axillaire, plus ou moins voisines de leur *maximum* ;

Il arriverait à des abaissements de température plus rapides et plus intenses, sans demander à l'organisme une *dépense* d'activité réflexe trop exagérée et partant dangereuse à bien des titres.

Mais il reste aussi bien entendu qu'en pareil cas on ne se préoccupe que d'un élément du problème : l'abaissement de la température du corps.

Recherche de l'action réflexe thérapeutique. — Si l'on veut en outre porter à leur maximum d'intensité et de rapidité d'exécution *les actes réflexes* dus au froid, il est de toute évidence qu'il faut alors recourir à des températures très basses — glace — neige — eau à 6° ou 8°.

Avec ces basses températures on doit produire encore les mêmes effets, si leur application est assez passagère. L'activité circulatoire *excessive* provoquée dans le derme facilite d'autant *les équivalences thermiques.* Mais proportionnellement, les *équivalences chimiques* sont aussi portées à leur maximum. Bientôt ces effets d'abaissement de la température du corps se trouvent ralentis ou disparaissent, en vertu du calorique produit par une combustion relativement plus active du sang et partant des matières organiques, dont la combustion fournit la chaleur *sensible* destinée à relever ou à maintenir la température du corps.

Aux résultats ci-dessus indiqués, comme confirmant nos propres recherches, nous signalerons encore dans le travail de M. Dumontpallier, les suivants :

L'emploi d'une calotte réfrigérante couvrant toute la tête, sauf la face, parcourue pendant une heure quarante minutes par de l'eau à 6°, n'a amené, d'après notre confrère, aucun abaissement de la température générale du corps, tandis que la température du conduit auditif externe avait baissé de 1°,6 à la fin de l'expérience. D'où pour cet auteur la conclusion que, vraisemblablement dans cette expérience, il y aurait eu abaissement de la température du cerveau et de ses enveloppes, tandis que la température générale du corps ne serait pas influencée.

Si le sujet avait été soumis à un mouvement *actif*

quelconque *pendant* ou *aussitôt* après l'application du froid, la température générale du corps aurait été abaissée, et nous pensons que ce résultat aurait été plus accentué que celui de l'abaissement de la température du cerveau et de ses enveloppes.

La réfrigération d'un membre supérieur ou inférieur déterminant un abaissement de 4° à 6° C., à la main ou à la pointe des pieds, n'aurait, d'après notre confrère, aucune action sur la température générale. Pour le motif sus-indiqué, le contraire doit avoir lieu et a lieu, ainsi que le démontre notre vingt et unième expérience notamment. (*Base physiol. nouvelle de l'hydroth.*, Paris, 1880, p. 54.)

Même opinion de sa part si l'eau refroidit simultanément les deux membres supérieurs.

L'application du froid faite aux deux membres inférieurs a amené un abaissement de deux dixièmes de degré dans le rectum. L'écoulement de l'eau se faisant mal par les tubes dans cette expérience, M. Dumontpallier admet que la réfrigération eût pu être plus profonde et le thermomètre rectal abaissé davantage.

Équivalences thermiques. — Invoquant toujours notre théorie physiologique en vertu de laquelle *les équivalences thermiques* s'établissent entre les diverses régions du corps, nous croyons pouvoir affirmer qu'en refroidissant les deux membres inférieurs dans toute leur étendue, on obtiendra un abaissement considérable de la température du corps; mais il faut pour cela placer le sujet dans les conditions voulues pour faciliter la production des *équivalences thermiques* et puis chercher le moment opportun où elles se produisent.

L'application d'un coussin tubulaire sur le rachis, de l'occiput au sacrum, n'influencerait en rien la température rectale.

Un coussin analogue recouvrant toute la région abdominale antérieure amènerait un abaissement progressif de quatre dixièmes de degré dans le rectum.

Dans ce cas il faudrait voir, d'après nous, le résultat d'une équivalence thermique locale en raison de la proximité des régions et de leur connexité circulatoire; mais ce résultat n'infirme en rien notre théorie physiologique des équivalences thermiques générales.

Le même coussin tubulaire recouvrant la région hépatique *isolément* a amené au bout de quatre heures et en employant de l'eau à 11°,5, un abaissement de six dixièmes de degré dans le rectum et de sept dixièmes de degré dans l'aisselle. Ce fait seul nous semble bien confirmer la justesse de notre explication physiologique. Ici, il y a bien réellement abaissement de la température générale du corps; et si le sujet ne l'a provoqué en rien par des mouvements quelconques, la circulation hépatique en a seule fait tous les frais. Le foie est à peine protégé par une paroi thoraco-abdominale de faible épaisseur; sa contexture anatomique (veines hépatiques) de même que la richesse exceptionnelle de son réseau circulatoire et l'activité de ses fonctions, favorisent singulièrement la production des équivalents thermiques, d'où le résultat obtenu.

Aussi M. Dumontpallier, en présence de ce résultat peu d'accord en apparence avec les précédents et n'ayant pas connaissance de notre théorie des équivalences thermiques est-il resté dans le doute.

Il a désiré faire de nouvelles expériences sur ce point particulier et, en attendant, il a invoqué, sous forme de point d'interrogation, l'opinion des physiologistes accordant une grande importance à l'organe hépatique dans la production de la chaleur.

Modifications apportées par M. Dumontpallier dans l'emploi de son appareil. — Dans une dernière série de recherches, cet expérimentateur a constaté qu'il suffisait d'envelopper la région thoracique et abdominale (des aisselles aux hanches) pour obtenir un abaissement général de la température du corps de un à deux degrés. L'application isolée du même appareil faite à la région postérieure seule, soit à la région antérieure seule du tronc, donne un abaissement de température très faible. L'enveloppement *simultané* des mêmes régions en produit un considérable. Dans ces conditions, en *apparence* paradoxales, nous avons pensé que ce résultat était peut-être dû à ce que dans dans cette dernière condition expérimentale, les mouvements respiratoires (thoraco-abdominaux) étaient plus ou moins limités dans la ceinture enveloppante. Les pressions exercées par les parois thoraco-abdominales contre l'appareil lui-même facilitaient le retour de la circulation périphérique et conséquemment la production des équivalences thermiques.

Toutefois, nous donnons cette explication avec une certaine réserve, n'ayant pas sous les yeux les diverses courbes thermiques de l'auteur.

Matelas hydrostatique. — Schultze, médecin de l'hôpital de Heidelberg, a imaginé un procédé ayant de l'analogie avec l'appareil Dumontpallier. Au sortir du bain froid, il fait coucher le malade sur un matelas rempli d'eau froide et il y joint dans certains cas des vessies de glace sur la poitrine et le ventre. Plus tard ce médecin a remplacé l'eau froide par l'eau tiède dans son matelas hydrostatique. Les chirurgiens anglais l'avaient préconisé déjà dans les traumatismes graves du tronc.

Après avoir fait connaître les formules générales de réfrigération communément employées, il est utile de signaler les opinions dissidentes de la méthode de Brandt.

Opinions dissidentes sur l'emploi de la méthode réfrigérante et modifications diverses à la formule de Brandt. — A Lyon même, tout le corps médical n'adopta pas aveuglément cette méthode. Dans un travail présenté à l'Académie au mois d'avril 1877 par

M. Dujardin-Beaumetz, M. Laure (de Lyon) a posé les
conclusions suivantes :

1° L'expérience démontre que l'eau froide a une innocuité *relative;*

2° La pneumonie est un écueil à éviter dans l'emploi
de la réfrigération violente ;

3° Les indications n'en sont pas encore rigoureusement établies ;

4° Malgré les affirmations produites, cette méthode
n'empêche aucune des complications habituelles de la
fièvre typhoïde ;

5° Dans certains cas, les purgatifs légers et le sulfate
de quinine repondent à des indications formelles et
rendent de plus grands services ;

6° Néanmoins, la méthode de Brandt donne des résultats supérieurs à celle de l'expectation ;

7° Les statistiques fournies en faveur de l'emploi
des bains tièdes sont aussi favorables que celles en
faveur des bains froids. (*Gaz. des Hôp.*, 1877, p. 349.)

Dans sa thèse (*De la médication réfrigérante dans le
traitement de la fièvre typhoïde*, Paris, 1872), M. A. Four-
nier préconise les bains à la température moyenne de
26° à 28° C., comme l'agent le plus sûr de la médication tempérante.

Caspari (de Meinberg), conseille de préférence les *enveloppements* dans le *drap mouillé*, ou bien encore
la méthode de Ziemssen, *demi-bain* à 27° avec *frictions*,
accompagné d'*affusions* sur le haut du corps avec
de l'eau à 16°. Il se borne même à de *simples lavages*
de la partie supérieure du corps lorsque le sujet est
très épuisé (In *Revue des sciences médicales*, t. II,
p. 841, 1873).

Franz Riegel tout en reconnaissant l'action énergique
des bains froids et les succès obtenus en Allemagne
par cette méthode les considère comme d'application
dangereuse dans certains cas. A l'exemple de Beck (de

Munich), il leur préfère l'application permanente de *deux vessies remplies de glace* sur le ventre et sur la poitrine. Il a soumis certains sujets à l'emploi journalier tantôt des vessies à la glace, tantôt des bains froids à 15° et il a constaté que le deuxième procédé de réfrigération n'était pas plus puissant. Cette remarque confirme les résultats obtenus avec les applications partielles de l'appareil Dumontpallier sous forme de ceintures abdominale et thoracique. Riegel réserve le bain froid, dont l'action brusque sur le système nerveux est toute spéciale, pour les cas les plus graves où l'indication de stimuler violemment l'organisme est formelle (In *Revue des sciences médicales*, t. I, p. 849, 1873).

M. Ferrant a communiqué à la Société médicale des hôpitaux (13 novembre 1874) le résumé de son étude du traitement de la fièvre typhoïde à la maison de santé de Saint-Jean-de-Dieu. Sa conclusion est que, sauf la statistique exceptionnellement heureuse fournie par Brandt, toutes les autres arrivent à des chiffres conformes à ceux donnés par le traitement classique. Sur cent trente-quatre fièvres continues soignées de 1867 à 1870 notre confrère ne compte que dix décès, soit un peu plus de 7 p. 100. Et les maxima et les minima sont de 12,9 p. 100, année 1867 et de 5 p. 100, année 1868 (*Gaz. des hôpitaux*, 8 décembre 1874, n° 140, p. 1116 et 1117).

Dans une discussion ultérieure (séance du 13 avril 1877), M. Ferrant a été moins absolu et ses conclusions sont à signaler :

1° Il ne nie pas la valeur des statistiques favorables à la méthode de Brandt ;

2° L'hyperthermie n'est qu'un résultat de la maladie ; un de ses éléments, « le signe de la chaleur mise en liberté par les actes morbides et comme une foule de modifications physico-chimiques peuvent la conserver latente ou la restituer en liberté ; elle n'est qu'un phénomène dont l'accroissement ne saurait mesurer exactement l'intensité des phénomènes pathologiques, bien qu'elle leur paraisse proportionné ». Cette opinion doit être rapprochée de celle de Botkin sur l'existence d'un centre nerveux présidant au refroidissement normal du corps ;

3° Cependant l'hyperthermie peut, quoique phénomène secondaire, prendre une importance capitale par son exagération et fournir alors des indications spéciales ;

4° Les bains froids ont un effet physique. En un quart d'heure, ils enlèvent à la périphérie du corps mille calories avec la méthode de Brandt. Leur effet *physiologique* se traduit par des oscillations brusques de la circulation dans ses différents territoires, et par des modifications profondes dans l'activité et l'inertie nutritive non exemptes de danger. « L'absence d'une réaction que l'on s'efforce d'étouffer *aussitôt provoquée* constitue un danger plus redoutable encore. Un certain degré d'algidité en est la conséquence nécessaire » ; l'homme en santé en est ébranlé et le typhique exposé à l'épuisement nerveux, aux congestions viscérales et finalement à l'hyposthénie.

5° Les *bains tièdes*, les *lotions* et les *lavements frais* suffisamment répétés sont des agents réfrigérants assez puissants dans la grande majorité des cas et toujours exempts de danger. Les cas tout à fait exceptionnels réclament seuls les bains froids (*Gaz. des hôpitaux*, n° 44, 17 avril 1877, p. 350).

Ultérieurement la discussion sur le traitement de la fièvre typhoïde par les bains froids a été reprise au sein de la Société médicale des hôpitaux. M. Ferréol a fourni une statistique intéressante à l'appui des résultats obtenus et une discussion s'est ouverte sur les accidents hémorrhagiques intestinaux et pulmonaires dus à cette pratique (*Gaz. des hôpitaux*, p. 1148 à 1150, année 1877).

Méthode française. — Sous le nom de *méthode*

française, M. Henri Huchard a résumé des règles d'application du froid utiles à connaître :

1° Toutes les deux à trois heures, lotions froides générales pendant deux à trois minutes pratiquées avec une grosse éponge; température du liquide suivant la saison, 10° à 25° C., la substitution du vinaigre aromatique à l'eau procure une réfrigération plus intense et plus durable; ses émanations stimulantes raniment le malade et purifient l'air;

2° Aux mêmes intervalles de temps, mais en alternant avec les lotions, un à deux lavements froids à 8° ou 10°. Dans les cas très graves recourir à l'eau à 0°;

3° Compresses d'eau froide renouvelées souvent sur le ventre, la poitrine et la tête;

4° Eau glacée pour boisson. (Extr. du *Moniteur de thér.*, 5 octobre 1874, p. 5.)

Complications. Accidents. — L'application rigoureuse de la méthode de Brandt a encore soulevé des objections graves basées sur les accidents qui lui ont été imputés.

Ces accidents sont les *entérorrhagies*, la *mort subite* et les *manifestations pulmonaires*.

Hémorrhagies intestinales. — Schultze donne comme proportion 9,6 p. 100 d'*hémorrhagies intestinales* chez les malades soignés d'après la méthode de Brandt, contre une proportion de 5,3 p. 100 chez ceux traités par les anciennes méthodes.

Libermann cite un fait des plus probants à cet égard. Un de ses malades ayant eu une entérorrhagie à la suite d'un bain froid, il eut recours aux bains tièdes; l'accident ne s'étant pas reproduit, il revint aux bains froids : l'hémorrhagie ayant reparu, il reprit définitivement les bains tièdes.

Riègel adresse le même reproche au bain froid; il fait ressortir les difficultés sans nombre de son application dans la pratique civile. Néanmoins, persuadé de la valeur de la méthode réfrigérante pour combattre l'hyperpyrexie, il préconise les applications locales sous forme de vessie de glace sur le ventre et la poitrine, et ses expériences démontreraient même que chez des sujets traités alternativement par ces applications locales et par les bains froids, les effets de réfrigération étaient d'égale intensité (H. HALLOPEAU, *Revue des sciences médicales*, t. I, p, 849, 1873).

A. Behrens (de Kiel) ne croit pas du tout fondé le reproche fait aux bains froids de provoquer des hémorrhagies intestinales. Il s'appuie sur un grand nombre d'observations (*Revue des sciences médicales*, 1873, p. 857).

Morts subites. — La *mort subite* est à redouter dans la fièvre typhoïde. Des auteurs et parmi eux M. Peter affirment l'augmentation de sa fréquence depuis l'introduction de la méthode réfrigérante dans le traitement de la fièvre typhoïde. Cette thèse a été énergiquement défendue par lui à l'Académie de médecine (*Gaz. des hôpitaux*, p. 94, 1875).

Altérations typhiques du cœur. — La connaissance exacte des altérations graves dont le cœur peut être le siège pendant l'évolution des maladies infectieuses donne un fondement sérieux à cette opinion.

M. Bouchut a fait l'étude de la myocardite et de l'endocardite dans le croup et l'angine couenneuse.

M. Hayem a fait des leçons très intéressantes à la Charité sur les complications cardiaques de la fièvre typhoïde. Ce praticien ne proscrivant pas la méthode réfrigérante, il nous paraît utile de résumer ses recherches cliniques sur cette redoutable complication. Son chef de clinique, M. le Dr Choupe les a publiées dans la *Gazette hebdomadaire*, et M. Brochin en a donné un extrait dans la *Gazette des hôpitaux*, n° 15, p. 113, 1875.

Au début de l'affection typhique, choc vigoureux du cœur; rythme régulier; pouls large, fort et légèrement dicrote.

Dans le deuxième septénaire, affaiblissement des contractions cardiaques; vers la fin de ce septénaire, souffle systolique doux avec son maximum à la pointe.

Au troisième septénaire, les symptômes sont caractéristiques. Le premier bruit disparaît; la pointe du cœur ne soulève plus l'espace intercostal; pouls irrégulier; faux pas; puis artère radiale faible et pouls polycrote; souvent, dédoublement du second bruit. Si le bruit de souffle du début existe encore, son maximum se déplace de la pointe du cœur et se porte à droite jusqu'au jour où le bruit de souffle anémique vient le masquer pour le remplacer.

Les symptômes généraux suivants accompagnent cette complication lorsqu'elle est très intense. Yeux excavés; extrémités froides; lipothymies fréquentes; collapsus menaçant; température abaissée parfois même de 1° à 2° au-dessous de la normale.

D'autres fois, ces accidents cardiaques passent inaperçus et le malade semble entrer en convalescence, lorsque tout à coup une syncope mortelle survient sans signe précurseur.

D'autres fois, le collapsus existe avec une surélévation de la température fébrile et la mort succède alors plus fréquemment que lorsque le collapsus s'accompagne de refroidissement.

Les altérations cardiaques constatées siègent dans le muscle lui-même, le tissu de l'organe est jaunâtre, ramolli, friable. A l'examen histologique, on trouve les fibres musculaires granuleuses; les noyaux multipliés; les éléments cellulaires de la tunique interne des vaisseaux proliférés, il peut même exister une endartérite diffuse.

M. Hayem considère ces lésions du cœur comme une

localisation des altérations musculaires multiples observées dans la plupart des maladies infectieuses et dues à une altération profonde de la nutrition. Pour l'auteur, malgré les difficultés du diagnostic, même basé sur l'observation journalière, l'affaissement et surtout la disparition du premier bruit succédant à un certain degré d'exagération est un signe de la plus haute gravité.

A ses yeux, le traitement de cette complication appartient à celui propre à combattre l'affection générale. S'opposer à la dénutrition en modérant l'état fébrile et en soutenant les forces du malade, et combattre les symptômes cardiaques à l'aide de la digitale en poudre à la dose de 0^{gr},75 à 1 gramme. Contre les accidents généraux, les lotions froides, simples ou aromatiques, lui ont paru réussir quelquefois. Il y joint la potion alcoolique. Il refuse de se prononcer sur l'opportunité des bains froids, la question lui paraissant loin d'être résolue à cet égard. Si la congestion pulmonaire survient, il a recours aux ventouses sèches fréquemment appliquées.

Marius Casse, médecin de l'Hôtel-Dieu d'Avignon, a traité cinq typhiques par la méthode de Brandt. Deux ont succombé une heure après le bain froid. Partisan convaincu de ce traitement, il ne croit pas à l'action nocive du froid et rejette la cause de la catastrophe sur l'existence probable d'une dégénérescence graisseuse aiguë de l'organe cardiaque. En parlant ainsi, notre confrère ne tient pas compte évidemment de l'énorme tension artérielle produite chez ses deux malades morts subitement, tension occasionnée par l'immersion brusque dans un bain froid.

Dans le premier, il s'agit d'un jeune soldat entré à l'hôpital le dixième jour de l'affection. Bronchite généralisée, crachats sanglants, fluides, pouls dicrote, 90; température 40°, stupeur, langue sèche, peu de taches rosées abdominales.

Le traitement par les bains froids est énergiquement

refusé au début. Aggravation des symptômes. Dans la nuit du 18 au 19, hémorrhagie intestinale abondante; prostration extrême, pouls 120, température 41°. « Son état était tellement alarmant que dans ma conviction, dit notre confrère, le malade ne devait pas passer la journée et pouvait même rester dans l'eau. Mais que faire?

« Du 20 au 23, il prit vingt et un bains. Loin de mourir, les forces avaient reparu avec l'intelligence; sa physionomie avait changé; il réclamait le bain, se soulevait dans son lit et les symptômes ataxo-adynamiques s'étaient amendés. Bref, je croyais à un succès lorsque le malade mourut subitement dans son lit après avoir poussé quelques soupirs, dans l'après-midi du 23, une heure après le bain. »

L'autopsie ne révéla rien, sauf les altérations classiques de la dothiénentérie. L'examen microscopique du cœur n'eût pas lieu.

Dans le second cas, il s'agissait d'un domestique entré le 19 février et malade depuis huit jours. Fièvre typhoïde franchement adynamique. Pouls 95, température dépassant 40°.

Comme pour le précédent malade, bains de quinze minutes à 20° avec aspersion sur la tête. Au sortir du bain, enveloppé dans une couverture et remis au lit situé près de la baignoire. Boisson chaude additionnée d'un peu de rhum avec potages clairs dans l'intervalle. Les bains étaient pris volontiers.

Le malade était entré à dix heures du matin; le premier bain fut donné aussitôt; le quatrième à sept heures et demie du soir et à huit heures et demie on appela l'interne de service, le malade avait poussé quelques soupirs. Il était mort. A l'autopsie mêmes lésions typhiques, mais pas d'examen microscopique du cœur (*Gaz. des hôp.*, mai 1874).

Dans le même travail, notre confrère nous apprend qu'il a appliqué une fois la méthode de Brandt dans un cas d'*ictère grave*. Le malade mourut le quatrième jour du traitement.

L'affaiblissement de la tension artérielle, la diffluence du sang et les altérations cardiaques fréquentes, sont certainement plus accentuées encore dans cette dernière affection que dans la fièvre typhoïde. Quoi d'étonnant à une pareille terminaison étant connue l'action directe et violente du froid sur la tension artérielle et le cœur?

Il est utile de rappeler les faits de mort subite signalés précédemment à propos du traitement du rhumatisme cérébral par le bain froid. En pareil cas, l'état du cœur ne pouvait être aussi grave et cependant la mort est survenue. Faisant la part des cas où l'hyperpyrexie avait déjà dépassé les limites compatibles avec la vie, on doit cependant reconnaître que pareil dénoûment a toujours coïncidé avec une exagération dans l'intensité ou la durée de la réfrigération.

Perforations intestinales. — Sauf la *perforation intestinale* contre-indiquant les bains froids, les autres accidents sont d'ordre plus secondaire et souvent ils dérivent des deux précédents par le mécanisme en vertu duquel l'action du froid peut devenir nocive et son emploi déconseillé ou sa formule bien modifiée. En substituant les bains tièdes aux bains froids, la contre-indication disparaît. On doit agir ainsi chez les alcooliques, les phthisiques, les emphysémateux, les cardiaques; de même, lorsque le collapsus, le coma sont profonds ou dus simplement à la dépression morbide.

Rappelant ici un souvenir personnel, disons qu'un de nos regrettés maîtres de l'école de Bordeaux, Mabit, employait avec succès les bains tièdes prolongés dans les formes ataxiques de la fièvre typhoïde. Sa pratique considérée à l'époque (en 1852) comme des plus hardies, trouva peu d'imitateurs malgré des résultats certains. Béhier, dans une leçon clinique très intéressante sur l'emploi des bains froids dans le rhumatisme cérébral, signala ses succès à la Salpêtrière, en 1854, obtenus dans la fièvre typhoïde à l'aide de bains tièdes (In *Gaz. des hôp.*, 1876, n° 63, p. 498.)

Accidents cérébraux. — Les formes cérébrales de la maladie dues à l'*œdème*, à l'*apoplexie* par exemple, constituent des contre-indications encore plus absolues. Si ces formes, la *méningitique* ou *épileptiforme* surtout tiennent seulement à l'excès de la température, l'indication des bains tempérés ou tièdes même, est des plus naturelles.

La répugnance invincible pour le froid, accusée par quelques malades est, elle-même, une contre-indication qu'il serait parfois imprudent de transgresser.

Accidents pulmonaires. — Les *accidents pulmonaires* et en particulier la pneumonie sont-ils des obstacles à la médication réfrigérante? En Allemagne on redoute peu cette complication; tout au plus atténue--on la rigueur de la méthode ou redouble-t-on de précautions; Brandt a voulu même démontrer que la médication atténue ces accidents. En France on est plus timoré et on préfère recourir alors aux bains tièdes plutôt qu'aux bains froids. Cependant on ne peut nier les effets des bains froids dans la pneumonie ainsi que nous avons eu l'occasion d'en citer des exemples précédemment. Si la pneumonie du début peut être ainsi combattue, celle plus tardive due à l'hypostase subirait peu ou pas d'influence.

Jürgensen pense que les pneumoniques succombent en général par insuffisance cardiaque. Aussi la médication par l'eau doit-elle être maniée avec une prudence extrême en pareil cas. Cependant on peut admettre avec cet auteur, dans une certaine mesure, que l'eau est un tonique du cœur et la médication réfrigérante la meilleure pour lutter contre les causes multiples de la dénutrition et des altérations.

L'*emphysème pulmonaire* et les lésions chroniques des poumons ne seraient pas non plus une contre-indication pour Brandt. Mais, en France surtout, peu de médecins partagent cette opinion.

Lorsqu'il existe en même temps un abaissement de la température périphérique concordant avec une élévation de la température centrale, agir violemment par les bains froids, serait commettre la plus grande imprudence.

En pareil cas surtout, la stimulation frigorifique de l'enveloppe cutanée doit se faire *peu à peu* à l'aide de lotions tièdes, puis fraîches et froides appliquées *graduellement* à toute la périphérie du corps. Et dès que le retour du sang à la peau s'accuse, le favoriser, l'y maintenir par des frictions et du massage.

Résumé. Conclusions. — Au surplus, les conclusions suivantes nous paraissent renfermer les préceptes et formules de la médication réfrigérante applicable en général à toutes les affections aiguës et plus particulièrement à la fièvre typhoïde et à ses dérivés :

1° Il ne faut pas chercher l'abaissement de la température du fébricitant *pendant l'application de l'eau froide*. Elle ne peut avoir lieu d'une manière notable à ce moment-là, à moins de forcer démesurément les doses, c'est-à-dire avoir recours à une température très basse et à une application courte, ou bien encore avoir recours à une température modérément froide et à une application très prolongée;

2° Il faut proscrire les températures trop basses à cause de leurs effets excitants sur le cœur et de leurs dangers de congestion ou d'hémorrhagies internes;

3° Pendant ou aussitôt après l'application de l'eau froide, il faut remplacer les mouvements volontaires que le malade est alors impuissant à exécuter par des frictions prolongées ou des massages, afin de faire arriver à la peau la plus grande quantité de sang, lequel, *venant s'y refroidir*, amène consécutivement l'abaissement de la température centrale et empêche plus longtemps le cœur de reprendre sa vitesse initiale;

4° Il est utile de répéter ces applications alors que la peau, se trouvant congestionnée, contient une masse sanguine plus considérable, *car la surface d'action de l'eau froide et l'énergie de cette action* ne doivent pas se mesurer seulement à l'étendue de l'enveloppe cutanée, *mais aussi à la quantité de sang amenée dans le réseau capillaire* par une excitation primitive quelconque;

5° L'idée de Senator de faciliter le refroidissement du corps par l'eau à l'aide d'une application préalable de sinapismes trouverait ici son application, si la paralysie vaso-motrice provoquée par ce moyen n'avait l'inconvénient d'une action physiologique et thérapeutique difficile à graduer, et par cela même dangereuse dans les états typhiques;

6° On arrive plus aisément au même but, en commençant par une application chaude de 35° à 36° C., abaissée graduellement de 26 à 20 degrés;

7° En employant des températures modérément froides, de 20° à 26°, graduellement amenées et assez prolongées. Le spasme vasculaire périphérique est moins violent, le reflux du sang de la périphérie au centre moins rapide, et par conséquent le but plus facilement atteint;

8° Il est une seule exception à cette règle, c'est lorsque le collapsus est très profond. On peut alors essayer *d'un coup de fouet* très énergique, c'est-à-dire employer de l'eau beaucoup plus froide; mais dans ces cas encore, peut-être serait-il préférable d'avoir recours à une friction de quelques minutes ou de quelques secondes à peine, pratiquée avec la neige, la glace, ou un linge trempé dans de l'eau froide, sauf à répéter cette friction à de courts intervalles.

Les considérations thérapeutiques ci-dessus s'appliquent de même au traitement hydriatrique de la pneumonié, et surtout à celui des fièvres éruptives, malheureusement beaucoup trop négligées. En effet, dans ces derniers cas surtout, ce traitement peut rendre des services immenses précisément alors que toute autre médication est impuissante ou inapplicable, et que les malades courent les plus grands dangers.

Ainsi comprises, les remarques faites par les cliniciens sur les avantages et les inconvénients de la médication réfrigérante, sur ses indications et contre-indications et sur les effets divers observés prennent un caractère et un sens précis. Avec leur aide, et pénétré de la valeur considérable de cette méthode, le médecin n'hésitera pas à l'employer en temps opportun; *mais il lui faudra la décision nécessaire* pour en assurer le succès dans la majorité des cas où son opportunité ne fera aucun doute. Ce traitement est surtout antipyrétique, d'où le précepte de le réserver pour les cas dont la gravité dépend de l'hyperthermogenèse et des accidents généraux observés en découlant.

Tout au contraire, sa bénignité et la simplicité de la forme morbide sont des contre-indications naturelles.

Entre ces deux points extrêmes, le praticien sagace, guidé par une doctrine physiologique claire et nètte, saura bien saisir le moment et formuler la méthode réfrigérante la mieux appropriée.

VII. — CHOLÉRA

Les remarques précédentes trouvent encore leur application dans le traitement du choléra par l'hydrothérapie.

Au début, à la période *algide asphyxique*, réchauffer le malade et ranimer la circulation capillaire périphérique; plus tard, la *réaction produite*, faciliter l'élimination du principe toxique, tout en maintenant les phénomènes inflammatoires infectieux, typhiques, dans une limite modérée.

De tous les procédés hydrothérapiques, le drap mouillé avec enveloppement dans une couverture de laine est la meilleure formule à employer. Pour obtenir un effet rapide et énergique, il faut tremper le drap dans de l'eau très froide, le bien tordre, envelopper rapidement tout le corps en serrant assez vigoureusement; pratiquer une *friction générale* un peu rude, avec la main, puis envelopper avec une couverture de laine chauffée pendant l'hiver. Cette dernière partie de l'opération devra être exécutée avec un soin extrême. Serrer bien la couverture autour du cou; appliquer les bras le long du corps; placer des bouteilles d'eau bien chaude aux pieds et le long du corps. On prescrira de l'eau fraîche ou glacée par petites gorgées, suivant le degré d'intensité des vomissements.

La réaction obtenue en général après deux ou trois heures, répéter une ou deux fois encore la même manœuvre. Une fois la période asphyxique passée, modérer la suivante par les procédés hydrothérapiques habituels dirigés contre l'hyperpyrexie. En un mot calmer et tonifier tout à la fois.

Les boissons glacées, l'eau surtout, à dose fractionnée, le bismuth, le laudanum par le rectum et plus tard les excitants diffusibles, les boissons alcooliques, les préparations de quinquina sont d'utiles compléments de la médication hydriatrique.

Burgnières, dans son étude sur le choléra à Smyrne, affirme avoir obtenu par le procédé ci-dessus quatre guérisons sur six cas traités à la période algide. Et dans les deux insuccès, les malades étaient déjà à la période préagonique (*Bull. de thér.*, 10e livr., 30 novembre 1866, p. 441.)

A. Bloch, ancien interne des hôpitaux de Paris, a donné également la relation d'un cas de choléra infantile chez un enfant de quatre ans et demi arrivé à la

période préagonique et traité avec le même succès par
le drap mouillé. Les détails minutieux dans lesquels
est entré notre confrère dans la relation de cette intéressante observation ne peuvent laisser aucun doute
dans l'esprit.

L'affection datait de huit heures ; le coma avait fait
suite à la période algide, le pouls n'était plus perceptible. C'était presque un cadavre. L'enveloppement pra-
tiqué une heure après, les accidents semblaient encore plus intenses et une respiration faible et lente
paraissait seule accuser encore un reste de vitalité.
Le Dr Bloch, appelé à ce moment, donne le conseil de
laisser quand même l'enfant dans le drap mouillé.

Peu après, la scène change ; la peau est moins froide,
sa teinte cyanosée s'atténue, et, trois quarts d'heure
plus tard, l'enfant revient à lui. On perçoit le pouls
radial.

Pendant cette longue période préagonique on lui
avait donné de l'eau glacée à dose fractionnée.

L'enveloppement est réitéré pendant deux heures,
la peau reprend sa chaleur normale, puis sa coloration ;
la réaction semble franchement établie. Le lendemain,
les urines ont reparu ; les selles ne sont plus aqueuses ;
pouls fréquent ; le jour suivant il existe un peu de somnolence. On administre du lait glacé additionné de
pepsine, 10 grammes de bismuth et deux gouttes de
laudanum par la bouche. Le lendemain la diarrhée
persistant encore on continue le bismuth et l'on donne
deux gouttes de laudanum en lavement. Dès ce jour la
convalescence commence.

Pas n'est besoin d'ajouter que la médication réfrigérante a agi ici d'une façon des plus rationnelles. En
permettant de prolonger l'existence par le relèvement
de la circulation périphérique et en ramenant les combustions internes, cette médication a donné à l'organisme
le temps d'éliminer le poison sous l'influence duquel
sa vitalité semblait devoir succomber.

Il serait facile de multiplier de tels faits. Mais, à de
rares exceptions, ils sont restés épars, isolés dans la

science, de sorte que les exemples de ce genre les plus convaincants n'ont pas encore eu d'influence sérieuse, et surtout durable, sur l'esprit médical.

Pour le convaincre, il faudrait que, mettant à profit une épidémie cholérique, un praticien pût, dans un service hospitalier, instituer le traitement par l'eau froide sur une grande échelle.

Des observations analogues sur le traitement de la peste ont été publiées. Les réflexions ci-dessus leur sont applicables.

VIII. — MALADIES CHIRURGICALES AIGUËS

De temps immémorial, l'eau froide a été employée en pansements locaux dans les plaies contuses simples ou compliquées. A l'historique, nous avons résumé les travaux considérables des chirurgiens français parus au commencement de ce siècle. Plus tard, Malgaigne et Richet sont arrivés à des conclusions analogues et ont fait ressortir la valeur de premier ordre de l'eau froide en pareil cas; pour les uns et les autres, nous renvoyons à cette partie de l'historique (p. 20 et 21).

Contusions simples partielles ou généralisées. — Mais il est un ordre de traumatisme dont il a été peu ou pas du tout question de la part de nos devanciers et dans lequel une formule hydrothérapique spéciale nous a rendu les plus grands services. Nous voulons parler de la *contusion superficielle ou profonde, locale ou généralisée* non suivie de plaie ni de fractures.

Souvent en pareil cas, le malade accuse des douleurs sourdes, profondes, spontanées, mais surtout réveillées au moindre mouvement. Ceux-ci sont très gênés, sinon impossibles. Et cependant la surface cutanée accuse à peine les traces du choc produit. Cette affection si commune dans la classe ouvrière et dans certaines professions est fort rare dans le sexe féminin.

Dans la statistique hospitalière de notre service hydrothérapique de l'hôpital Saint-André de Bordeaux portant sur une période de dix années, il a été relevé soixante-quatorze cas de contusions variées dont soixante-dix dans le sexe masculin.

Il est de précepte, après une chute, de conseiller un bain général tiède si le dernier repas date de quelques heures. Souvent, les effets d'un pareil bain, pris aussitôt, se font rapidement sentir, et l'on ne saurait trop *préconiser* un pareil moyen, souvent facile à se procurer.

Mais la douche généralisée à 28°, 30° et 32°, administrée sous forme de jet légèrement brisé sur la partie malade, et prolongée pendant trois à cinq minutes, donne dans le même cas un résultat dont la rapidité est surprenante. Si après avoir localisé ainsi la douche sur la région contuse, on la dirige pendant une ou deux minutes sur tout le corps, on produit rapidement l'effet sédatif calmant du bain tiède, après avoir obtenu de la même douche un effet résolutif et antiphlogistique localisé.

Dans le service hydrothérapique de l'hôpital Saint-André, nous avons vu parfois des malades arrivés tout dolents dans la salle de douches, fort surpris d'en sortir pour ainsi dire guéris, tant le soulagement immédiat était considérable. M. le docteur E. Delmas Saint-Hilaire a donné une statistique intéressante de cette clinique à laquelle nous renvoyons. Dans les contusions localisées, nous avons usé également de la fumigation à très haute température, appliquée pendant une demi-heure à une heure et suivie d'enveloppement de la partie contuse dans de l'ouate. A la congestion violente, directe, ainsi provoquée, succède une *réaction inverse résolutive*. Ce procédé nous a même permis d'obtenir la résolution dans ce cas de phlegmons aigus circonscrits (*Etude statistique et clinique du service hydrothérapique de l'hôpital Saint-André de Bordeaux, précédée de recherches nouvelles sur l'action de la chaleur et du froid sur l'organisme*, par E. Delmas Saint-Hilaire. O. Doin, éditeur, Paris, 1878).

Brûlures. — L'indication d'employer le froid dans les brûlures est si naturelle que son usage est immémorial. Cependant, l'action locale de l'eau simple dans ces cas est certainement inférieure à celle du même liquide additionné de substances astringentes.

Mais l'emploi du même agent en bains entiers dans les brûlures étendues et superficielles est des meilleurs. Isoler les surfaces atteintes de l'action irritante de l'air, combattre ainsi la douleur à laquelle le malade pourrait succomber primitivement, plus tard enrayer les réactions viscérales si dangereuses en pareil cas, sont des médications de premier ordre, telles que l'ingéniosité du chirurgien cherche à les remplir, tout en évitant au patient des manutations du corps, toujours très douloureuses.

A cet égard, le grand bain froid employé hardiment répond bien à ces indications multiples. Jobert (de Lamballe), préconisant cette formule pour le traitement des vastes brûlures, disait : « La douleur disparaît comme par enchantement ; les réactions viscérales sont prévenues, la suppuration est peu abondante, les escharres secondaires sont très rares ; les cicatrices sont peu épaisses, sans brides difformes et sans rétractions concentriques très prononcées (*Gaz. des hôp.*, p. 64-201, 1848).

Sous forme de glace, le froid a donné lieu à des applications chirurgicales spéciales méritant une mention.

Syncope chloroformique. — L'introduction d'un morceau de glace dans le rectum suffit parfois pour amener immédiatement une inspiration prolongée dans la *syncope chloroformique.* Aussitôt après, la respiration normale se rétablit ainsi que les fonctions cardiaques.

Mort apparente des nouveau-nés. — Le docteur Baillie, auteur de cette indication, recommande ce même moyen chez les enfants naissant *dans l'état de mort apparente* (V. journal l'*Opinion médicale*, 1870, p. 313).

Rétention d'urine. — Casenave (de Bordeaux) a employé la glace pour combattre le spasme et la congestion du col de la vessie et de l'urèthre survenant dans les cas de rétention d'urine, dus, soit à un engorgement prostatique, soit à un rétrécissement fibreux infranchissable.

Le mode opératoire est le suivant :

1° On taille un morceau de glace en forme d'ovale allongé et gros comme une châtaigne. On l'introduit dans le rectum ; on le pousse jusque au delà des sphincters ; il est renouvelé toutes les heures.

« Presque toujours une heure et demie à deux heures après la première introduction, le spasme uréthral s'amende, une certaine quantité d'urine est évacuée, et peu à peu la vessie se vide sans que le malade soit obligé de faire des efforts d'expulsion. »

Lorsque, par exception, le résultat tarde à se produire, on continue l'introduction des morceaux de glace dans le rectum, puis on fait mettre de la glace pilée depuis l'anus jusqu'au haut de la verge, « en continuant cette application sans relâche jusqu'à ce que l'urèthre ait livré passage à l'urine, ce qui arrive « toujours infailliblement. »

Les effets ci-dessus sont obtenus plus vite quand la rétention est due à un rétrécissement, que lorsqu'elle est due à un engorgement prostatique ; mais dans les deux cas l'émission de l'urine arrive toujours. Ce résultat obtenu, les manœuvres de cathétérisme sont singulièrement facilitées (*Étude pratique sur le traitement des rétentions complètes d'urine causées soit par des coarctations fibreuses et infranchissables de l'urèthre, soit par des maladies de la prostate,* par J.-J. Casenave (de Bordeaux), in *Bordeaux médical,* n° 45, 29 décembre 1872, p. 355).

Il serait possible de poursuivre encore l'étude de la

médication réfrigérante dans les maladies chirurgicales.
Mais son emploi, de même que ses indications se rapportent plutôt à des cas isolés, épars dans la science et
ne pouvant constituer une clinique [1].

Aussi avons-nous hâte d'aborder son étude dans les
maladies chroniques. C'est le champ le plus vaste et sur
lequel depuis l'antiquité la plus reculée, les esprits les
plus judicieux de même que les novateurs les plus
hardis et les empiriques les plus aveugles et inconscients
du danger se sont donné libre carrière.

1. Depuis quelques années les applications de l'eau chaude en chirurgie se sont multipliées. M. le Dr Paul Reclus vient d'y consacrer
un long article dans la *Gazette hebdomadaire*. Le *Moniteur de thérapeutique* du 5 janvier dernier en donne le résumé.

L'emploi de l'eau chaude est devenu classique dans les affections
oculaires, les maladies utérines, les congestions passives du petit
bassin, dans les inflammations de l'urèthre, de la prostate, dans les
phlegmons des doigts, des mains et des avant-bras, dans les entorses
et les vieux ulcères. Ces faits confirment ceux de notre propre clinique (voir p. 213).

CHAPITRE VII

II. — Maladies chroniques.

Classement. —Les maladies *chroniques* contre lesquelles l'hydrothérapie a été employée, soit comme méthode principale de traitement, soit comme simple médication adjuvante, sont très nombreuses. Il nous paraît inutile de rappeler ici, l'opinion bien connue et si favorable de deux thérapeutistes émérites, comme Valleix et Bouchardat, pour confirmer cette assertion.

Mais le classement des malades soumis à l'hydrothérapie offre souvent de très grandes difficultés. Tout à l'opposé de l'*unicité morbide* dans les maladies *aiguës* celles du cadre chronique, le plus souvent combattues par l'hydriatrie, offrent une grande complexité. Aisément on peut les ranger tour à tour dans divers chapitres distincts et modifier ainsi leurs résultats statistiques. Parfois même, des expressions assez vagues, comme celles de *nervosisme, état nerveux, troubles de la digestion; altération de l'intellect,* ou *phénomènes congestifs,* servent au classement incertain d'une affection encore mal délimitée ou à évolution changeante.

Divisions anatomiques. — Pour mettre l'ordre possible dans ce chaos des maladies chroniques, nous avons pris pour base le *classement anatomique*.

Les affections appartenant à l'*élément nerveux* sont les plus nombreuses (elles rentrent en moyenne dans une proportion de 45 p. 100 à 50 p. 100 sur le chiffre total. Delmas St-Hilaire, *loc. cit.*, 1878, p. 80, 81) ; elles forment le premier chapitre de cette clinique.

Dans les suivants, nous résumons la thérapeutique hydriatrique des affections des voies *respiratoires*, du *cœur* et du *sang*, des voies *digestives* et de leurs *annexes* et de l'appareil *génito-urinaire*. Dans un chapitre spécial, le *rhumatisme*, la *goutte*, les maladies des *os* et des *articulations*, et nous terminons par l'étude de cette thérapeutique contre les *poisons telluriques* (fièvre intermittente, cachexie paludéenne), *minéraux* (plomb, mercure), *humains* (syphilis, rage).

Affections du système nerveux. Prépondérance donnée à l'étude des affections des centres nerveux Encéphale et moelle. — Les affections du système nerveux central, *encéphale, moelle* et *grand sympathique* ne réclament pas toutes à un égal degré l'intervention de l'hydrothérapie. Dans bien des cas pathologiques, la guérison est très rare ou douteuse, l'amélioration plus ou moins précaire, et l'insuccès la règle. De sorte que, *a priori*, on pourrait s'étonner de voir préconiser l'hydrothérapie dans ces maladies, si l'on ne tenait pas compte de la gravité exceptionnelle de ces affections et des résultats si peu encourageants fournis par toutes les thérapeutiques en général.

Mais ce motif *seul* ne peut justifier la place considérable, exceptionnelle même donnée à ce *premier* chapitre des maladies de l'*élément nerveux*.

Motifs de ce mode d'exposition. — Nous avons pensé

qu'il était nécessaire de puiser dans des considérations *sommaires* de pathogénie et d'anatomie pathologique la *justification de l'intervention de l'hydrothérapie* et de fournir au praticien des éléments d'appréciation et des règles de conduite pour établir ses formules hydriatiques.

Un autre motif nous a déterminé à entrer dans cette voie, non sans méconnaître qu'elle était peut-être incompatible, en apparence, avec les allures d'un simple *manuel* de thérapeutique *appliquée*. Les maladies des centres nerveux soumises communément à l'hydrothérapie sont l'objet de travaux *incessants* dans le domaine de la pathologie. L'un des moindres résultats de ces travaux est d'en modifier la synonymie, le classement et d'en multiplier les divisions.

En rappelant sommairement ces recherches, *à notre point de vue particulier*, nous avons voulu donner plus de clarté et de précision à nos matériaux cliniques. Des divergences respectables dans l'*opportunité ou non* de l'hydrothérapie dans ces affections pouvant se faire jour, nous essayons, non pas de les combattre, mais d'éclairer le débat et de calmer la crainte des uns et de justifier la hardiesse des autres.

Une dernière raison nous a encore engagé dans ces études.

Médiocrité des résultats. Difficultés du traitement de ces affections. — La clinique hydrothérapique des affections des centres nerveux fournissant de très médiocres résultats, le plus souvent on s'est porté de préférence vers l'étude thérapeutique des maladies *sinê materia* du même système.

Les brillants et *faciles* succès obtenus rehaussaient l'éclat et la valeur de la méthode. Aussi, ces travaux cliniques ne laissent-ils guère à désirer. Vérités affirmées souvent, aujourd'hui banales et d'application facile, les résumer d'une façon concise, devait donc suffire et laisser ainsi plus de place aux affections des centres nerveux.

Tout au contraire, avec celles-ci avons-nous à parcourir un chemin ingrat, hérissé de difficultés, de déceptions *et rarement suivi.*

Cette cliniqne est loin d'être terminée. Parfois, il faut un grand nombre d'années pour compléter l'étude de tels ou tels cas. Leur histoire est toujours longue, souvent obscure, difficile à recueillir, et *plus difficile encore* sont les conclusions à poser.

CHAPITRE VIII

MALADIES DE L'ENCÉPHALE

I. — Altérations de l'intellect et névroses cérébrales.

Bases anatomo-physiologiques. — En 1859, Charles Robin découvre que tous les capillaires de l'encéphale, de la moelle et de la pie-mère possèdent une tunique supplémentaire à laquelle il donne le nom de *tunique lymphatique*.

Entre le vaisseau sanguin et cette gaine existe un liquide incolore *exsudat sanguin* dont les *variations* influent sur la *quantité de sang* contenue dans l'encéphale lui-même. Les liquides céphalo-rachidien et lymphoïde diminuent ou augmentent suivant l'état de plénitude ou de vacuité des capillaires sanguins (*De la circulation cérébrale et des modifications que peuvent lui imprimer les courants électriques*, J. CHÉRON, in *Gaz. des hôp.*, n° 48, p. 60 et suivantes, 1874).

Rôle du grand sympathique. — Des expériences nombreuses ont démontré l'action directe du grand sympathique sur la circulation intra-cranienne. Par conséquent toute excitation directe ou réflexe impressionnant le système nerveux ganglionnaire a pour conséquence primitive ou *secondaire* des modifications dans la circulation capillaire encéphalique. Cette incitation est due aux diverses modalités du mouvement, froid, chaleur, lumière, électricité. Le *vertige* (ce mot pris dans son sens le plus général) est la traduction *apparente* de cette action. Des modifications de texture ou de nutrition *immédiates* ou *éloignées* seront la conséquence de ces impressions perçues. Répétées plus ou moins, ces impressions doivent nécessairement entraîner des modifications passagères ou durables dans la constitution anatomique et, suivant le cas, se traduire par la maladie ou le retour à la santé.

Recherches sur les actions réflexes. — Plus récemment, M. J. Luys a étudié les actions réflexes du cerveau dans les conditions normales et morbides de leurs manifestations. (J. B. Baillière et fils, Paris, 1875).

Toute manifestation réflexe se divise en trois temps :

« 1° Un premier temps ou période d'incidence, dans lequel l'incitation arrive à la substance grise spinale ;

« 2° Un deuxième temps, période intermédiaire, qui correspond au moment où l'excitation se propage et suscite l'activité des éléments nerveux mis en branle ;

« 3° Un troisième temps, ou période d'émission, qui correspond au moment où l'élément primordial, poursuivant son évolution se fait jour au dehors, et l'exporte le long du conducteur centrifuge. »

En résumé le mouvement réflexe est de la sensibilité transformée et la moelle étant soustraite à l'action du cerveau, cette transformation devient automatique et fatale. Privés de leur cerveau, la grenouille nage, le pigeon vole. De même, certains modes sensitifs sont forcément traduits par des réflexions motrices constantes.

Les premières centralisées dans les couches optiques, les secondes analysées dans les cellules corticales sous-méningétiques et de là *extériorisées* par les corps striés, point de départ ou aboutissant des faisceaux moteurs (cordons antéro-latéraux de la moelle).

Tous ces phénomènes harmonisés, préétablis, peuvent s'accentuer avec l'exercice ou l'éducation. De même se retrouver dans l'ordre pathologique, traduisant ainsi une transformation ou une altération dans les éléments les plus intimes de l'encéphale. La *tendance à l'imitation* est, tout à la fois, l'*expression morbide ou physiologique* la plus frappante et la plus atténuée.

Miroir sur lequel se réfléchissent les sensations, si celles-ci sont entachées d'erreur à leur origine, la conception qui les analyse est elle-même erronée; de là les hallucinations et la conception délirante. Et si ce miroir offre des altérations transitoires ou durables, les divers troubles de l'intellect affectent la même allure. Ainsi que le fait remarquer M. Ch. Foville, analysant le travail remarquable de M. J. Luys (*Mouvement médical*, 27 mars 1875, p. 205 et suivantes) : « Jusqu'au degré variable d'altération du miroir (couche corticale) en *intensité* et en *profondeur* on peut en retrouver l'*analyse pathologique* dans les diverses formes *légères* ou *graves* de la folie confirmée ».

Action générale de l'hydrothérapie sur les phénomènes réflexes. — Se plaçant à ce point de vue général, le rôle capital d'une thérapeutique comme l'hydrothérapie prenant pour base des *actions reflexes intenses* et *généralisées*, n'est plus à démontrer. L'analyse physiologique de l'action du froid et de la chaleur, a établi *a priori* tout le parti qu'on devait en tirer dans bien des affections des centres nerveux. Aussi malgré la gravité qu'elles offrent dans leurs formes les plus légères, *gravité puisée dans l'importance même de l'appareil frappé*, ne peut-on mettre en doute les résultats cliniques fournis à l'appui de cette démonstration. On doit plutôt se demander comment l'opportunité de l'emploi de cette méthode, dans ces redou-

13.

tables' affections, est encore parfois méconnu ou ignoré.

Il est vrai qu'on peut aussi invoquer à son passif des mécomptes sérieux. Comment en serait-il autrement avec les exagérations de prosélytes inconscients du danger et méconnaissant les règles *rigoureuses* d'après lesquelles la médication hydriatrique doit toujours être appliquée en pareil cas.

§ I. — MALADIES MENTALES

Opportunité de la médication. — Les considérations ci-dessus nous amènent tout naturellement à nous occuper de ces affections. Les tentatives originales et suivies de succès de Pouza, médecin-directeur d'un asile d'aliénés traitant ses malades par la lumière colorée sont une démonstration nouvelle de la puissance thérapeutique des actions réflexes prenant pour base la sensibilité visuelle. Et si l'on y réfléchit bien, ce fait nouveau n'a rien d'extraordinaire en lui-même, puisqu'il est tout un ordre de névroses cérébrales, les vertiges de l'espace, dus à cette même impression sensorielle (*Gaz. des hôp.*, n° 18, p. 138, 1876).

Choix de l'établissement pour l'appliquer. — Si la médication hydrothérapique peut et doit donner maints succès dans les formes *curables* de l'aliénation mentale, on doit toutefois se poser à cet égard une première question. Cette méthode est-elle applicable dans les établissements hydrothérapiques, ou bien doit-on en réserver l'emploi exclusif, après l'internement des malades dans un asile spécial?

S'il s'agit d'un accès de manie aiguë de conception délirante grave, intention ou actes de suicide, d'homicide, la surveillance devient difficile, le contact de l'aliéné avec les malades ordinaires ou dans les simples relations sociales est intolérable; alors la réponse est facile. Nul doute à cet égard, l'isolement du malade est *un bienfait* pour lui et pour la société.

Mais en est-il de même lorsque ces conditions pathologiques n'existent pas? Le plus grand nombre des aliénistes conseillent encore l'internement comme la base sinon indispensable, au moins la meilleure, de tout traiment ultérieur.

Cette opinion a été discutée et repoussée dans maintes circonstances. Et, comme le disait Turck (*Revue médicale*, t. II, p. 453, 1873), « Parchappe, à la fin de sa carrière, semblait avoir des doutes, car il était obligé de reconnaître qu'il ne possédait aucune notion sur ce que deviennent les aliénés laissés sans traitement dans leur famille, de même que ceux soumis à des traitements par leurs médecins ordinaires ».

Ce praticien a rappelé à ce propos l'expérience intéressante faite par Lebègue, ancien inspectenr de l'Assistance publique dans les Vosges. La statistique fournie par les aliénés de cette région laissés dans leur famille aurait donné des résultats supérieurs à celle basée sur les malades internés dans les asiles.

Il serait facile également de faire ressortir tout ce qu'a de violent, d'inhumain pour le malade et de conséquences *morales fâcheuses* pour les familles, une mesure *prématurée* d'internement, ou lorsqu'elle n'est pas impérieusement nécessaire.

Malheureusement, dans la pratique, il n'est pas toujours facile de juger de haut la situation et de la dominer par une décision prompte et sûre. Il est des imprévus redoutables devant lesquels l'expérience la plus grande se trouve en défaut.

Conclusion. — Sans nous étendre davantage sur un sujet mieux à sa place dans les traités spéciaux, nous dirons qu'on doit essayer de la médication hydrothérapique avant l'internement des malades, si elle est utile *et possible*. Suivant le degré de gravité du cas, laisser les malades dans leur famille ou les placer dans de simples établissements hydrothérapiques, si leur présence n'est pas une gêne pour les pensionnaires ordinaires.

Les formes d'aliénations mentales les plus communément traitées en pareil càs, sont la *paralysie générale* tout à fait *à ses débuts* et les affections *lypémaniaques simples ou symptomatiques d'accidents utérins*, suite de *maladies aiguës*, ou bien encore les *conceptions délirantes* dans leurs manifestations les plus simples, telles que le *délire du doute et du toucher*.

PARALYSIE GÉNÉRALE

Anatomie et physiologie pathologiques. — Cette affection est une des nombreuses variétés de la sclérose. C'est une encéphalite interstitielle, subaiguë ou chronique, conduisant à la destruction des cellules nerveuses, à l'atrophie du cerveau et frappant surtout les méninges et l'écorce grise. Ces mêmes lésions ont été retrouvées dans diverses autres parties de la substance blanche et dans la moelle elle-même. En résumé, lésion microscopique identique, altérations macroscopiques variables comme siège et intensité, d'où l'irrégularité d'évolution remarquable de cette maladie.

Ses débuts insidieux. — Par suite de ses débuts insidieux, parfois même de ses apparences bénignes, aux yeux de la famille surtout, les malades atteints de paralysie générale sont souvent amenés dans les établissements hydrothérapiques. Que peut-on espérer? Si l'on ne devait tenir compte des rémissions *spontanées* et quelquefois *de longue durée*, on pourrait affirmer que la médication peut tout au moins soulager ces malades. Cela a été notre espoir et notre croyance même pendant de longues années. Mais aujourd'hui il n'en est plus ainsi. A nos yeux, le plus grand nombre de ces malades ne peut espérer un soulagement bien réel de la médication, sauf peut-être quand l'affection est due à des causes purement occasionnelles, comme une insolation, des travaux intellectuels exagérés, voire

même l'alcoolisme, et à la condition de la prendre tout
à fait à ses débuts.

Formules. — En pareil cas, les formules hydrothérapiques doivent toujours être maniées avec la plus
grande prudence. Il faut s'abstenir de températures
extrêmes, de douches trop percussives, et surtout de
longue durée. Nous recherchons l'action révulsive en
localisant la douche sur le cercle inférieur et en faisant
envelopper la tête d'une compresse froide et mouiller
la figure au préalable. S'il existe de l'insomnie, un peu
d'agitation, nous employons les bains généraux de 32°
à 34° (suivant la saison), prolongés pendant une heure,
une heure et demie avec légère affusion sur la tête à
26°, 27° répétée pendant quelques secondes, toutes les
cinq à dix minutes. S'il y a agitation violente, la durée
du bain et des affusions doit être plus considérable.
Néanmoins, comme la faiblesse générale est un des
points dominants de cette affection, une indication
précise doit régler l'emploi de cette formule balnéaire,
toujours sédative et déprimante.

Lorsque la maladie affecte la forme congestive et
que les altérations de l'intellect sont peu accusées,
on peut encore espérer retarder l'explosion finale.
Mais en dehors de ces cas, le praticien doit s'abstenir
de toute promesse, et le plus souvent ne consentir à
l'emploi de la médication qu'en faisant les plus grandes
réserves.

LYPÉMANIES

Motifs de leur traitement en dehors des asiles. —
Dans ses formes *simples*, cette aliénation est commu-
-nément traitée en dehors des asiles. Plusieurs motifs
justifient cette conduite. En général, ces aliénés sont
faciles à garder; leur contact fortuit dans les relations
sociales, sans inconvénient très sérieux. Parfois même
leur aliénation passe inaperçue ou sans attirer l'attention. Enfin, les résultats thérapeutiques fournis sont

assez satisfaisants. Peu d'insuccès même à enregistrer, par exemple, lorsque la lypémanie a une cause morbide comme une maladie interne, des troubles de l'appareil digestif, une affection aiguë, préexistante, voire même des causes morales ou des travaux intellectuels exagérés. Mais s'il s'y joint des conceptions délirantes, des hallucinations, l'affection est plus complexe, tenace, les effets thérapeutiques bien moins certains et l'indication d'isoler le malade relativement plus formelle.

Traitements adjuvants. — Combattre la lésion locale, granulations, ulcérations du col utérin (cas le plus fréquent), rétablir les fonctions digestives, soustraire le malade aux influences morales, le déplacer, le transporter dans un nouveau milieu, supprimer tout travail intellectuel, l'obliger à une vie régulière, aux exercices du corps appropriés au sexe et à l'âge, sont les premières conditions générales à remplir. Nulle part elles ne le sont à un plus haut degré que dans un établissement hydrothérapique et ce précieux avantage est obtenu sans frapper le malade et sa famille d'une véritable *déchéance morale* irrémédiable, comme la mesure d'internement dans une maison d'aliénés.

Avantages d'un isolement relatif. — Certaines conceptions délirantes peu accusées ou faciles à surveiller exigent-elles une garde, cette indication est assez facile à remplir. Il est préférable *d'isoler relativement* le malade du contact des siens, pour mieux conserver son autorité médicale et garder toute liberté de direction. Quelquefois, l'aliéné est entouré de tels soins, que cette mesure n'est même pas indispensable.

Symptômes généraux. — L'état général des lypémaniaques est mauvais. Il existe une dépression caractéristique. Fonctions languissantes, pouls faible, peu de chaleur à la peau, amaigrissement, visage triste conversation monotone, mutisme ou conception délirante sur un point limité, tels sont les caractères dominants.

Médications hydriatriques à préférer. Action tonique reconstituante. — La médication hydrothérapique est toute tracée. Elle doit être tonique et reconstituante avant tout. Douches à pression moyenne, courtes, générales et froides. Toutefois, ces malades sont craintifs, souvent pusillanimes, ils offrent peu de résistance organique. On doit donc procéder avec ménagement, débuter par de l'eau à 28°, 30°, suivant la saison, et abaisser peu à peu cette température.

Action révulsive. — Dans le cours du traitement, une révulsion énergique peut être nécessaire. On l'obtient à l'aide de douches en pluie. De même l'action tonique est accentuée à l'aide de la piscine, s'il n'existe pas ailleurs aucune contre-indication à son emploi, tels que accidents pulmonaires, névralgies, diathèse rhumatismales.

Action perturbatrice. — Est-il nécessaire de déterminer une action tonique et perturbatrice tout à la fois, plus énergique encore ? La douche écossaise est l'appareil par excellence pour atteindre le but.

Action sédative. — Si à la dépression succède une période de surexcitation, de l'insomnie, les bains tièdes généraux prolongés avec affusion sur la tête, ou même la simple douche en pluie attiédie en ont parfois raison, surtout si les préparations bromurées additionnées de chloral sont mises à contribution au moment le plus aigu.

Traitement des symptômes digestifs. — Contre les troubles digestifs, la constipation, la congestion hépatique, la dilatation de l'estomac, des intestins, après les repas, nous opposons la douche en cercle, le jet localisé sur le foie, la douche à épingles sur l'épigastre

et l'emploi des douches ascendantes. La lypémanie
est-elle d'origine utérine (cas fréquent), les bains de
siège à épingles et les douches utérines sont préférables.

Indication des douches sulfureuses. — Le lymphatisme prédomine, l'action tonique des douches simples
peut manquer, les douches sulfureuses deviennent nécessaires. Rarement leur effet thérapeutique fait défaut
dans ces cas particuliers.

Médication complémentaire. — Avant de recourir à
la médication, la plupart des malades ont été soumis à
divers traitements. Il est donc plus sage, surtout au
début, de n'en pas prescrire, ou de ne rien ajouter,
afin de laisser les malades à l'impression exclusive de
l'hydrothérapie. Mais il est évident que les premières
semaines écoulées, il est parfois bien indiqué de revenir
à diverses préparations et notamment aux toniques
digestifs. Souvent même, les deux médications se complètent et se secondent beaucoup.

Durée du traitement. — La *durée* du traitement
hydrothérapique de la lypémanie est toujours longue.
Rarement inférieure à deux mois, elle peut durer six
mois, un an. Dès le début on doit répondre ainsi à
toute demande à ce sujet. S'abstenir, ou laisser des
illusions, est se préparer une situation toujours délicate et souvent un échec immérité, dont on porte cependant tout le poids.

FOLIE DU DOUTE AVEC DÉLIRE DU TOUCHER

Historique. — Depuis quelques années cette entité
morbide a été classée et a donné lieu à des travaux importants. L'un des plus remarquables est certainement
celui de M. Legrand du Saulle (*Gaz. des hôp.*, nos 28, 30
sept.; 7, 14, 21 et 28 octobre, 11, 23 novembre et 9 dé-

cembre 1875 et 6 janvier 1876). C'est une des variétés principales de la folie *avec conscience*.

A peine soupçonnée ou plutôt décrite de loin en loin sans étiquette précise par Esquirol, Falret (le Père), Morel, Baillarger, et en 1868 désignée par Griesinger sous le nom un peu vague de « un état psychopathique peu connu ». M. Legrand du Saulle, dans le travail duquel nous puisons ces renseignements sommaires, a donné en 1875 une description magistrale de cette affection. Nous y avons retrouvé tous les traits caractéristiques des faits observés par nous-mêmes.

Exposé clinique. — Un grand nombre de ces aliénés possèdent une connaissance parfaite de leurs idées délirantes ; ces malades se trouvent rarement dans les asiles ; leur affection reste longtemps ignorée même de leurs proches. Souvent difficile à classer, la maladie est prise tour à tour pour une des formes de l'hypochondrie ou de l'hystérie anormale. Ou bien on se borne à considérer ces malades comme de simples *originaux*, doués d'un caractère *bizarre*.

Mais sous des dehors compatibles avec l'existence la plus mondaine ou avec la conception et l'exécution des travaux intellectuels les plus élevés, se cache tout un cortège ignoré des tortures morales les plus poignantes. Le doute en est le point de départ et les mille folies du tact la terminaison. M. Legrand du Saulle a divisé cette névrose mentale en trois périodes distinctes souvent séparées par de longues rémissions. Les malades soumis à notre observation, nous ont offert ces périodes pathologiques.

Première période. — Dans la première, souvent à propos d'un incident des plus futiles, le malade a son attention vivement attirée sur un point, tantôt puéril, d'autrefois si abstrait qu'il échappe à l'analyse proprement dite. Mais un sentiment vague, indéfinissable de doute, s'empare de son esprit. Invinciblement sa pensée s'y fixe. Il discute, raisonne mentalement, reconnaît même l'absurdité de ce doute, mais vaincu, opprimé, tous ses soins ont encore pour but de le cacher à tous les yeux.

Deuxième période. — Un incident surgit; un acte le révèle; le malade sort de son mutisme, son doute prend un corps et se manifeste; c'est le délire du toucher. D'une façon générale, c'est *une appréhension de toucher ou d'avoir touché, ou de la possibilité de toucher, même à son insu*, un objet animé ou inanimé, dont le contact serait une souillure physique ou morale ou la production d'une maladie redoutable.

Pour l'un c'est le chien et la rage. Pour un autre, des objets métalliques et la possibilité d'un empoisonnement. D'autres fois, ce seront des linges, des vêtements, des tissus quelconques qui, par une série de déductions, de raisonnements, pourraient être contaminés et transmettre telle ou telle maladie.

Le point de départ donne au délire du doute et du toucher son cachet pour l'existence entière. Dans cette période, le sujet peut encore réagir; c'est celle des succès thérapeutiques apparents ou réels ou des longues rémissions. Tel malade recherche les exhortations de ses proches, d'une personne dévouée, toujours la même; le médecin est écouté. S'il a l'esprit ferme, énergique, il prend de l'ascendant et l'on exécute le plan de conduite et de traitement qu'il a tracé avec décision.

Troisième période. — Dans la troisième période, la capitulation est complète, le malade ne raisonne ni ne discute. Devenu la proie de son idée fixe, toutes ses facultés raisonnantes n'ont plus qu'un but, adopter le mode de vie isolée le plus compatible avec son délire du toucher afin de le limiter ou de se soustraire à ses conséquences théoriques. L'existence dans un état de claustration volontaire s'achève tristement, réduite aux

mouvements les plus indispensables. Une maladie intercurrente la termine.

Causes. — L'hérédité est la cause première, souvent
la seule ; un fait des plus futiles joue le rôle d'étincelle
d'où jaillit tout à coup cette douloureuse névrose mentale.

D'autres fois des excès physiques, intellectuels, une
commotion subite, des chagrins violents, l'onanisme,
l'abus du coït, une maladie aiguë, infectieuse, déprimant le système nerveux, déterminent insidieusement
son apparition. Parfois des excentricités, des exagérations de conscience, des scrupules religieux dès
l'âge de la puberté en sont les premiers jalons très
éloignés.

Instinctivement au début le malade lutte et lutte
victorieusement. Il recherche les diversions, multiplie
ses occupations, voyage beaucoup pour échapper à son
ombre, à ce doute menaçant dont il est déjà obsédé.
Longtemps encore il réussit, si les circonstances le favorisent. Mais un jour, il passe de la théorie à l'acte,
il se sent deviné, s'accuse, avoue et le médecin est
consulté. Si à ce moment des plus critiques, le diagnostic n'est pas nettement posé et un traitement des
plus sévères imposé, la maladie évoluera fatalement.

Traitement moral. — Ce traitement est moral avant
tout. Ce délirant a besoin d'encouragement, mais il
faut bien s'abstenir de raisonner avec lui et de fléchir
sur les règles de conduite à lui tracer. Dans ce cas,
vous perdez sa confiance et il se retire triste et découragé.

Vie régulière occupée. — Cette règle de conduite
doit avoir pour base de l'arracher à son désœuvrement.
Suivant sa condition sociale et son degré de culture
intellectuelle, on prescrit tour à tour l'étude d'une
langue étrangère, d'un art d'agrément, l'exercice des

armes, l'équitation, les voyages, ou bien de simples travaux manuels, voire même l'apprentissage sérieux d'un métier approprié aux aptitudes physiques.

Ces conseils donnés, le médecin, la famille, le garde dévoué et intelligent indissolublement lié au malade devront exercer sur lui un empire *absolu*. L'idée maladive surgit, un voile de tristesse l'annonce-t-elle, que la tâche journalière minutieusement réglée doit venir aussitôt exercer une action dérivative bienfaisante et l'arracher à son délire raisonnant.

En un mot, la substitution d'une vie *méthodique* et *très occupée*, en faisant ainsi fonctionner le cerveau constamment, ne doit lui laisser aucun instant propice pour dévier de la ligne droite.

Lorsque les fonctions génésiques sont surexcitées à un titre quelconque ou bien si leur altération constitue la forme même du délire, le bromure de potassium longtemps continué rend des services inappréciables.

Médication hydrothérapique. — Cette hygiène est puissamment aidée par la médication hydrothérapique. Tous les auteurs sont d'accord et bien des succès de plus ou moins longue durée sont obtenus avec son emploi. Les faits de notre propre clinique viennent à l'appui de cette assertion.

Les formules sont réglées d'après l'état dépressif des malades.

Formules toniques, révulsives. — Leur santé générale est-elle bonne, leur constitution physique résistante, on doit rechercher les effets perturbateurs et révulsifs généraux énergiques. Les grandes douches en pluie assez fortes, les douches en jet percussives, en cercle et la douche écossaise sont les meilleurs appareils à employer. L'immersion dans la piscine avec la douche en lame terminent avantageusement chaque séance hydrothérapique, lorsque le malade est suffisamment entraîné.

S'il se manifeste quelques troubles congestifs légers,

nous y joignons des bains de siège à épingles à basse température de deux à cinq minutes de durée suivant la saison et l'état du malade et nous assurons la liberté du ventre à l'aide de douches ascendantes, prises tous les matins.

Nécessités des exercices de corps. — Après chaque séance, les exercices de corps, chasse, équitation, armes, gymnase sont conseillés. Il est utile de pousser ces exercices jusqu'à un certain degré de fatigue corporelle.

En un mot *l'entraînement sous toutes les formes* et les impressions vives et rationnelles doivent occuper constamment le corps et l'esprit et ne pas leur laisser le moindre repos.

FOLIE INTERMITTENTE, PÉRIODIQUE

Nous avons observé plusieurs cas de ce genre, le premier en 1861. Il s'agit d'une jeune dame de vingt-quatre ans adressée par M. le Dr Verdo (de Marmande) (Lot-et-Garonne). C'est une lypémanie, avec abolition de tous les sentiments affectifs, mutisme et dypsomanie. L'accès dure quinze jours, vient d'une façon très régulière et laisse un intervalle de lucidité complète d'égale durée. La malade traduit l'état précédent en nous disant : « Je verrais mourir mon mari, je verrais mon enfant exposé aux plus grands dangers, que je n'éprouverais même pas un sentiment de pitié pour eux. » Dès la veille ou même l'avant-veille de l'accès, faciès altéré, plus d'appétit, enjouement habituel disparu.

Cette dame n'a jamais eu d'enfant. Pas d'affection utérine. Union heureuse, conditions sociales bonnes.

Le traitement hydrothérapique est très long; repris deux années consécutives. Il consiste en douches générales, en pluie et en jet à basse température, bien brisées dans les moments d'excitation, d'insomnie et secondées par des immersions dans la piscine avec la douche en cercle. Tout au contraire, douches percussives, ou alternativement chaudes et froides lorsque les phénomènes de dépression prédominent. Le succès est complet et durable.

Mais on n'en peut citer beaucoup d'analogues, le plus souvent on obtient des rémissions de longue durée ; des atténuations considérables dans les symptômes, mais pas une guérison définitive.

Variétés dans l'intermittence. — La péricde intermittente n'est pas toujours aussi tranchée ; dans l'intervalle des crises, il reste des traces sensibles ; le cerveau ne reprend pas tout son équilibre bien que le malade puisse vivre de la vie commune et même son état mental passer inaperçu. On n'obtient pas des succès aussi francs.

D'autres fois, la forme est plutôt maniaque que lypémaniaque. Il existe même des troubles congestifs laissant craindre une terminaison prochaine ou éloignée sous forme de congestion cérébrale. Ou bien encore ces phénomènes sont le prélude *éloigné* d'une paralysie générale à forme congestive, la moins grave de toutes, s'il est possible, d'employer une telle expression dans une affection à terminaison fatale.

Modifications à imprimer au traitement hydrothérapique. — Dans ces divers cas, le traitement hydrothérapique doit subir de notables modifications. Il faut être sobre, très sobre même de la médication perturbatrice, des températures trop basses et des fortes pressions. On doit rechercher l'action sédative et tonique, et faire de la dérivation vers le cercle inférieur en localisant un jet un peu fort sur les cuisses, les jambes et les pieds ; au besoin en donnant une douche alternative de quelques secondes sur les pieds et les jambes. Les bains d'affusion ont aussi leur indication à certaines phases de l'accès. En résumé, on ne doit pas perdre de vue la possibilité à courte échéance d'un accès de manie aiguë, paroxystique, ou d'une poussée congestive ou hémorrhagique vers l'encéphale.

Internement nécessaire. — L'état de certains malades réclame l'internement complet. Nous en avons connu un de ce genre. Tous les deux ans, aussitôt repris, il se dirigeait *de lui-même* vers l'asile tutélaire pour mettre obstacle à des accès de satyriasis, suivis d'excentricités et des actes les plus redoutables. Son affection datait de plus de vingt années. Père de famille, raisonnant très bien dans l'intervalle de ses crises, vivant dans l'intimité la plus grande avec sa femme, l'hydrothérapie faite dans divers établissements avait amené un soulagement manifeste dans la durée et dans l'intensité des crises. Il pouvait ainsi se maîtriser dans une certaine mesure et retarder la date de son incarcération volontaire.

Entre les deux termes périodiques fournis par les deux exemples ci-dessus, nous avons eu l'occasion, assez rare du reste, d'observer des types mensuels, trimestriels et même à peu près semestriels.

La forme et l'intensité de l'affection ne subissent aucune atteinte de ces variations périodiques; le traitement est le même. Toutefois, aux périodicités les plus courtes nous paraissent correspondre les résultats les plus satisfaisants, surtout lorsque la phase de calme est complète et que l'affection a plutôt la forme lypémaniaque.

Nous n'avons pas ici à nous occuper de la *folie circulaire* proprement dite. C'est une des nombreuses formes d'aliénation mentale (manie aiguë succédant avec ou sans intervalle à un état lypémaniaque) justiciable avant tout des asiles spéciaux.

Cette catégorie de malades mérite une mention pour plusieurs motifs. Ils se présentent souvent dans les établissements hydrothérapiques. Les familles ne peuvent se résoudre à les considérer comme de véritables aliénés. Suite immédiate de la maladie aiguë, le plus souvent de la fièvre typhoïde, elles repoussent énergiquement toute interprétation dans ce sens, tout conseil de séquestration, et ne voient encore que le malade ordinaire à peine relevé de son affection antérieure.

Statistique sur ces formes diverses. — M. Brochin, dans une revue à ce sujet (*Gaz. des hôp.*, n° 6, 16 janvier 1875, p. 6) a fait le relevé suivant. Sur 43 cas d'aliénation consécutive : fièvre typhoïde 22; pneumonie 8; choléra et typhus 5; rhumatisme 3; érésypèle 2; rougeole et variole 2; angine aiguë 1. Dans un autre relevé au point de vue de la forme, il a trouvé, sur 22 cas : Affaiblissement avec ou sans hallucination (démence aiguë) 12; mélancolie hypochondriaque 3; monomanie ambitieuse 5; hallucination 2.

Dans notre pratique, les antécédents le plus souvent observés sont : fièvre typhoïde grave; âge mûr; sexe masculin, travaux intellectuels exagérés. Aussi la forme de l'aliénation se rapproche-t-elle plus ou moins de la démence, de la paralysie générale menaçante ou tout au moins de la mélancolie et de la lypémanie.

Indications thérapeutiques. — La dépression domine toujours et toutes les fonctions sont languissantes. Souvent l'hérédité fait défaut; de même, ne peut-on invoquer une cause occasionnelle récente.

Pronostic. — Si dans la forme dépressive de l'aliénation mentale, la démence est souvent la terminaison obligée, le pronostic n'est plus du tout aussi grave lorsque la même forme est consécutive à une maladie aiguë, à une fièvre typhoïde.

En pareil cas, nous avons eu quelques succès. Dans sa statistique, M. Brochin a relevé sur 12 cas d'affaiblissement intellectuel avec hallucination à la suite de la fièvre typhoïde, 10 succès. Ce chiffre nous paraît bien exceptionnel; celui fourni par l'aliénation suite de pneumonie nous semble mieux rentrer dans la loi commune : 11 guérisons sur 11 malades. Dans la forme monomanie ambitieuse (maladie incurable habituellement) il y a eu 7 guérisons sur 8 malades.

Distinction à établir pour le pronostic thérapeutique. — Il est évident, dirons-nous avec MM. Brochin, Baillarger et Macé, que dans l'aliénation mentale ordinaire (démence), il existe des lésions anatomiques envahissantes, progressives, et que ces lésions sont remplacées dans la même forme accidentelle suite d'une affection aiguë, par de simples troubles circulatoires locaux liés à de l'ischémie ainsi qu'on en observe dans l'anémie et les congestions accidentelles. D'où ces chiffres si élevés de guérison.

Cette distinction est de la plus haute importance tant au point de vue médico-légal qu'à celui du pronostic et surtout du traitement.

Avantages spéciaux de l'hydrothérapie. — La médication hydrothérapique doit être conseillée. Elle doit être la base de tout traitement à instituer en pareil cas; en méconnaître les ressources ou les ignorer, c'est encourir les plus graves responsabilités, les reproches les plus mérités.

Aucune autre médication ne peut, comme elle, combattre ces troubles circulatoires menaçants, et les atteindre par action directe ou réflexe; soit par ses effets révulsifs et dérivatifs généraux sur toute l'enveloppe cutanée, soit par son action tonique et sédative relevant la tension artérielle, modérant le cœur, ranimant les forces générales et réveillant les fonctions digestives.

Le fer (à dose bien modérée) les préparations toniques, une alimentation choisie, des exercices bien réglés et une bonne hygiène sont les compléments du traitement.

Formules. — Les doses hydrothérapiques doivent être bien graduées. Débuter brusquement par les basses températures, des douches fortes et longues, serait une très grave imprudence. Il faut entraîner le malade et de préférence recourir aux températures voisines de 28° à 32° suivant l'âge, le sexe, l'état de dépression, et selon la saison. Les premières applications doivent être de quelques secondes à peine, sur tout le corps, puis ramenées vers le cercle inférieur en augmentant la pression.

La température abaissée peu à peu vers 18°, 16°, 14°. Une fois le malade bien entraîné, familiarisé avec l'eau froide, la réaction facile et franche obtenue, on prescrit des bains de siège à épingles, des douches fortes sur le rachis, en pluie sur la tête.

Des frictions énergiques et prolongées avec un gant de crin sont très utiles et aussitôt après, marche rapide, maniement des armes ou, mieux encore, gymnase méthodique.

MONOMANIES. HALLUCINATIONS

Parfois ces malades restent longtemps ignorés jusqu'au jour où un incident fortuit ne leur permet plus de dissimuler leur état mental. A l'inverse de ceux dont il vient d'être question la maladie est rarement acquise, occasionnelle, et l'hérédité est souvent la cause première. Aussi les résultats thérapeutiques sont-ils bien différents et les insuccès nombreux, alors même que l'affection a été reconnue et traitée près de son début.

Réserves à faire pour leur admission. — La direction morale et thérapeutique de ces malades *tolérés* ou *maintenus* dans la famille, dans un établissement

ouvert à tous, est difficile ou impossible et toujours
délicate. Le médecin ne doit jamais perdre de vue la
responsabilité qu'il assume et les recommandations
les plus formelles doivent être faites à l'entourage.

Les indications générales données pour le traitement
de la folie du doute avec délire du toucher sont applicables en tous points aux monomanies avec ou sans
hallucinations et nous y renvoyons le lecteur.

VERTIGE MENTAL

Définition. — A un degré bien moindre, il existe un
état cérébral, prélude assez fréquent, sinon obligé, de
l'aliénation mentale proprement dite. Lassègue en a
fait l'objet d'une communication à l'Académie de médecine en 1867 à l'appui de sa candidature (*Gaz. méd.
de Paris; Revue méd. de Paris*, n° 2, 8 janvier 1876,
p. 13, 14; *Gaz. des hôp.*, n° 3, 8 janvier 1878, p. 20).

Divisions à établir. — Il l'a désigné sous le nom
de vertige mental qu'il a soigneusement distingué en
vertige *actif* et vertige *passif*, selon que le malade
accuse une incapacité matérielle de se mouvoir ou tout
au contraire un sentiment d'impulsion irrésistible, s'il
n'était contenu.

Faits observés. — Plusieurs faits de ce genre se
sont présentés à notre observation.

Tantôt le sentiment d'angoisse indéfinissable domine;
la terre, les objets tournoient devant les yeux; la
pâleur du visage, la sueur au front, un état lypothi-
mique, accusent une vive souffrance et le sentiment du
moi ou plutôt de ses relations avec l'extérieur s'émous-
se. D'autrefois, le vertigineux éprouve de véritables
bouffées congestives subites, un éblouissement, la
terre se dérobe sous ses pas et sans un soutien, un
appui quelconque, un faux pas le ferait choir.

Dans les deux cas, une sorte d'*ictus* spontané qu'on

peut confondre parfois avec l'*aura* du *morbus sacer* est le point de départ. Son apparition est subite, sans cause appréciable, ce qui le distingue nettement des vertiges vulgaires bien connus, de l'anémie, des altitudes, de l'espace, de la gyration, ou produits par l'électricité, l'altération de l'air, etc...

Tôt ou tard, les malades discutent leurs vertiges, les analysent, leur constituent une étiologie plus ou moins ingénieuse et l'altération de l'intellect suit de près.

Parfois ce vertige intense s'accompagne de vomissements et de serrement douloureux caractéristique. Il y a congestion de la moelle allongée. Nous avons observé un cas de ce genre des plus intéressants par la fin de son histoire pathologique. La maladie a éclaté à la suite d'émotions et de chagrins violents, guérie après un traitement hydrothérapique énergique.

Retour des accidents à la suite d'excès de travail, de préoccupations graves et de l'emploi intempestif des eaux de Cauterets. La médication hydrothérapique est reprise, mais mal suivie et bientôt abandonnée.

La maladie subit alors une transformation lente et radicale. Elle n'a plus une allure aussi nette. Il s'y joint des préoccupations irraisonnées dont le malade n'est pas maître; la vue d'un chien l'impressionne, l'idée d'une contamination possible se fait jour dans son esprit. Peu à peu elle prend un corps et des circonstances futiles l'amènent à redouter la rage. Il a beau se raisonner, discuter avec ces idées absurdes, son esprit est obsédé et, dès lors, il arrive insensiblement aux actes les plus exagérés, les plus inattendus pour se soustraire ainsi que tout ce qui pourrait l'approcher, le toucher, à la possibilité de la contagion la plus problématique. Tel est l'état actuel, la médication hydrothérapique n'a pas été reprise, le malade tout entier à son idée dominante est retiré à la campagne.

Cette évolution morbide non encore terminée aujourd'hui (il y a vingt-deux ans) remonte à 1863.

§ II. — NÉVROSES CÉRÉBRALES

AGORAPHOPIE, VERTIGE DE L'ESPACE, DES ALTITUDES, DE LA MER,
DE LA GYRATION, MALADIE DE MÉNIÈRE

Nous réunissons sous une même rubrique ces diverses manifestations du vertige. Un caractère bien tranché les distingue de l'état vertigineux proprement dit, ce sont encore des *névroses cérébrales*, mais elles ne se terminent pas par une altération de l'intellect.

Leurs rapports avec l'aliénation mentale. — Elles servent de trait d'union entre les manifestations si variées de l'aliénation et celles dans lesquelles l'intellect reste toujours dans un état d'intégrité satisfaisant. Peut-être y aurait-il à faire une réserve en ce qui concerne le vertige de Ménière, car M. Bouchut (*Gaz. des hôp.*, p. 1001, 1877) a publié deux cas de délire dus à des lésions de l'oreille interne chez des enfants de six ans.

Dans les deux cas, les accès de délire furent enrayés par des injections de chlorhydrate de morphine.

MALADIE DE MÉNIÈRE

Sauf la *maladie de Ménière*, tous ces vertiges sont provoqués. Le souvenir parvient à peine à les reproduire peu après la disparition de la *cause occasionnelle*. Aussi cessent-ils toujours avec elle. Il n'en est plus de même de la maladie de Ménière, elle a pour point de départ une lésion de l'oreille moyenne. Son traitement semble être définitivement fondé par M. Charcot à l'aide du sulfate de quinine à haute dose 1^{gr},50 à 2 grammes par vingt-quatre heures. On connaît l'action vertigineuse physiologique de ce médicament même aux faibles doses. Évidemment, il doit existor une relation entre cette action thérapeutique et l'action fonctionnelle du médicament dont Charcot semble encore réserver l'analyse. Plusieurs malades atteints de ce vertige se sont offerts à notre pratique. La médication hydrothérapique les a soulagé beaucoup. Dans le doute où nous étions sur la nature de la lésion auriculaire et de ses relations avec l'ossature cranienne et l'encéphale (était-ce un point de pachyméningite par propagation de l'altération du rocher, un réflexe ischémique, apoplectique ?) nous avons toujours eu recours à des formules *atténuées*.

Formules balnéaires employées. — Température de l'eau 27°, 28° au début abaissée *lentement*. Douche en jet très brisée, promenée rapidement sur tout le corps pendant quelques secondes, puis localisée avec forte pression sur les membres inférieurs pendant une demi-minute. Cela fait, frictions générales énergiques et pendant ce temps compresses froides sur la tête.

Une fois le malade bien aguerri, bain de siège à épingles, à basse température, pendant dix secondes à une ou deux minutes avant la douche générale. Dans quelques cas nous avons prescrit la douche en pluie vers la fin du traitement. Jamais nous n'avons eu d'accidents à déplorer.

VERTIGES DE GYRATION, DES ALTITUDES ET DE LA MER

Ce sont des accidents volontaires. Prédispositions individuelles, ils échappent à toute analyse. Peut-être réussira-on un jour à l'établir, soit par l'étude plus approfondie de leur condition de formation, soit par la découverte fortuite de leur médicament spécifique — si du moins, il existe réellement. Les tentatives hydrothérapiques faites en pareils cas, sont restées trop isolées et accidentelles pour en faire l'objet d'une étude pratique.

AGORAPHOBIE

Définition. — Mais il n'en est pas de même de l'agoraphobie ou *peur des espaces,* désignée encore sous le nom de *kénophobie.* Nous avons à revendiquer ici un droit de priorité incontestable. Et si peu méritant qu'il puisse être, il nous donne au moins la satisfaction de l'exercer vis-à-vis de nos rivaux d'outre-Rhin.

Historique. Faits observés dès 1861. — En 1862, nous avons rapporté sommairement un fait de ce genre emprunté à la clinique de Longchamps (1ᵉʳ semestre, 1861, obs. n° 231 *bis*). « M. X... éprouva un jour une certaine appréhension en traversant la place des Quinconces ; depuis lors il n'y mit plus les pieds ; un peu plus tard, traversant le pont, le même sentiment de crainte, *d'horreur* de l'espace reparut aussitôt ; il renonça à cette promenade.

» Dès lors cette sensation, cette impression bizarre se renouvela à mesure qu'il renonçait à aller dans des lieux *de plus en plus limités,* si bien qu'un jour il en vint à ne plus sortir qu'en voiture.

» Bien des moyens furent tentés sans résultat. Un d'eux eut même pour effet de le rendre beaucoup plus souffrant ; ce fut un voyage dans les Pyrénées. A peine arrivé, la vue des montagnes et des immensités terrestres le mit dans un tel état, qu'il passa tout son temps au milieu de sa chambre, sans même oser approcher de la fenêtre.

» En dernière analyse, on conseilla l'hydrothérapie. Le malade nous fut adressé par le docteur Buisson de B., le 10 novembre 1861.

» Après quatre mois de traitement, il y eut une légère amélioration.

» Dans un deuxième fait rapproché du précédent, l'hésitation, l'appréhension, consistait à redouter un séjour dans un lieu quelconque. »

Et nous ajoutions à cette époque :

« Depuis ces deux faits nous en avons observé un troisième tout à fait identique.

» Dans ce dernier cas, l'affection avait une origine apparente et matérielle, ce qui n'existait pas chez les deux précédents malades. Elle était survenue à la suite d'excès vénériens et de pollutions nocturnes fréquentes.

» A l'époque où M. Z... est venu réclamer les ressources de l'hydrothérapie, son état était des plus graves ; à cette impossibilité de rester dans un espace tant soit peu étendu, sans être pris par une angoisse et un vertige analogues à ceux qu'on éprouve lorsqu'on est sur un lieu très élevé et à pic, se joignait un état névralgique général et des insomnies opiniâtres, entremêlées de rêves érotiques avec pollution et de cauchemars affreux. Cinq mois de traitement l'ont parfaitement guéri sous tous les rapports.

» Dans les trois cas, le traitement avait été le même ; dans les trois, l'affection paraissait identique sous certains rapports. Mais tandis que, chez les deux premiers sujets, la maladie était *purement névrosique* et ne pouvait se rattacher à *une cause quelconque matérielle*, chez le troisième, au contraire, la cause résidait dans une excitation génitale tour à tour spontanée et artificielle, poussée jusqu'à l'exagération » (*Troisième compte rendu de la clinique de l'Établissement hydrothérapique de Longchamps, de Bordeaux*, par Paul Delmas. Paris, Germer Baillière, éditeur, 1862, p. 48).

Travaux allemands. — Nous devons à M. Legrand du Saulle le meilleur travail sur la peur des espaces. Ce sont ses leçons à Bicêtre publiées en 1877 dans la *Gazette des hôpitaux*, pages 977, 1009, 1041, 1065, 1113. L'historique de la question donné par lui est le suivant :

« Probablement entrevue par Griesinger en 1868, il n'a encore été scientifiquement signalé à partir de 1872 (*dix ans après notre publication*) que par Westphal, Cordes, S. Webber, Williams, Brown-Sequard et Peroud (de Lyon), sous la désignation d'agoraphobie, et d'angoisses des places ou de crainte des places. »

Le mot agoraphobie adopté par les Allemands limite la névrose à la peur des places publiques. — Idée beaucoup trop restreinte et M. Legrand du Saulle lui préfère l'expression de « peur des espaces. » *Dès* 1862 nous avions défini dans *les mêmes termes* cette singulière névrose.

N'ayant pas à faire ici un cours de pathologie, nous devons nous restreindre et résumer brièvement les points essentiels de cette névrose.

Les trois faits de Westphal reproduits par l'aliéniste français sont remplis de détails, mais dominé par l'idée de voir dans cette névrose « la peur des places publiques » l'auteur allemand fait ressortir ce caractère dans tous les actes de ses malades. On ne retrouve ni chez eux, ni chez deux autres qui lui furent communiqués par ses collègues Brück et Flemming ce type de la peur de l'*espace* qui, partant d'une sensation première inopinée en traversant une place *très vaste*, et pourvue d'un horizon lointain sans le moindre ombrage, ni la plus petite construction (la rade et les côtes de Cenon-Labastide comme fond de tableau) retrouve cette même sensation lorsqu'il traverse un espace *moins grand*, et, subissant cette influence *fatale* en arrive à ressentir les mêmes symptômes au fur et à mesure que les espaces parcourus, sont de plus en plus limités, jusqu'à ne plus sortir qu'en voiture.

Dans la première observation de Westphal, pas d'*hérédité*. Dans la deuxième, antécédents épileptiques et hérédité cérébrale douteuse ; dans la troisième, le malade n'avait commis aucun excès, comme celui de notre troisième observation.

Clinique de Bicêtre. — M. Legrand du Saulle a esquissé à grands traits les caractères de la peur des espaces. L'émotion maladive éclate subitement ; le visage pâlit, rougit tour à tour ; oppression cardio-épigastrique ; tremblement intérieur ; raideurs musculaires ; mouvements

difficiles presque automatiques et détermination instinctive, impérieuse même à chercher un corps tangible
pour s'y appuyer, un réduit pour s'y blottir, se rassurer,
un point lumineux pour y fixer son regard, sa pensée,
une voiture pour la suivre, un bras pour s'appuyer et
sortir au plus tôt de cet *isolement mental*. Cet espoir est-
il déçu, les symptômes reparaissent avec autant de violence et la *peur d'avoir peur* suffit elle-même pour les
faire reparaître.

La raison du malade est absolument intacte. Les
nôtres et ceux de M. Legrand du Saulle exposaient et ana-
lysaient très nettement leur maladie, en reconnaissaient
l'absurdité, appréhendaient de passer pour fous, étaient
on ne peut plus malheureux à tous égards, voyaient
leurs relations sociales entravées, leur carrière compro-
mise, mais ils s'avouaient vaincus, impuissants, ayant
conscience de cette évolution fatale resserrant chaque
jour leur libre arbitre.

La peur des espaces a été observée chez des descendants d'affections cérébrales graves. Entité morbide
bien définie, elle peut donner un certain cachet à d'autres
affections nerveuses du genre *émotif*. Mais alors, *affection secondaire*, elle n'offre pas ce caractère distinctif
d'éclater subitement, souvent sans une cause occasionnelle ou préparatoire, autre que l'*ictus visuel de l'espace*.

Étiologie de l'agoraphobie. — L'étiologie de cette
névrose cérébrale est encore à faire dit M. Legrand du
Saulle. Sur nos trois malades, chez deux aucune cause
occasionnelle. Dans le troisième cas, antécédents habituels des névroses et des névropathies acquises. En
dehors de l'hérédité cérébrale et des causes mettant en
jeu violemment le système nerveux, il est difficile d'en
espérer d'autres.

Le sexe semble avoir une influence absolue dans
l'agoraphobie idiopathique, nos trois malades sont des
hommes; sur vingt-neuf cas, Cordes en a trouvé vingt-
huit. Tout au contraire, à l'état de maladie incidente,

l'affection est plus commune chez la femme de même que la plupart des névroses et des névropathies.

Diagnostic différentiel. — M. Legrand du Saulle a voulu distinguer la peur des espaces de l'état vertigineux simple. Dans ce dernier cas « tout tourne ». Dans le premier, c'est plutôt le vide et l'immobilité, ou bien les objets fuient devant les yeux, disparaissant droit à l'horizon. Dans l'un, la maladie est provoquée, dans l'autre, la spontanéité est évidente.

Vertige épileptique. — De même dans le vertige épileptique. Celui-ci s'accompagne d'un sentiment d'isolement absolu du monde extérieur, de suspension de l'intellect, du moi conscient suivi de la reprise du mot, de la phrase commencée. Le malade ignorerait même, si un peu de céphalée, de lenteur cérébrale, d'ahurissement, en un mot, pendant les premiers instants, ne l'avertissaient de la crise. Rien de pareil chez l'agoraphobe.

Le goutteux peut être vertigineux; en général, il est plus avancé en âge et ses vertiges reviennent à toute heure et sans cause immédiate.

Vertige stomacal. — Le vertige stomacal (*vertigo a stomacho læso* de Bretonneau et Trousseau) ne peut être confondu avec celui des espaces. Les antécédents morbides digestifs sont en général suffisamment accusés pour n'avoir aucun doute. Vision excitée par le passage rapide le long d'un treillage, d'une grille à claire-voie, ou bien à jeun depuis longtemps et impression d'une odeur désagréable, le vertige paraît. Le grand air, un vent frais et l'espace même, soulagent ou aggravent peu la situation.

Phénomènes congestifs cérébraux avec vertige. — Il existe des états congestifs cérébraux assez complexes et d'évolution obscure, offrant souvent le symp-

tôme vertigineux. [Ils sont la suite d'impressions violentes, de chagrins, ou de travail intellectuel exagéré
chez des hommes jeunes, nerveux et sanguins tout à la
fois. Leur visage coloré, leurs yeux brillants, leur parole vive, prolixe, donnent un cachet spécial aux accès
vertigineux dont ils souffrent.

Les digestions sont laborieuses, l'estomac, distendu,
ballonné, gargouillant comme chez les hystériques. *Ils
baissent la tête*, le vertige reparaît ou augmente. Ils
retardent leur repas, le prennent trop copieux, le même
phénomène revient, de même s'ils ont l'imprudence de
se livrer au travail au sortir de table.

Cette description raccourcie d'un état complexe fréquemment observé dans notre clinique hydrothérapique
suffit à distinguer le vertigineux congestif de l'agoraphobe. Mais les deux maladies peuvent coexister, seulement, en pareil cas, le symptôme est moins net,
violent, subit, et la grandeur même de l'espace importe
peu. La peur du vide n'est plus aussi tranchée, tandis
que l'*angor pectoris*, avec étourdissement cérébral,
bouffées de chaleur au visage et besoin de respirer au
grand air, prédomine beaucoup.

Névrose cérébro-cardiaque. — Lorsque les symptômes ci-dessus sont liés à des troubles circulatoires se
traduisant par des variations subites dans la vitesse du
pouls de 20 à 40 pulsations, qu'il se produit des alternatives de lypothymie, d'affaissement musculaire, voire
même de subdélirium émotif, on a à faire à une névrose spéciale, encore mal connue, décrite par M. Krishaber sous le nom de *névrose cérébro-cardiaque*. Ici
encore les accès vertigineux sont subits se produisent
sur place, le malade étant assis tranquillement, ou
même étant couché et rien ne fait prévoir l'accès. La disparution est presque aussi rapide et spontanée. Il serait
donc difficile de le confondre avec la peur des espaces.

Délire émotif. — Morel a décrit sous le nom de

délire émotif une affection du système nerveux que
M. Legrand du Saulle a nettement distinguée de l'agoraphobie. En effet, dans le premier cas, il s'agit d'une névropathie dans laquelle les facultés affectives et sensorielles sont plus ou moins altérées; le caractère modifié,
irritable, souvent injuste, soupçonneux, excentrique. Cet
état est persistant avec des intensités variables; les récits du malade sont exagérés et plus ou moins obscurs;
les idées sont préconçues et tout raisonnement re-
poussé, contesté. L'agoraphobe a l'intellect tout à fait
sain; discute, raisonne, avoue, reconnaît sa névrose;
l'analyse avec la plus grande netteté, en traduit très
bien les apparitions *occasionnelles constantes*, et, dans
les intervalles, ce n'est plus un malade, à peine un
homme énervé ou légèrement préoccupé par la souffrance passée et la préoccupation froidement raisonnée
de son avenir.

Traitement hydrothérapique de l'agoraphobie. —
La médication hydrothérapique de l'agoraphobie est
celle de toutes les névroses cérébrales. L'intégrité
même de l'intellect, l'absence de toute complication et
le bon état général autorisent l'emploi des formules les
plus énergiques. La médication doit être essentiellement
révulsive et perturbatrice. Pour obtenir le summum
d'effet, nous avons recours aux douches alternatives ou
écossaises, sauf pour les cas faisant exception à la règle
commune, à atténuer les doses, soit dans la période
préparatoire, soit dans le cours même du traitement.

Résultats thérapeutiques. — Le premier malade
dont l'observation a été relevée en 1861, publiée l'année
suivante et portée comme *amélioration douteuse*, est
revenu à Longchamps pendant plus de quinze années
consécutives, faisant chaque fois des traitements réguliers de trois à quatre mois. La formule ayant paru
donner le meilleur résultat a été la douche alternative
composée de trois jets chauds (45°) de 10 secondes chacun et quatre jets froids (10° à 14°, suivant la saison)

d'égale durée, suivie d'une friction générale très énergique avec un gant de crin.

Ce malade a obtenu insensiblement une amélioration très notable mais pas de guérison. Depuis lors, d'autres faits ont été soumis à notre observation. Dans l'agoraphobie pure et essentielle, nous n'avons pas été plus heureux. Dans celle acquise à la suite d'excès, la guérison a été la règle. Quant à l'agoraphobie secondaire, son évolution thérapeutique s'est trouvée liée à celle de la maladie principale. Tous les auteurs sont d'accord pour conseiller la médication hydrothérapique secondée par des exercices variés et une médication tonique reconstituante.

CLAUSTRAPHOBIE–CLITOPHOBIE

Si la peur des espaces se développe sous l'influence du vide et si l'impression de la foule peut déterminer les mêmes phénomènes, il existe aussi, un état tout opposé aux deux précédents. Nous l'avons observé en 1862.

Depuis lors des médecins italiens l'ont signalé. On lui a donné les noms de *claustraphobie* ou *clitophobie*. M. Ball décrit cette singulière névrose, dans les termes suivants :

« Pendant la nuit un jeune homme est saisi de peur, d'une terreur panique à l'idée de se voir enfermé seul. Pour se rassurer, il tient sa porte, ses fenêtres, ouvertes ; exige même qu'on ouvre la porte extérieure de son habitation, et non encore rassuré en constatant l'exécution rigoureuse de tous ses ordres, il sort et vague dans les rues en proie à sa préoccupation constante » (J. Grasset, *loc. cit.*, p. 725).

Le malade soumis à notre observation en 1862, éprouvait bien une peur analogue. Dans les conditions ci-dessus elle était moins intense ; tandis qu'elle acquerrait une intensité exceptionnelle, dès qu'il se trouvait dans un compartiment du chemin de fer. Ce malade était des plus intelligents, d'une nature vive, impressionnable, la face se congestionnait facilement, son caractère était original. Et, fait à noter, il avait une sœur qui, hystérique à forme grave, est devenue démente.

Bien à la longue, la médication hydrothérapique a calmé cet éréthisme nerveux et atténué les manifestations de cette névrose mentale, mais sans jamais en triompher complètement. Les douches tempérées débutant à 28° et terminées à 20° très brisées et ne dépassant pas trente secondes à une minute, suivant la saison, étaient seules supportées.

Affection très rare, nos souvenirs cliniques ne nous rappellent pas un autre cas aussi net et caractéristique de clitophobie. Le malade dont il s'agit vit encore et il jouit d'une bonne santé relative.

INSOMNIE

Il peut sembler singulier de vouloir faire une entité morbide d'un symptôme commun à bien des maladies. Cependant, l'on ne peut nier que dans l'état de santé parfaite, *l'aptitude* ou le *besoin de dormir* présente des variations considérables et sans entreprendre l'analyse physiologique du sommeil, on doit le considérer comme un acte cérébral par excellence. Dépassant la mesure dans son exercice régulier, il peut être cause ou accompagner bien des états névropathiques, sans en induire une lésion cérébrale proprement dite.

Névrose essentielle et indépendante. — Dans quelques circonstances rares nous avons traité des malades dont toute l'affection consistait dans la perte plus ou moins complète de la *faculté de dormir*, en l'absence de tout autre symptôme concomitant. Tantôt l'abus du café, un travail intellectuel exagéré est la seule cause, indépendamment d'une prédisposition native, en général assez accusée. D'autres fois, le malade doit son insomnie à l'exercice même de sa profession.

Fait observé. — Tel est le cas d'un cocher (*Obs.* nº 130, 1874, clinique de Longchamps), âgé de trente ans, d'un tempérament nerveux et de bonne constitution. Il est cocher *de nuit*, presque toujours en course, ne doit ni ne peut dormir; le jour se reposant tout à son aise. Insensiblement, il est survenu un éréthisme nerveux, une irritabilité qui, au lieu de porter sur le caractère, les actes usuels, s'est traduite par la perte de sommeil pendant le jour. Actuellement, il ne peut plus dormir, se sent énervé, très fatigué et sans appétit.

Formules balnéaires. — Les douches tièdes (30° à 32°) très brisées, en pluie, sur tout le corps et la tête, prolongées pendant deux à quatre minutes, ont une efficacité remarquable et constante. On peut les considérer comme la formule hydriatrique du *symptôme* insomnie et rarement elles échouent lorsqu'il n'existe pas de lésions nerveuses ou des causes organiques proprement dites contre lesquelles toute médication est *à priori* impuissante.

L'exposé du traitement hydrothérapique des névroses cérébrales classiques achevé, il nous resterait pour terminer la première partie des affections de cet appareil à parler d'un état nerveux très complexe, souvent désigné sous le nom de *névropathie*.

Mais cette étude sera mieux à sa place après avoir passé en revue le traitement des autres maladies nerveuses soumises à la médication hydrothérapique.

Fonction d'une foule de variables, la névropathie revêt souvent tour à tour les caractères des autres affections du système nerveux. De même que sa thérapeutique hydrothérapique, son étude clinique sommaire en est pour ainsi dire le *résumé général*.

II. — Lésions physiques de l'encéphale
sans troubles intellectuels

Valeur de l'hydrothérapie dans ces affections. — Nous avons à passer en revue les altérations diverses dont le cerveau peut être le siège sans troubles de l'intellect et les ressources dont peut disposer l'hydrothérapie en pareil cas. Elles sont malheureusement assez restreintes. Dans ce chapitre surtout, la guérison est l'exception, l'insuccès fréquent et une amélioration plus ou moins légère ou durable, la règle commune. Mais en raison même de la gravité de ces maladies, obtenir du soulagement ou quelques rares, très rares guérisons est bien la démonstration de la valeur de la thérapeutique hydriatrique.

Proscription de l'emploi du calorique. Fait à l'appui. — La thérapeutique des maladies cérébrales offre un caractère très tranché, la proscription *presque absolue* du calorique. Méconnaître ce précepte fondamental serait s'exposer parfois aux plus redoutables accidents.

Témoin un cas de notre pratique observé en 1862. Il s'agissait d'un homme, jeune encore, paraissant simplement atteint d'une paraplégie ischémique peut-être due en grande partie à des excès vénériens. Il accusait à peine un peu de douleur rachidienne. La marche, soutenu par un aide, était encore possible. Les fonctions de la vessie et du rectum n'étaient pas entièrement abolies. Intelligence médiocre, rien cependant ne décelait une affection cérébrale imminente. Tout au plus quelques légères manifestations congestives après le repas, un sommeil un peu lourd et prolongé.

Nous instituâmes le traitement classique de la paraplégie simple auquel nous devons les résultats les plus accusés : Bains de vapeur, douche tiède générale à la suite et repos dans les couvertures. Le soir, ventouses sèches sur le rachis suivies de douches alternatives, une fois le malade bien habitué au froid.

Dès la troisième séance, il survient une congestion cérébrale menaçante; le traitement hydriatrique est supprimé, nous lui substituons : sangsues aux apophyses mastoïdes à doses fractionnées; glace sur la tête; sinapismes aux membres inférieurs, vésicatoires dans la même région et purgatifs drastiques. Sous l'influence de cette médication énergique les accidents sont conjurés, et le malade remis en apparence à son point de départ, l'affection paraplégique suit son cours régulier.

Cet exemple démontre l'utilité d'apporter un soin extrême dans le diagnostic différentiel des affections encéphalo-rachidiennes et la nécessité de s'abstenir de toute formule calorique dès qu'une affection cérébrale de nature congestive peut être soupçonnée.

Exception à cette règle. — Tout au plus ferions-nous une seule exception à cette règle de conduite, lorsqu'il s'agit d'hémiplégie remontant à quelques mois et observée chez des malades à attributs sanguins peu ou pas développés. En pareil cas, nous n'hésitons pas à prescrire à titre de médication excitante révulsive, la douche alternative en jets vigoureux promenée particulièrement sur tout le côté paralysé.

Jamais elle n'a été suivie d'accidents immédiats, ou prochains. Du reste, elle n'offre aucun des effets congestionnants périphériques et encéphaliques propres aux bains d'étuve et de caisse ou à la sudation au fauteuil avec la lampe à alcool. Ce dernier procédé offre le moins d'inconvénients. Mais le plus sage encore est de s'abstenir.

Préceptes thérapeutiques généraux. — Ces éliminations faites, les formules hydriatriques les mieux appropriées sont comme action révulsive générale : après la douche alternative, les douches en jet à forte pression et à basse température et le bain de siège à épingles froid pour déterminer une violente dérivation locale éloignée de l'encéphale.

Nécessité d'adoucir les formules hydrothérapiques. — Mais on ne peut et surtout on ne doit pas arriver d'emblée à ces formules énergiques. Plus peut-être que chez tous les autres malades justiciables de la médication hydrothérapique, il est indispensable d'arriver graduellement, insensiblement, à des températures basses et à des applications générales atteignant une à deux minutes, limite maximum qu'il n'est jamais utile de dépasser. De même le bain de siège froid ne doit être prescrit qu'après l'accoutumance préalable du malade.

Éviter les élévations trop brusques de la tension artérielle. — La genèse des congestions et des hémorrhagies cérébrales démontre le rôle primordial des altérations des vaisseaux sanguins dans leur production. Par conséquent, toute action violente ayant pour résultat une *brusque élévation* de la *tension artérielle* peut être suivie d'accidents graves.

Action toute mécanique, son rôle est secondaire, il est vrai, mais suffisant, étant donné un degré avancé d'*athéromasie*.

Pour les mêmes motifs, une excitation légère mais soutenue vers la périphérie du corps et fortement localisée loin des centres nerveux, possède une action thérapeutique certaine.

Les douches générales en pluie, bien plus rarement l'immersion dans la piscine et la lame sont des formules employées en pareil cas. Il faut user de celle-ci avec de grands ménagements, graduer les doses et le tact du médecin familier avec la méthode hydriatrique est du plus grand secours.

Pas n'est besoin d'ajouter que les douches ascendantes en facilitant les évacuations régulières rendent aussi des services. On ne doit jamais débuter par des basses températures. On exposerait souvent le malade à des troubles congestifs réflexes analogues à ceux provoqués par l'action du froid aux pieds. Mais cette action serait ici plus brusque et violente, partant plus redoutable.

Durée des applications. — La durée générale des premières séances hydrothérapiques ne doit pas dépasser quelques secondes.

Envelopper rapidement tout le corps et terminer presque aussitôt en localisant sur le cercle inférieur.

D'autres fois le malade s'accomode mieux des lotions partielles sur la poitrine, le ventre et la figure, faites immédiatement avant la douche générale, pendant quatre à cinq secondes au plus. Ou bien encore la douche est supportée en la promenant *petit à petit et lentement* de bas en haut. Mais alors, sa durée étant nécessairement plus longue, sa température doit être proportionnellement plus élevée, sauf ensuite à la baisser vers la fin de la séance hydrothérapique, une fois le malade mouillé et le premier *choc frigorifique réflexe* épuisé dans ses effets.

Du reste, l'habileté de main de l'opérateur et des nuances de touches appropriées au consensus moral et physique de chaque malade sont suggérées par la pratique même. Elles échappent à toute prescription et cependant, elles sont l'essence même d'une médication qui, envisagée vulgairement, se réduit en somme à un peu d'eau froide, une pompe et à une lance d'arrosage.

Nécessité d'employer l'eau tempérée au début. Céphalée hydrothérapique. — Ici se pose une question capitale, celle de l'opportunité ou non de débuter toujours par de basses températures. On rencontre plus souvent chez les malades atteints d'affections nerveuses à un titre quelconque, une intolérance particulière aux basses températures. Des auteurs du plus grand mérite (Fleury entre autres) ont observé des douleurs céphaliques violentes à la suite de l'application du froid et reconnu que, malgré toute leur habileté de main, ils ne pouvaient éviter toujours, à certains malades, un tel accident. Parfois la céphalée durait plusieurs heures après l'application du froid quels que fussent les moyens employés pour la combattre ou l'atténuer.

Pareils accidents, survenus au début de notre pratique, ont disparu dès le jour où nous avons eu recours aux températures plus élevées comme formule de début, voire même, comme formules courantes dans quelques cas spéciaux. Mais ces derniers sont observés, encore plus fréquemment, dans les névroses et les névropathies.

Quoi qu'il en soit, la connaissance même de l'action directe et réflexe de l'eau froide sur la circulation et les accidents céphaliques douloureux possibles sont deux raisons majeures pour proscrire, dans la grande majorité des cas, les basses températures *comme début du traitement hydrothérapique des affections de l'encéphale*, et dans quelques-unes pour apprécier l'*utilité de n'y arriver jamais*.

Les effets généraux de l'hydrothérapie justifient son indication dans la plupart des maladies chroniques de l'encéphale, mais très rarement dans celles à l'état aigu. Cependant des auteurs allemands n'ont pas hésité à y recourir, même dans ces dernières affections.

Une revue clinique rapide nous permettra d'embrasser et d'apprécier cette partie de son cadre thérapeutique.

ÉTATS ANÉMIQUES OU CONGESTIFS CÉRÉBRAUX

Base anatomique et physiologique. — Il semble démontré que la quantité de liquide contenu dans la boîte cranienne est constamment la même, la cavité céphalique étant inextensible. Mais le sang et le fluide céphalo-rachidien constituent cette masse liquide, de sorte que les variations respectives de leur quantité ont pour conséquences des phénomènes désignés sous les noms de *congestion* et *d'anémie cérébrales*. Si

15.

ces deux états se distinguent nettement pour le clinicien dans la plupart des cas, et réclament des traitements différents, la médication hydrothérapique semble répondre aussi bien à l'un et à l'autre.

Étiologie. — Toute diminution de la *capacité* du réseau périphérique du *cœur gauche* est susceptible de provoquer une congestion (arrêt brusque d'un écoulement sanguin, compression des gros vaisseaux, froid périphérique prolongé). De même, toute excitation par les veilles, l'insolation ou les travaux intellectuels exagérés, provoque des congestions actives par excellence; *irritatives* dans ces derniers cas; *fluxionnaires* dans l'autre.

Les troubles *vaso-moteurs* dus à une violente émotion peuvent également, dans des cas rares, donner lieu à une congestion d'origine purement nerveuse.

En s'opposant au retour facile du sang noir, les altérations du *cœur droit* et du réseau veineux supérieur et secondairement certaines lésions pulmonaires, déterminent des congestions dites *passives*.

Si le tempéramment sanguin prédispose aux congestions actives, l'anémie peut coïncider ou même devenir cause indirecte de la même affection. Et dans les deux cas, l'indication thérapeutique fondamentale reste la même, faciliter le retour du liquide céphalo-rachidien vers l'encéphale en diminuant d'autant l'apport du liquide sanguin.

Ces fluxions ou stases sanguines amènent des troubles dans la nutrition et au cerveau. En raison de la richesse de son réseau sanguin, de son activité et de son impressionnabilité, l'encéphale ne résiste pas longtemps à de pareils assauts. De là la signification grave des troubles hypérémiques et ischémiques du cerveau, les plus légers en apparence.

Une simple compression des vaisseaux carotidiens (expérience de Schiff), une hémorrhagie foudroyante, les altérations les plus graves du sang, ou sa simple déglobulisation peuvent produire l'*anémie cérébrale*. On l'ob-

tient de même par une application exagérée et générale
du calorique. Cela s'observe surtout à la fin d'un grand
bain d'étuve chez les sujets les plus robustes. La syncope
est rapide dès qu'ils quittent le lit en bois sur lequel ils
étaient couchés, dans la salle de sudation. Il suffit de
les étendre horizontalement, la tête basse, d'asperger
tout le corps avec un peu d'eau fraîche, pour les faire
revenir.

Les symptômes céphaliques sont presque communs
à ceux de l'*hypérémie* de sorte qu'il faut aller chercher
dans l'analyse des causes, et dans les symptômes *extra-cérébraux*, les bases certaines d'un diagnostic différentiel, parfois difficile à établir.

S'il importe au thérapeutiste d'éviter toute erreur à
cet égard, il n'en est plus de même, avons-nous dit, lorsqu'il faut combattre ces deux états opposés par la médication hydrothérapique. Il est vrai d'ajouter que cette
dernière s'adresse plutôt à des manifestations subaiguës ou chroniques et plus ou moins anciennes.

Complexité de la symptomatologie de ces états. —
Ils se présentent rarement à l'état *simple* décrit dans
les traités de pathologie, et leur classement pourrait-il
varier, même dans une grande mesure. Ainsi, par exemple, n'est-il pas rare d'observer en même temps, soit
des troubles digestifs, de légères altérations fugaces de
l'intellect, un état vertigineux ou névropathique. De là
la complexité des chapitres des maladies nerveuses
dans les cliniques hydrothérapiques.

En effet, la possibilité d'activer le réseau circulatoire
périphérique (réaction) et de ralentir en même temps
les mouvements du cœur sans élever outre mesure la
tension artérielle (sédation) domine la physiologie thérapeutique de l'hydrothérapie dans ces affections cérébrales.

Des circonstances complexes préparent l'explosion de
l'affection. Elles lui donnent des caractères si multiples
et tranchés tout à la fois, qu'on peut aisément la classer sous différents noms.

Influence émotive due à un excès de travail. — Tel est par exemple le cas suivant :

Un homme jeune, d'un tempérament lymphatique et sanguin, d'une nature ardente, de constitution forte, poussé par l'ambition s'est adonné à des travaux multiples qui, par leur nature, exigent leur terminaison, chaque jour, à *heure fixe*. De là une ardeur exceptionnelle au travail et la préoccupation cérébrale constante de les terminer en temps opportun.

Pour y suffire, ne tenant aucun compte des exigences de son estomac, il reste à jeun jusqu'à une heure, deux heures de l'après-midi et à peine son repas terminé, se remet à l'ouvrage. Plein de sève et de vie, quelques rares bouffées de chaleur à la tête l'avertissent à peine de sa grave imprudence. Confiant en lui-même, il n'y prend garde.

Survient brusquement une émotion poignante occasionnée par un événement dans lequel son honneur est engagé et tout à coup éclate son affection, offrant la triade suivante :

Du côté *cérébral* et *circulatoire*, face vultueuse, yeux injectés, pouls plein, tantôt lent, d'autres fois précipité; vertige sans caractère précis; la sensation d'étourdissement et d'obnubilation de la pensée domine; pesanteur et *serrement* douloureux autour de la tête. Le mouvement augmente ces symptômes; penchant sa tête en avant, ils sont exaspérés; la chaleur, un espace clos l'étouffent; il a besoin d'air, d'un vent frais, de desserrer sa cravate, de mettre son cou à nu. Il a peur, il est préoccupé outre mesure, il y a de l'insomnie.

Du côté *sympathique* et *digestif*, ses fonctions digestives sont profondément troublées du jour au lendemain, et les symptômes de la dyspepsie flatulente prédominent. Aucune alimentation n'est plus tolérée, sauf le régime lacté. Constamment il éprouve un serrement épigastrique avec *angor pectoris* et *sueurs profuses générales*. Ces derniers symptômes redoublent par accès, surtout quand son énergie morale l'abandonne un instant et lui remet en mémoire les faits survenus.

Son médecin M. le Dr Verdalle, conseille le repos absolu, séjour à la campagne, régime lacté, tenir le ventre libre à l'aide de dérivatifs intestinaux modérés et l'emploi du bromure de potassium. Sous l'influence de cette hygiène thérapeutique, le calme revient et la période aiguë passée, notre confrère nous amène le malade.

Les formules habituelles déjà signalées sont prescrites : douches générales en jet et en pluie, et en épingles sur l'épigastre. Sous leur influence, l'amélioration fait des progrès considérables et le malade peut reprendre *modérément* une partie de ses occupations. Sa guérison est certaine. C'est une question de temps.

Influence de l'insolation. — D'autres fois l'insolation est la seule cause à invoquer.

L'été exceptionnel de 1876, nous a donné l'occasion d'observer des malades atteint d'insolation, chez lesquels la même médication a parfaitement réussi.

Influence génitale. — Des excès de coït et de boissons peuvent être la cause principale de l'état congestif. On réussit encore en pareil cas, à moins de rencontrer un dipsomane endurci atteint d'une athéromasie irrémédiable.

D'autres fois, l'organe utérin malade occasionne des accidents réflexes paraissant plutôt dépendre d'une *anémie cérébrale*. On l'a même désignée aussi sous le nom d'*anémie utérine*, car les accidents cérébraux sont peu ou pas marqués. Rarement cette anémie reste à l'état simple et la *lypémanie* en est la terminaison.

De même, les suites des *maladies infectieuses* graves, comme la fièvre typhoïde, sont caractérisées par une anémie cérébrale. Cette ischémie peut entraîner la mort subite, si un choc nerveux (impulsion morale ou physique violente) vient à se produire.

Formules balnéaires. — Dans l'anémie cérébrale

simple, la médication tonique mais à dose graduée, des douches à 26°-28° au début et ramenées insensiblement à 20° et au-dessous suivant la saison et l'impressionnabilité du malade en sont la base. Ces douches doivent toujours être très courtes, dix à trente secondes au plus, promenées rapidement sur tout le corps et localisées à la fin de la séance aux jambes et aux pieds. Bien plus tard, une fois l'entraînement obtenu, et la reconstitution s'accusant, on hâte les effets de la médication, en y joignant la douche en pluie de cinq à dix secondes de durée et même par l'immersion très rapide dans la piscine, cinq secondes au maximum.

Lorsque le *lymphatisme* domine dans l'anémie cérébrale, l'eau froide *seule* peut échouer et, dans ce cas, en l'alternant avec des douches sulfureuses chaudes ou des bains alcalins et aromatiques, on réussit mieux. Toutefois il faut avoir affaire à un sujet encore jeune et ne redouter aucun processus inflammatoire. Une telle complication ne s'accommoderait pas du tout d'un pareil traitement excitant.

APHASIE

Historique. — En 1836, le Dr Marx Dax lut un mémoire au congrès de Montpellier ayant pour titre : *Lésion de la moitié gauche de l'encéphale, coïncidant avec l'oubli des signes de la pensée.* Bien qu'appuyé sur un grand nombre d'observations, ce fait tout nouveau de localisation cérébrale passa inaperçu.

En 1861, Broca présente son premier travail sur l'*aphasie* ou perte de la parole (*Bull. de la Soc. anthr.*, 1861, 2ᵉ série, t. VI, p. 330, n° 398), dans lequel il place le siège de la lésion dans la troisième circonvolution frontale, mais sans indiquer le côté lésé, attribuant, dit M. J. Grasset à une pure coïncidence que, dans les deux observations citées, la « lésion se soit trouvée du même côté et au même point » (P.-J. Grasset, *Des localisations dans les maladies cérébrales*, Paris, 1880, p. 15).

Le 24 mars 1863, le Dr Dax, fils, adresse un mémoire

à l'Académie ayant pour titre : *Observations tendant à prouver la coïncidence constante des dérangements de la parole avec une lésion de l'hémisphère gauche du cerveau.* Huit jours après, Broca, analysant huit cas d'aphasie au sein de la Société d'anthropologie, considère comme remarquable la constance de la lésion à gauche, tout en hésitant encore à poser des conclusions définitives (J. Grasset, *loc. cit.*, p. 16).

Mais cette idée se propage, les observations se multiplient, Trousseau en fait l'objet d'une de ses leçons magistrales à l'Hôtel-Dieu. Il démontre, avec une série de faits intéressants à l'appui, que l'aphasie a le plus souvent pour cause une lésion cérébrale siégeant dans la troisième circonvolution frontale gauche. Elle peut dépendre aussi quelquefois d'une simple lésion dynamique, passagère et par conséquent être curable. Parmi ces dernières causes il cite les affections aiguës, les impressions violentes, un éréthisme nerveux particulier (*Gaz. des hôpitaux*, du 4, 7, 10, 12, 13, 19, 26 janvier et 2 février 1864).

L'exemple suivant est un type d'aphasie simple bien distinct pour juger de la valeur *relative* de la médication hydrothérapique en pareil cas.

Fait observé. — M. P..., trente-huit ans, tempérament lymphatique et nerveux, bonne constitution, pas d'antécédents morbides notables. Depuis quelques mois il offre l'état suivant :

Excellent chanteur et bien maître de sa voix, il sait admirablement ses rôles. Puis, tout à coup, au milieu de l'exécution, il s'arrête, la mémoire ne lui fait pas défaut, mais il lui est impossible d'exprimer son idée, ou la phrase de son rôle. Plus il redouble d'efforts, plus ce mutisme passager se prolonge. Puis renonçant à vaincre l'obstacle à l'émission de sa pensée, très lucide du reste, l'appréhension, le malaise accompagnant ce singulier état disparaissent peu à peu et souvent cinq minutes à une demi-heure plus tard, il peut exprimer la même idée et prononcer la maudite phrase arrêtée pour ainsi dire dans son gosier. Il réussit d'autant mieux qu'il la prononce plus machinalement. Il sent que la moindre appréhension nouvelle, ou trop fixer sa pensée, suffirait à ramener son aphasie.

Au début, cet accident, dont il ne peut retrouver la cause, était rare; en s'accentuant et se répétant, il a influé sur son caractère. Quand il aborde la scène, il est craintif, soucieux. Il lui semble même qu'il n'est plus aussi maître de sa voix et particulièrement d'en régler l'ampleur. Il donne trop ou trop peu. Bon chanteur, très applaudi, on ne s'est pas encore aperçu de ces nuances. Mais il n'en est pas de même de son aphasie, et, à diverses reprises, ses hésitations ont fait croire à son ignorance de ses rôles parlés et il en est fort tourmenté. Rien chez lui ne dénote un état congestif. Marié, menant une vie régulière, son seul défaut dans sa profession est d'aimer beaucoup la pêche à la ligne. Il lui doit des aphonies et quelques rares mécomptes à la scène.

Soumis pendant quelques semaines à une médication hydrothérapique des plus simples, douches générales en pluie et en jet, cette dernière, localisée sur le cercle inférieur à la fin de chaque séance, sa guérison a paru rapide et presque complète. Revu les années suivantes, à plusieurs reprises, nous avons constaté le résultat déjà acquis.

Évidemment cette aphasie appartient aux névroses cérébrales congestives des plus simples.

Dans les cas bénins l'hydrothérapie a une action *marquée* comme dans la plupart des *névroses* cérébrales, mais il n'en est plus ainsi dans l'aphasie commune et classique rencontrée surtout avec l'hémiplégie suite d'embolie ou d'hémorrhagie cérébrale. En général l'affection est des plus graves; si les malades ne succombent pas dès les premiers jours, quelquefois ils ne recouvrent pas l'usage de la parole ou tout au plus, récupèrent-ils la faculté de prononcer quelques mots et de traduire leur pensée par une mimique moins incompréhensible.

C'est ce que nous signalons dans le chapitre suivant, en étudiant l'action de l'hydrothérapie dans les hémiplégies. Ces aphasies accompagnent les hémorrhagies d'origine corticale. Bien plus rarement, elles peuvent exister avec une hémorrhagie des corps striés pénétrant jusqu'à la base de la troisième circonvolution frontale.

HÉMIPLÉGIES

Anatomie pathologique et étiologie. — Les paralysies des membres localisées à un côté du corps et s'accompagnant ou non d'accidents analogues à la face s'observent assez fréquemment dans les cliniques hydrothérapiques. Leur présence y est moins justifiée par les résultats heureux *toujours bien rares* que par l'espoir, pour les malheureux infirmes, d'y retrouver l'usage de leurs membres et d'adoucir l'existence précaire à laquelle ils semblent être fatalement voués.

Trois lésions principales et bien étudiées, déterminent ces paralysies :

Thrombose. — La *Thrombose*, artérite déformante oblitérant sur place un vaisseau et anémiant le département nerveux desservi par lui, d'où une *nécrobiose* consécutive *par ischémie*. C'est une maladie des vieillards ; l'alcoolisme est la cause la mieux démontrée ; les autres, syphilis, altérations primitives du sang, ne sont pas certaines.

Embolie. — L'*embolie* cérébrale est due à un caillot (débris fibrineux, morceau de valvule) entraîné par l'ondée sanguine du cœur gauche vers le réseau cérébral et arrêté dans sa pérégrination dès qu'il rencontre une artère d'un calibre inférieur à son diamètre. En général l'arrêt est brusque, le choc cérébral est subit ; c'est la forme apoplectique par excellence, observée bien plus fréquemment chez l'adulte, au milieu de la santé la plus florissante en apparence, et coïncidant avec quelque lésion du cœur gauche ignorée jusqu'au jour de l'événement.

Hémorrhagie cérébrale. — *L'hémorrhagie cérébrale*, dans sa substance même, dans les cavités naturelles ou sous les méninges, a été considérée pendant longtemps comme la cause réputée de l'hémiplégie à début subit. Cette hémorrhagie a les origines suivantes; l'état des vaisseaux (dégénérescences diverses, inflammatoire, graisseuse, formations anévrysmales dans les capillaires cérébraux), la tension surélevée du sang, due soit à une altération du réseau veineux cérébral, soit à une lésion cardiaque, à une violente impression morale, frayeur, colère.

Si les altérations du sang dans la pyhémie et les états typhiques peuvent faciliter la formation hémorrhagique et de même des lésions de nutrition peu connues encore du tissu péri-vasculaire cérébral, il est évident que la dégénérescence préexistente des parois des vaisseaux est presque indispensable pour expliquer ces actions nocives secondaires.

Causes prédisposantes et occasionnelles. — Il est aussi des causes occasionnelles et prédisposantes jouant un rôle important dans la production de l'hémorrhagie. L'hérédité est une des principales. Viennent ensuite, l'âge, les excès de travaux intellectuels, surtout après les repas. La plus grande fréquence de cette forme s'observe après cinquante ans; le sexe masculin y est bien plus sujet; ses conditions d'existence et d'occupation y contribuent. En élevant beaucoup la tension artérielle, le froid a une influence des mieux démontrées, surtout le froid, sévissant brusquement aux saisons intermédiaires. Les hautes altitudes, les abus alcooliques et la stéatose sont des causes à invoquer.

Si certaines d'entre elles peuvent être considérées comme occasionnelles, il en est d'autres plus immédiates encore; tels sont les efforts du coït après un repas copieux. Ceux du rire, d'une quinte de toux, ou bien

encore une constriction brusque ou prolongée de la
région cervicale, la déclivité de la tête ; la suppression
rapide d'une hémorrhagie ou une émotion violente, un
accès de colère, ainsi qu'un exemple récent nous la démontré.

Évolution. — Quelles que soient les causes formatrices d'une hémorrhagie, celle-ci est brusque et l'ictus
apoplectique en est le caractère dominant. Comme ceux
de la commotion, les symptômes premiers ont une tendance marquée à la diminution plutôt qu'à l'augmentation.

A l'inverse de la thrombose, le *désastre* est *complet*
dès les premiers instants ; mais plus heureux que le
paralytique par embolie, celui par hémorrhagie peut espérer une réparation rapide surtout si la lésion occupe
une région corticale motrice du cerveau, si son âge
n'est pas trop avancé et meilleures ses conditions d'existence et de régime. Il peut même espérer quelquefois
un rétablissement relatif et d'assez longue durée.

États consécutifs. — Dans les cas les plus favorables,
la guérison obtenue, la substance nerveuse détruite
n'est pas réparée et l'inertie fonctionnelle correspondante des autres départements nerveux en connexion
directe subissent une *atrophie secondaire*. Cette atrophie porte à la fois sur l'encéphale et sur la moelle.
Hâtive dans la première, elle ne se montre guère avant
quatre à cinq mois dans les filets médullaires correspondants.

Cette atrophie est de nature *irritative* et survient
par propagation du foyer lui-même, centre d'irritation
d'autant plus actif que sa réparation et sa cicatrisation
sont plus lentes et plus laborieuses. De là, les contractures douloureuses passagères ou durables observées
consécutivement.

Ces conditions pathogéniques étaient utiles à rappeler, car elles fournissent des indications thérapeutiques assez tranchées.

Siège anatomique. Clinique de la Salpêtrière. — Il n'en est pas de même en ce qui concerne le siège anatomique de la lésion. Jusqu'à ces dernières années la précision du siège anatomique des hémorrhagies cérébrales n'avait pas été faite. D'une manière générale il était admis que l'hémorrhagie siégeant soit dans la masse elle-même du cerveau, soit d'une façon plus limitée dans les corps striés et les couches optiques, l'hémiplégie avec ou sans hémi-anesthésie et déviation de la face en était la traduction à peu près constante. On reconnaissait bien aussi que le foyer étant très circonscrit, l'hémiplégie pouvait se localiser à la jambe et plus souvent encore au bras correspondant exclusivement.

Les travaux de MM. Charcot et Pitres ont fait faire un grand pas à cette analyse si difficile de physiologie pathologique.

Au point de vue thérapeutique à poursuivre, la question nous importe moins qu'au clinicien. Aussi, faute de place, sommes-nous à notre grand regret obligés de nous borner à les mentionner et à rappeler leurs conclusions :

« 1° Il existe dans l'écorce des hémisphères cérébraux des régions indépendantes du fonctionnement régulier de la motricité volontaire dont les lésions ne donnent lieu à aucun trouble permanent des fonctions motrices.

» 2° Ces régions comprennent le lobe occipital, le lobe sphénoïdal, la partie antérieure du lobe frontal, le lobe orbitaire, les lobes pariétaux (sauf peut-être leurs pieds), le lobule quadrilatère et le lobule cunéiforme » (*loc. cit.*, p. 815, *Revue mensuelle de méd. et de chirurgie* 1879).

» 3° La zone motrice comprend chez l'homme « les circonvolutions frontale et pariétale ascendantes, le lobule paracentral et peut-être aussi les portions de l'écorce qui se trouvent en contact immédiat avec ces parties, telles que les pieds des circonvolutions frontales et des lobules pariétaux supérieur et inférieur » (*loc. cit.* p. 127).

La thérapeutique semble démontrer l'existence de deux zones paralytiques assez distinctes : l'une dans laquelle les muscles frappés le sont irrémédiablement dès le *début*, et l'autre où même *assez longtemps après l'événement*, il est possible de voir revenir un certain degré de motilité, voire même s'atténuer la contracture musculaire consécutive à la lésion primitive.

Les faits observés dans notre clinique hydrothérapique nous paraissent la démonstration de cette division.

Si le réveil musculaire suit de près l'ictus apoplectique, à plus forte raison quand son affaiblissement est tout à fait passager, on peut admettre que cette paralysie *transitoire* est le résultat d'un simple ébranlement moléculaire de voisinage disparaissant rapidement une fois le choc produit.

Mais, lorsque après cette *première phase* paralytique, des groupes musculaires reviennent ultérieurement *peu à peu*, à la vie de relation, plus de deux ou trois mois après l'accident, ou si des muscles *longtemps* paralysés sont le siège de contractions *rudimentaires* déterminant des mouvements manifestes, on doit nécessairement admettre une action cérébrale *compensatrice* ou *relative*, au même titre qu'elle existe dans diverses fonctions de l'économie. Peut-être aussi la possibilité d'une réparation relative des parties *périphériques* du centre cortical de la paralysie.

Lorsque l'hémorrhagie ou l'embolie cérébrale ont pour origine les artères lenticulaires optiques ou striées, les lésions portent sur la capsule interne. Celle-ci est un véritable carrefour ou centre de passage des fibres motrices et sensitives extra et intra-cérébrales entre le pédoncule cérébral et le centre gris ; c'est un organe de transmission et non de formation. Sa partie *antérieure* étant composée exclusivement de fibres motrices, les lésions de cette partie ont pour traduction symptomatique une hémiplégie du mouvement complète et incurable, avec dégénérescence secondaire de la moelle.

C'est la catégorie des insuccès en hydrothérapie comme par toutes les médications connues.

La partie postérieure de la capsule interne renferme toutes les fibres sensitives, quelques fibres motrices communes et toutes celles des organes des sens. Sa lésion est traduite par une hémiplégie avec hémi-anesthésie complète commune et sensorielle et elle s'accompagne souvent d'hémichorée consécutive.

Dans ce cas également, s'observerait une forme assez obscure de mouvements involontaires dans le côté paralysé désigné sous le nom d'*athétose* par Grasset (*loc. cit.*, p. 62). Ce sont des mouvements désordonnés choréiques, mais se distinguant de ceux de l'hémichorée hémiplégique. Ils ne paraissent qu'avec l'effort musculaire ; le mouvement est régulier et il cesse à peu près au repos. Des travaux ultérieurs ont établi une distinction entre l'*hémi-athétose* de l'hémiplégie et l'*athétose double*, le plus souvent congénitale et liée à des altérations de l'intellect (J. Grasset, *loc. cit.*, p. 67.—Oulmont, *Étude clinique sur l'athétose*, Th. Paris, 1878).

Enfin les lésions des pédoncules se distinguent de celles de la capsule interne en ce que ces dernières entraînent des désordres visuels et olfactifs.

Mais, quoi qu'il en soit de ces considérations sommaires, suggérées par la lecture des savantes recherches de MM. Charcot et Pitres et des travaux les plus intéressants sur les localisations cérébrales, il nous reste à faire connaître les cas d'hémiplégies dans lesquels la médication hydriatique semble avoir donné de très rares succès, ou quelques soulagements. Pour mieux en juger la valeur nous emploierons aussi la méthode numérique.

Obs. I. *Hémiplégie à gauche datant de six mois.* —

P..., de Podensac (Gironde), gardien à bord des navires ; cinquante-neuf ans, tempérament sanguin, constitution forte, adressé par M. le Dʳ Pichauzel de Podensac.

Le 12 décembre 1862, ce malade est atteint d'une hémorrhagie cérébrale. Étant seul à bord du bâteau dont il est le gardien, il ne reçoit les premiers secours que le lendemain au soir ; la perte de connaissance dure quelques heures. Quand il est revenu à lui, on constate une paralysie complète au côté gauche ; peu à peu les forces reviennent dans le bras ; le membre inférieur reste très faible ; actuellement, il ne peut marcher qu'à la condition de s'aider d'une crosse ; la sensibilité est intacte, parole nette, pas de déviation de la bouche.

Ce malade est soumis aux bains de siège à épingles, dits révulsifs, suivis de douches en jet, puissantes, tantôt froides, tantôt écossaises. Durée du traitement deux mois. Guérison complète.

Il est extrêmement rare d'obtenir un résultat aussi heureux dans des cas analogues ; en général le *trau-matisme* cérébral laisse des traces irrémédiables.

Obs. II. — M. L... cinquante-sept ans, tempérament sanguin, constitution bonne, adressé par M. le Dʳ Verliac, de Brives (Corrèze).

Le malade nous remet la consultation suivante :

« M. L... fut atteint, il y a environ quatre ans, pendant le cours d'une bonne santé, d'un commencement d'hémiplégie (côté droit). La langue n'était point déviée, la bouche à peine ; cependant l'articulation des mots était plus lente et moins nette. La sensibilité générale paraissait intacte. A la suite d'une application de sangsues à l'anus, de dérivatifs sur l'intestin et de rubéfiants sur les extrémités inférieures, le malade recouvra une partie des forces qu'avaient perdues les membres affectés. Depuis cette époque il n'a été constaté aucun signe nouveau de lésion des centres nerveux. Le retour vers l'état normal a été lent, mais persistant. Nous pensons qu'un traitement hydrothérapique bien dirigé rendra aux muscles affaiblis l'énergie qui leur manque. »

Actuellement la faiblesse musculaire du côté droit est peu prononcée ; le malade fauche à peine en marchant, soulève des corps assez lourds et saisit aisément avec la main droite des objets menus. Pas de contractures ; sensibilité intacte. Il n'éprouve aucune douleur à la tête, supporte bien la chaleur, l'appétit est bon, les digestions faciles et les selles régulières.

Ces excellentes conditions pathologiques ont permis en quelques semaines d'arriver à un résultat satisfaisant à l'aide de douches en jets dirigées spécialement sur la portion inférieure du corps et précédées de bains de siège à épingles froids. La douche écossaise n'a pas été nécessaire dans ce cas. On a prescrit à l'intérieur l'usage de l'arséniate de soude et le sulfate de quinine à petites doses.

Obs. III. — M. L. B... trente-cinq ans ; tempérament lymphatique sanguin, constitution moyenne, adressé par le Dʳ Beusse en novembre 1868.

Ce malade est atteint d'une parésie d'origine cérébrale, localisée au membre inférieur droit et dont la nature est obscure. L'affection date d'un an ; les symptômes sont arrivés insensiblement, sans perte de connaissance, ni aphasie, ni altération de la face. Au début le bras est paralysé, bientôt après les forces reviennent complètement dans le membre supérieur, tandis que la jambe reste notablement affaiblie, la sensibilité générale est intacte. Pas de contracture. Ce malade a toujours joui d'une excellente santé ; il n'y a chez lui ni antécédents rhumatismaux, ni syphilitiques.

Pendant dix semaines, il est soumis à un traitement hydrothérapique ayant pour base les douches écossaises et les bains de siège à épingles, une amélioration notable est obtenue.

Ces deux derniers cas surtout dénotent la bénignité relative de la lésion cérébrale.

A de rares exceptions près tous les cas d'hémiplégies soignées avec un certain succès offrent un caractère bénin les rapprochant des précédents. Tantôt l'hémiplégie, après avoir été totale, se localise rapidement à un membre; d'autres fois, dès le début, elle présente le caractère monoplégique.

Statistique et clinique hospitalière. — En réunissant la statistique de *quinze années* de notre service d'hydrothérapie et d'électricité de l'hôpital Saint-André, de 1868 à 1882, nous trouvons les chiffres généraux suivants :

Deux cents cinquante-un hémiplégiques ont été admis; sur ce nombre, il y a eu : 3 guérisons, 51 fortes améliorations; 80 améliorations légères; 62 insuccès absolus; 5 ont éprouvé une nouvelle hémorrhagie dans les cinq jours écoulés après la dernière douche prise; 50 malades ayant pris moins de huit jours de traitement, ont été élagués de cette statistique.

Sur les trois guérisons, deux seulement méritent une mention; elles ont été relatées tout au long dans un mémoire de statistique clinique très important, de M. le Dr Eugène Delmas Saint-Hilaire, auquel nous empruntons les observations suivantes appartenant aux cinq colonnes thérapeutiques de classement comme types généraux. Ce travail ne porte que sur les années du service de 1868 à 1876 inclus, soit une période de neuf années.

Le service hydrothérapique a reçu 93 hémiplégiques. Sur ce nombre, 69 appartiennent au sexe masculin et 24 au sexe féminin. L'hémiplégie a été à droite chez 48 malades, à gauche chez 45 malades.

Chez les hommes, il y a 34 hémiplégies à droite et 35 à gauche.

Chez les femmes, il y a eu 14 hémiplégies à droite et 10 à gauche.

Les résultats thérapeutiques ont donné :

2 guérisons;

22 fortes améliorations;

25 améliorations légères;

29 insuccès;

5 aggravations;

10 résultats nuls par insuffisance dans la durée du traitement.

Les deux guérisons appartiennent au sexe masculin.

Obs IV. — *Dans le premier cas* (obs. 123 de l'année 1874), il s'agissait d'un homme de cinquante-quatre ans, marié, exerçant la profession de cordonnier. L'hémiplégie était à gauche et datait de sept mois. Il n'y avait pas eu d'aphasie au début. La paralysie du côté gauche était survenue brusquement à la suite d'une querelle précédée de libations copieuses; cette paralysie avait été accompagnée de perte de connaissance passagère et, les deux ou trois jours suivants, de bourdonnements d'oreilles, d'éblouissement et d'un peu d'obnubilation intellectuelle. Le jour où le malade commence le traitement, tous ces phénomènes ont disparu, il ne reste qu'une paralysie incomplète de tout le côté gauche, plus accusée au membre inférieur.

La guérison complète a été obtenue après quarante-trois séances hydrothérapiques simples. Chez lui, l'amélioration étant survenue rapidement, on n'a pas eu recours à l'emploi des courants continus qui, dans le cas suivant, ont puissamment contribué à la guérison.

Obs. V. — *Dans le deuxième cas* (obs. 194 de l'année 1865. Service du prof. H. Gintrac, salle 15, lit. 3) l'hémiplégie était à droite et remontait à trois mois. Elle était déjà en grande voie d'amélioration quand on a commencé les pratiques hydriatriques.

Au début, il y a eu une aphasie complète pendant quarante-huit heures. Les difficultés de la parole ont persisté quatre à cinq jours et disparu ensuite complètement.

Au moment de l'entrée dans le service hydrothérarapique, il reste une hémiplégie à droite incomplète. Le malade traîne la jambe et se sert difficilement et maladroitement du bras; sa maladresse est surtout apparente quand il veut écrire. C'est un homme de quarante ans, marié, employé du chemin de fer du Midi. La guérison a été obtenue après cent cinquante-huit jours de traitement. La médication hydrothérapique a été puissamment aidée dans ce cas par l'emploi des courants continus.

Le malade a pris cent douze séances d'électricité.

La Syphilis cérébrale. — La *syphilis cérébrale se traduit* presque toujours par des symptômes assez complexes se développant insidieusement puis éclatant tout à coup avec un cortège symptomatique intense. Dans cette explosion prédominent souvent des phénomènes choréiques et surtout épileptiformes avec perte de connaissance troubles oculaires et paralysies partielles. Lésion de la base, tumeur irritative dont le contact n'est plus toléré, tout à coup les allures de la maladie participent beaucoup de celle des tumeurs de l'encéphale. Le traitement classique fondamental d'accidents aussi redoutables est l'iodure de potassium *à des doses massives,* secondé par les préparations toniques et un régime reconstituant énergique. On n'hésite pas non plus à conseiller la médication hydrothérapique comme adjuvant précieux du traitement spécifique indispensable.

La *syphilis cérébrale* affecte aussi la forme *hémiplégique* ou *paraplégique.* En général, l'évolution n'en est pas bien nette. Mais, rapproché des antécédents, le diagnostic laisse rarement des doutes. Cette forme de syphilis cérébrale est très rare. Dans la clinique hospitalière, nous n'avons pas eu un seul cas à citer dans une période de quinze années; celle de Longchamps nous en offre quelques types.

Le résultat généralement obtenu dans l'*encéphalopathie syphilitique* est rarement la guérison complète à moins que l'affection ne soit bien limitée aux symptômes céphaliques et qu'elle ne touche les membres que dans leur sensibilité. Telle est, par exemple, l'observation si intéressante de M. Mauriac de Bordeaux (*Journal de méd. de Bord.,* février 1880).

Formules balnéaires. — Quant aux formules appropriées au traitement de l'hémiplégie en général ce sont celles déjà exposées à propos des états congestifs et anémiques. Elles se réduisent toutes à la médication tonique et révulsive, locale et générale, obtenue principalement avec la douche en jet à forte pression et à températures extrêmes : douches alternatives, douches écossaises. Comme il faut éviter tout choc trop violent, on doit ménager la susceptibilité du malade et son impressionnabilité souvent exagérée dans ces redoutables affections.

De même que dans les autres maladies cérébrales, on doit s'abstenir de l'emploi du calorique. Dans quelques cas et lorsque tout concourt à nous démontrer l'intégrité des vaisseaux et l'absence d'un tempérament sanguin accusé, nous y avons recours sous forme de bains de de caisse à température moyenne en exerçant *une surveillance sévère* pendant le temps de leur application.

Mais ces tentatives, parfois couronnées d'un certain succès relatif, n'en confirment pas moins la règle ci-dessus ; et toute imprudence à cet égard pourrait être suivie immédiatement des accidents les plus graves.

Longueur du traitement. — Une dernière question se pose, la *longue* durée du traitement, la *lenteur* du résultat à mettre en regard des améliorations *spontanées* et des échecs *irrémédiables de la première heure*, quoiqu'on puisse faire ultérieurement.

Pour bien des praticiens, la doctrine du *laisser faire* ou de ne *rien faire*, sauf quelques soins hygiéniques communs, serait aussi bien justifiée que celle appuyée sur les médications les plus actives. Celle-ci coïncidant ou non, avec des résultats très divers, mais dans lesquels le nombre de guérisons est bien illusoire, les insuccès très nombreux et les améliorations tout à fait relatives.

A leurs yeux tous nos efforts à préconiser l'opportunité de la médication hydrothérapique seraient vains.

En peut-il être ainsi cependant ? Et l'espérance

serait-elle le seul flambeau à faire luire aux yeux des malheureux paralysés ! Ne doit-elle pas nous soutenir, nous engager à tenter *quand même* une médication *aussi rationnelle* que l'hydrothérapie, un échec presque certain dût-il en être le prix ? C'est notre conviction. A la soutenir, nous ne regrettons pas la place importante accordée à cette partie *ingrate* de notre clinique, ingrate en effet, car notre persévérance a rarement reçu satisfaction ainsi que nous venons de le démontrer.

TUMEURS CÉRÉBRALES

Valeur de l'hydrothérapie. — Ce chapitre eût pu se confondre avec le précédent, tant au point de vue symptomatique que du pronostic et des formules hydrothérapiques à conseiller. Si, pour le clinicien, des différences importantes sont à noter et si les progrès de la localisation cérébrale permettent une classification anatomo-physiologique plus précise, les indications thérapeutiques restent à peu de chose près les mêmes.

Quant aux résultats, ils sont encore plus désespérants. L'insuccès est presque la règle absolue. L'amélioration passagère et la guérison à peu près inconnues, sauf en ce qui concerne les tumeurs d'origine syphilitique.

Cependant, dans le cours de notre pratique, au milieu des faits les plus curieux, nous avons observé des cas de tumeurs cérébrales, très intéressants au point de vue clinique, et nous ayant donné la preuve *certaine* d'une action *relative* favorable, de la médication hydriatique sur les symptômes *irritatifs de voisinage* dus à ces tumeurs.

Bien entendu le résultat final est resté le même et nous n'oserions assurer que la production morbide ait même été enrayée dans son évolution fatale. Mais le fait d'une amélioration, quoique tout à fait momentanée, des symptômes de voisinage dus au traitement balnéaire, est aussi la démonstration de l'opportunité de son emploi dans la plupart des affections des centres nerveux.

Faits observés. — L'histoire des malades classés comme atteints de tumeurs cérébrales ou, si l'on préfère, de lésions cérébrales *limitées*, siégeant à la base et à évolution très lente, représente chacune de tristes romans, tant leur marche a été traversée par une symptomatologie compliquée.

Si dans les lésions de l'encéphale n'ayant pas la syphilis pour origine, il n'est pas possible de conserver un espoir sérieux de succès, il n'en est plus de même lorsque le virus vénérien est la cause productrice. Tel est, par exemple, le cas suivant :

M. X..., trente-huit ans, tempérament lymphatique, constitution forte, a commis souvent de grands excès vénériens. Il m'est adressé par les confrères Serres et Couture, de Condom (Gers), le 31 janvier 1876.

En juin 1871, chancres indurés ; cinq mois plus tard plaques muqueuses à la gorge ; il suit le traitement classique ; mais il prend l'iodure de potassium en petite quantité. Guérison apparente très rapide. Pour l'assurer, première saison à Luchon en 1873 ; l'année suivante, roséole syphilitique ; deuxième traitement à Luchon, secondé par les préparations mercurielles et iodurées. Depuis lors, jusqu'à ces derniers jours, aucun accident nouveau.

Il y a six semaines, se chauffant et somnolant auprès du feu, il est réveillé en sursaut par un engourdissement subit du membre inférieur gauche limité du pied au genou. Fort effrayé, il court en boitant chez son médecin, qui le rassure à grand'peine. Dès ce moment, troubles gastralgiques manifestes, renvois gazeux, digestions pénibles, constipation et langue saburrale ; ce dernier phénomène est *caractéristique tant il est intense.*

Les troubles sensibles et moteurs du membre inférieur disparaissent au bout de quelques heures ; ceux des voies digestives ne cèdent pas. Dix jours plus tard, retour des mêmes accidents. Cette fois survient une névralgie anale concomittante, la soif est vive et les urines abondantes et aqueuses ; pas de sucre ; le pouls

très irrégulier, oscillant de 80 à 104 pulsations d'un
instant à l'autre.

Depuis deux jours, il éprouve également des douleurs
contuses profondes dans les membres supérieurs et des
fourmillements aux mains. L'inquiétude gagne le malade; fort impatient naturellement, il est devenu colère
et très irritable. Les oreilles, les yeux, l'odorat et le
goût ne sont pas altérés; l'intelligence normale; les
traits réguliers; pas de névralgie dentaire. Le sommeil
est encore bon.

Au bout d'un mois surgit une douleur sourde, profonde, continue, siégeant à la nuque et à l'occipital,
s'exaspérant tous les soirs jusqu'au milieu de la nuit;
insomnie entrecoupée de cauchemars affreux; besoin
incessant de se mouvoir. A mon examen, je constate un
affaiblissement notable de la motilité des membres inférieurs se traduisant surtout par une fatigue rapide au
bout de quelque temps et l'obligation de s'asseoir; la
sensibilité est redevenue entière, aucun point douloureux au rachis. Mais les troubles gastriques sont encore
plus accusés et l'on obtient plus difficilement la tolérance des préparations iodurées, même à la dose
moyenne de 2 grammes par jour. Aussi le malade
néglige-t-il parfois d'exécuter cette partie capitale de
son traitement.

Il est soumis aux douches générales sur tout le corps
et la tête (très légèrement sur cette dernière partie); à
la fin de la séance le jet brisé est dirigé sur l'épigastre
pendant quelques secondes, puis fortement appliqué
sur les membres inférieurs. Il y a un peu de céphalée
après les premières douches. On termine les séances
suivantes par un jet alternatif sur les pieds; on pratique
des frictions générales très énergiques, et la température de la douche, à 32° au début, est abaissée très
lentement.

Un régime tonique exempt d'excitants et une vie
régulière sont bien recommandés. Tous les huit jours
un purgatif salin.

Ce traitement complexe a duré quatre mois. Les accidents gastriques, et notamment l'état saburral caractéristique de la langue et la constipation ont persisté près de trois mois. La douleur sourde et nocturne, siégeant à la nuque et à l'occipital, a cédé lentement; enfin les forces n'étaient bien revenues qu'à la fin même du traitement.

Sur notre recommandation formelle, l'hydrothérapie et les préparations iodurées sont encore reprises en septembre et octobre de la même année. Dès lors, la guérison a été complète. Revu à diverses reprises, pendant cinq années, la guérison de ce malade ne s'est pas encore démentie.

Résumé et conclusions. — Il nous resterait encore à discuter le siège précis de l'affection et à cette occasion celui des tumeurs cérébrales; mais, d'une part, cela nous éloignerait de notre but et de l'autre la connaissance du siège même de la lésion nous importe bien moins que celui de sa nature; car l'action de l'hydrothérapie, bien que très relative comme celle de toute autre médication, y est directement subordonnée. Par conséquent, nous renverrons aux publications sur la matière. Cependant nous ne pouvons laisser sans protestation l'assertion de M. B. Ball qui, dans une leçon fort intéressante sur le diagnostic anatomique et sur le traitement des tumeurs cérébrales, considère comme *dangereuses* les applications froides sur la tête, préconisées par divers auteurs, contre la céphalée et les vertiges concomittants. (*Gaz. des hôp.*, 10 décembre 1874, nº 143, p. 1438; leçons cliniques de l'Hôtel-Dieu, recueillies par M. H. Liouville).

Nous aurions encore à faire connaître au point de vue clinique des observations extrêmement curieuses de tumeurs cérébrales; par exemple, le cas de deux enfants, une fille et un garçon de moins de dix ans l'un et l'autre, chez lesquels l'affection se résumait en ces trois lignes : un ennui profond; le cri incessant de *ah! ah!* — de l'autophagisme.

Ils arrivèrent tous les deux à un degré d'émaciation extraordinaire. Chez aucun d'eux la médication hydrothérapique ne produisit une amélioration, même momentanée. Et la déception fut d'autant plus grande, au sujet du premier cas, qu'au début l'affection avait été considérée comme une simple hystérie anormale et rapprochée d'un exemple *similaire en apparence* et dans lequel la guérison fut complète.

Il nous paraît inutile d'insister sur les préceptes de la médication hydrothérapique appliquée à ces redoutables affections. Toute application brusque, une transition violente et les températures extrêmes, la chaleur surtout, doivent être soigneusement proscrites. Quant au résultat à espérer, l'insuccès est la règle; un soulagement plus ou moins durable, *quelquefois possible au début de l'affection* et la guérison, bien rare encore, seulement dans les cas où la lésion est de nature syphilitique.

Un tel pronostic semblerait donc condamner presque la mention de ces affections dans une clinique hydrothérapique, si l'on n'avait pas à compter avec leur présence *imposée à divers titres*. Tracer les lignes générales de la conduite à tenir en pareil cas nous a donc paru une œuvre utile et pratique, quelle que puisse être la stérilité du résultat *définitif* chez ces malades.

CHAPITRE VIII

AFFECTIONS DE LA MOELLE ET DU BULBE

Plan de ce chapitre. — Nous réunissons dans un même chapitre les affections de ces deux parties des centres nerveux. Organe de transition entre l'encéphale et la moelle, le bulbe est le siège d'altérations liées, suivant les cas, aux maladies des deux autres appareils.

La thérapeutique hydrothérapique n'est pas toujours la même. Il nous importe d'individualiser les processus morbides suivant les deux régions anatomiques et de les distinguer soigneusement les uns des autres, suivant que leur évolution est aiguë ou chronique.

Si cette remarque est justement fondée en ce qui concerne les affections de la moelle et de son couronnement supérieur, il est plus indispensable encore de la rappeler au sujet des traitements hydriatriques des affections médullaires si différents de ceux appropriés aux maladies de l'encéphale.

Nous avons vu que, dans celles-ci, l'emploi du calorique est presque toujours contre-indiqué. Tout au contraire, dans les maladies médullaires, son emploi est indispensable ou d'une grande utilité dans un groupe distinct: celui des congestions et des myélites diffuses ou systématisées à *marche aiguë* et *subaiguë*, affections dans lesquelles le froid *intense* et *subit* est souvent la cause occasionnelle immédiate la plus évidente.

Le calorique est plus rarement indiqué, parfois nuisible ou de moindre utilité dans les diverses formes scléreuses chroniques systématisées ou diffuses de l'axe rachidien. Dans ces derniers cas, l'électricité est parfois d'un grand secours ; de même, certaines eaux minérales, comme Lamalou, Néris, Dax, Plombières, Ragatz, etc.

Division et classement des affections médullaires. — Les divisions les plus récentes des *affections* de ces centres nerveux ayant pour base les remarquables travaux de M. Charcot et de son école sont les plus commodes pour exposer la clinique et la valeur thérapeutique de l'hydrothérapie. Dans son excellent traité pratique des maladies du système nerveux (Paris, 1881), M. J. Grasset a publié, page 288, un tableau synoptique de ces maladies divisées en :

1° *Myélites systématisées ou parenchymateuses* (*débutent et se propagent par les éléments nerveux ; se localisant à un système particulier de l'axe rachidien*).

2° *Myélites diffuses ou interstitielles* (*débutent et se propagent par le tissu conjonctif : envahissant indistinctement toutes les régions de la moelle*).

Dans un chapitre distinct et annexe (*loc. cit.*, p. 448), il traite de la congestion, de l'anémie et des hémorrhagies de la moelle. Dans la pensée de l'auteur, il semble que ces affections jouent un rôle bien insignifiant ou sans relation directe avec la formation des myélites *systématisées* ou *diffuses chroniques*. Dans son exposé dogmatique des affections des méninges (*loc. cit.*, p. 521), il paraît aussi lui importer fort peu de les rapprocher des myélites diffuses ou systématisées.

Mais, si l'anatomie et la physiologie pathologiques justifient aussi bien toutes ces distinctions et classifications, la thérapeutique ne s'y conforme pas. L'hydrothérapie en particulier puise des indications spéciales dans la nature, l'origine et *surtout dans la marche* des diverses affections médullaires. De là la nécessité de faire des rapprochements et de grouper dans un seul chapitre toutes les myélites systématisées ou diffuses de la moelle, du bulbe et des méninges à *marche chronique* et dans l'autre toutes celles dont le *début est subit*, l'évolution rapide, avec tendance marquée à une diffusion ultérieure plus ou moins complète.

Au *premier groupe* appartiennent deux affections principales, nécessitant des traitements, pouvant se rapporter aisément à toutes les autres maladies de cette première division. Ce sont l'*ataxie locomotrice* et l'*atrophie musculaire progressive*.

Dans le *deuxième groupe* nous avons à prendre pour type les congestions, les myélites diffuses, aiguës, subaiguës, simples, *a frigore* ou diathésiques, symptomatiques ou fonctionnelles. Dans cette formule clinique, rentre la majorité des cas rencontrés dans les cliniques hydrothérapiques et ceux désignés plus haut s'y retrouvent le plus fréquemment.

I. — Affections scléreuses parenchymateuses ou localisées à un système particulier.

SCLÉROSES DES FAISCEAUX BLANCS

Ce groupe comprend les scléroses fasciculées, ou des *faisceaux blancs* savoir :

L'*ataxie locomotrice* (lésion de la partie externe des cordons postérieurs, ou zones radiculaires postérieures);

La *sclérose des cordons de Goll* (partie interne des cordons postérieurs), dont la clinique est encore obscure;

Le *tabes dorsalis spasmodique* (lésion des cordons latéraux ou faisceaux pyramidaux); cliniquement les *contractures spinales*, signe pathognomonique du *tabes dorsalis* spasmodique, répondent à la sclérose des faisceaux latéraux, comme la *douleur fulgurante* et l'*a-taxie* répondent à la lésion des zones radiculaires pos-térieures ou partie externe des cordons postérieurs.

Ce groupe clinique est dû à MM. Erb et Charcot. Signalé en 1875 pour la première fois, son existence a été con-testée et la question est encore à l'étude de la part de l'éminent maitre de la Salpêtrière.

L'affection débute par une parésie incomplète et dif-fuse, de préférence aux membres inférieurs. Elle se sépare nettement des myélites diffuses en ce qu'il n'y a pas de troubles de la sensibilité, ni du rectum, ni de la vessie et que la contracture en est le caractère domi-nant.

Les *dégénérescences ascendantes et surtout descen-dantes latérales des mêmes cordons* se caractérisent également par des contractures permanentes et plus ou moins incurables. Elles sont la suite habituelle, fatale même, des lésions *destructives* de certaines parties de l'encéphale (les deux tiers du segment postérieur ou lenticulo-optique). Les parties motrices du centre ovale limité par les coupes de M. Pitres et la zone motrice des couches corticales dans les régions de l'artère syl-vienne.

L'étude clinique et thérapeutique de ces contractures est faite et se détache nettement de celle du *tabes dor-salis* spasmodique encore incomplète surtout anatomi-quement. Les symptômes contracture et parésie domi-nent dans les deux cas. Ils sont presque toujours limités à une moitié du corps dans les lésions de l'encéphale; souvent prédominantes au membre supérieur.

SCLÉROSE LATÉRALE AMYOTROPHIQUE

Lorsque la sclérose des faisceaux latéraux envahit les cellules motrices des cornes antérieures, aux symp-tômes ci-dessus vient se surajouter une atrophie mus-culaire progressive des mêmes muscles atteints ou de ceux encore à l'état sain.

Bien que cette sclérose ne se limite plus à un seul système de l'axe rachidien, elle rentre par ses caractères anatomiques et physiologiques bien tranchés dans la classe des scléroses systématisées. M. Charcot, à qui nous devons la formation de cette entité nosologique, émergeant du chaos des myélites chroniques, l'a étudiée et distinguée dès 1869. Il lui a donné le nom de *sclérose latérale amyotrophique*. Comme la sclérose descendante consécutive aux lésions destructives de certaines parties motrices de l'encéphale, elle se localise dans les cordons latéraux, mais elle y est plus étendue. Habituellement elle commence par les membres supérieurs; s'étend en bas et se termine par le bulbe à la période atrophique.

Ainsi que la parésie et la contracture, l'atrophie musculaire se généralise à la fois à tout un membre au lieu de présenter à la fois ce caractère distinctif au premier chef de l'*atrophie musculaire progressive primitive* de muscles atteints isolément et de la façon la plus irrégulière.

Cependant ces deux formes de l'atrophie dues à la même lésion (sclérose des grandes cellules motrices des cornes antérieures) offrent ce caractère commun de débuter par les membres supérieurs.

La troisième période de cette redoutable affection est constituée par des *phénomènes bulbaires*. Ils constituent un syndrôme clinique nettement distinct, quoique ayant une lésion anatomique identique, atrophie des cellules grises des noyaux d'origine des nerfs bulbaires, labio-glosso-pharyngiens.

Ce syndrôme a été décrit pour la première fois par Duchenne qui, en 1860, en a fait une maladie particulière sous le titre de *paralysie labio-glosso-pharyngée*. Aussi rentre-t-elle dans le groupe bien distinct des myélites *systématisées* limitées au bulbe, et forme-t-elle la maladie la mieux localisée, jusqu'à ce jour, des myélites systématisées des cellules grises de cet organe.

Toutes les myélites chroniques classées jusqu'ici

dépendent donc d'une lésion *primitive* ou secondaire des faisceaux blancs (cordons postérieurs latéraux et antérieurs) et d'une altération *secondaire* des cellules grises (cornes antérieures).

SCLÉROSES DES CELLULES GRISES

Les *myélites systématisées primitives des cellules grises* forment un groupe d'instinct du précédent. Elles ont pour siège les cornes antérieures et les noyaux bulbaires.

Ces scléroses sont divisées en cinq formes morbides bien distinctes.

Les deux principales et les plus fréquentes sont : *l'atrophie musculaire généralisée progressive*, affection à marche chronique insidieuse, et la *paralysie atrophique infantile*.

Par son début foudroyant, cette dernière se rapproche des myélites diffuses aiguës, et elle réclamerait le même traitement hydrothérapique (calorique à haute dose) si n'étaient la jeunesse des sujets, les symptômes cérébraux concomittants et la *brièveté* de cette première période.

Cette sclérose se sépare encore de la première, au point de vue anatomique, par la lésion concomittante assez fréquente, mais légère, des cordons latéraux ; d'où l'existence de contractures modérées, avec une atrophie musculaire arrivant à ses dernières limites et par la généralisation *primitive* de la *parésie* toujours absente dans l'atrophie musculaire progressive pure.

La *paralysie spinale aiguë de l'adulte* est cliniquement la même affection. Mêmes allures, mêmes lésions, plus généralisées ; mêmes caractères d'incurabilité partielle. Maladie de la jeunesse plus encore que de l'âge mûr, comme les scléroses systématisées des cordons latéraux. De même que dans la paralysie infantile, les nerfs bulbaires ne sont jamais atteints. Cette terminaison est assez fréquente dans l'atrophie musculaire progressive et le même dénouement est fatal dans la sclérose latérale amyotrophique.

La *quatrième sclérose systématisée* des cellules grises est constituée par une maladie distincte, déjà signalée sous le nom de paralysie *labio-glosso-pharyngée*.

La *cinquième* des scléroses des cellules grises ou motrices est un *épisode secondaire* de plusieurs autres lésions médullaires ou encéphaliques, traduites primitivement par de la parésie et des contractures. D'où son titre de *sclérose secondaire des cellules grises*.

Nous avons déjà vu qu'elle contribue à une forme clinique bien distincte étudiée par M. Charcot sous le nom de *sclérose latérale amyotrophique*.

Cette atrophie musculaire secondaire peut également se rencontrer, mais plus rarement, dans les myélites diffuses et à la suite des lésions destructives des principales zones motrices de l'encéphale.

A notre point de vue thérapeutique particulier, nous devons grouper à côté des myélites systématisées, la *sclérose en plaques*, bien que, par son siège et par ses localisations multiples, cette affection soit une *encéphalo-myélite essentiellement diffuse*.

Sa lésion fondamentale, son origine et son développement offrent de nombreux points de ressemblance avec toutes les scléroses déjà passées en revue. Ses symptômes sont aussi variés que les sièges anatomiques de ses plaques. Aussi, tous ses symptômes, dit avec raison M. Charcot, peuvent ils faire défaut tour à tour, et même le *tremblement lui-même*, considéré comme la caractéristique de l'affection.

Pour des motifs analogues nous comprendrons encore dans le même groupe la *paralysie agitante* bien que son anatomie pathologique soit encore à faire. Cette affection nous paraît offrir *cliniquement* de tels points de ressemblance avec les scléroses déjà énumérées que nous ne pouvons nous résoudre à l'exemple de certains auteurs, à la classer dans les *névroses motrices* entre la *catalepsie* et la *chorée*. Tout semble prouver *théoriquement*, en apparence du moins, qu'il s'agit bien là d'une sclérose du système moteur.

Considérant le mode d'évolution, le siège et les lésions de la *paralysie générale*, la place de cette affection à la suite des myélites diffuses ne nous paraît pas justifiée. C'est bien une maladie *cérébrale* par excellence dans laquelle les symptômes intellectuels aboutissant à la démence, ouvrent et terminent presque toujours la scène.

Tout au plus, au début, sont-ils parfois *masqués passagèrement* par l'intensité des poussées irritatives, inflammatoires, congestives, ou apoplectiformes. Au surplus nous avons eu déjà à signaler cette affection à l'occasion de l'emploi de l'hydrothérapie dans les maladies de l'encéphale et nous y renvoyons le lecteur.

Il nous reste une dernière affection à placer dans le groupe des affections scléreuses encéphalo-médullaires à évolution chronique. Nous voulons parler de la *myélite diffuse chronique ascendante ou descendante*, généralisée ou limitée, primitive ou consécutive à une myélite aiguë, voire même à une simple congestion préalable ou à une méningite.

Sa symptomatologie résume toute celle des affections passées en revue. Elle n'accuse suffisamment aucun symptôme, pour permettre son classement dans les scléroses systématisées, et, le plus souvent, elle les renferme tous, si rien ne vient entraver sa marche toujours très lente.

Elle ne fait exception à cette règle symptomatique, que lorsqu'elle succède à une myélite aiguë diffuse. Dans ce dernier cas, le symptôme *parésie* est souvent *complet* aux membres inférieurs ; il porte même sur la vessie et le rectum. La sensibilité tactile, à la chaleur, de même que la réaction électrique sont bien diminuées ou abolies.

Primitive ou non, cette myélite diffuse chronique offre souvent des poussées subaiguës fournissant des indications thérapeutiques à remplir.

Étiologie commune aux scléroses. — Toutes ces affections ont une étiologie commune dans laquelle domine souvent l'action prolongée du froid humide. Sauf pour la paralysie infantile et peut-être aussi pour l'atrophie musculaire progressive, les émotions morales, un chagrin profond, une usure prématurée du système nerveux, son hyperesthésie provoquée dans tous ses modes, jouent un rôle aussi important dans la genèse des scléroses encéphalo-rachidiennes.

A l'exception de la syphilis si commune chez les ataxiques, les actions toxiques diverses sont plus rarement constatées dans les antécédents des sujets. Les diathèses et les maladies aiguës infectieuses elles-mêmes n'ont qu'un rôle effacé dans leur production.

Déduction générale de thérapeutique hydrothérapique. — Cette communauté d'origine et de nature justifie l'emploi commun de l'hydrothérapie dans toutes ces maladies constituées anatomiquement par un trouble de nutrition atteignant l'organisme dans *ses œuvres vives*. Leur mode de formation, au début, est toujours un processus *irritatif* ou *congestif* dont on a pu saisir parfois les traces primitives dans quelques nécropsies.

Ainsi s'explique aisément le mode d'action de l'hydrothérapie. Celle-ci ayant pour base le système nerveux lui-même et par action réflexe agissant sur la circulation capillaire générale, son résultat ultime a pour traduction fidèle un effet nutritif, dont la circulation interstitielle fournit les éléments. Les oscillations dans les températures périphériques et profondes en mesurent grossièrement l'intensité.

Dans la majorité des cas, l'anémie, une sensibilité exagérée aux variations atmosphériques, une perturbation fonctionnelle de l'enveloppe cutanée et divers troubles digestifs sont l'apanage obligé des malades atteints de scléroses.

Action tonique. — Il faut donc rechercher l'action tonique des douches tout en ménageant la sensibilité spéciale au froid si souvent rencontrée dans les scléroses.

On use de douches très courtes et à pressions modérées, ayant au début de 20° à 30°; des frictions sèches ou avec des liquides alcooliques, stimulants, un massage superficiel et rapide, contribuent à accuser cette action principale. Une gymnastique méthodique doit être appropriée à l'état du malade.

Action révulsive. — Si l'affection accuse des poussées congestives, le calorique a son indication pendant ces périodes mais toujours à doses modérées. Lorsque les phénomènes d'hyperesthésies motrices ou sensibles prédominent, l'action tonique doit être exempte d'effets révulsifs; tout au contraire, si la parésie est accentuée.

Dans ce second cas, douches en jet percussives, sur le rachis et les membres; douches alternatives ou écossaises, s'il a été possible, préalablement, d'aguerrir le malade à l'impression du froid. Si l'on est dans la saison chaude, le sujet encore assez ingambe, vigoureux et jeune, les douches en pluie, en cercle, sont indiquées. Mais la résistance de ces malades est limitée; il faut donc s'abstenir de toute exagération. La durée des douches ne doit pas excéder dix secondes à deux minutes *au maximum*. Sauf de très rares exceptions, nous ne conseillons pas la piscine.

Électrisation. — Les mêmes préceptes sont applicables dans l'emploi de l'électrisation statique induite ou galvanique selon les circonstances. Le rôle de cette dernière acquiert d'autant plus d'importance que l'atrophie musculaire prédomine (lésion des cellules grises); elle passe au second plan dans les scléroses limitées aux cordons antéro-latéraux et postérieurs.

Ignipuncture. — L'emploi de l'*ignipuncture* est inséparable de la médication hydriatrique dans ces dernières scléroses. D'un effet bien moins certain dans celles où l'atrophie prédomine. M. Charcot préconise particulièrement ce moyen joint à l'hydrothérapie ; il a tracé des règles pour son emploi : cautérisations pointillées, légères, répétées tous les quatre ou cinq jours sur le rachis.

Ces préceptes thérapeutiques généraux rapidement exquissés, abordons le traitement de l'ataxie locomotrice. Cela nous permettra de les compléter en mentionnant les agents pharmaceutiques et les eaux minérales à conseiller concurremment avec l'hydrothérapie.

ATAXIE LOCOMOTRICE

Historique. — Travaux allemands. — L'étude complète de cette affection (symptomatologie, physiologie et anatomie pathologique) a été faite au début par les médecins allemands. Antérieurement, des observations éparses dues en France à Ollivier, Cruveilhier, Hutin, Landry, avaient signalé l'affection dans ses lignes principales, mais sans qu'elle fût dégagée par eux nettement de la nosologie commune des affections médullaires.

En 1840, Romberg, résumant les travaux de ses compatriotes, prépare tous les éléments d'une description magistrale reproduite dans son livre réédité en 1857. Dans l'intervalle, en 1854, dans son *Traité de pathologie et de thérapie*, Wunderlich consacre un article classique à l'affection et dans lequel on trouve, dit M. Jaccoud, les deux caractéristiques suivantes :

« Les phénomènes objectifs les plus frappants sont fournis par les mouvements des membres inférieurs. Ces mouvements, en effet, présentent une incertitude toute particulière, *sans rien perdre en force matérielle.....* Une autre particularité de cette affection, c'est que le malade, alors même qu'il ne peut plus depuis longtemps faire *un seul pas assuré*, peut encore frapper le sol avec une grande force, et exécuter dans son lit, sans difficulté aucune tous les mouvements » (Wunderlich — Jaccoud, *loc. cit.*, p. 578).

L'auteur a même employé l'épithète de *progressive* pour caractériser la marche de la maladie et dans sa description comme dans celle de Romberg et de Spiess, les douleurs fulgurantes sont signalées.

Le premier mémoire de Duchenne (de Boulogne) sur le même sujet paraît en 1859 dans les *Archives générales de médecine*

Faisant table rase de tous les travaux antérieurs, comme il l'écrit lui-même, il entreprend de décrire la maladie en la définissant par les lignes suivantes :

» Abolition progressive de la coordination des mouvements et paralysie apparente contrastant avec l'intégrité de la force musculaire, tels sont les caractères fondamentaux de la maladie que je me propose de décrire. Ses symptômes et sa marche en font une espèce parfaitement distincte. Je propose de l'appeler ataxie locomotive progressive » (J. Grasset, *loc. cit.*, p. 380); de sorte que pour notre savant confrère de Montpellier, adoptant la déclaration ci-dessus, la constitution de cette entité morbide semblerait ne dater que de Duchenne.

Dans son ouvrage sur la *Paraplégie et l'ataxie du mouvement*, M. Jaccoud a exprimé, dix-sept ans avant, une opinion tout opposée et dont il défend l'expression sévère.

Cet auteur termine son aperçu historique de la question par des lignes que des événements encore éloignés à cette époque, devaient cependant si cruellement justifier à bien d'autres titres en France.

Travaux français. — Ce point historique établi, malgré tous les travaux allemands, énumérés avec un zèle peut-être exagéré par M. Jaccoud, cependant, tout n'était pas encore dit sur cette affection. Loin de là, et à l'école de la Salpêtrière, M. Charcot et ses élèves, ont produit des travaux remarquables et contribué pour une grande part à compléter cette étude et à tirer du chaos plusieurs scléroses médullaires ignorées ou mal connues, dont l'ataxie locomotrice n'est que la forme la plus caractéristique et communément observée. Nous les avons énumérés dans les pages précédentes.

A partir de cette époque, l'analyse microscopique et la localisation de l'affection est complétée. Les travaux de M. Pierret établissent que la lésion caractéristique de l'ataxie occupe la partie externe des cordons postérieurs (zones radiculaires postérieures) tandis que la sclérose ascendante secondaire occupe au contraire la partie interne de ces faisceaux (cordons de Goll). M. Hayem et lui démontrent également que le *tabes dorsalis* est avant tout une inflammation chronique du système sensitif. Au premier degré, hypertrophie de la névroglie et développement du réseau capillaire et lymphatique. Au deuxième, atrophie des tubes nerveux, étouffés dans le tissu cicatriciel de nouvelle formation et diminution de volume des cordons. A la période ultime, souvent les racines postérieures de la moelle, au niveau du ganglion spinal, sont elles-mêmes atrophiées secondairement.

De cette même époque (1866-1868) date l'étude des douleurs fulgurantes et viscérales. La signification redoutable des crises gastralgiques est bien mise en lumière. Les douleurs intolérables, vésicales, rectales, néphrétiques, soupçonnées ou connues; les relations de l'ataxie avec les lésions des nerfs crâniens nettement délimitées; les troubles trophiques, arthropathies, fractures spontanées, atrophies musculaires décrits; les variétés d'anesthésies mises en évidence; la concomitence des contractures ou de la parésie musculaire admise comme l'expression de la généralisation de la sclérose aux autres systèmes médullaires, (cornes antérieures, cordons antéro-latéraux). L'absence des symptômes principaux fait admettre l'existence de la maladie à l'état fruste.

On ajoute peu à l'étiologie; mais le traitement est fondé surtout à partir de cette date. L'action spéciale du

froid humide prolongée jointe aux excès génésiques et
aux efforts musculaires sont les causes les mieux démontrées. Également la fréquence exceptionnelle de la
maladie dans le sexe masculin et l'existence de la syphilis dans les antécédents. Les impressions morales tristes et la misère sont notées plus souvent dans les autres
formes de la sclérose.

Malgré l'affirmation bien prématurée de M. Jaccoud, la
physiologie pathologique de l'ataxie locomotrice n'est
pas encore terminée, Il y a des divergences sur l'interprétation de l'ataxie du mouvement, et tout ce qu'on
peut dire aujourd'hui c'est que « l'ataxie *n'est un effet
banal* et ordinaire ni de l'anesthésie consciente ni de
l'anesthésie réflexe, ni de la paralysie, ni de la contracture. C'est un trouble moteur dépendant de tous ces
éléments particuliers, mais spécial et caractérisé dans
son point de départ et ses allures. Toute contraction
musculaire exige une intervention spinale, une coordination médullaire, les lésions du système spinal
altèrent cette coordination spinale. L'ataxie se produit
dans ces cas, soit par des paralysies isolées, soit par
des contractures disséminées; peut-être par l'un ou
l'autre de ces processus suivant les cas » (J. Grasset,
loc. cit., p. 333).

M. Charcot et son école ont formulé des règles générales précises sur le traitement de cette sclérose type.
Celui-ci est le fond commun de toutes les scléroses systématisées ou diffuses chroniques avec ou sans poussées
congestives, subaiguës. Par conséquent l'exposé du
traitement de l'ataxie locomotrice, but principal de notre
étude, s'appliquera à la généralité des cas et il nous suf-
fira ensuite de signaler au point de vue clinique les
autres affections médullaires chroniques, pour achever
cette première partie de ce chapitre avant de passer au
traitement hydrothérapique des *affections médullaires
diffuses, aiguës ou subaiguës* différant essentiellement
de celui des *scléroses chroniques.*

Statistique clinique hospitalière. — Dans la statistique clinique du service hydrothérapique de l'hôpital Saint-André, sur cent quatre malades atteints d'ataxie locomotrice, il y a eu quatre-vingt-deux hommes et vingt-deux femmes. Sur ce nombre total, nous n'avons pu constater une seule guérison complète. Soixante dix-neuf malades seulement ont fait un traitement dépassant un mois et nous avons constaté quinze fortes améliorations, trente-neuf améliorations et vingt-cinq insuccès absolus.

La durée du traitement a été fort inégale, mais en général les meilleurs résultats ont concordé avec une longue application de l'hydrothérapie.

Faits observés. — Les observations suivantes empruntées à nos deux cliniques suffiront pour établir nettement la valeur de la médication :

« Parmi les ataxiques du sexe féminin, une surtout est remarquable par le résultat inespéré qu'elle a retiré de la médication hydrothérapique et électrique, grâce à sa persistance à suivre ces deux médications. »

« C'était une femme âgée de cinquante ans (obs. 39 de la clinique, année 1869, service du professeur H. Gintrac, salle 6, lit 32) atteinte depuis trois ans environ des symptômes classiques de l'ataxie. Chez elle, l'ataxie avait débuté par des douleurs fulgurantes dans les cuisses et les membres inférieurs. Quand elle a commencé le traitement, les douleurs avaient disparu, mais les troubles de l'incoordination étaient tels que la marche était impossible et que cette malheureuse était condamnée à garder le lit.

» Depuis six mois environ les membres supérieurs étaient eux aussi le siège de quelques troubles de l'incoordination, mais encore assez légers pour lui permettre de manger seule, mais non pour écrire ou se livrer à des travaux de couture. Les premiers temps, cette malade fut transportée à la douche sur un brancard. A cause de ses antécédents syphilitiques l'iodure

de potassium fut associé à la médication hydrothérapique et électrique.

» Cette malade a suivi le traitement pendant quatre
années consécutives avec des interruptions de deux et
trois mois de temps à autre. Elle a pris durant le cours
de son séjour à l'hôpital six cent cinquante séances
hydrothérapiques et sept cent séances électriques.

» Je dois noter que l'amélioration chez cette malade
ne s'est fait sentir qu'après l'usage des courants
continus, lesquels ont été seuls employés pendant
l'hiver, la malade n'ayant jamais pu supporter que la
douche tiède. La douche froide réveillait les douleurs
fulgurantes. Grâce à ce long traitement, cette femme a
pu quitter l'hôpital, sinon guérie, du moins dans un état
de santé relatif très satisfaisant et qui lui a permis de
gagner sa vie par son travail. Les troubles de l'incoordination avaient complètement disparu aux membres
supérieurs et s'étaient tellement atténués aux membres
inférieurs qu'elle marchait seule sans canne et sans
bâton.

« Dans le sexe masculin un résultat tout aussi satisfaisant a été obtenu par un traitement d'une durée inférieure au précédent quoique assez long. »

« C'était (obs. 176 de la clinique année 1874) un menuisier âgé de quarante-deux ans, ataxique depuis trois
ans et présentant de l'incoordination aux quatre membres. Il a pris dans l'espace d'un an et demi deux
cent quarante et une séances hydrothérapiques et deux
cent cinquante-huit séances électriques par le courant
continu. Quand il a cessé le traitement, les troubles de
l'incoordination avaient disparu aux membres supérieurs et avaient diminué suffisamment aux membres
inférieurs pour lui permettre de reprendre sa profession
de menuisier qu'il avait été obligée de suspendre antérieurement. Cette amélioration a persisté jusqu'à ce
jour (septembre 1884). J'ai choisi dans les fortes améliorations les deux malades qui ont fait un plus long
usage de la médication pour montrer que, dans ce genre

de maladie, il peut être parfois utile avant de désespérer, de persévérer longtemps dans l'emploi de l'hydrothérapie et de l'électricité. »

Dans la statistique dressée par M. Eugène Delmas Saint-Hilaire, au travail duquel nous empruntons les deux observations précédentes, sur quarante-trois ataxiques classés pour les résultats thérapeutiques, les onze malades fortement améliorés avaient suivi la médication hydrothérapique en moyenne pendant cent soixante-six jours, et deux cent dix-sept séances de courants continus avaient été administrées. Les vingt-trois malades n'ayant obtenu qu'une amélioration légère avaient fait un traitement de quatre-vingt-trois jours et pris soixante-neuf séances d'électricité et les six malades classés dans les insuccès avaient fait un traitement de soixante-dix-sept jours et reçu soixante séances de galvanisme.

Dans la clinique de Longchamps, nous relevons les quatre types suivants :

Nous avons eu l'occasion de les communiquer à Duchenne (de Boulogne), dont le nom est si intimement lié à l'histoire de cette affection. Elles lui offrirent assez d'intérêt pour qu'il nous en demandât copie pour une édition de son *Traité des maladies du système musculaire*. En voici un résumé succint :

Obs. I. — *Ataxie locomotrice généralisée aux mains et aux pieds.* — M. X..., adressé le 5 mars 1861 par M. Bitot (tempérament sanguin, constitution forte, quarante-quatre ans, serrurier) a eu, il y a vingt-deux ans, une syphilis constitutionnelle bien caractérisée : chancre unique, plat, induré ; cinq mois plus tard, éruption au cuir chevelu et dans la gorge. Traitement spécifique. Trois ans après, tubercules, ulcérations aux deux mains cédant aux manuluves de sublimé. Vers la même époque, tumeurs gommeuses

suppurées aux deux jambes. Iodure de potassium.
Depuis, plus d'accidents syphilitiques.

Il y a trois ans, début des accidents actuels par la
perte de la sensibilité de la langue et des lèvres, et
abolition du goût, revenant et disparaissant à plusieurs
reprises pendant quatre à cinq mois.

Ces symptômes cessent alors, et il survient aussitôt
les accidents suivants : perte incomplète de la sensibilité, de l'ombilic aux pieds. La sensibilité de là portion
supérieure du corps est conservée. Les mains et les
pieds sont assez engourdis pour que les corps mis
en contact ne soient plus perçus nettement. En même
temps surviennent des douleurs lancinantes le long
des jambes, revenant tous les quatre à quinze jours
pendant douze à vingt-quatre heures.

Ces douleurs sont tout à fait *fulgurantes ;* elles viennent et disparaissent comme l'éclair, dit le malade. Il
lui semble qu'on saisit sa peau avec des tenailles.

La marche est titubante, incertaine, dans le jour,
impossible la nuit ou aussitôt qu'il a les yeux fermés.
La force musculaire est intacte. Ainsi, il se tient facilement sur un pied, lance vigoureusement la jambe en
avant, et il la fléchit sur la cuisse, malgré tout l'effort
qu'on peut faire pour l'en empêcher. Il peut marcher
fort longtemps sans ressentir de fatigue. Chez ce malade,
l'ataxie a gagné les membreux supérieurs. Serrurier de
son état, il lui est impossible de se servir d'un marteau ;
il frappe toujours à côté de l'objet visé, tantôt à droite,
ou à gauche, d'autres fois en avant ou en arrière.

La fonction génitale a disparu dès l'explosion de
l'ataxie. Il urine et va bien à la selle. La vision n'a
jamais été altérée, et l'estomac fonctionne bien. Embonpoint normal, pas d'atrophie musculaire.

A son arrivée, il peut à peine marcher seul en s'aidant d'une canne ; monter les escaliers est de toute
impossibilité.

Douze cautères et onze vésicatoires le long de la
colonne vertébrale ; des purgatifs drastiques, la strychnine, l'iodure de potassium ont fait la base des trai-

tements antérieurs. L'affection a évolué sans temps d'arrêt. Sudations sèches et douches en jet, en cercle et écossaise pendant neuf mois.

On cesse en décembre 1861 ; la guérison se maintient jusqu'en novembre 1863, c'est-à-dire pendant près de deux ans. A cette dernière époque, les symptômes ayant légèrement reparu, on reprend le traitement par l'eau froide, et la guérison semble encore assurée jusqu'en 1865. Depuis lors, plus de nouvelles. Nous n'avons pas eu recours au nitrate d'argent.

Obs. II. — *Ataxie locomotrice simple.* — M. L..., âgé de trente-quatre ans, tempérament lymphatique, constitution moyenne. Ce malade a été examiné par Duchenne (de Boulogne). Voici tout à la fois son histoire en abrégé et la consultation de l'éminent praticien.

« M. L... a été atteint, en mai 1861, consécutivement à une fièvre intermittente des plus rebelles ayant duré depuis 1851 jusqu'à cette dernière époque, d'une anesthésie cutanée du tronc et d'impuissance. En avril 1860, il a éprouvé des douleurs fulgurantes erratiques qui siégeaient dans le tronc, revenaient par crises et à des intervalles plus ou moins éloignés. Vers la même époque, il a été affecté d'une diplopie (occasionnée sans aucun doute par une paralysie des nerfs moteurs). Cette diplopie a été de courte durée, mais les autres phénomènes morbides ont persisté, et, trois à quatre mois plus tard, ont été compliqués de troubles de la locomotion caractérisés par la lésion de l'équilibration et de la coordination des mouvements.

» A l'ensemble des symptômes précédents, on ne pourrait méconnaître l'existence de l'espèce morbide à laquelle j'ai donné le nom d'ataxie locomotrice progressive au commencement de la seconde période.

» Toutefois, je dois reconnaître que, dans ce cas, la marche de la maladie est inhabituelle pour ce qui a trait à la rapidité et à l'ordre de succession de ces différents phénomènes. Ainsi, en général, j'ai observé que l'anesthésie cutanée et la paralysie de la faculté génésique se montraient à une période beaucoup plus avancée, et que la première période, constituée par la diplopie ou les douleurs fulgurantes spéciales à cette affection, avait précédé d'une à quelques années l'invasion de la seconde période. Quoi qu'il en soit, le diagnostic que j'ai porté ne m'en parait pas moins bien établi.

» Cette maladie ne peut être confondue avec les affections spéciales dont le signe pathognomonique est toujours l'affaiblissement et la paralysie des membres inférieurs, car la force des mouvements partiels est intacte dans l'ataxie, ainsi qu'on peut le constater chez M. L..., qui a seulement perdu en partie la faculté d'équilibration.

» Signé : DUCHENNE (de Boulogne).

» 17 juillet 1861. »

Ce praticien terminait sa lettre en conseillant l'iodure de potassium à haute dose, et un traitement hydrothérapique ayant pour base la sudation.

M. L..., ne pouvant supporter l'iodure de potassium, ne le prend pas aux doses prescrites. N'obtenant naturellement rien de ce traitement incomplet, il écrit à Duchenne qui, de nouveau, l'engage à faire de l'hydrothérapie et à se mettre entre nos mains.

Les prescriptions de Duchenne, exactement suivies pendant quelques mois, donnent quelques résultats. Mais le malade, étant un peu découragé de voir l'amélioration marcher si lentement, on a recours au nitrate d'argent; les formules de MM. Charcot et Vulpian, dont le travail venait d'établir les résultats obtenus par eux dans l'ataxie locomotrice, sont employées.

L'hydrothérapie est encore continuée pendant six semaines, concurremment avec l'administration du nitrate d'argent, et les progrès sont lents; les douches froides sont abandonnées, l'on s'en tient au nitrate d'argent; pas de résultats accusés. Le malade reprend alors l'hydrothérapie, et il en retire de meilleurs effets que précédemment, sans toutefois arriver à une guérison complète. Cependant nous apprenons d'une source *indirecte* qu'il *paraissait* guéri? quelque temps après la cessation des douches froides.

Obs. III. — *Ataxie locomotrice coïncidant avec la présence d'un tænia.* — Ce cas est d'autant plus curieux que le malade a rédigé son observation jour par jour avec une grande netteté; on la dirait dictée par un praticien ayant en vue la démonstration de l'existence de cette sclérose. A chaque ligne, il constate la perte de l'équilibre, son impuissance à diriger ses jambes; aussitôt les yeux fermés ou la nuit venue, il vacille un instant, puis tombe comme une masse. Ce qui ajoute à la singularité du cas, c'est d'être précédé, du mois de juillet 1860 au mois de juin 1861, de l'existence d'un tænia avec tous les symptômes nerveux, accompagnant la présence de ce ver dans les voies digestives.

Les premiers symptômes propres à l'ataxie locomotrice paraissent au mois de novembre 1860, concurremment avec ceux dus au tænia : ce sont des crampes dans les pieds, des douleurs fulgurantes aux jambes et l'impuissance.

Au mois de février 1861 est signalé pour la première fois le signe caractéristique de l'ataxie : défaut de coordination dans la marche; en même temps insensibilité incomplète de la peau des jambes et troubles de la vue.

Au mois de juin, on découvre dans les selles quelques anneaux du tænia. Depuis le mois de février déjà, on soupçonne la présence de ce ver.

Le 10 juillet seulement, après plusieurs essais infructueux, expulsion du ver à l'aide de l'écorce de racine de grenadier.

Dès lors les symptômes gastriques (boule, gonflement, pincements douloureux, inappétence succédant à une faim dévorante, idées tristes, surexcitation nerveuse générale, insomnie, sueurs profuses, constipation

opiniâtres) diminuent beaucoup, mais cependant ne
disparaissent pas. Le malade passe quinze jours à
Arcachon et prend deux bains par jour de cinq à six
minutes. Il obtient une très grande amélioration. Le
défaut de coordination dans le mouvement des membres
inférieurs, bien amendé après la sortie du ver, subit
une nouvelle recrudescence. On commence l'hydrothérapie le 13 octobre 1861 ; auparavant deux nouvelles
tentatives démontrent l'expulsion définitive du tænia.
Le tempérament du malade est nerveux, sa constitution
affaiblie par la misère et les chagrins ; âgé de trente-
cinq ans, employé aux écritures d'une importante maison de commerce, chargé d'une nombreuse famille.

Le traitement institué a pour base l'action tonique,
reconstituante de l'eau froide, secondé par quelques
sudations en caisse, lorsque les douleurs fulgurantes
sont trop intenses et de longue durée. Au bout de deux
mois, amélioration notable ; on y joint l'emploi du nitrate
d'argent pendant trois mois, puis l'estomac étant un
peu fatigué on y renouce. Le traitement hydrothérapique est repris, et comme ce malade est reçu à titre
gracieux, nous poursuivons le traitement pendant *deux
années consécutives. Guérison presque complète.* Dix
années après, cette guérison ne s'était pas encore démentie ; comme on le voit, ce fait type est en opposition
avec l'assertion trop absolue de Romberg qui avait considéré l'ataxie locomotrice comme une maladie tout à
fait incurable. Il est vrai qu'à l'époque où il formulait
cette opinion par trop radicale, la valeur de la médication hydrothérapique dans les scléroses spinales était
encore peu connue.

Obs. IV. — *Ataxie locomotrice s'accompagnant de
vomissements incoercibles.* — Le quatrième cas d'ataxie
locomotrice est encore assez singulier sous plusieurs
rapports.

L'affection date de quatre ans. Un an avant son début,
fièvre intermittente tierce que la quinine enlève difficilement.

Ce malade, fortement constitué, grand, tempérament sanguin et nerveux, cinquante-deux ans, a toujours mené une vie exempte d'excès. L'affection débute par des troubles du côté de l'estomac. Rejet des aliments après les repas, douleurs fulgurantes dans les jambes et affaiblissement de la faculté génésique; en même temps les jambes sont faibles, lourdes. Pas d'altération de la vision. Pendant trois ans, ces divers symptômes persistent sans changement notable malgré les médications employées. Les vomissements ont été l'objet d'une thérapeutique extrêment variée, mais sans succès.

Il y a un an seulement, à ces symptômes est venu se joindre le trait caractéristique de l'ataxie : le défaut d'équilibre dans les mouvements des membres inférieurs augmentant aussitôt les yeux fermés ou la nuit venue.

Il n'y a jamais eu d'analgésie cutanée nulle part; et les douleurs fulgurantes, extrêmement caractérisées chez lui, s'accompagnent de contractions involontaires instantanées des muscles des membres inférieurs. Pas de constipation ni de difficulté pour uriner.

Le symptôme vomissement chez M. X... mérite une description. Voici comment les choses se passent invariablement.

Aussitôt qu'il a mangé et surtout après le repas du matin, il doit s'étendre horizontalement sur le lit et ne faire aucun mouvement, éviter de tousser, de cracher et de se moucher, ni même occuper son esprit, sinon le vomissement survient; ce rejet alimentaire a lieu sans effort, sans être précédé de nausées franches. Il y a contraction involontaire du diaphragme, puis de l'estomac et les aliments sont expulsés. La face ne change pas de couleur; au moment même de l'effort comme immédiatement après, il serait impossible de dire si M. X... souffre de l'estomac et va ou vient de vomir. Aussitôt après l'accident, il peut se lever, marcher; il ne ressent aucune incommodité.

En général, le *matin*, le vomissement est la règle et

le maintien des aliments dans l'estomac l'exception. Lorsqu'il a été assez heureux pour ne pas vomir, trois heures environ après le repas, l'estomac est en plein travail de digestion, il peut se lever sans crainte ; l'heure à laquelle l'accident a lieu est passé. Il est très rare qu'il y ait rejet de tous les aliments. Le plus souvent, lorsque M. X... n'a pas vomi le matin, il est obligé de prendre quelques précautions pour ne pas rejeter le repas du soir ; mais, s'il a rendu son déjeuner, il est à peu près sûr de garder son dîner, quoi qu'il fasse.

Les voies digestives sont en bon état, la langue est normale, peu de douleur, pas de tuméfaction à l'épigastre ; embonpoint modéré, moral excellent. Ce malade nous est adressé sous les auspices de nos confrères Recourt (de Villeneuve-d'Agen), Gintrac, Denucé et Cazenave (de Bordeaux).

Il est soumis aux mêmes procédés hydrothérapiques, mais en insistant particulièrement sur la douche en cercle. A cause du symptôme vomissement, on conseille des morceaux de glace dans la bouche, les aliments froids et l'eau de seltz aux repas.

L'hydrothérapie est suivie pendant trois mois. A cette date, les vomissements n'ont plus lieu que tous les quinze à vingt jours, la marche est beaucoup plus assurée. Il est fâcheux que ce traitement ne soit pas continué plus longtemps ; l'état des voies digestives, a contre-indiqué l'iodure de potassium et le nitrate d'argent.

Il nous serait facile de multiplier ces exemples et de reproduire des observations plus récentes de scléroses rentrant dans la classification aujourd'hui bien connue. Bornons-nous à résumer succinctement les deux suivantes à cause de leur terminaison tout à fait anormale et identique que nous signalons à l'attention des cliniciens.

Faits et terminaison exceptionnelle non décrits jusqu'à ce jour. — Le premier malade rentre dans le type classique. Il nous est adressé le 21 mars 1873, par les docteurs Feraud, Morbien et Pidegarey, de Saint-Palais (Basses-Pyrénées). Soixante ans, stature élevée, forte constitution, tempérament nerveux, excitable. Un de ses frères a succombé dans une maison d'aliénés aux suites d'une paralysie générale progressive. Notre malade a toujours mené une vie régulière, mais grand marcheur et chasseur, il s'est parfois exposé à recevoir *la pluie sur le dos le corps en sueur.*

Le début de l'affection remonte à dix années; chute de la paupière de l'œil gauche. Un an après, sans rien faire, elle reprend sa position normale; sept ans plus tard apparition de l'ataxie, marche chancelante, et presque aussitôt, douleurs fulgurantes caractéristiques dans les membres inférieurs.

L'incoordination s'accompagne bientôt d'une parésie musculaire disséminée et incomplète. Contrairement à l'ataxie de la première période surtout, la marche est pénible, fatiguante, ainsi que la station prolongée. Cinq années avant d'arriver à Longchamps, les douleurs fulgurantes ont bien diminué; il n'existe aucun trouble oculaire en dehors de l'incoordination caractéristique; les sphères de la sensibilité sont à peine atteintes.

En raison de l'anémie et de la faiblesse musculaire, sans atrophie cependant, je soumets concurremment le malade aux douches en jet courtes et peu brisées, à la galvanisation sur le rachis et au nitrate d'argent. Ce traitement suit ses phases habituelles, il dure deux mois. L'amélioration est considérable surtout dans le symptôme parésique. Dès le commencement de juin, ses dispositions sont prises pour fêter son retour le jour de la saint Jean (c'est son patron) dans un grand repas de famille.

Le 2 juin, tout à coup, étant assis dans le jardin, en attendant l'heure de la douche, un crachat légèrement strié de sang arrive à la bouche. A peine un léger effort de toux l'accompagne; deux ou trois suivent. Puis un crachat tout à fait sanguinolent. Néanmoins le malade se rend à la douche. Une friction générale très énergique est pratiquée, et suivie d'une promenade. Le malade est bien; les deux jours suivants, rien ne paraît.

Le 5 juin, mêmes symptômes; cette fois c'est une véritable hémoptysie pendant une heure : eau de rabel, sirop de grande cousoude et de ratanhia; ventouses sèches en ceinture à la base du thorax, repos absolu dans la position horizontale, boissons et aliments froids. Une auscultation attentive des poumons ne laisse rien soupçonner. On trouve à la base *des deux côtés* des râles humides à bulles fines, le malade est calme, la température de la peau normale, le pouls, régulier, 76. Minutieusement interrogé sur les antécédents de famille, rien n'explique l'apparition soudaine de l'accident ci-dessus. On cesse l'hydrothérapie.

Le 6, le 7 réapparition du symptôme hémoptysie; presque aux mêmes heures. Il dure deux heures. Le sang rendu est abondant, spumeux et rutilant. La quinine et l'eau de seltz sont prescrits, je renouvelle les ventouses sèches à la base de la poitrine et dans toute la région dorsale des deux côtés. Le malade accusait une légère gêne respiratoire; il se trouve bien dégagé et deux jours se passent sans hémoptysie. Le pouls n'a pas varié; on trouve à peine une légère chaleur à la peau; elle n'est ni sèche ni halitueuse.

Les symptômes sthétoscopiques n'ont pas varié, mais ils occupent presque le tiers inférieur des deux poumons et je me décide à l'application d'un grand vésicatoire camphré malgré la répugnance du malade. Le 8 et 9 juin quelques crachats sanguinolents isolés. Sous l'influence du vésicatoire, la base des poumons est plus perméable, les râles diminués, les bulles plus grosses. On continue la quinine réduite à la dose de 0^{gr}, 50, par vingt-quatre heures.

Le 10 juin, nouvelles poussées hémoptoïques. Cette fois très abondantes; crachats répétés, volumineux, presque composés de sang pur pendant une heure.

Je provoque une consultation. Elle a lieu le jour même avec H. Gintrac. Ce confrère expérimenté se livre à une exploration minutieuse de la poitrine et sauf les symptômes classiques de l'hémoptysie et une légère submatité, sans raisonnance manifeste de la voix, rien ne lui explique la pathogénie de ces singuliers accidents.

Le pouls est à 84 et résistant, la température axillaire prise pour la première fois accuse 38°; la toux est rare et les crachats nuls, en dehors de l'hémorrhagie. Le caractère congestif domine encore la scène. Aussi, aux divers moyens précédents il conseille d'adjoindre le quinquina à haute dose et des applications répétées de ventouses Junod aux deux membres inférieurs.

On y procède quelques heures plus tard. Sous l'influence de cette décongestion mécanique, les crachats sanguinolents qui persistaient dans l'intervalle des accès hémorrhagiques proprement dits, cessent tout à fait. J'ausculte de nouveau et les poumons paraissent plus perméables à l'air.

Du 12 au 16, nous avons des alternatives de mieux et d'augment; de nouveaux vésicatoires sont appliqués. Des râles sous-crépitants à bulles fines envahissent les lobes moyens. Aux crachats sanguinolents s'ajoute une très légère expectoration *jus de pruneaux*. La phlogose pulmonaire se dessine ; une pneumonie insidieuse, *secondaire*, *double progressive*, s'accuse lentement. Le pouls est à 100°; la peau un peu chaude ; la température axillaire est à 38°,2, le matin, 39° le soir. Une nouvelle consultation a lieu. On hésite à porter un diagnostic précis en dehors de celui correspondant aux symptômes eux-mêmes et l'on reste toujours fort indécis en présence des allures singulières de l'affection.

Les voies digestives sont dans un état normal. De ce côté, aucune hypothèse admissible. Des recherches bibliographiques faites n'ont rien décelé, permettant de se mettre sur la voie.

Quoiqu'il en soit, en présence des *caractères pneumoniques* de l'affection, le kermès à haute dose est prescrit. On renouvelle les vésicatoires ; on continue le quinquina et les applications de ventouses Junod.

Les 17 et 18 juin, nouvelles consultations. Les crachats jus de pruneaux sont assez abondants mais toujours entremêlés de crachats rutilants et spumeux ou de sang tout à fait pur venant par accès, et en abondance. De nouveau nous constatons les doubles caractères distincts et bien tranchés d'une hémorrhagie pulmonaire à répétition et d'une pneumonie double à marche progressive et envahissante.

L'état général est mauvais, adynamique ; pouls petit, mou ; peau sèche, un peu d'oppression, température axillaire 38°,4 le matin ; le soir 39°5. On prescrit l'alcool et le quinquina à haute dose, le kermès est continué ainsi que les ventouses Junod, malgré leur peu de succès.

Du 19 au 23, les symptômes ci-dessus s'accusent rapidement. Les poumons sont envahis presque jusqu'au sommet, et le malade succombe le 24 juin. La maladie avait duré vingt-trois jours sans qu'il eut été possible d'en décrire les causes et la nature ni d'en enrayer la marche.

Néanmoins, venant *subitement* au moment même où nous étions tous satisfaits de voir un malade à la veille de rentrer chez lui, joyeux de fêter son retour à la santé dans un repas de famille, cette catastrophe *inattendue, incompréhensible*, laissa dans notre esprit une trace ineffaçable. Mais vu le grand nombre d'ataxiques déjà observés à Longchamps et à l'hôpital Saint-André, et le silence des auteurs, nous ne fîmes aucun rapprochement entre ces deux affections si dissemblables.

Du mois de juin 1873 au mois de juillet 1879, aucun fait analogue ne s'était représenté. A cette dernière date, nous avions en traitement pour la huitième fois une excellente dame atteinte de sclérose diffuse ayant frappé successivement plusieurs systèmes médullaires, avec marche ascendante vers le bulbe.

Son histoire mérite d'être connue. Mme R..., âgée de quarante-huit ans, d'un tempérament plutôt lymphatique et d'assez bonne constitution, nous est adressée par notre regretté Joseph Dupuy (de Bordeaux) le 7 mai 1870.

L'affection semble remonter à l'année 1849 à la suite d'un profond chagrin, abandon inopiné et inexplicable de son mari le lendemain de ses noces et sa disparition. De cette époque à ce jour, vingt-trois ans se sont écoulés et vingt et un ans depuis le début de la maladie.

Jeune fille, migraines fréquentes, intenses. A vingt ans, douleurs localisées en ceinture au front, au sommet de la tête, s'irradiant dans les dents, les oreilles, la nuque et le rachis jusqu'au sacrum. Elles durent de vingt à quarante ans, résistant à toute médication et venant chaque jour. Puis, spontanément, elles cessent tout à coup.

Un an après, la sclérose semble débuter — soit en 1863. — Fait caractéristique, les douleurs fulgurantes ouvrent la scène, occupent surtout les membres inférieurs, s'irradient en ceinture à l'épigastre et conservent la même intensité violente, *exceptionnelle même* jusqu'en juillet 1879 date de la mort de la malade.

Trois ans après le début des douleurs fulgurantes, symptômes oculaires : diplopie et brouillards devant les yeux. Ces deux symptômes paraissent, disparaissent et reviennent de temps à autre, jusqu'à la fin. A la même époque, surviennent, de temps à autre, des accès de névralgie frontale se terminant invariablement par un vomissement de matières glaireuses, et la fin de l'accès douloureux. Le temps orageux paraît seulement avoir de l'influence sur le retour de cette névralgie distincte des douleurs fulgurantes.

L'année suivante (il y a trois ans aujourd'hui), début insidieux du symptôme paraplégique. Elle croit à une simple fatigue attribuée à l'âge et à un peu d'embonpoint. Quelques mois après, un nouveau symptôme lui donne la signification inquiétante de cette fatigue, s'accusant de jour en jour. Elle perd ses urines de temps à autre; un peu plus tard elle va à la garde-robe sans en avoir trop conscience.

Son médecin prescrit des pilules de phosphore, un vésicatoire aux lombes et des bains gélatino-sulfureux. Diminution des symptômes parésiques; mais, les douleurs persistant avec la même intensité, il nous l'adresse.

État actuel : maigreur, éréthisme nerveux, inappétence, cessation des règles depuis huit mois; peu de douleurs, sommeil; crises fulgurantes caractéristiques, plus accentuées au membre inférieur gauche; légère incohérence dans la marche; parésie assez prononcée, raideur et mouvements saccadés des membres inférieurs; cherchant les meubles pour point d'appui ou le bras d'un aide. Anesthésie au toucher et au pincement, aux pieds, jambes, régions postérieures des cuisses, fesses et sacrum.

Elle est soumise aux bains de caisse térébenthinés (sudations modérées) suivis de douches générales en jets, brisées à température décroissante (30° à 14°) d'une minute de durée; le soir, simple douche générale tonique. Trois fois par semaine, courant galvanique le long du rachis pendant dix minutes. Traitement pendant trois mois. La malade nous quitte sensiblement améliorée.

Elle revient les années suivantes, jusqu'en 1879, faisant chaque fois un traitement analogue. A partir de 1877, les résultats obtenus ne sont plus aussi satisfaisants; l'affection semble faire des progrès; la paralysie s'accentue, les membres supérieurs sont atteints; marche encore possible, mais lente et difficile sans le secours d'un aide.

Elle nous revient pour la dernière fois le 5 mars

1879; nous constatons tous les signes d'un envahissement de la région bulbaire. Il existe une toux spasmodique sans expectoration et que l'intégrité des régions broncho-laryngiennes n'explique pas. L'expiration se fait mal; la malade accuse un léger sentiment de *plénitude thoracique* et de gêne dans la respiration et la déglution. Les traits ne sont pas altérés.

Ces smptômes, encore légers, attirent notre attention. Tous les autres se sont accrus; la marche saccadée et hésitante tout à la fois est encore possible. Elle perd ses urines assez souvent; les douleurs fulgurantes sont toujours d'une intensité exceptionnelle; même traitement, mêmes alternatives de soulagement passager et de recrudescence dans les douleurs et dans les difficultés de la marche; mais la toux est plus fréquente; parfois de véritables quintes; il lui semble que les aliments passent avec peine.

Telle est la situation au mois de juin suivant, à la veille de se rendre à la campagne pour quelques mois, lorsque *tout à coup*, elle rejette un crachat sanguinolent après un très léger effort de toux. Bientôt après, un second, puis un troisième. Le souvenir du précédent malade surgit aussitôt à notre esprit. Les moyens appropriés aux congestions pulmonaires sont prescrits. La malade est très frappée par cet accident que nous nous efforçons de mettre sur le compte des efforts violents d'une toux devenue assez fréquente.

Les jours suivants, la scène se déroule, offrant les caractères absolument identiques, notés chez le précédent malade pendant la *première période* dite *hémoptoïque*.

Déjà nous entrevoyons le dénouement, lorsque un temps d'arrêt sugit. La malade rassurée demande à se retirer à la campagne. Trois semaines plus tard elle était morte.

Voici le récit recueilli au lendemain de l'événement. Après huit jours de calme complet, les crachats sanguinolents, puis le sang pur, reviennent par accès irréguliers; parfois cessant pendant vingt-quatre heures.

Cette période d'augmentation dure quinze jours sans pouvoir l'enrayer, lorsque, tout à coup, un matin dans une nouvelle recrudescence, l'hémorrhagie pulmonaire redouble et la mort suit de très près, probablement due, plutôt à l'asphyxie produite par l'hémorrhagie elle-même qu'à la perte de sang.

L'évolution avait duré six semaines, sans passer nettement par la *deuxième phase pneumonique*, notée chez le précédent malade.

Depuis lors, aucun autre fait analogue ne s'est offert à notre observation. De sorte que nous nous abstiendrons de conclure, tout en penchant vers l'hypothèse que, dans les deux cas, une lésion scléreuse, bulbaire, voisine ou intéressant les noyaux des pneumogastriques a été la cause directe de cette terminaison fatale.

Thérapeutique de l'ataxie locomotrice. — Les agents thérapeutiques à employer dans l'ataxie locomotrice sont de trois ordres :

1° Pharmaceutiques, médication interne ;

2° Moyens révulsifs et spoliatifs localisés, dont les vésicatoires, les cautères et l'ignipuncture sont les types. Ces deux groupes d'agents sont toujours sous la main des praticiens ;

3° Le troisième comprend l'hydrothérapie, les eaux minérales et la médication électrique.

Quelles sont les formules hydrothérapiques appropriées à l'ataxie locomotrice. — De même, dans un vaste cadre pathologique il est des transitions d'un groupe à un autre, de même, l'affection qui nous occupe exige un traitement hydrothérapique mixte, emprunté à la fois à celui des maladies cérébrales et à celui des affections de la moelle épinière.

Action révulsive. — Au début de ce chapitre nous avons établi que l'emploi du calorique, agent précieux

dans le traitement des affections congestives simples ou
inflammatoires du rachis (*myélites diffuses, subaiguës*) était des plus dangereux dans bien des affections
cérébrales.

La sclérose, affection se généralisant si facilement
d'une partie à l'autre de l'axe cérébro-rachidien, exige
un traitement hydrothérapique *mixte*, c'est-à-dire un
traitement dans lequel on emploie tour à tour la *médication révulsive* par l'action calorifique ou *frigorifique*
et la médication tonique proprement dite.

Mais si l'on insiste trop sur la révulsion par action
calorique et qu'on atteigne les doses communément
employées dans les maladies congestives du rachis, on
énerve très vite le sujet chez lequel *l'anémie domine
toujours*.

Action tonique. — D'autre part, si l'on se réduit à
la *médication tonique*, on reste en grande partie désarmé devant les périodes congestive et névralgique
de la maladie.

Cependant, en pareil cas, il ne faut pas toujours compter
sur l'efficacité des sudations. Seulement c'est encore un
des rares moyens dont l'emploi est quelquefois suivi
d'un soulagement manifeste.

D'autre part, employé avec discernement et modération il ne fatigue nullement. Nous le conseillons volontiers toutes les fois que l'élément névralgique prédomine
sauf à l'abandonner aussitôt après la disparition du
symptôme douleur pour revenir aux effets simultanés
toniques et *révulsifs* par action *frigorifique* si précieux
dans cette maladie. Ces diverses formules générales
sont le résultat d'une étude clinique basée sur plus de
cent cas d'ataxie locomotrice observés tant à Longchamps
que dans le service hydrothérapique de l'hôpital Saint-
André de Bordeaux.

Utilité de l'emploi de l'eau tempérée. — L'eau
attiédie ou dégourdie est indispensable au début; quel-

quefois même pendant toute la durée du traitement de l'ataxie locomotrice.

Susceptibilité spéciale des ataxiques aux basses températures. — Il y a près de vingt ans, poussé par les nécessités de la pratique, nous nous sommes affranchis des formules trop étroites des praticiens de cette époque. Nous avons affirmé la nécessité d'introduire régulièrement et méthodiquement les *douches chaudes ou tempérées* dans les installations hydrothérapiques, et fait connaître les bons effets de cette médication *modérée et graduée* chez beaucoup de malades névropathes, délicats, impressionnables, ne pouvant s'accoutumer aux doses énergiques d'un traitement exclusif par l'eau froide. Allant plus loin dans cette voie, nous avons affirmé qu'il était des cas où les douches tièdes ou d'eaux dégourdie étaient indispensables pendant toute la durée du traitement.

Ces idées, très modérément exprimées, nous valurent des argumentations passionnées. Mais depuis lors elles ont fait leur chemin et peu de praticiens ignorent aujourd'hui la nécessité de débuter souvent en hydrothérapie, par des températures de 27° et même de 30°, et quelquefois de ne jamais descendre au-dessous de 25° à 26°.

Ces réflexions trouvent ici leur place, car, dans l'ataxie locomotrice, un grand nombre de malades présentent une *susceptibilité exceptionnelle* à l'impression du froid telle qu'il faut, chez eux, débuter très prudemment par des températures *élevées* et descendre graduellement à celle de 14°. Il en est même chez lesquels on ne peut jamais y arriver franchement, sauf pendant les fortes chaleurs ou seulement après plusieurs mois de *pratiques hydrothérapiques très régulières.*

Cette *susceptibilité spéciale de l'ataxique* au froid semblerait être un fait acquis de la maladie elle-même, car, nous avons eu trois malades qui, soignés antérieurement pour des affections diverses supportaient bien l'eau froide et une fois devenus ataxiques quelques années plus tard, *ils ne le pouvaient plus.*

Électricité. — Depuis l'impulsion due aux travaux de Remack, la médication électrique longtemps réduite aux formules restreintes de Duchenne (de Boulogne) a subi une transformation théorique, pratique et instrumentale complète. Le dernier ouvrage paru sur la matière en France (BARDET, *Traité élémentaire pratique d'électricité médicale*, Octave Doin, éditeur. Paris 1884) est une œuvre des plus instructive.

Depuis l'année 1863, nous possédons les appareils de Remack.

A cette époque on connaissait à peine les tentatives de l'auteur et son instrumentation. L'ataxie est une des affections dans lesquelles nous avons fait le plus de recherches au point de vue électrique.

Quels en ont été les résultats?

A l'encontre des affirmations si encourageantes de Legros et Onimus et conformément à l'opinion de M. G. Bardet (p. 457) nous sommes obligés de déclarer que cette médication n'est qu'un adjuvant de l'hydrothérapie. L'électricité doit s'appliquer le plus souvent sous forme de courants *continus, ascendants* ou *descendants*, tantôt le long du rachis, d'autrefois des lombes aux pieds. Dans un cas M. G. Bardet a combattu avec un grand succès la douleur ataxique avec le courant sur le rachis (*loc. cit.*; p. 458).

Choix de la saison. — Il n'est pas de saison propre au traitement hydrothérapique de l'ataxie ; mais en raison de la sensibilité des malades au froid, il faut, en hiver, débuter avec beaucoup plus de ménagement.

Durée du traitement. — Quelle doit être la durée du traitement?

Indéfinie comme la maladie elle-même, c'est-à-dire après un premier traitement de six mois à un an au minimum, il est bon de reprendre la médication par période de trois à quatre mois en moyenne, au moins tous les ans.

A ces conditions on peut espérer conserver le premier résultat acquis et souvent même l'augmenter à un point tel, qu'aujourd'hui nous possédons un certain nombre de faits dans lesquels l'ataxie étant arrivée à la troisième période (celle des chutes par rupture d'équilibre, aussitôt le sujet abandonné sans soutien) nous avons vu la maladie rétrograder au commencement de la première période, celle d'une légère incohérence dans la marche avec peu ou pas de douleurs ataxiques.

Les altérations de la vision n'existent pas toujours et, quand elles persistent, elles ont pour signe anatomique une atrophie de la papille du nerf optique contre laquelle on est tout à fait impuissant.

Eaux minérales. — Pour compléter ce chapitre, il nous resterait encore à mentionner l'emploi de certaines eaux minérales et, parmi elles, *Lamalou*, *Dax*, et *Néris*, car nous connaissons des faits dans lesquels l'emploi de ces eaux soit seules, soit aidées avant ou après par la médication hydrothérapique, a donné des résultats satisfaisants, toutes les fois que les médications thermales étaient *sagement* appliquées. Mais se serait sortir de notre cadre. Bornons-nous à les signaler comme les stations thermales par excellence pour le traitement de l'ataxie locomotrice par les eaux minérales et posons les conclusions suivantes :

Conclusions thérapeutiques. — 1° La médication interne de l'ataxie locomotrice, a pour but l'emploi du nitrate d'argent, de la belladone, de l'ergot de seigle, de l'ergotine, du phosphore et de l'iodure de potassium. Elle est souvent peu efficace, sauf en ce qui concerne l'iodure et lorsqu'il existe des antécédants syphilitiques.

2° La médication externe par les révulsifs cutanés, tels que vésicatoires et cautères est peu employée aujourd'hui. Les ventouses sèches, assez grandes sont à conserver et surtout les pointes de feu *légèrement appliquées et souvent répétées.* M. Charcot préconise beaucoup ce dernier moyen joint à l'hydrothérapie.

3° La méthode hydrothérapique est la médication par excellence de l'ataxie. Elle n'a jamais domné une guérison complète, absolue, entre nos mains, mais parfois des améliorations très considérables et durables, ou tout au moins un soulagement manifeste.

4° La médication électrique (méthode de Remack, courants continus) la mieux indiquée est l'adjuvant le plus sérieux de la précédente.

5° L'une et l'autre doivent être longtemps continuées ; le choix de la saison serait indifférent quant à l'effet thérapeutique lui-même, mais il importe quelquefois en raison de la sensibilité exagérée au froid de la plupart des ataxiques. Il faut toujours débuter chez eux par des douches très légères en jets, brisées, à la température de 27° à 30°, ramenées graduellement suivant les idiosyncrasies, à celles définitives ou transitoires de 25° à 20° ou à 14° ;

6° Presque désarmé en présence des accès névralgiques de cette maladie, on peut quelquefois espérer, à l'aide des courants continus et des sudations modérées, en atténuer le retour.

La morphine, à haute dose, en injection, et le chloral par l'estomac ou le rectum sont très utiles pour atténuer un accès douloureux d'une intensité exceptionnelle et ils procurent un calme notable dans les douleurs moindres. Mais ces effets sont passagers et ne peuvent atteindre la cause initiale.

Traitement des autres variétés de scléroses systématisées. — A dessein nous avons exposé avec détails le traitement de l'ataxie locomotrice.

Il s'applique aussi bien à toutes les scléroses systématisées. Dans la *sclérose des cordons de Goll* et dans la sclérose *latérale amyotrophique*, on insiste davantage sur l'emploi de l'électricité dont nous verrons ressortir l'utilité et les indications d'une façon précise à l'occasion des *scléroses atrophiques* proprement dites. De même, les scléroses diffuses et la slérose en plaques réclament-elles le même traitement.

Dans la *sclérose descendante ou ascendante des cordons antéro-latéraux*, caractérisée surtout par des contractures, et dans la *sclérose en plaques*, annoncée par un tremblement caractéristique, plus tard par des contractures, des parésies et des symptômes cérébraux, il faut être très sobre des sudations et des courants galvaniques à haute dose, ou à ruptures trop rapprochées En pareil cas, les excitations sont à redouter, non comme danger immédiat, mais pour éviter d'exagérer l'hyper-. kinésie ou les symptômes cérébraux de la maladie.

De préférence, il faut insister particulièrement sur les douches en jets, courtes, brisées, et à températures aussi basses que *le permet la tolérance des malades*. Recommander le massage, les frictions générales sèches ou avec des teintures alcooliques ; le bromure de potassium alternant avec les préparations iodurées ; être très sobre des strychnées et généralement de tous les excitants médullaires directs ; tout au plus, recourir aux préparations de belladone et d'ergot de seigle.

Dans tous ces cas se préoccuper d'obtenir un peu de soulagement, une atténuation dans la marche de la maladie *est tout ce qu'il faut rechercher*. Fort heureux encore si on y parvient dans de trop rares circonstances.

Sauf les dégénérescences secondaires, la sclérose des cordons de Goll, le *tabes dorsalis* spasmodique, la sclérose latérale amyotrophique et la sclérose en plaques sont des affections assez rares, connues seulement depuis les belles recherches de M. Charcot et de ses élèves. Aussi nous serait-il difficile, quant à présent, de pousser utilement plus loin cette étude de thérapeutique.

Cette remarque s'applique également à la *paralysie labio-glosso-laryngée* (sclérose du bulbe) observée leux fois seulement dans notre pratique. L'électrisation galvanique nous a paru remplir mieux le but que tout autre agent thérapeutique dans cette dernière affection. Mais il n'en est pas de même de la paralysie agitante.

PARALYSIE AGITANTE

Pathogénie. Étiologie. — Nous avons donné nos raisons toutes théoriques de son classement parmi les scléroses chroniques. Cette affection s'est offerte plusieurs fois à notre observation. Elle est caractérisée par un tremblement. A l'inverse de celui de la sclérose en plaques, il existe aussi bien au repos qu'au mouvement. Disparaissant pendant le sommeil et s'accompagnant de parésie musculaire incomplète, on n'a pas encore trouvé sa lésion anatomique. Cette affection serait très commune en Angleterre et dans l'Amérique du Nord, rare dans les autres pays, surtout en Allemagne.

Les émotions vives et les chagrins extrêmes sont deux causes bien établies. Le refroidissement joue un moindre rôle que dans les scléroses déjà passées en revue. M. Charcot a porté son investigation puissante sur cette cruelle maladie (J. Grasset, *loc. cit.*, p. 888 et suivantes) et en a donné une excellente analyse. Tous les traitements employés semblent avoir chacun donné de rares succès. On a employé le sous-carbonate de fer, le chlorure de baryum. Entre les mains de M. Charcot l'hyoscyamine a donné quelques bons effets à titre de palliatif. L'iodure de potassium, les bains chauds, les courants continus ont été conseillés. M. Charcot a constaté l'augmentation du tremblement par la strychnine. L'ergot de seigle, la belladone, l'opium, la fève de Calabar et le nitrate d'argent ont échoué également.

Faits observés. — Cette affection s'est rarememenl offerte à nos investigations et les résultats hydrothérapiques obtenus ont été de simples améliorations à temps limité. Tôt ou tard la maladie suit sa marche fatale. La galvanisation ne nous a été d'aucun secours.

Plusieurs de nos malades atteints ont vu leur affection se développer sous l'influence d'un chagrin profond ou d'une émotion excessive. Cette dernière cause a été des plus nettes chez l'un d'eux, ayant failli être atteint dans une rencontre de train ; on le laissa plusieurs heures presque accroché par les pieds, la tête dans la déclivité, et sans pouvoir se dégager.

Formules balnéaires. — Nous avons eu recours aux douches générales en pluie et en jet de très courte durée. Ces malades sont moins sensibles au froid que la plupart des ataxiques. Les sudations ne donnent pas de bons résultats.

Chez l'un d'eux, après un traitement hydrothérapique de trois mois de durée et ayant amené peu de résultats, une première saison à Barèges fit disparaître complètement l'affection pendant cinq mois ; puis elle reparut insensiblement et une deuxième saison échoua complètement. Néanmoins nous conseillons de recourir à une telle pratique.

ATROPHIE MUSCULAIRE PROGRESSIVE

Pathogénie. — *Cliniquement* la maladie se caractérise par une atrophie du tissu musculaire, atrophie frappant les muscles *isolément* et de la façon *la plus irrégulière* ; parfois un seul faisceau du muscle est atteint. L'affection débute par les membres supérieurs ; de préférence aux muscles de la région thénar. — *Anatomiquement*, c'est une *sclérose des cornes antérieures*, système gris trophique médullaire. Maladie de l'adulte, le froid, la misère en sont les causes principales ; l'hérédité joue un rôle certain ; les classes riches n'en sont pas exemptes.

Rôle effacé de l'hydrothérapie. — L'hydrothérapie joue un rôle effacé dans le traitement de cette affection

redoutable. Nous lui préférons l'électrisation et surtout
les courants continus. Cependant, comme agent général
de tonification, les douches en jet, froides, percussives,
les douches écossaises et les douches sulfureuses ne
doivent pas être négligées. Ce sont de bons adjuvants.
De même le massage, les frictions et une gymnastique
modérée et méthodique, mais toujours d'application
difficile en pareil cas.

Lorsque l'affection débute par des attaques multiples
sur le système musculaire, les résultats n'ont pas de
durée. Le plus souvent la maladie progresse. Mais dans
ses atteintes *isolées* (muscles *thénar*, *hypothénar* et
région jambière) la galvanisation et les douches combinées réussissent.

PARALYSIE INFANTILE

Pathogénie. — Tout en la rangeant, à l'exemple
des divers auteurs, à côté de la précédente, il faut
reconnaître que cette paralysie n'est pas absolument
de même nature. Une fois la période aiguë passée et
le classement des régions musculaires *atteintes* ou
épargnées complètement achevé, on se trouve en présence d'une atrophie *toujours* accompagnée d'une
parésie musculaire et les muscles répondent peu ou
pas à l'excitant électrique.

Plus tard, des contractures, légères en général, des
déformations articulaires et une atrophie du squelette
lui-même achèvent de donner à l'affection un cachet
spécial, bien connu de tous.

Direction thérapeutique. — Dans la paralysie infantile, la douche n'a pas d'effet direct. Elle sert à relever
les forces, à tonifier le malade et à lutter indirectement
contre la dénutrition des régions atteintes, mais il faut
surtout agir directement sur ces dernières avec l'électrisation et ne pas craindre de conseiller des traitements de plus d'une année, repris de temps à autre

afin de soutenir et de stimuler le travail de croissance.

Nous avons eu plusieurs fois à nous applaudir d'une telle pratique, et la satisfaction de retrouver plus tard ces petits malades si intéressants, dans un excellent état de santé.

Aux douches et à l'électrisation nous joignons toujours des appareils contentifs appropriés, le massage et le gymnase, et nous ne saurions trop insister sur l'opportunité de recourir pour ainsi dire *simultanément* à tous ces moyens d'action. Nous employons la galvanisation au *lendemain de la période aiguë*, chez des enfants ayant moins de deux ans. Cette occasion nous est souvent fournie dans notre service de Saint-André et nous n'avons pas à regretter cette pratique.

La *paralysie spinale aiguë* de l'adulte se classe à côté de la précédente maladie; rare, peu connue encore, elle ne s'est pas offert à notre observation; elle réclamerait la même thérapeutique complexe.

PARALYSIE PSEUDO-HYPERTROPHIQUE

Pathogénie. Physionomie. — Singulière et très rare affection dans laquelle le développement musculaire est celui d'un *athlète vigoureux* et les forces celles d'un *parésique* marchant vers l'incurabilité. A l'inverse de l'atrophie musculaire progressive, celle-ci, tout en méritant cette dernière épithète, débute par les membres inférieurs.

Les mollets durs, *très gros*, les régions fessières assez fermes, notablement *projetées en arrière*, les cuisses *grêles*, les reins *ensellés*, la marche sur la pointe des pieds, les *talons en l'air*, les jarrets *tendus*, les épaules un peu effacées, le torse bien droit, le ventre en avant, telle est en raccourci la physionomie générale d'une affection dont l'anatomie pathologique n'est pas encore terminée.

C'est une maladie trophique de l'enfance. Plusieurs cas se sont offerts à notre observation ; le plus jeune, un garçon, avait cinq ans ; le plus âgé, une fillette de douze ans.

Nous avons eu recours à la médication tonique, révulsive et excitante, représentée tout à la fois par les douches en pluie et en jet à forte pression suivies d'immersions dans la piscine avec la douche en lame ; aux douches alternatives, localisées le long du rachis, auxquelles nous joignons les douches sulfureuses lorsque ces petits malades sont très lymphatiques. Le gymnase, les frictions et le massage sont employés concurremment.

L'électricité est la médication prépondérante. — La médication par excellence de ces lésions trophiques du système nerveux est encore l'électricité, et elle doit être employée dès qu'on soupçonne la *maladie*. La galvanisation a été *généralisée* à l'axe médullaire ; *localisée* sur les régions atteintes, sous forme de courants centrifuges et centripètes et les séances terminées par quelques *alternatives* de Volta et par des courants *faradiques*. Formule générale applicable à cette atrophie comme aux précédentes. Nous avons à peine enrayé le mal dans la plupart des cas ; cependant nous devons à cette médication complexe un *succès certain*. Nous regrettons bien, faute d'espace, de ne pouvoir en donner l'observation et les photographies.

II. — Affections médullaires diffuses frappant plusieurs systèmes.

Nous venons de résumer le traitement des scléroses *systématisées* ou *diffuses* offrant un caractère *commun* : la CHRONICITÉ ; d'où une médication hydrothérapique commune secondée plus ou moins, suivant les cas, par l'électrisation. Il nous reste à faire connaître le traite-

menthydrothérapique des *affections congestives simples,
irritatives* ou *inflammatoires* du même appareil, et nous
terminerons ce chapitre par l'étude de cette médication
dans les paraplégies réputées d'origine *anémique* ou
réflexe.

CONGESTION SIMPLE IRRITATIVE, INFLAMMATOIRE DU BULBE
ET DE L'AXE RACHIDIEN

Pathogénie. — Nous réunissons dans un seul chapitre ces divers degrés de myélite diffuse localisée ou
généralisée suivant les cas. Par ce titre même, nous
élaguons la myélite aiguë, et l'hémorragie médullaire,
toutes affections dans lesquelles l'intensité des symptômes et la rapidité de l'évolution réclament des médications actives d'un autre ordre.

Lorsque le sujet ne succombe pas, l'affection subit
des transformations; elle rentre dans la classe des
scléroses subaiguës ou chroniques diffuses et devient
alors justiciable, dans une certaine mesure, de la médication hydrothérapique.

Un très grand nombre de malades atteints de cette
affection médullaire ont été soumis à notre observation.
La cause *initiale* la plus fréquente de la maladie est
l'action brusque du *froid;* assez souvent encore les excès
de coït ou la suppression du flux menstruel. Les émotions vives, un travail excessif des membres inférieurs
dans des conditions spéciales donnent lieu également à
des congestions médullaires du genre irritatif. La diathèse rhumatismale joue encore un certain rôle, mais
avec la condition première, l'action du froid.

Utilité du calorique à haute dose. — Dans toutes
ces affections médullaires, il faut employer le *calorique
à haute dose :* c'est le révulsif par excellence, le mieux
approprié pour obtenir une puissante dérivation sur
toute la périphérie du corps. Autant il faut être sobre de
cet agent, n'avons-nous cessé de répéter, lorsqu'on
soupçonne une affection de l'encéphale, autant ce

moyen d'action est indiqué, indispensable même, pour le traitement des inflammations diffuses, aiguës, sub-aiguës de la moelle.

Lorsque le sujet est encore ingambe, et surtout s'il est de tempérament sanguin, redoutant la chaleur à la tête, on peut user de la *sudation au fauteuil* avec la lampe à alcool. Les *bains de caisse térébenthinés* sont mieux indiqués si la diathèse rhumatismale joue un certain rôle. Mais à ces procédés de révulsion par le calorique nous préférons encore la *grande étuve*.

Sous l'influence de la chaleur et des frictions énergiques, on arrive à une déplétion telle des centres nerveux que des malades imprudents et *ingambes* s'exposent à une *syncope par anémie cérébrale*. Du reste, sans gravité, cet accident arrive en général à la fin de la séance, lorsque le baigneur quittant la position horizontale se met debout brusquement. Le remède est facile : placer la tête aussi basse que les pieds et asperger vigoureusement la figure avec de l'eau froide.

Si pareil effet est possible et loin d'être très rare, il n'est pas douteux que sagement appliquée l'*étuve* ne doive pas réussir dans les congestions médullaires. Nous en observons des exemples. Quelquefois même, les résultats dépassent de beaucoup nos espérances; témoin un fait remarquable observé en 1863.

Le diagnostic avait été porté par Broca. L'affection remontait à deux années, avait eu pour cause initiale de profonds chagrins; il s'agissait d'une jeune fille de vingt ans; motilité, sensibilité (vessie, rectum), *tout avait disparu :* les membres inférieurs à l'état de squelette, les ongles flétris, noirâtres, une douleur lombaire diffuse, aiguë, constante, spontanée, et à la pression, tout éloignait l'idée d'une simple paraplégie hystérique.

Ce fut bien l'opinion formelle du regretté maître. Aussi sa surprise fut-elle grande, lorsque, trois ans plus tard, il apprit la guérison. Mais hâtons-nous d'ajouter

que de pareils faits sont *bien exceptionnels*, et que
les améliorations ne s'observent que dans les formes
légères et simples de la maladie.

Tolérance des paraplégiques pour le calorique. —
La *tolérance* aux sudations dans la myélite est remarquable. On peut les employer plusieurs mois sans
presque discontinuer et sans affaiblir les malades. Il y a
là quelque chose de spécial peut-être à la maladie elle-
même, et l'observation à laquelle il vient d'être fait allusion en est un exemple remarquable.

Après la sudation, les frictions ou le massage, on
administre une douche en jet plus ou moins vigoureusement appliquée le long du rachis, et sur les membres
inférieurs. Elle doit être bien percussive.

Les malades de cette classe sont peu sensibles au froid.
Aussi, doit-on user sans crainte des douches alternatives à haute et basse température. La douche de vapeur
simple ou térébenthinée appliquée sur le rachis et les
membres avant la sudation est un bon agent de révulsion localisée. La durée ne doit pas excéder quatre à
cinq minutes ; celle du bain de vapeur quinze à vingt
minutes, selon la tolérance, et la douche, une à deux minutes ; au delà, inutile ou non sans inconvénients immédiats ou éloignés.

Lorsque les malades répètent leur traitement matin et
soir, conseil toujours donné avec insistance, nous réser-
vons la sudation pour le matin ; le soir, la douche de
vapeur précède la douche alternative ou écossaise. Dans
ce cas, la durée peut aller à huit, dix minutes. De même,
nous faisons appliquer chaque jour, le matin ou le soir,
de grandes ventouses sèches promenées de chaque côté
du rachis de bas en haut.

Électrisation, ignipuncture. — La galvanisation et
les pointes de feu répétées souvent tout le long du
rachis sont de très utiles auxiliaires. Des préparations
comme l'ergot de seigle, la quinine et la belladone

remplissent de bonnes indications. Nous redoutons les strychnées ; en ce cas, une erreur peut avoir des conséquences fâcheuses ; l'iodure de potassium, les bromures sont parfois fort utiles ; le nitrate d'argent nous a paru de moindre effet.

Indications thérapeutiques secondaires. — Les autres indications à remplir — rappel du flux menstruel supprimé, cessation de la profession incriminée, défense d'excitation génésique, de travail intellectuel exagéré, etc., — sont trop naturelles pour y insister.

Durée du traitement. — La *durée* d'un pareil traitement est fort longue, rarement moindre de trois mois ; les quelques rares succès obtenus ont été constatés après des traitements ayant excédé une, deux années, plus encore. Mais dans l'immense majorité des cas, on doit s'applaudir d'une amélioration notable et durable, car il serait inutile de plus ambitionner.

Toutes les *saisons* conviennent également. Agir le plus tôt possible doit être un précepte toujours présent à l'esprit.

ANÉMIE MÉDULLAIRE. — PARAPLÉGIES RÉFLEXES CONSÉCUTIVES
A UNE AFFECTION AIGUË

Nous groupons dans un seul paragraphe les paraplégies ayant ces origines variées ; leur diagnostic ressort des antécédents, il est facile ; mais il n'est pas aussi aisé d'en donner l'explication physiologique. Rarement la paraplégie est complète, ou, si la motilité est abolie, l'anesthésie est intacte ou peu altérée ; de même les fonctions de la vessie et du rectum.

Formules balnéaires. — La révulsion par le calorique est moins indiquée, elle doit être faite à *dose modérée ;* suspendue de temps à autre. On doit insister sur les procédés de révulsion suivants : douches écossaises, alternatives ; douches à basse température et à forte percussion ; douches en pluies générales courtes pour développer en même temps l'action tonique de l'hydrothérapie. Les ventouses sèches sur le rachis sont inutiles ; les préparations strychnées peuvent être utiles et, dans tous les cas, bien moins à redouter que précédemment. Les agents toniques de la pharmacopée sont naturellement indiqués.

Aquapuncture. — Dans tous ces cas la galvanisation rend toujours des services, les formules sont les mêmes. Les *pointes de feu* sont utiles plus encore, peut-être, que dans les hypérémies médullaires. L'*aquapuncture* nous a donné quelques succès, notamment chez un paraplégique d'origine hystérique de date ancienne ; malheureusement l'instrument est d'un entretien difficile, s'arrête souvent, de sorte que ce moyen, du reste assez douloureux d'application, est réservé pour les cas rebelles aux autres formules.

Chez la malade à laquelle il est fait allusion, le jet perforant étant promené tout le long du rachis deux fois chaque jour ; les rayures rouges obtenues ainsi que le boursouflement du derme dénotaient bien l'intensité de l'action révulsive locale, à laquelle se joignait celle par acte réflexe, provoquée par la vive douleur ressentie. Une bonne installation hydrothérapique doit donc être pourvue de ce puissant moyen d'action.

Durée très variable du traitement. — La *durée* du traitement est des plus variables et inégale, même dans les paraplégies de même origine.

Tel convalescent d'une maladie infectieuse, tel hystérique grave, voient leur affection paraplégique céder rapidement, en quelques jours même ; d'autres, de même origine, résistent longtemps. Les hystériques offrent au plus haut degré ces irrégularités dans l'action thérapeutique.

En général, le résultat ultime est favorable, la guérison fréquente ; mais en regard se trouvent des échecs aussi irrémédiables qu'inexpliqués. Tout est donc

19.

bizarre, aléatoire dans les paraplégies hystériques, de sorte qu'il est parfois bien difficile de faire une part équitable ou exempte d'exagération à la médication employée.

Sous ces réserves, on peut affirmer l'opportunité de la médication hydrothérapique dans toutes les affections médullaires et y recourir indistinctement dans toutes les saisons, car la facilité de tous les paraplégiques à réagir au froid, ou plutôt *leur insensibilité frigorifique*, est tout à fait caractéristique.

Ainsi, chez eux, nul besoin de se préoccuper de leur faire faire un exercice quelconque après la séance balnéaire. Il suffit de bien les envelopper dans des couvertures, de leur mettre des vêtements chauds, et de les rapporter dans leur lit pour les mettre à l'abri de tout accident.

Que de fois en voyons-nous s'exposer à l'air, sous les arbres, modérément vêtus, refusant de suivre nos conseils, de prendre des précautions sérieuses contre l'impression consécutive du froid, et l'événement leur donne raison.

III. — Paralysies partielles d'origine périphérique.

Nous plaçons à la suite des affections de la moelle les paralysies périphériques. Bien que dissemblables souvent par les causes et la nature, leurs médications hydrothérapiques sont communes et se rapprochent beaucoup de celles fournies par les affections médullaires.

Paralysies traumatiques. Variétés des faits observés. — Nous avons recueilli des faits de paralysies *traumatiques*, depuis la simple compression des nerfs par des béquilles vicieuses, jusqu'aux traumatismes les plus sérieux. Une atrophie musculaire grave et localisée existe toujours en ce cas.

Les douches excitantes, révulsives, résolutives locales,

jet à forte pression, températures extrêmes, viennent en
aide à l'électrisation ; mais cette dernière reste la médication principale et ses deux modes, *galvanisme* et
faradisme, sont tour à tour très utiles. Quant au résultat, toujours long à obtenir, il est très variable suivant le
degré de la lésion.

Paralysie saturnine. — La paralysie *saturnine*,
presque toujours limitée à son lieu d'élection, les
avant-bras, nous fournit des cas nombreux, surtout à
l'hôpital St-André, maladie professionnelle par excellence. De même à Longchamps chez les Sénégaliens
usant beaucoup des conserves alimentaires. Parfois
l'affection est arrivée à ses dernières limites, les membres réduits à l'état de squelette. A de rares exceptions
la guérison est la règle.

Utilité de l'hydrothérapie minérale. — Mais pour
y réussir, l'hydrothérapie seule ne suffit pas ; elle joue
seulement le rôle de médication tonique, reconstitutive ;
les douches sulfureuses chaudes ou très chaudes sont
plus efficaces avec l'électrisation généralisée et localisée ; le traitement est toujours de longue durée.

Paralysie a frigore. — Les *paralysies a frigore*,
dont la *paralysie faciale* est le meilleur type, et les
paralysies de nature *rhumatismale* réclament le même
traitement.

Calorique. — Tout à fait au début, les sudations
simples ou térébenthinées et les douches chaudes
doivent être employées ; le succès est fréquent. Plus tard,
l'affection passée à l'état subaigu ou chronique, les
douches alternatives, écossaises et sulfureuses, secon-
deront efficacement les sudations.

Électricité. — En ce qui concerne la paralysie
faciale, la galvanisation est de règle et le plus près
possible du début. Mais, on ne saurait trop se mettre en

garde contre la *contracture consécutive* lorsque l'électrisation est donnée à doses trop fortes ou trop répétées. Son rôle est plus secondaire que l'hydrothérapie dans toutes les autres paralysies *à frigore* ou rhumatismales.

Paralysie suite de maladies aiguës. — Le traitement des paralysies périphériques, suite de *maladies aiguës infectieuses*, diffère le plus souvent du précédent.

Paralysie du voile du palais. — La *paralysie du voile du palais* est un type du genre étudié dans ces dernières années. Quelques cas soumis à notre observation nous ont donné des résultats heureux et rapides.

Action tonique. — En général, la médication tonique (douches générales en jet, pluie et une fois le sujet bien aguerri, douches en cercle, piscine et lame) suffit facilement. Rarement, il faut y joindre les douches alternatives ; quelquefois l'électrisation est utile et toujours indiquée s'il existe de l'atrophie musculaire concommitante. Dans ce dernier cas, la guérison est souvent très longue à venir ; parfois, elle reste incomplète

Paralysies hystériques partielles. — Il nous paraît inutile d'insister sur les *paralysies hystériques partielles*. Nous renvoyons au traitement des paraplégies de même nature : nous ne les avons jamais observées que dans le sexe féminin et quelquefois liées à des contractures limitées.

Paralysie des ouvrières des machines à coudre. — Les ouvrières travaillant aux machines à coudre peuvent offrir des symptômes de parésie incomplète dans l'un des membres inférieurs. Cette lésion fonctionnelle pourrait aussi bien être classée dans les maladies professionnelles au même titre que la crampe des écrivains. Cependant elle s'en distingue nettement en ce que l'on retrouve souvent chez les ouvrières des machines à coudre un point douloureux rachidien, au niveau des lombes, des plus caractéristiques.

Il existe aussi des troubles de la sensibilité dénotant bien un état congestif médullaire partiel d'origine réflexe, mais d'une signification sérieuse. Nous avons observé trois cas de ce genre. Dans l'un, l'affection prit de sérieuses proportions. Il y eut même une paraplégie incomplète accompagnée d'une légère difficulté dans la miction urinaire.

Dans les trois cas, des ventouses sèches sur le rachis, des bains de vapeur énergiques avec frictions, massages et douches écossaises à la suite, furent nécessaires, et il fallut abandonner le travail à la machine pour éviter la récidive.

Un conducteur de train obligé à de longues stations debout nous a offert des symptômes analogues que nous aurions volontiers classés sous le titre de spinalgie congestive. Des hommes d'âge mûr se livrant à des excès de coït nous ont encore présenté les mêmes symptômes, et il y aurait peut être lieu d'établir un groupement clinique des plus intéressants. Nous regrettons vivement de ne pouvoir, faute de place, reproduire les faits nombreux et instructifs appartenant à la deuxième et à la troisième partie des affections de la moelle et du bulbe.

Statistique. — La statistique des affections médullaires recueillies dans notre service hospitalier de Saint-André de Bordeaux nous fournit quelques chiffres intéressants permettant de juger de leur importance nosologique dans une clinique hydrothérapique.

Sur cinq mille cent quatre-vingt-sept malades inscrits dans une période de quinze années, nous avons reçu cent quatre-vingt-quinze hommes et soixante-treize femmes atteintes d'affections scléreuses, congestives, de paralysie infantile ou d'atrophie musculaire, et deux cent quarante-quatre hommes et cent cinq femmes atteintes de paralysies partielles; soit donc un total de six cent dix-sept malades, dont quatre cent trente-neuf personnes du sexe masculin et cent soixante-dix-huit du sexe féminin.

Les affections très rarement rencontrées chez la femme sont les paralysies traumatiques, saturnines, rhumatismales, l'ataxie locomotrice, les scléroses et les affections congestives de la moelle.

CHAPITRE IX

MALADIES DU GRAND SYMPATIQUE

Maladies du grand sympathique. — N'est-il pas
téméraire de constituer en hydrothérapie un chapitre
clinique spécial à cet *appareil mystérieux*, objet des
découvertes les plus récentes, et dont l'empreinte ineffaçable transforme des questions de physiologie, *actuali-
tés* de la veille, en *vieilleries* précoces ?

Quoi qu'il en soit, artificielle ou non, cette classe
admise, il nous devient possible de signaler un groupe
assez nombreux de malades dont l'expression symptomatique dominante est une *diaphorèse* abondante et souvent bien difficile à guérir.

Dans cette même classe nous rangeons les deux
affections désignées sous les noms de *névrose cérébro-
cardiaque* et de *goître exophthalmique*. Leurs con-
nexions symptomatiques sont nombreuses. Mais il n'en
est plus de même de l'hyperhidrose.

DIAPHORÈSE

Pathogénie. — L'étude physiologique et pathologique de la *sueur* a été l'objet de travaux récents

considérables. On s'est préoccupé de pousser son analyse fonctionnelle dans ses dernières limites. Les origines de l'innervation sudorale ont donné lieu particulièrement à des travaux importants, contradictoires en Allemagne et en France. Actuellement la majorité est toute en faveur de l'origine sympathique, *prépondérante*, des filets sudoraux. Cependant, on ne peut nier aussi l'influence de la moelle et l'existence de filets sudoraux comme ceux du sciatique, émergeant directement de l'axe rachidien.

De même, doit-on admettre l'indépendance de la circulation vaso-motrice et de la fonction sudorale.

Les travaux récents accumulés sur ces intéressantes questions ont été résumés d'une façon magistrale par M. François Franck (*Dict. des sciences méd.*, t. XIII, 3e série, 1884, art. SUEUR).

Pathologie. — Dans l'étude pathologique fort interressante de la sueur, due à M. L. de Cazal, et parue à la suite, nous retiendrons seulement les quelques points suivants, afin de séparer nettement ce que nous avons à en dire nous-mêmes à propos de la clinique hydrothérapique.

Divisions. — L'exagération ou la diminution de la sueur constituent deux états pathologiques opposés :

Hyperhidrose dans le premier cas;

Anidrose dans le second.

Hyperhidrose localisée. — L'*hyperhidrose* prend des noms divers; manifestation partielle, commune souvent, comme aux pieds, aux aisselles, aux parties génitales, elle est plus rarement observée localisée *aux mains*. Nous en avons recueilli trois cas. Dans l'un, la sueur était constante et si abondante que le malade, jeune homme fort distingué et se destinant aux études physiques, dut abandonner cette carrière. Il ne pouvait toucher un instrument sans le rouiller.

L'hydrothérapie et tous les autres moyens employés concurremment échouèrent. Le peignage des crins détermine la même éphidrose locale.

Des cas plus rares encore d'hyperhidrose partielle ont été notés. Nous avons observé quelquefois des malades (des femmes surtout) qui, au sortir d'une douche froide, d'une immersion dans la piscine, voyaient *leur front* se couvrir de sueur. Action réflexe par excellence.

L'éphidrose *parotidienne* survenant sous la double influence de la mastication et de l'excitation du goût a été l'objet de recherches intéressantes ; de même, l'éphidrose *axillaire émotive* due à la nudité.

La face, le cou, les paupières sont parfois le siège de sueurs limitées, tantôt spontanées, d'autrefois succédant à l'action de la chaleur, d'une boisson excitante, de l'exercice ou d'une simple émotion.

Divers états pathologiques jouent un rôle analogue, tels sont les varices, les névralgies, et surtout les cardiopathies et les douleurs viscérales aiguës, profondes, subites, constituant alors un véritable *aura* sécrétoire.

Sueurs généralisées. — Les *hyperhidroses généralisées* ont été signalées de tout temps. Tantôt, simple manifestation fonctionnelle, l'exagération de la sueur ne se rattache qu'à une faiblesse générale; d'autrefois à un acte compensateur de la vitalité, soumise à une température excessive. Dans les deux cas, son évolution ne se prête à aucune description particulière.

Plus souvent encore, les sueurs généralisées sont une simple *expression symptomatique* d'une maladie *définie* (fièvres simples, typhiques, éruptives, rhumatisme, tuberculose, suppuration) et subordonnées aux diverses phases de ces affections.

Sueurs froides. — Sous le titre de *sueurs froides*, on a désigné encore une hyperhidrose, tantôt partielle, d'autrefois générale, traduisant les états morbides les plus variés, allant de la peur, de la honte ou d'une simple nausée, aux accidents les plus graves ou les plus douloureux, contusion des testicules, péritonites, cardiopathies graves. Dans toutes ces circonstances, nul doute qu'un centre nerveux commun, le *sympathique*, ne soit atteint par action directe ou réflexe, donnant à l'hyperhidrose le caractère commun, soudain et transitoire, d'un *simple épiphénomène*.

Pour tout dire, ce n'est pas une maladie ; pas d'évolution proprement dite, ni de description possible.

Mais il n'en est plus de même de l'hyperhidrose offrant les caractères suivants :

Hyperhidrose à forme spéciale. Description. — Un malade, jeune ou vieux, n'importe le sexe, le tempérament, la constitution, les antécédents même, s'offre à nous dans les conditions suivantes :

Il sue presque constamment. Parfois d'une abondance extraordinaire, au début précédée d'une sensation générale de chaleur, cette sueur s'accompagne de petits frissons *entre peau et chair* suivant son expression typique.

Il éprouve alors le besoin irrésistible de se couvrir de plus en plus pour combattre le malaise général ressenti à la suite de ces frissons. Mais épuisé, excédé de chaleur, énervé par une telle diaphorèse, de guerre lasse, il se découvre et change la flanelle mouillée dont il est couvert.

Il sèche sa peau, se trouve soulagé, remis, et il reste quelques heures, un, deux jours, dans un *calme relatif*.

Puis, reviennent immédiatement un sentiment de courbature générale, un frisson parfois, même de la névralgie musculaire erratique ; tous les moyens échouent pour vaincre les *premières sensations*. Bientôt le malade a froid ; il a conscience du *plus léger* ébranlement de l'air ; son esprit est inquiet et le malaise grandissant ne cesse qu'en ramenant énergiquement la diaphorèse ; celle-ci parue, il la développe à l'excès, recherchant une sensation de chaleur *profonde, géné-*

rale, qui tarde d'autant plus à paraître, que l'abondance même de la sueur est une cause puissante de déperdition du calorique.

Tolérance de ces malades à la chaleur. — Un grand nombre de ces malades affrontent la chaleur de l'été plus couverts encore que par les temps les_plus rigoureux. Récemment, nous avons connu un député fort intelligent ayant sur lui, *au mois de juillet*, par une température excessive, trois gilets de peau, une chemise de flanelle, et un pardessus d'hiver ! il suait, mais il rougissait à peine, sous ces vêtements, et il accusait d'autant plus de bien-être, qu'il sentait la sueur ruisseler.

Étiologie. — L'affection semble avoir des causes multiples disparates. Chez les femmes, nous l'avons observé à la ménaupose; chez un homme très robuste, à la suite d'une pneumonie des plus simples et n'ayant laissé aucune trace. Dans un autre cas, l'affection avait éclaté sous l'influence d'une violente émotion morale. D'autres fois encore et plus fréquemment, il est impossible d'assigner une origine quelconque à cette diaphorèse. Tout au plus peut-on invoquer des antécédents arthritiques, rhumatismaux, héréditaires ou acquis.

Accidents concommitants. — A la fin de chaque poussée sudorifique, il y a parfois un retentissement direct vers les bronches; ce n'est *jamais une vraie* bronchite. Simple raucité dans la voix; respiration sifflante, légèrement asthmatique; crachats spumeux, rares, et douleur sous-sternale ou rhumatoïde généralisée; en un mot, une grippe *imminente mais qui n'éclate pas*, et toujours redoutée par ces malades.

Au souvenir seul, à la moindre alerte, ils calfeutrent leurs appartements; au lit, ils supportent un édredon et cinq à six couvertures; debout, ils s'ensevelissent sous des vêtements multipliés.

Fort malheureux du reste et comprenant les exagérations de leur système, ils demandent souvent à l'hydrothérapie de les soulager.

Emploi rationnel de l'hydrothérapie. Formules diverses et opposées. — Théoriquement, l'action tonique de l'eau froide, assez aisément acceptée par eux, devrait bien réussir. Et cependant il est peu de maladies plus longues et plus rebelles. Nous usons de *toutes* les formules.

En dernière analyse, nous avons recours aux sudations à haute dose avec frictions énergiques à la brosse, espérant ainsi, en exagérant momentanément la diaphorèse, provoquer une *réaction opposée et durable.* C'est, dans notre esprit, un vieux souvenir du conseil donné par Trousseau de combattre l'*acnée rosea* par les lotions d'eau *très chaude.*

Cette dernière formule nous a assez bien réussi dans plusieurs cas, mais nous n'avons pas toujours obtenu une guérison franche et définitive.

Suppression thérapeutique de la sueur. Préjugés. Physiologie. — Le préjugé ancien de respecter les sueurs locales et d'éviter la suspension brusque de la diaphorèse a cédé devant l'évidence des faits. L'hydrothérapie ancienne et moderne en a fait justice.

Mais l'analyse physiologique de la suppression thérapeutique de la sueur par le froid n'a pas été précisée. Sans nous étendre sur cet important sujet, rappelons seulement le passage suivant de notre chapitre de physiologie. Il nous paraît renfermer les éléments de cette analyse:

« Le mécanicien montant tout en sueur sur la machine qu'il lance bientôt à toute vitesse, résiste impunément à une violente cause de refroidissement, *parce que son sang, brusquement chassé de la périphérie au centre,* en vertu d'un acte réflexe, *n'a pas le temps* de se mettre en équilibre de température avec la peau violemment refroidie par l'évaporation rapide de la sueur qui la couvrait; de sorte que *la température générale de l'or-*

ganisme n'a pas changé. Dans ces conditions, la constitution de ce mécanicien se développe énergiquement. Son teint pâli par le séjour dans l'atelier, brunit et se colore, ses muscles se développent, ses mouvements sont prompts et énergiques, et tout, dans son ensemble, accense une virilité poussée à sa limite maximum. Il a reçu de véritables douches d'air froid.

Anidrose. Hydrothérapie. Jaborandi et pilocarpine. — Si l'hydrothérapie peut impunément, *dans des conditions déterminées,* supprimer ou arrêter la sueur, de même, elle combat avec avantage l'état tout opposé, l'*anidrose.* Tantôt elle y réussit par l'application répétée du calorique ; d'autrefois, l'action régulière de l'eau froide aidée du massage et des frictions remplit cette même indication sans demander au malade un effort physiologique aussi brusque. Depuis la découverte du *Jaborandi* et de son alcaloïde, la pilocarpine, il semble *a priori* que l'emploi du calorique soit déjà une méthode surannée. Certains oculistes, utilisant à la fois la double action de la pilocarpine sur les glandes salivaires et sudoripares, renoncent aux bains de vapeur et aux sudations en caisse térébenthinées.

Différence d'action de ces divers agents. — Sans vouloir établir un parallèle entre ces divers moyens, il faut dire, cependant, que leur similitude d'action est toute apparente. Le calorique joue un rôle excitant direct dont la sueur n'est que la traduction. Il se produit un *premier effet congestif* périphérique dont l'action, jointe à la diaphorèse *consécutive,* vient jouer un rôle bien autrement considérable que celui du Jaborandi faisant suer et saliver. L'énoncer nous paraît devoir suffire.

Peau réfractaire au calorique. — Mais, s'il n'est pas facile d'abaisser la température du corps humain, de même, il est des peaux réfractaires au calorique et suant difficilement. En pareil cas, il faut bien se garder de les violenter en élevant outre mesure la dose calorique. On réussit mieux en répétant chaque jour des doses moyennes, et il est bien rare de ne pas triompher des peaux les plus rebelles.

Quant aux résultats thérapeutiques consécutifs, leur exposé est plutôt du ressort de la thérapeutique générale ou d'application distincte à certains cas et nous y renvoyons le lecteur.

Sueurs colorées. — Les variations de couleur de la sueur (*chromhidrose, hématidrose,* etc.) ne nous ont offert dans notre clinique hydrothérapique aucun cas digne d'intérêt. La physiologie pathologique de ces sueurs anormales, dont l'existence est hors de doute, a donné lieu à des travaux intéressants, notamment à celui du professeur Parrot dans le *Dictionnaire des sciences médicales.* On sait combien ces sueurs anormales ont donné lieu à d'indignes supercheries ; les hystériques, particulièrement, en ont fourni des cas relativement nombreux.

GOÎTRE EXOPHTALMIQUE

Historique. — Entrevu nettement par Graves en 1835, distingué par lui dans sa triade symptomatique et séparé du goître ordinaire (Jaccoud), décrit plus complètement cinq ans plus tard en Allemagne par Basedow, nous devons à M. Charcot la première observation de goître exophtalmique publiée dans notre pays en 1856.

Étiologie. — L'étiologie de la maladie de Graves offre des rapports connexes avec celle de la plupart des névroses. Sensibilité native aux moindres émotions, rapports fréquents avec l'hystérie, moindres avec l'épilepsie, chlorose, état anémique préexistant ou consécutif, influence génitale, troubles de la menstruation, lésions utérines, excès de coït, en sont les traits distinctifs.

Faits observés. — Nous avons eu l'occasion d'assis-

ter à l'évolution complète d'un état névropathique,
débutant par de l'épilepsie franche, bientôt suivie
d'attaques d'hystéro-épilepsie, puis accompagné d'un
goître exophtalmique offrant la triade symptomatique
complète. La médication hydrothérapique avait paru
modérer beaucoup l'évolution symptomatique de cette
névrose complexe, notée chez une jeune fille de dix-
huit ans.

Dans une autre circonstance, l'affection avait éclaté
subitement à la suite de la perte d'un enfant chez une
jeune femme de vingt-cinq ans. Ses cheveux étaient
devenus complètement blancs. Nous obtînmes une
quasi-guérison dans ce second cas. La misère joue un
certain rôle dans l'explosion de l'affection, et dans ces
cas, les symptômes chloro-anémiques prédominent à
l'excès.

Assez fréquemment observée dans les cliniques
hydrothérapiques, cette maladie atteint de préférence
l'adolescence et le sexe féminin.

Symptomatologie. — Il nous paraît inutile d'insister
sur sa triade symptomatique. Bornons-nous à signaler
les points suivants, recueillis dans notre pratique, concernant le diagnostic de la maladie.

Le plus souvent elle débute par les palpitations cardiaques. Si elles sont très accentuées et les pulsations
des carotides apparentes, même en l'absence du développement de la thyroïde ou de l'exophtalmos, on
hésite peu sur le diagnostic et un traitement approprié est aussitôt institué.

Mais il est des cas où la manifestation cardiaque est
encore moins marquée. En l'absence des deux autres
symptômes, le procédé suivant nous a réussi à poser de
bonne heure un diagnostic certain. Il suffit d'embrasser
la région antérieure du cou avec la paume de la main
et d'exercer une pression légère. Tout aussitôt, les yeux
s'injectent, brillent, la respiration devient haletante,
l'oppression s'accuse et l'on sent tous les vaisseaux du
cou battre sous la main.

Dans les mêmes circonstances, le sentiment de chaleur insolite à la périphérie, accusé par les malades dès la première heure, est un excellent signe, venant corroborer ceux décelés par l'épreuve ci-dessus.

Lorsque la maladie est tout à fait accusée, l'examen attentif de la tête, du cou, du thorax ou des membres supérieurs, plus ou moins étendus, obliquement ou verticalement, décèlent un tremblement général, ou plutôt une sorte de frémissement caractéristique.

Anomalies. — L'absence de l'exophtalmos, les irrégularités de l'hyperthrophie thyroïdienne, sa prédominance sur le lobe droit de la glande, ont été signalées depuis longtemps.

On a noté moins souvent le subdelirium ou plutôt les cauchemars et les hallucinations intenses, dont les malades sont assiégés pendant leur sommeil. En général, celui-ci est fort léger, manque souvent, ce qui fatigue beaucoup les malades.

De Græfe a signalé un défaut de synergie de la paupière supérieure avec les mouvements d'abaissement et d'élévation des globes oculaires. Nous avons noté ce phénomène, mais il n'est pas constant, et ne peut être considéré, à l'exemple de Græfe, comme un symptôme pathognomonique.

Les troubles de l'appétit, les bizarreries de caractère, les accidents nerveux, généraux, névropathiques, hystériques, sont observés souvent. Néanmoins, ils sont loin d'acquérir un caractère tranché comme dans l'hystérie et ses manifestations éloignées. Assez souvent, l'exophtalmique est un malade des plus raisonnables et calme à tous égards.

Pathogénie. — La physiologie pathologique des symptômes et de la maladie elle-même n'est pas encore bien déterminée et tout ce qu'on peut dire à cet égard, c'est qu'on a rencontré parfois des lésions des ganglions cervicaux sympathiques. Expérimentalement, un physiologiste allemand Filehne (J. Grasset, *loc. cit.*,

p. 689) aurait obtenu la triade symptomatique en lésant les corps restiformes.

L'absence de toute lésion apparente du système nerveux, dans les cas les mieux confirmés de la maladie, rend encore plus obscure la résolution du problème.

Tout au plus peut-on conclure qu'il doit y avoir excitation et paralysie vaso-motrice, suivant les régions anatomiques et les symptômes notés.

Thérapeutique. — Si diverses médications ont été préconisées avantageusement contre certains symptômes ou pour combattre la maladie elle-même : digitale, belladone, vératrum *viride*, et l'électrisation elle-même par l'application des courants continus au sympathique cervical, la prépondérance de la médication hydrothérapique, pour enrayer cette maladie ou la guérir dans quelque cas, nous paraît hors de doute.

Les faits recueillis dans notre clinique privée et hospitalière sont indéniables.

L'espace nous fait défaut pour les rapporter. Aussi, bornons-nous à tracer les règles générales de la médication.

Formules hydrothérapiques. — Douches générales en jet et en pluie à basse température et de courte durée. Lorsque le malade est bien entraîné, on y joint avec avantage l'immersion dans la piscine avec la douche en cercle. Les sudations doivent être proscrites; de même tous les modes d'application du calorique. Cependant, on peut, par exception, recourir à la douche écossaise, ne dépassant pas une minute et demie à deux minutes de durée au maximum. La guérison complète est rare, une amélioration notable est la règle; mais le traitement doit durer au moins trois à six mois.

NÉVROPATHIE CÉRÉBRO-CARDIAQUE

Motif de son classement. — Il nous a paru rationnel de placer, à la suite du goître exophthalmique, l'affection clinique à laquelle M. Krishaber a eu l'honneur d'attacher son nom, en donnant le premier une bonne description de la maladie et en la séparant nettement du groupe des névroses.

Sa connexité avec la maladie de Graves. — Le nom qu'il lui a donné en exprime en même temps le syndrome caractéristique, et nous ajouterons : il n'y a nulle hésitation à le rapprocher de la triade symptomatique de la maladie de Graves.

Si dans la maladie de Krishaber le goître fait défaut et l'exophthalmie accusée fort rare ; néanmoins, dans les accès paroxystiques, on retrouve aisément l'œil brillant, fixe, hagard, même un peu saillant, signe prémonitoire de l'exophthalmie elle-même. Le cou est peu ou pas gonflé, mais les vaisseaux en sont apparents, souvent le siège de battements accentués et toujours un peu précipités.

Troubles cardiaques et psychiques. — La fonction cardiaque elle-même est tout aussi profondément troublée que dans le goître exophtalmique. Souvent les battements sont assez fréquents. La sensation de chaleur périphérique existe, et il faut aller chercher dans les troubles cérébraux, bien plus accusés dans la névropathie cérébro-cardiaque, une différentiation certaine avec sa maladie congénère.

Ces troubles sont toujours intenses. Le cauchemar de la veille, le subdelirium du jour succèdent à ceux d'un sommeil toujours agité, inégal, ou souvent encore accompagné d'une insomnie prolongée, désespérant les malades.

Dans les cas les plus simples, les troubles psychiques du jour font défaut. Les malades sont assez calmes. Ils se plaignent d'une insomnie alternant avec des sommeils très courts et accompagnés de rêves pénibles. De là, une indication thérapeutique que l'hydrothérapie saisit et remplit souvent, de la façon la plus heureuse.

A ces symptômes cérébraux se joignent des douleurs erratiques et multiples.

Ses rapports avec la névralgie générale de Valleix. — D'où la tendance de certains auteurs à rapprocher cette affection de la névralgie générale de Valleix et de ce qui nous paraît bien plus heureusement traduit par l'expression de névropathie, en y ajoutant une épithète, pour en indiquer la forme.

Mais cette dernière est une affection plus généralisée encore de l'ensemble du système nerveux central et périphérique tout à la fois. Tout au contraire, la névropathie cérébro-cardiaque est une affection limitée et rapprochée du goître exophthalmique. Comme chez elle, à n'en pas douter, les fonctions du grand sympathique sont profondément troublées. Nous pensons que les symptômes cérébraux sont plutôt consécutifs que préexistants à ces premiers troubles. Ils peuvent aussi se développer parallèlement aux précédents et emprunter aux causes morales tristes une influence originelle, bien plus accentuée que dans le goître exophthalmique.

Quoi qu'il en soit de ces brèves considérations, bornons-nous à rappeler encore la fréquence des vertiges cérébraux dans cette affection et l'importance de les différentier avec ceux propres aux affections cérébrales. Nous renvoyons le lecteur au chapitre VII 1re partie, page 252, dans lequel la question a été traitée.

Affection assez rare, les formules hydrothérapiques appropriées sont presque les mêmes que dans le goître exophthalmique et les résultats plus satisfaisants.

Évolution rapide et grave. — Selon la remarque fort juste de M. Krishaber, la forme grave de la maladie débute brusquement et son évolution est des plus rapides.

Nous avons observé un fait de ce genre. Longtemps, le malade, simple névropathe en apparence, a fait avec succès de l'hydrothérapie. Une pneumonie des plus graves met ses jours en danger. Ayant un ménage clandestin et un fils soigneusement caché, il est vivement préoccupé de l'éventualité d'une terminaison fatale et de laisser son enfant dans la misère.

A la convalescence, la maladie fait explosion, les symptômes cérébraux *délirants* et des palpitations avec très léger exophtalmos dominent la scène. Le malade est emporté en quelques semaines, dans une dernière crise oppressive et délirante tout à la fois, survenue dans la station assise. Le cas avait été foudroyant.

Marche lente. Fait à l'appui. — Pareille évolution est des plus rares, la maladie marche plus lentement. Elle subit des temps d'arrêt spontané, et les médications appropriées comme l'hydrothérapie ont alors une action puissante. Voici un exemple intéressant.

Il s'agit d'une dame de quarante ans, tempérament lymphatique nerveux, constitution faible, obésité notable, adressée par MM. les Drs Dénucé, Hameau et Bonnefoy.

Le début de l'affection remonte à cinq ans. Trois semaines après des couches naturelles, tout à coup douleur aiguë au cœur, raptus sanguin vers la tête, subdelirium sans crise convulsive. On soupçonne une embolie. Cependant l'orage se calme assez vite. Mais, depuis lors, cette malade accuse fréquemment les symptômes suivants : angoisse respiratoire, douleurs précordiales modérées et diffuses ; pouls légèrement précipité et irrégulier, tendance à la syncope précédée d'une légère surexcitation cérébrale et d'une manifestation bruyante des symptômes éprouvés. L'impression de l'air frais, des frictions énergiques sur le thorax et l'épigastre, de l'eau fraîche à la figure, et l'inspiration de quelques sels, parviennent toujours à conjurer la crise.

Après une médication pharmaceutique appropriée (bromure de potassium, préparation de valériane, des toniques, des alcalins) la malade est envoyée à la Bourboule. Auparavant, M. Jaccoud, prié d'examiner le cœur, n'avait absolument rien trouvé.

La médication chlorurée sodique et arsenicale est

employée à doses excessives. Il en résulte une gastrite
des plus rebelles avec légère congestion du foie, teinte
subictérique chronique, et, un peu plus tard, vomissements de matières alimentaires et bilieuses.

Un régime des plus sévères, des préparations digestives et des révulsifs intestinaux ne font qu'atténuer le
mal et l'on est obligé de recourir au régime lacté. A la
suite, soulagement très notable. Pour hâter la guérison,
on conseille Arcachon. Pendant le séjour aux bains de
mer, quelques infractions au régime lacté sont com-
mises et les symptômes aigus de gastrite reparaissent.

L'alimentation lactée exclusive est de nouveau prescrite et un vésicatoire appliqué sur l'épigastre. A la
suite, on constate la présence de l'albumine dans les
urines et un léger œdème des membres inférieurs.

Pendant le développement des symptômes ci-dessus,
ceux d'ordre cérébro-cardiaque persistent avec une
égale intensité. Une consultation décide l'emploi de
l'hydrothérapie. Température de l'eau dosée degré par
degré; douche calculée à une seconde près. Ces précautions prises et grâce à un traitement suivi avec une
régularité exemplaire, par les temps les plus rigoureux
et pendant une année entière, secondée par une alimentation lactée des plus sévères, continuée pendant plus
de six mois, à l'exclusion de toute autre, nous obtenons une guérison complète.

Depuis lors, la malade vient de temps à autre faire un
traitement hygiénique, et nous avons la satisfaction de
constater la persistance de sa guérison.

Trois ans plus tard, l'albuminurie signalée précédemment, longtemps retardée dans son évolution, finit par
emporter la malade.

IRRITATION CÉRÉBRO-SPINALE. — RACHIALGIE

Caractères généraux. — Nous désignons par ces
noms divers un état complexe assez mal défini. Il s'accuse par les traits suivants :

Douleurs erratiques, points apophysaires, faiblesse

20.

alternant avec une excitation fonctionnelle. Se manifestant tantôt vers les organes des sens, d'autrefois dans l'appareil locomoteur; plus souvent encore dans l'acte génital.

Les fonctions cérébrales sont légèrement troublées, sans dégénérer en une aliénation proprement dite. Le caractère est devenu irritable. L'insomnie alterne avec le cauchemar. L'attention se fatigue vite. Une préoccupation constante et une tendance à exagérer les sensations perçues dominent toujours.

La circulation vaso-motrice est troublée; état fébrile passager; froid aux extrémités, chaleur insolite au corps et à la tête.

Étiologie. — Les variations atmosphériques, quel qu'en soit le mode, ont une influence extrême et peuvent être annoncées un ou deux jours à l'avance.

Un tempérament nerveux, l'hérédité, les excès de veille, de coït, l'abus des spiritueux, un travail intellectuel exagéré, les soucis de l'existence, développent cette affection. Selon les circonstances, tel ou tel groupe symptomatique domine la scène.

Intensité et formes variables de l'irritation spinale. — Généralisant ce point de vue clinique, on a admis trois degrés d'irritation spinale (Armaingaud). Dans le premier, le point apophysaire prédomine (rachialgie). Dans le second, les troubles vaso-moteurs occupent la scène, et dans le troisième, les deux ordres de symptômes se confondent.

Mais on pourrait ainsi multiplier à l'excès ces divisions. Par exemple, chez certains malades, les troubles génitaux donnent à l'affection un cachet particulier. Dans une autre série, plus nombreuse encore, les altérations fonctionnelles du cerveau transforment la faiblesse irritative cérébro-spinale en une affection bien désignée, sous le nom commun de névropathie, accompagné d'un complément, caractérisant à son tour la forme de cet état nerveux complexe. Et tout récemment

les médecins russes ont donné le nom de *psychopathes*
à toute une catégorie de malades, chez lesquels l'état
cérébral prédomine.

Mais il y aura lieu de revenir sur cette dernière forme
nosologique. Maladie généralisée par excellence, empruntant tour à tour ses éléments symptomatologiques,
à l'ensemble des affections du système nerveux en général, elle nous paraît devoir se placer plus utilement
à la fin de ces maladies et leur servir pour ainsi dire
de revue rétrospective commune et de conclusion thérapeutique.

Obscurité de sa pathogénie. — La pathogénie de
l'irritation spinale est encore à faire. Les auteurs ont
tour à tour attribué son origine à une anémie des
cordons postérieurs (Hammond), à une *hypérémie* des
centres nerveux (Ollivier et Stilling). D'autres y voient
ces deux états opposés, ou une simple altération dynamique. N'est-il pas plus sage encore, à l'exemple de
M. J. Grasset, de se tenir sur la réserve et d'avouer notre
ignorance de la lésion fondamentale.

Sa thérapeutique. — Peu grave en elle-même, l'affection est rebelle et de longue durée, subissant des
variations incessantes d'augmentation et de déclin. De
toutes les médications préconisées, une seule, l'hydrothérapie, semble devoir être conservée, aidée de l'emploi judicieux et énergique des courants continus et de
l'ignipuncture.

Formules balnéaires. Ménagements à prendre. —
Les formules hydriatriques les mieux appropriées se
déduisent de la symptomatologie de l'affection. Si l'on
doit toujours rechercher l'action tonique, il faut bien
se garder des effets excitants. Ces malades y sont fort
sensibles. De même, supportent-ils mal les basses températures. D'autrefois, il faut insister sur les douches
tout à fait tièdes, brisées, à faible pression, en un mot
franchement sédatives.

Ou bien, si des antécédents rhumatismaux sont constatés, est-il utile de prescrire, de temps à autre, des sudations térébenthinées, des douches de vapeur sur les points douloureux. L'aquapuncture est utilement appliquée le long du rachis. Elle aide ou remplace l'ignipuncture redoutée par certains malades; mais elle vaut bien moins que cette dernière formule révulsive.

Avec le temps et une fois bien entraîné, le malade finit par supporter les formules hydrothérapiques les plus énergiques, cercle, jet, piscine avec lame, et il se livre, avec succès, à une gymnastique complète. Le corps est puissamment entraîné, reconstitué; la transformation est remarquable.

Fait à l'appui. — Nous avons eu tout récemment un exemple des plus frappants à ajouter à tous ceux déjà recueillis. Il s'agissait d'un jeune homme doué d'une intelligence exceptionnelle. Toujours au travail, possédant à fond plusieurs langues, notamment le chinois.

Pendant un séjour dans l'extrême Orient, il avait eu la dysenterie, bientôt suivie de troubles gastriques, de diarrhée rebelle et s'accompagnant de tous les troubles d'une irritation cérébro-spinale avec tendance hypocondriaque des plus marquées. Rentré en France, les symptômes nerveux persistent, ceux des voies digestives diminuent beaucoup, tout en conservant au plus haut degré un caractère de variabilité intensive.

Le traitement est commencé à la station de Dax en décembre 1883. Au début, il supporte à peine une douche très brisée générale de cinq secondes à 35°. Insensiblement on parvient à lui administrer des douches de quinze secondes à 28°, 30°. En février 1884, il vient continuer son traitement à Longchamps. Dans l'espace de trois mois, il arrive à supporter la douche en cercle suivie de la piscine et de la lame à basse température. Le résultat est des plus remarquables, sans cependant nous donner la certitude d'une guérison définitive.

Il serait facile de multiplier de pareils exemples. Ils

abondent dans les cliniques hydrothérapiques, classés
sous les noms les plus divers, ainsi que nous aurons
l'occasion de le dire en traitant de la névropathie générale.

APPENDICE

NÉVRITES. — TROPHONÉVROSE FACIALE. — SCLÉRODERMIE. — LÈPRE.
MAL PERFORANT PLANTAIRE, — ASPHYXIE DES EXTRÉMITÉS

Il peut sembler singulier, tout au moins, de réunir
dans un seul chapitre ces diverses affections.

Motifs de ce groupement pathologique. — En voici
les motifs. Elles nous semblent offrir des points de contact nombreux. Ce sont des actes morbides par excellence, ayant pour origine commune des troubles de
nutrition intimes exclusivement placés sous l'influence
directe des systèmes nerveux périphérique et central
tout à la fois. Suivant le point de vue spécial auquel on
se place, on est donc tenté de n'y voir que des maladies
locales ou localisées d'une altération *commune* de la
nutrition.

Symptômes communs. — Dans les *névrites* et l'as-
phyxie des extrémités, la douleur est un symptôme
préexistant et souvent prédominant à l'excès, avant
toute altération des tissus superficiels ou profonds. Cette
dernière est parfois aussi accentuée, quoique de forme
plus variable que dans les autres maladies nutritives
extérieures du système nerveux.

Lésions communes. — La forme gangréneuse, sèche,
précédée d'une véritable syncope ou d'une asphyxie
locale, dénote bien l'existence d'une névrose ou d'une
lésion *vaso-motrice* par excellence. Ultérieurement, la
régression interstitielle locale des tissus préalablement

asphyxiés, accuse, au même titre, une lésion *trophique* offrant des points connexes évidents avec la lèpre, la sclérodermie et l'hémiatrophie faciale.

Se fondant sur une analyse anatomique des plus savantes, MM. Bitot et Landes de Bordeaux ont pu soutenir que la sclérodermie faciale était une atrophie primitive du tissu lamineux ou conjonctif, de là le nom qu'ils lui ont donné, *aplasie lamineuse*. Mais le point initial de cette atrophie elle-même n'est et ne peut être autre chose qu'une lésion nerveuse par excellence.

Recherches expérimentales. — Lésion du ganglion de Meckel (Barwinkel), du ganglion de Gasser (Emminghans). Ou bien encore en se fondant sur les expériences récentes de Duval, ayant obtenu ces altérations trophiques en lésant les racines bulbaires du trijumeau, on doit aller chercher l'origine première de cette atrophie unilatérale de la face dans le centre cilio-spinal lui-même.

Découvertes simultanées de plusieurs affections trophiques de ce groupe. — Pendant les dernières quarante années, et presque simultanément en France et à l'étranger, l'existence de plusieurs de ces affections a été signalée pour la première fois. La connaissance de ces syndromes cliniques marchant de pair avec les études sur la sclérose des centres nerveux et celle sur la physiologie du grand sympathique ont amené les divers auteurs à faire des rapprochements instructifs sur leur nature, commune à divers titres.

Dès sa première description de l'hémiatrophie faciale progressive (1846), Romberg n'hésite pas dans le classement de la maladie : « C'est, dit-il, une affection trophique par excellence du système nerveux. »

Presque à la même époque, Thirial (1845), Forget, de Strasbourg, et Gintrac, de Bordeaux (1847) font connaître la *sclérodermie* qu'Hallopeau propose aujourd'hui de désigner sous le nom de trophonévrose *généralisée*. A leur tour, divers auteurs ont fait ressortir la similitude

de certains troubles nutritifs de cette affection avec
l'asphyxie locale des extrémités décrite pour la première
fois par Maurice Raynaud en 1862.

Dix ans auparavant, Nélaton a donné la première
description dogmatique du *mal perforant plantaire*,
ainsi nommé peu de temps après par Vésigne, d'Abbe-
ville. Lucain (1868) a admis des variétés dans l'origine
de cette singulière affection nutritive. Son caractère
fondamental de maladie trophique ressort de son évolution envahissante et progressive à des tissus très dissemblables.

Bien que maladie exotique, la *lèpre* nous offre par sa
variété symptomatologique des rapports nombreux avec
les autres maladies trophiques groupées dans ce chapitre.

Nous n'hésitons pas à ranger les *névrites* elles-mêmes
dans ces lésions du système nerveux. Elles sont plus
accessibles à une analyse symptomatique et étiologique
directe. Elles amènent des troubles de nutrition profonds, se rapprochant beaucoup de ceux notés dans toutes
les autres maladies trophiques.

De là cette conclusion générale :

Il existe tout une classe d'affections dont l'histoire complète et commune est encore à édifier. Ces
affections ont une même origine. Le point de départ
anatomique est une lésion centrale ou périphérique des
divers éléments du système nerveux, *plus spécialement
dévolus à la fonction nutritive dans l'ordre biologique.*

Selon que la lésion prédomine dans la sphère du
sympathique, du centre médullaire ou des cordons
blancs cérébro-rachidiens, le syndrome clinique varie
d'aspect. Il se localise ou se diffuse dans telle ou telle
région, frappant de préférence un ensemble de tissus,
tout en n'épargnant presque jamais le derme lui-même.
Ce mode d'évolution affecte de préférence les caractères
de la forme gangréneuse régressive, de l'*atrophie* pure,
ou de la *destruction ulcéreuse*, suivant les limites dans
lesquelles la circulation *interstitielle* est elle-même
atteinte.

Étiologie et symptomatologie générales. — L'étude étiologique générale de ce groupe pathologique offre des analogies nombreuses. Ainsi, par exemple, le *mal perforant plantaire* est parfois précédé de traumatisme, de névralgies répétées du sciatique, de lésions médullaires ou de l'articulation coxo-fémorale laissant soupçonner des névrites *préexistantes* et de voisinage.

Dans l'*asphyxie des extrémités*, l'impaludisme chronique, accentué, semble jouer un rôle actif. De même que pour la trophonévrose faciale, le sexe féminin semble plus souvent atteint. Des troubles céphaliques et l'action d'un refroidissement violent sont deux causes communes à ces deux maladies nutritives.

L'analyse étiologique et surtout symptomatologique de la *lèpre* établit des rapprochements plus nombreux encore avec ces affections. Dans le cours de son évolution, on note aisément les plaques anesthésiques alternant avec des douleurs vives, comme dans les névrites, des atrophies musculaires, des lésions ulcéreuses cutanées ou des exfoliations sèches des extrémités, comme dans l'asphyxie locale et le mal perforant. On trouve bien aussi des dermites profondes donnant à la peau un état luisant et lardacé avec peu ou pas d'élevures tuberculeuses, rappelant à s'y méprendre la sclérodermie elle-même.

M. J. Grasset, se basant sur deux cas de sclérodermie et de lèpre commune observés à Montpellier, n'hésite pas à les considérer comme des variétés d'une seule maladie constituée anatomiquement par une inflammation chronique de la peau et des tissus sous-cutanés (*loc. cit.*, p. 463).

Nous pouvons ajouter que si la lèpre endémique est une maladie très rare aujourd'hui dans nos pays, sa fréquence autrefois tenait certainement en partie à des conditions hygiéniques déplorables, dont on ne retrouve aujourd'hui l'analogie que dans certains pays chauds, en Chine, par exemple, où la lutte pour l'existence, une hygiène défectueuse et l'impaludisme permanent se retrouvent au plus haut degré pour constituer les causes

morbides propres à cette affection nutritive du système
nerveux.

Thérapeutique de ces affections. — Mais cette étude
de pathogénie généralisée serait sans objet pour nous,
si elle n'avait pour but d'aborder les règles thérapeutiques communes à ces affections du ressort de l'hydrothérapie.

Quelques faits isolés, trop rares malheureusement,
ont permis d'étudier la valeur de cette méthode jointe
à l'action de l'électricité. Certains résultats inattendus
pour nous, surtout en raison de leur rapidité, sont restés dan notre souvenir et ont justifié pour ainsi dire
notre tendance à rapprocher entre elles toutes ces maladies trophiques.

Nous terminerons par eux cette ébauche rapide d'un
sujet touchant aux plus graves problèmes de la physiologie pathologique du système nerveux.

ASPHYXIE LOCALE DES EXTRÉMITÉS

Fait clinique. — Nous avons observé, une fois, un
cas d'asphyxie locale des extrémités. Il s'agissait d'un
vieux cantonnier de la ville, accablé par la misère.

Ses mains et ses pieds bleuis, glacés, étaient le siège
de douleurs vives s'irradiant vers les membres. Les
extrémités sous-unguéales étaient plissées, ratatinées,
offrant au centre des dépressions avec de petites élevures sèches, tuberculeuses.

Observé en janvier 1881, par un temps glacial, nous
hésitons à soumettre ce malade aux douches et nous
nous bornons à l'emploi des courants continus, faisant
plonger les pieds et les mains dans des vases remplis
d'eau acidulée et mis en rapport avec quinze éléments
au sulfate de cuivre.

Le courant est changé de direction au bout de cinq
minutes, la séance dure dix minutes et se termine par
quelques ruptures rapides de courant avec renverse-
ments du pôle (alternatives de Volta). Préalablement,

nous avons fait examiner les urines. Il n'existe ni sucre ni albumine.

L'action thérapeutique est d'une rapidité surprenante. Dès la troisième séance, la circulation périphérique reprend son activité, les doigts perdent leur couleur violacée. Ils sont moins froids au toucher ; l'engourdissement douloureux des extrémités diminue promptement. Vingt jours après, la guérison semble complète. Nous perdons de vue le malade jusqu'à l'hiver suivant.

Revenu en novembre de la même année, nous représentant les mêmes accidents, même traitement, même résultat. Quelques douches générales en jet brisé de dix secondes à peine et de 30° à 25° et 20°, promené sur tout le corps, particulièrement sur le rachis, nous semblent hâter la guérison. Nous n'avons plus revu cet intéressant sujet.

MAL PERFORANT PLANTAIRE

Clinique hydrothérapique hospitalière. — Notre service hydrothérapique de Saint-André nous a offert quelques cas de mal perforant.

Bien que soignés tantôt presque au début, d'autres fois alors que l'ulcération a atteint les tissus profonds, ces malades nous ont fourni des résultats médiocres. Ils ont paru favorisés par un repos prolongé et sévère. Malheureusement ces malades peu fortunés obéissent difficilement et longtemps à cette partie de la prescription. Nous avons varié beaucoup les formules hydrothérapiques et le plus souvent la galvanisation a été mise à contribution en même temps.

Formules électriques. — Nous avons appliqué un pôle sur le rachis et plongé le pied malade dans un bain acidulé servant de second réophore. D'autres fois, nous avons électrisé le sciatique. La durée et les doses ont varié. Soit, durée dix minutes, avec quinze, vingt et trente éléments au sulfate de cuivre ; pôle positif centripète cinq minutes, et centrifuge un temps égal.

Ou bien nous avons fait durer la séance une heure et demie, et deux heures avec quatre et six éléments, en ayant soin d'alterner la direction du courant.

Formules hydrothérapiques. — L'hydrothérapie a été prescrite sous forme de douches locales, rachidiennes, générales et quelquefois précédées de l'emploi d'une douche de vapeur locale ou d'une forte sudation. En dernier lieu, nous avons prescrit des enveloppements locaux avec des compresses mouillées.

Malgré une médication aussi active, les résultats n'ont pas bien répondu à notre attente.

LÈPRE

Fait clinique. — Nous avons observé un cas de lèpre exotique, héréditaire, chez un enfant de dix ans, de sang mêlé, chétif, lymphatique, arrivant de Cuba. Il était accompagné d'un médecin du pays et il nous fut adressé par M. le docteur Baudrimont.

Bien que la maladie fût encore à son début et qu'on ne pût constater que les plaques anesthésiques digitales avec décoloration de la peau, le diagnostic très affirmatif du médecin de Cuba ne pouvait laisser de doute dans l'esprit.

Les douches générales toniques, courtes et à basse température, précédées d'une galvanisation du rachis aux extrémités digitales ont été employées pendant quelques semaines ; les symptômes prémonitoires de la redoutable affection ont disparu complètement. La guérison a-t-elle été définitive ? nous n'avons pu le savoir.

SCLÉRODERMIE. — TROPHONÉVROSE GÉNÉRALISÉE

Historique. — La *sclérodermie* nous a fourni une observation des plus intéressantes que nous empruntons à notre clinique de 1875. Cette affection, avons-nous dit, a été décrite pour la première fois, en 1865, par le Dr Thiriot.

Deux ans après, E. Gintrac, de Bordeaux, a publié quatre observations, dont deux personnelles, et donné à la maladie le nom de *sclérodermie*. Notre cas appartient à la variété du sclérème œdémateux diffus non inflammatoire. M. le professeur Hardy a fait de cette maladie l'objet d'une leçon publiée dans la *Gazette des hôpitaux* (8 et 15 mars 1876). M. le Dr A. Viaud a consacré sa thèse à l'étude de cette affection. On en trouvera le résumé dans la *Revue des sciences médicales* (fasc. d'octobre 1876, p. 660).

Faits cliniques. — Notre malade a trente-sept ans, elle est d'un tempérament lymphatique, de constitution moyenne et sans profession. Pas d'hérédité, pas d'antécédents pathologiques, santé excellente et bon appétit. Elle n'a jamais été réglée ; mariée depuis quinze ans ; pas de grossesse.

La maladie a été découverte par hasard, il y a quatre ans. Une de ses amies, voulant lui toucher les joues, est frappée de leur fermeté ; elle attire son attention sur ce singulier état. Examinant alors son corps, elle s'aperçoit qu'il est dans sa portion supérieure d'une consistance exagérée. Mais n'éprouvant aucune douleur et la maladie progressant lentement, elle n'y porte pas grande attention. Plus tard, elle remarque que les mouvements des bras sont gênés et qu'elle se fatigue vite quand elle se coiffe. M. le professeur Denucé consulté nous adrésse la malade pour la soumettre à une médication sudorifique énergique.

Actuellement la peau est assez rude, sans exfoliation furfuracée. Autrefois moitant à la chaleur ; aujourd'hui toujours sèche, d'un blanc terne, froide comme le marbre, et ne se colorant pas après une excitation quelconque ; de consistance lardacée, impossible à soulever ou à pincer, semblant avoir triplé d'épaisseur ; toutes les parties du corps sous-jacentes sont comme figées dans un moule de cire.

La sensibilité cutanée au froid, à la chaleur, à l'électricité, est assez bien conservée. Mesurée au compas de

Weber, on constate une diminution notable de la sensibilité; à la distance de quinze à vingt centimètres, le contact des deux pointes se confond dans une perception unique.

La maladie a envahi le visage, même les paupières; cependant les yeux s'ouvrent assez bien et la mastication est encore facile. Les traits ont disparu; de même la mobilité de l'expression. Le cou et les membres supérieurs sont pris en entier. Le torse également en avant jusqu'au milieu des cuisses. Les seins sont ceux d'une jeune fille pubère et d'une dureté exceptionnelle. La peau ne paraît saine qu'à partir des mollets. En arrière, cet état lardacé s'arrête au niveau des lombes. On peut considérer ce cas comme presque arrrivé à sa limite extrême de généralisation.

Nous avons soumis cette malade aux préparations arsénicales et iodurées et à la médication hydrothérapique, sudorifique et tonique pendant quelques semaines. Une légère amélioration a été obtenue. Malheureusement, comme la malade est peu incommodée, et astreinte à un déplacement considérable pour faire ce traitement, nous ne pouvons la décider à le poursuivre. Du reste, il paraît avoir agi, car, revue deux ans après, elle nous a confirmé le maintien de l'amélioration obtenue.

Nous avons eu l'occasion d'observer un cas analogue chez un homme âgé de quarante cinq ans, d'un tempérament assez fort et sanguin, adressé par MM. les Drs Solles et Penanguer. Il existait en même temps des douleurs thoraciques en ceinture, partant du milieu du rachis. L'état lardacé était limité à la peau du torse, de la base du thorax aux clavicules, et aux deux membres supérieurs jusqu'aux coudes. En même temps, il existait une parésie des membres supérieurs. Le malade avait été rhumatisant et, s'occupant de l'élève des sangsues, il avait subi l'influence marématique. Soumis successivement aux courants continus, aux sudations et aux douches toniques, le résultat fut médiocre.

Nous n'avons pas eu l'occasion de traiter l'*hémiatro-*

phie faciale progressive; mais, localisation de la sclérodermie elle-même, *théoriquement,* son traitement doit être institué d'après le même principe. Quant aux résultats, ils sont subordonnés avant tout à la lésion nerveuse initiale.

NÉVRITES

Étiologie. — Tantôt cause originelle du zona, d'autrefois symptomatique d'une compression locale, d'un traumatisme direct, d'une tumeur ou d'une inflammation voisines, le traitement (électrisation et douches révulsives, résolutives surtout) donnera les résultats les plus variables, suivant la cause même de la maladie et l'état de la lésion initiale.

Pour n'y plus revenir, disons que les cas rebelles de névralgie dont nous avons à parler plus loin ont toujours été plutôt des névrites, avec altération anatomique d'intensité variable du tronc nerveux ou de ses racines, suivies d'atrophie et de parésie musculaires.

Mais les rapports des lésions nutritives consécutives aux névrites sont assez connexes avec les autres affections de notre groupe. Il en est même dont la lésion anatomique paraît dépendre d'une simple névrite originelle; en particulier, le mal perforant plantaire.

Résumé. Conclusion. — Placé à la fin de l'étude des affections des centres nerveux : encéphale, moelle, grand sympathique, justiciables de la médication hydrothérapique, ce chapitre nous a servi de terminaison et de trait d'union, tout à la fois, avec l'étude des maladies des trois dernières classes pathologiques ayant encore pour origine un *trouble de l'élément nerveux.*

Celles-ci constituent un groupe à part, dont les points de contact sont nombreux. Maladies *sine materia?* lésions fonctionnelles plus ou moins passagères, certaines d'entre elles subissent au plus haut degré l'influence favorable de la médication hydrothérapique. Telles sont les névralgies. D'autres, comme les *névroses,*

donnent des résultats très inégaux, démontrant par là
que tout n'est pas encore dit sur leur cause anatomique
originelle.

Les dernières, par leurs reflets aux mille couleurs
changeantes, rappellent parfois toutes les autres maladies nerveuses déjà étudiées. Elles ont reçu le nom
commun significatif de *nervosisme* ou *état névropathique*. Leur multiplication est un signe du temps et
notre thérapeutique est à ces états morbides complexes
et variables ce que le chloroforme et l'opium sont à la
douleur.

CHAPITRE X

NÉVROSES

Névroses. — Trois affections principales constituent à des degrés divers ce groupe si important dans la thérapeutique hydrothérapique : l'épilepsie, l'hystérie, la chorée. Les résultats thérapeutiques ne sont nullement comparables dans ces trois maladies et les formules hydrothérapiques souvent dissemblables.

§ I. — ÉPILEPSIE

Définition. — La définition de Boerhaave traduit d'une façon aussi claire que concise la physionomie d'une attaque d'épilepsie. Mais il n'est pas aussi facile de définir la maladie elle-même.

Pathogénie. — Les plus récentes découvertes sur l'anatomo-pathologie de cette affection semblent bien démontrer qu'il existe à peu près toujours une lésion nerveuse périphérique ou centrale. Et dans ce dernier cas, la lésion porte tantôt directement sur le bulbe, d'autrefois sur les autres parties de l'encéphale.

Mais, soit qu'il existe une lésion du cerveau lui-même, de la protubérance, une tumeur du voisinage, ou une altération grave de la boîte osseuse ; soit qu'on ne retrouve qu'une altération tout à fait excentrique du système nerveux : névrome, compression ou traumatisme d'un filet nerveux ; plus rarement encore, une lésion utérine, une dégénérescence des vaisseaux sanguins d'origine alcoolique, ou bien une simple action psychique passagère, ou une excitation génésique trop répétée, l'on peut affirmer que le bulbe est toujours le centre perceptif sur lequel convergent fatalement toutes ces actions morbides diverses et divergentes, et il les traduit *ultérieurement*, conformément à ses attributs fonctionnels dans l'ordre physiologique.

Névrose et affection du bulbe. — On pourrait donc définir l'épilepsie : une névrose et une maladie du bulbe, en raison de ce double caractère, intermittence irrégulière et manifestations multiples empruntées à la plupart des fonctions du système nerveux. C'est une maladie convulsive et subite par excellence. Il semble que le bulbe est à l'état d'une bouteille de Leyde, chargée peu à peu ou tout à coup (excitation lente et graduée d'une lésion irritative, excitation artificielle et subite des zones épileptogènes découvertes par M. Brow-Seguard il y a vingt-cinq ans) ; une explosion, une décharge *complète* arrive fatalement. Si elle n'est pas complète, elle laisse le sujet dans un état de malaise indéfinissable, pouvant persister jusqu'à l'attaque suivante. De là ce point d'observation : des malades qui peuvent enrayer leurs attaques, en serrant violemment un membre, finissent par y renoncer et préfèrent laisser la décharge se faire complètement.

Relation fonctionnelle du cerveau et du bulbe dans l'épilepsie. — Les relations fonctionnelles et pathologiques du cerveau au bulbe chez l'épileptique ne sont plus à démontrer. Excitation morbide du premier, anémie subite et suspension de l'activité du second.

Aussi, en amenant une ischémie cérébrale, peut-on provoquer une attaque épileptiforme. Les troubles intellectuels existants ou consécutifs chez un grand nombre d'épileptiques, de même que la terminaison fréquente par la démence ou la paralysie générale, démontrent encore tout à la fois les relations intimes du cerveau et du bulbe dans la pathogénie de la maladie. De même, l'importance des actions vaso-motrices, soit dans la production, mais plus encore, dans le retour des accès et sur leurs conséquences immédiates ou éloignées.

Épilepsie vraie. Distinction à établir. — L'épilepsie *vraie* se distingue nettement de l'épilepsie *partielle* ayant pour origine les lésions du cerveau lui-même. Cette dernière est acquise, c'est l'épilepsie jacksonienne. La première est souvent héréditaire, complète ou *grand mal;* dans les formes frustes, on la désigne à tort par l'expression de *petit mal.* Cette dernière se manifeste par un aura périphérique avec un ictus cérébral plus ou moins fugace (vertiges, absences), ou faisant tout à-fait défaut, et par des convulsions cloniques isolées. Dans cette forme se rencontrent de préférence les épileptiques homicides.

Thérapeutique. Divisions à établir. — De tous les innombrables remèdes conseillés dans cette névrose, très peu ont subi avec succès l'épreuve du temps. Ils peuvent être classés en *sédatifs directs* du bulbe, tels que les bromures, et en *sédatifs à action vaso-motrice plus générale*, comme les préparations de zinc, de valériane, de belladone et l'hydrothérapie.

Degrés de curabilité de l'épilepsie. — Avant de faire connaître la valeur de cette dernière, une question préjudicielle doit être posée. L'épilepsie est-elle curable ?

Des auteurs des plus sérieux, comme Herpin, ont affirmé des succès *complets* obtenus avec l'oxyde de zinc poussé à la dose élevée de 5 à 6 grammes par vingt-quatre heures. Les guérisons *temporaires tout au moins*, à l'aide des préparations bromurées, ne sont plus à compter aujourd'hui. Mais quel rôle thérapeutique peut être attribué à l'hydrothérapie dans cette cruelle affection ?

Valeur de l'hydrothérapie. — Depuis la découverte de l'action du bromure, nous n'hésitons jamais à joindre les deux traitements. Ils nous ont toujours paru se compléter utilement, surtout en permettant d'obtenir des effets sédatifs durables, avec des doses moindres de sel métallique, ou d'en suspendre l'emploi de temps à autre sans inconvénient. Cette dernière pratique facilitant l'élimination du sel dans l'intervalle, on a moins à redouter les effets toxiques chroniques des bromures, employés d'une façon trop continue et à trop haute dose.

Mais avant la découverte de ce précieux médicament, quelques cas, *bien rares il est vrai*, nous ont paru démontrer la valeur relative de l'hydrothérapie dans l'épilepsie, et nous pensons de notre devoir de résumer à l'appui l'exemple suivant :

Il a été relaté dans notre quatrième compte rendu clinique (Paris, 1867 p. 19). En voici le résumé.

Faits observés. — Il s'agit d'une dame de trente-quatre ans, de constitution forte, de tempérament sanguin et nerveux, adressée, le 14 novembre 1862, par notre confrère M. Labatut. Elle est atteinte depuis six ans de *vertiges épileptiques bien caractérisés*, se répétant en moyenne cinq à six fois par jour. Depuis vingt-six mois, il existe des crises d'épilepsie complète, venant une fois chaque mois, pendant la nuit, immédiatement avant les règles. L'affection paraît s'être développée spontanément. L'intelligence est nette, la mémoire bonne. Mme X... a eu deux enfants, le dernier six ans avant le début de la maladie.

« Après quinze jours de traitement, légère diminution dans la fréquence des vertiges. L'attaque d'épilepsie manque à la menstruation suivante. Elle ne reparaît plus, et les vertiges cessent complètement au bout de trois mois. Le traitement a consisté dans l'emploi gradué des douches en pluie et en jet froides, précédées de bains de siège à épingle froids et suivies d'immersion dans la piscine. Ce traitement a été suivi très régulièrement matin et soir pendant quatre mois, de novembre à mars. Notre confrère nous a confirmé plusieurs fois le maintien de la guérison, elle remonte aujourd'hui à plus de trois ans. »

La suite de cette histoire démontre la nécessité d'apporter une grande réserve dans les conclusions thérapeutiques. A la quatrième année de cette guérison *apparente*, il y eut une rechute spontanée. Le bromure de potassium étant alors entré dans la thérapeutique, on y eut recours, sans beaucoup de succès.

En 1875, sur les conseils du Dr Solles, la médication hydrothérapique est reprise et elle paraît, jointe au bromure de potassium, donner une certaine amélioration, mais non une guérison complète. Depuis lors, la malade est perdue de vue.

Dans le fait suivant, le bromure et l'hydrothérapie réunis paraissent avoir réussi. Il s'agit d'une demoiselle de vingt-cinq ans.

Elle est atteinte depuis six mois d'une crise épileptiforme dont l'aura consiste dans un accès inconscient de prurit vulvaire. Presque toujours l'attaque a lieu pendant le premier sommeil. Intelligence normale, bon appétit, état général assez satisfaisant; cependant, corps peu développé.

On prescrit des soins rigoureux de toilette, une couchette un peu dure et beaucoup d'exercice physique. Un traitement hydrothérapique très méthodique est suivi avec régularité pendant huit mois. Après chaque séance, la jeune fille fait une heure de gymnase, et elle prend, aux repas, quatre grammes, puis six et huit grammes de bromure de potassium par vingt-quatre heures. Le résultat a été excellent et jusqu'ici (deuxième année de la guérison) rien ne rappelle la maladie observée.

Cette observation appartient à l'année 1875.

Statistique. — La clinique hydrothérapique de St-André nous donne pour une période de sept années les chiffres suivants.

Épilepsie : Femmes 40; guérison 1; forte amélioration 9; améliorations légères 11; insuccès 19. — Hommes 31; guérison 0; forte amélioration 10; amélioration légère 15; insuccès 5; aggravation 1. L'hystéro-épilepsie a été notée dix-sept fois dans le sexe féminin et elle a fourni une guérison, sept fortes améliorations, six améliorations et trois insuccès.

Cette statistique hospitalière, aussi bien que notre clinique particulière, démontrent, contrairement à l'opinion si favorable d'Herpin, combien la guérison de l'épilepsie est rare et presque toujours doit-on considérer comme la terminaison la plus favorable, et seule possible, *l'éloignement des crises.*

Formules balnéaires. — Quant aux formules, les plus simples sont encore les meilleures. Douches en jet très courtes, assez brisées sur tout le corps et la tête, et révulsives sur les membres inférieurs.

Lorsque l'affection emprunte à l'hystérie les manifestations prédominantes, les douches en pluie et l'immersion sont bien indiquées.

Dans cette forme *atténuée,* les améliorations sont moins rares. Si l'affection a une origine organique, l'hydrothérapie non seulement échoue, mais parfois augmente la fréquence des crises ainsi que la preuve clinique en a été faite à nos yeux.

Dans tous les cas, le traitement est de très longue durée et doit être souvent repris. Son emploi nous permet souvent de reprendre ou de diminuer momentanément la dose des préparations bromurées, ressource précieuse pour ménager les voies digestives et conserver au bromure toute l'énergie de son action.

§ II. — HYSTÉRIE

Définition. — Si la définition de l'hystérie par Sydenham « Protée aux formes aussi changeantes que les couleurs du caméléon » échappant, à toute analyse méthodique, pouvait être encore vraie dans la première partie de ce siècle, il n'en est plus de même aujourd'hui.

Découvertes récentes. — Dans ces trente dernières années, les progrès faits dans l'étude et la systématisation des maladies du système nerveux ont éclairé d'un jour tout nouveau les manifestations, en apparence les plus bizarres, de l'affection dont nous avons à formuler la thérapeutique hydrologique.

Importance de l'hydrothérapie. — Les cliniques hydrothérapiques sont le refuge assuré et souvent providentiel de ces malades des deux sexes et de tout âge. Les uns sont les victimes d'une hérédité fatale; d'autres d'une éducation vicieuse, d'impressions morales subites ou des événements les plus dramatiques. Tous offrent, comme champ commun d'une évolution complexe et mobile, une diathèse névrosique, dont l'empreinte ineffaçable régit impérieusement leur vie-entière.

Pathogénie. — Dans l'harmonie du système nerveux, l'action spinale est subordonnée à celle du cerveau. Toute diminution de celle-ci, ou exagération de celle-là, entraîne fatalement des troubles moteurs, sensitifs ou psychiques. De là leur multiplicité, leur variété et leur bizarrerie apparente.

Si le physiologiste peut affirmer aujourd'hui, que l'oiseau, la grenouille, privés de leur cerveau, volent, sautent en vertu d'une excitation périphérique, traduite par une activité spinale inconsciente et préétablie, de

même, adoptant la définition de M. Pitres, dirons-nous
de l'hystérique hypnotisé : « il devient en somme, par
le fait même du sommeil hypnotique, une sorte d'auto-
mate, un mécanisme vivant capable d'action, mais privé
de spontanéité, qu'on peut, par suggestion, faire sentir,
penser et agir à sa guise » (*Des suggestions hypnotiques*,
par M. le D^r. A. Pitres. Leçons recueillies par M le
Dr Daverac. Bordeaux, 1884, p. 7).

Lésion inconnue. — Mais que peut être, en dernière
analyse, la lésion primitive, fonctionnelle, fondamentale,
de toutes ces manifestations nerveuses?

Anatomiquement, toutes les recherches sont restées
infructueuses jusqu'à ce jour.

Le cas bien connu de la Salpétrière, une vieille hystérique chez laquelle M. Charcot a trouvé une sclérose
des cordons latéraux, est resté isolé.

**Rapports symptomatiques avec d'autres affections
nerveuses.** — Il nous paraîtrait fondé et rationnel de
rechercher, dans l'analyse symptomatique de l'hystérie
comparée à celle des autres maladies du système nerveux, certains symptômes similaires en apparence et
justifiés par des lésions anatomiques, la raison d'être
et les localisations de la névrose pure.

De pareils rapprochements peuvent être faits dans
les cliniques hydrothérapiques.

La différence du pronostic dans les deux cas est
de la plus grande importance pour le praticien. Ainsi,
par exemple, nous avons eu deux fois à soigner sans le
moindre succès deux jeunes enfants, une fillette de
douze ans et un garçon de neuf ans, atteints de lésions
organiques du cerveau et dans lesquels l'affection s'est
manifestée par les deux symptômes suivants : perte du
sentiment de la faim et cri incessant (sauf pendant le
sommeil) de la voyelle A A. Chez les deux malades,
même ton dans la prononciation de la lettre, même répétition du cri, même refus des aliments, maigreur
squelettique et mort par inanition malgré tous les sub-

terfuges employés pour les nourrir. L'évolution de la maladie a duré trois ans chez la jeune fille et dix-huit mois chez le petit garçon (voir la première observation, troisième compte rendu hydrot. *Clin. de Longch.*, 1862, p. 28).

Aucun autre symptôme nerveux n'est venu éclairer le diagnostic. Les autopsies n'ont pu être faites.

Presque à la même époque, nous avons observé chez une femme le même cri identique revenant d'une façon intermittente chaque jour, à la même heure, et s'accompagnant de tous les phénomènes les plus graves et les plus compliqués de l'hystérie (voir son histoire complète dans notre troisième compte rendu clinique, *loc. cit.*, 1865, p. 30); la guérison fut rapidement obtenue. De même encore après deux récidives.

D'autres symptômes, des lésions plus précises et connues du système nerveux se retrouvent identiques, en *apparence du moins*, dans la maladie hystérique, incurables dans le premier cas, disparaissant dans le second, sous l'influence de la moindre incitation physiologique ou thérapeutique. Ils établissent *a priori* sinon une relation facile à concevoir de cause à effet, au point de vue pathogénique, tout au moins une compréhension assez claire de leurs rapports topographiques similaires.

Pathogénie des zones hystérogènes, spasmogènes, hypnogènes et frénatrices. — L'étude pathogénique des zones *hystérogènes, spasmogènes, hypnogènes* et *frénatrices*, dont on trouve l'un des plus récents et meilleurs résumés dans la thèse de M. R. Gaube (*Recherches sur les zones hystérogènes*, Bordeaux, 1882), dans la monographie de son maître M. Pitres, publiée cette année même (*Des zones hystérogènes et hypnogènes. — Des attaques de sommeil*, Bordeaux, 1885), nous semble apporter un argument en faveur de la théorie vaso-motrice de l'affection.

Certaines zones hystérogènes ne semblent pas excitables par le froid ou la chaleur (zones des membres).

D'autres sont sensibles à un froid très intense (zones mammaires). Toutes excitables à la pression. Mais il paraît démontré que toute action vaso-motrice directe, telle que l'anémie provoquée par l'application d'une bande d'Esmarch) ou la congestion due à un sinapisme, amènent la disparition momentanée de la zone sensible. De même le courant électrique. Ces actions reportées vers les centres nerveux produisent les mêmes effets, mais de bien plus longue durée (*loc. cit.*, p. 119-120).

Justification du rôle prépondérant de l'hydrothérapie. — Ces généralités seraient faciles à développer, si nous faisions ressortir les influences vaso-motrices, obtenues par l'incitation des sens, comme point de départ des actions réflexes ultérieures, motrices, sensibles, psychiques. Elles nous paraissent la justification *théorique* de la prépondérance excessive de la thérapeutique hydrothérapique dans cette névrose et les faits cliniques les plus curieux et les plus graves en fournissent depuis longtemps la *preuve expérimentale.*

Ses insuccès. — Cependant, il est indispensable encore de les distinguer entre eux soigneusement. Si notre médication est si bien justifiée ; parfois, elle rencontre des cas absolument rebelles, et le traitement *moral* de la maladie joint à l'*isolement* parviennent seuls à en triompher.

Isolement. — M. Charcot vient de faire tout récemment une leçon des plus instructives à la Salpêtrière sur la nécessité de l'isolement des hystériques. Quant à la valeur *relative* et à l'existence à Paris et en province de maisons de santé hydrothérapiques appropriées à ces malades, nous ne saurions souscrire à l'exclusivisme manifesté à ce propos par le célèbre professeur (*Le Progrès médical*, n° 9, 28 février 1885, p. 161 et suiv.).

Il est quelques cas, plus rares heureusement, dans lesquels l'isolement *relatif* dans un établissement hydrothérapique ne peut suffire. Ces hystériques ne sont pas encore des aliénées confirmées, mais cependant leur raison déjà très chancelante exige une action plus impérieuse pour vaincre leurs caprices et les soumettre à une hygiène thérapeutique *régulière*.

Avant de les déclarer tout à fait incurables et de les reléguer dans les asiles d'aliénées, il est donc utile de ménager la transition par un isolement *sévère* et de les soumettre à une direction énergique et reconnue de tous sans conteste. A ces conditions seules on peut espérer encore la guérison. Plus tard ce n'est plus qu'une rare exception.

Quelquefois encore doit-on compter sur le temps, c'est-à-dire sur l'arrivée de l'âge critique, pour voir disparaître une maladie ayant déjoué la thérapeutique la plus variée et la mieux suivie.

Études récentes des symptômes hystériques. Recherches de la Salpêtrière. — Dans ces dix dernières années, les travaux de la Salpêtrière ont jeté un jour nouveau sur l'étude symptomatique de l'hystérie (CHARCOT, *Leçons sur le système nerveux*, t. I, 1880). MM. Richer, Briet, Régnard, Mathias Duval, Heidenhain et avant eux, Briquet, Bernutz, Azam, Braid, Laycock, à n'en citer que quelques-uns, ont étudié les manifestations isolées et anormales de l'affection ou sa symptomatologie toute entière.

A ce dernier titre, M. Charcot et ses élèves ont approfondi l'étude des attaques convulsives de l'hémianesthésie des zones hystérogènes de l'ovaralgie, des vomissements, de l'anurie et des troubles psychiques de l'hystérie, d'une façon bien plus complète que leurs devanciers.

Leurs travaux sont les guides les plus sûrs pour le médecin placé à la tête d'une clinique hydrothérapique.

Cas anormaux et difficiles des cliniques hydrothérapiques. — Plus que partout ailleurs, celui-ci est aux prises avec les manifestations symptomatiques les plus bizarres et les plus imprévues de la maladie *dia-*

bolique des anciens. Il recueille les causalités les plus diverses de son explosion. Il est obligé de faire face à des difficultés morales et matérielles incessantes. Pour en triompher, il doit faire appel à la raison la plus sûre et à une expérience éclairée par une longue pratique. Aussi limiterons-nous à des souvenirs cliniques exceptionnels ce que nous avons à dire sur l'hystérie et renvoyons-nous aux divers travaux précédemment signalés le lecteur désireux d'étudier préalablement l'hystérie, avant de connaître sa thérapeutique hydrothérapique. Procédant ainsi, notre but est double : signaler sommairement le résumé de notre clinique et faire mieux ressortir les règles principales de la médication hydriatrique.

Hystérie fruste. Hydrothérapie facile. Résultats satisfaisants et nombreux. — Très souvent nous observons l'hystérie fruste, limitée à quelques manifestations fugaces, revenant aux périodes menstruelles. Aura ovarienne ou œsophagienne, phase convulsive à peine dessinée ou symptômes affectifs : tristesse, larmes faciles, légère céphalée, clou hystérique, strangulation peu accusée, éréthisme nerveux mal défini, irrascibilité de caractère, impressionabilité vive, constante, recrudescence des symptômes aux moindres heurts de l'existence, telle est, en raccourci, la physionomie de l'état hystérique banal et commun.

L'action *tout à la fois* sédative et tonique de l'eau réussit toujours en pareil cas. Les causes habituelles d'un pareil état sont en général de simples émotions, une hérédité plus ou moins accusée, parfois des troubles dans la fonction menstruelle, une vie peu en harmonie avec les exigences d'un tempérament délicat, d'une imagination facile à s'exalter, ou d'une intelligence trop vive.

Influence fâcheuse des causes graves dans l'évolution de l'hystérie. — Des causes plus graves par leur intensité ou leur continuité donnent naissance aux

formes complètes ou anormales de la maladie. L'école
de la Salpétrière l'a désigné par une expression imagée
des plus heureuses : « La grande hystérie. »

Faits à l'appui. — Dans nos souvenirs, nous relevons les causes suivantes : viol consommé pendant un
état syncopal déterminé par une lutte acharnée, suivi
d'un coup de pied dans l'abdomen. Impression provoquée par la mort subite.

Dans un cas, il s'agissait d'un jeune homme, échappé
à la désastreuse guerre de 1870. Venu chez sa sœur,
en apparence plein de vie et de santé, le lendemain il
est trouvé, par elle, mort dans son lit et déjà froid. Dans
l'autre, une jeune femme couchant avec son mari
s'aperçoit seulement à son réveil de la mort de celui-ci ;
une vague sensation de froid avait interrompu son
sommeil. Ces deux faits pourraient être classés parmi
les angines de poitrine fausses avec symptômes hystériques. Nous y reviendrons à cette occasion.

D'autres fois, des chagrins d'amour ou une excitation
génésique trop contenue et de longue durée font éclater la maladie, après avoir développé un éréthisme
nerveux intense.

Tel est le cas d'un jeune homme de vingt-cinq ans,
faisant la cour à une jeune fille pendant plusieurs mois
et ne parvenant pas à vaincre sa résistance. Chez ce
malade la symptomatologie était toute affective, les
crises débutaient par un aura épigastrique, bientôt
suivi d'une constriction œsophagienne avec congestion
et douleur céphaliques, larmes abondantes et accès de
désespoir. Il sanglotait comme un enfant pendant des
heures entières.

Le calme, l'isolement, un repos complet, des exercices
physiques poussés jusqu'à la fatigue et une hydrothérapie, faite avec les plus grands ménagements, triom-
phèrent à la longue de cet état complexe. Le malade
dut revenir trois années consécutives. Plus tard, marié,

père de famille, et bien que jouissant d'une bonne
santé, il était encore facile de retrouver chez lui des
traces de l'ébranlement profond dont il avait souffert.

D'autres fois, des impressions morales ayant pour
base des embarras financiers, la perte d'une situation
aux apparences de laquelle on a fait longtemps les
plus durs sacrifices matériels, ou bien encore la mort
d'un enfant, provoquent inopinément tous les symptômes de la grande hystérie. Prodromes, aura hystérique, ovarienne, bientôt suivie des phases épileptoïde,
clonique, délirante, somnambulique, cataleptoïde, pa-
rétique, rien n'y manque.

Tel est le cas si curieux observé presque au début de
notre carrière en 1861 (*loc. cit.* 3ᵉ compte rendu *clin.*
1862 p. 30) et pouvant servir de type achevé de la maladie, au même titre que ceux recueillis à la Salpêtrière.

La médication hydrothérapique la plus variée fut
mise en œuvre. Certains symptômes cédèrent avec une
régularité telle, sous l'influence des douches, que leur
effet ne peut être mis en doute. Mais la maladie elle-
même, ou plutôt cet état névropathique « sui generis »
de l'hystérique ne subit aucune influence. Cette résistance dénotait bien la profonde influence de conditions
organopathiques *préexistantes*, contre lesquelles tous
nos moyens échouèrent, sauf le temps. Revue à diverses
reprises, cette curieuse hystérique était à peine guérie
dix ans plus tard, aux approches de la ménopause.

Des émotions morales moins vives peuvent encore
déterminer l'explosion de l'hystérie. Parfois même, on
s'explique difficilement le rapport entre la futilité de la
cause et l'effet produit, si l'on n'admet une sorte d'imminence morbide.

Tel est, par exemple, le cas d'un jeune homme de
trente ans des plus robustes et que sa profession de
tueur de porcs semble devoir mettre à l'abri d'une
sensiblerie enfantine. Cité par sa mère à comparaître

devant le juge de paix, pour un règlement de famille,
la vue du papier timbré le fait tomber en pamoison.
Depuis lors il est tout tremblant, larmoyant, ne peut se
rassurer, ne dort ni ne mange, se sent le cou serré, des
étouffements et des sanglots dans la gorge. Ce malheureux friserait le ridicule, si vraiment, pris au sérieux,
il ne faisait pitié. Il guérit bien, et assez promptement.

Dans nos souvenirs cliniques, nous avons noté deux
fois encore les suites fâcheuses d'une impression morale peu importante en apparence ; et suivant la *prédisposition pathogénique*, la maladie nerveuse a pris
une forme bien tranchée. Dans un cas, un jeune homme
menacé de l'obligation de se battre en duel devint lypémaniaque, et dans l'autre, il survint une diaphorèse
chronique des plus rebelles à la suite d'une simple discussion.
Par ces exemples, il est facile de concevoir la connexion existant entre des états morbides bien distincts et les divers éléments du système nerveux; et, de
même, peut-on s'expliquer la généralisation rationnelle
d'une même thérapeutique à toutes ces formes, si disparates entre elles.

Quelquefois de simples reproches, adressés avec trop
de brusquerie à de jeunes domestiques timides, peuvent être suivis des formes mentales de la maladie,
crises sub-délirantes, hallucinations légères, cauchemars affreux, mémoire défaillante, phénomènes hypnotiques incomplets, sans que les attaques proprement
dites terminent ou précèdent ces manifestations avor-
tées.

Lésions ovariennes. Fait à l'appui. — Dans son
Traité de pathologie, M. Jaccoud (t. I, p. 403, 1870) ne
croit pas à l'influence des lésions ovariennes graves
dans la production de la maladie. Cependant, nous en
avons observé un cas des plus probants. Il s'agissait
d'une fille de trente ans, tempérament nerveux accusé,

nature vive, impressionnable, intelligente, mais sans idées romanesques.

C'est bien la grande hystérie, mais réduite à l'aura ovarienne, bientôt suivie d'un sentiment de strangulation, d'une phase épileptoïde très passagère, puis d'une phase clonique longue, très violente, et se terminant invariablement par des cris et des larmes abondantes.

Un cachet particulier à l'affection dans ce cas. La crise éclate toujours à la fin de chaque repas. Nous ne parvenons à en triompher qu'à la condition d'administrer des douches générales en pluie et en jet d'une minute à 14°, à la fin de chaque repas.

Nous ne réussissions à prévenir la crise, que tout autant que, dans l'intervalle, toujours très court, s'écoulant entre la fin de repas et l'explosion de la crise, la malade a eu le temps de courir à la salle de traitement et de s'y déshabiller avec une rapidité exceptionnelle.

Ainsi combattue, l'hystérie cède. La malade rentre chez elle; puis, au bout d'un temps variable de quelques semaines à deux ou trois mois, la névrose reparaît sans cause apparente.

Un jour, bien par hasard, l'attention de cette intéressante malade est attirée vers une conformation insolite de son ventre; des explorations répétées démontrent bientôt qu'il doit exister un kyste de l'ovaire; néanmoins, avant d'intervenir chirurgicalement, on reprend la médication hydrothérapique et l'on se borne à prescrire la scille, des purgatifs salins, des vésicatoires et de la teinture d'iode.

La tumeur se développe, les crises hystériques persistent et l'on se décide à pratiquer une ponction. Cinq litres d'un liquide clair, citrin, légèrement gluant sont évacués. Un mois après, la tumeur s'est reformée. Nouvelle ponction, suivie d'une embrocation de teinture d'iode. Depuis lors, guérison complète du kyste et de la névrose. Huit ans après, cet heureux résultat persistait toujours.

Fonctions génitales. Lésions utérines. — Tous les auteurs ont signalé l'action des troubles utérins sur la production de la névrose. Sans nous appesantir outre mesure sur l'influence du sens et des aptitudes génésiques dans l'évolution de la maladie, on ne peut mettre en doute sa part d'influence dans les causes prochaines. De sorte que les troubles physiologiques ou fonctionnels, de même que les lésions utérines, doivent être mis au premier rang. Toutefois, il faut admettre un état latent antérieur, une prédisposition morbide spéciale, pour que les causes précitées jouent un rôle *formateur* sérieux.

Variations dans la forme hystérique suivant la nature et le siège des lésions utérines. — Mais, toutes ne semblent agir ni au même degré, ni donner à la maladie la même physionomie. Ainsi par exemple, les lésions du col (granulation, érosion), les déviations utérines, nous ont paru plus fréquentes dans l'hystérie à forme lypémaniaque ou dans la lypémanie s'accompagnant de symptômes hystériques.

Tout au contraire, les troubles menstruels, les congestions utérines et les appétits génériques surexcités ou trop contenus, se rencontrent de préférence dans la grande hystérie.

Influence directe et subite des troubles menstruels. Faits à l'appui. — La relation de cause à effet peut être tout à fait subite. En voici un exemple tiré de notre clinique. Une jeune femme au deuxième jour de ses règles est surprise par la pluie, dans un champ. Elle se retire à la hâte, mais non sans se mouiller le bas de ses jupons et ses chaussures.

Jusque là, bien réglée, forte, énergique, très ardente, mais simple, névropathe, sans crises, ses règles sont supprimées et, quelques heures plus tard, éclate un accès complet d'hystérie. Cette malade guérit parfaitement après le rétablissement de la menstruation. Elle ne conserve plus, de la violente névrose, subie pendant plusieurs mois, qu'un nervosisme général plus accentué que par le passé.

Nous avons observé un cas analogue, mais beaucoup plus grave, chez une jeune fille qui, ayant ses règles, se livra à une course rapide. Sur le moment la menstruation évolua paisiblement, mais elle laissa à sa suite une très légère congestion utérine et cela suffit pour donner naissance à l'affection.

Les premiers symptômes éclatèrent peu après l'imprudence commise. Ce furent une tympanite d'intensité exceptionnelle, une ovaralgie double légère et des plaques d'anesthésie. Ultérieurement survinrent tous les phénomènes de la grande névrose. Mais avec cette anomalie, c'est qu'il existait des zones hystérogènes très nombreuses variant d'intensité, de nombre, ou disparaissant même d'un jour à l'autre, tandis qu'il nous était impossible de trouver aucune zone frénatrice.

Influence d'une éducation vicieuse. Fait à l'appui. — Une éducation mal conduite peut entraîner des désordres intellectuels de nature hystérique, mais du caractère le plus grave. Tel est le cas d'une jeune fille appartenant à une riche famille d'artisans et placée dans un couvent de premier ordre.

A son retour parmi les siens, elle se trouve déplacée dans ce milieu et refuse de s'occuper du ménage. Elle s'isole, tombe dans le mutisme, songe à se tuer, mange de la terre, du plâtre, des cendres. Elle est en proie à des crises étouffées de larmes, et se plaint de douleurs au sommet de la tête, de serrement à la gorge, d'insomnie, d'hallucination. Elle finit par se livrer à des actes de violence envers sa mère.

Bientôt sa santé générale s'altère profondément. Les règles sont supprimées et une chlorose intense aggrave la situation. Confiée à nos soins pendant trois mois, l'hydrothérapie produit bien ses effets toniques et calmants habituels.

Mais, elle échoue complètement contre les symptômes affectifs et psychiques de la maladie.

Hystérie chez l'homme. — Longtemps mise en doute, l'existence de l'hystérie chez l'homme est aujourd'hui démontrée. En général acquise et occasionnelle chez l'adulte, elle semble éclater spontanément, ou sous des causes bien plus futiles, chez les petits garçons, ou chez des jeunes filles, avant l'âge de la puberté. Dans les deux cas, on rencontre à peu près toujours les formes anormales de la maladie. Ce sont des hémianesthésiques, des hémiparétiques, des hypnotiques ou des délirants par excellence. Toujours des sujets rares, curieux à étudier, présentant le plus vif intérêt et réclamant une médication à la fois morale et physique, habile, patiente et de longue durée.

Hystérie chez les enfants. — Tous ces enfants nous ont offert une intelligence des plus précoces, bien au-dessus de la moyenne, alliée à une imagination vive, exaltée, à un sentimentalisme hors de proportion avec leur âge. D'une frêle constitution et d'un tempérament très délicat, comme la plupart des hystériques jeunes ou vieux, leurs fonctions digestives languissantes ou troublées. Leur appétit nul ou capricieux, et leur goût toujours plus ou moins bizarre.

Faits cliniques. — Les deux types suivants sont des modèles achevés. Nous les résumons :

L'un est un garçon âgé de dix ans, très intelligent, d'un tempérament nerveux et de bonne constitution, adressé par M. le Dr Bitot. Depuis un mois, ce malade est atteint d'une névrose somnambulique et cataleptique, ayant présenté des phénomènes si nombreux et si bizarres, que leur description détaillée constituerait un vrai mémoire.

Pendant son sommeil hypnotique tantôt il se croit sur un bateau et se met à ramer de bon cœur. D'autres fois, se croyant dans un bain de natation, son agitation ne cesse qu'après s'être plongé dans un bassin rempli d'eau. D'autrefois encore, il devient aveugle ou aphasique, et pendant une demi-journée ne communique plus avec le monde extérieur que par le secours de l'écriture.

Lorsque, sous l'influence, de ses hallucinations, il arrive à vouloir commettre des actes imprudents pour sa sécurité, et qu'on s'y oppose, il est pris de colères violentes, accompagnées de convulsions cloréïques ou tétaniques. Autrefois, il avait souvent des accès de céphalalgie ; depuis la maladie actuelle, il se plaint rarement de la tête.

Au sortir de ces crises, la fatigue accusée n'est pas en proportion avec le travail physique excessif auquel il s'est livré pendant ses hallucinations. Le sommeil est assez bon, l'appétit passable, irrégulier. Il est pâle, peu musclé, travaille facilement et son caractère est assez doux.

Le traitement hydrothérapique a été dirigé avec une extrême prudence et a été bien secondé par les parents. L'enfant lui-même s'y est aisément accoutumé, grâce aux précautions prises. Un traitement de quatre mois a donné un succès complet.

Dans le deuxième cas, il s'agit d'une jeune fille de huit ans, tempérament nerveux, lymphatique, constitution délicate ; adressée par M. le Dr Moussous. Malgré son jeune âge, cette intéressante malade présente tous les caractères d'une hystérie cérébrale ou, si l'on préfère, d'une névropathie de cette nature.

Caractère énergique, volonté ferme, abattue aujourd'hui, le lendemain réagissant comme un ressort. Blonde, frêle, corps chétif, grands yeux, appétit inégal, mémoire prodigieuse, intelligence supérieure. Facilité très grande d'assimilation intellectuelle, mais tension cérébrale s'épuisant rapidement ; très distraite, rêvant toute éveillée ; quelquefois même, légères hallucinations ; voyant de petits anges voler autour d'elle.

Les sentiments affectifs sont bien plus développés que ne le comporte son âge. A la moindre impression de cette nature, le visage pâlit, les yeux se cernent, il survient de l'inappétence et un affaiblissement profond. Chaque émotion, bonne ou mauvaise, se traduit toujours par des accidents muqueux ou névralgiques, coryza, contracture du col ou catarrhe vésical.

Il y a deux ans, pendant la convalescence d'une bronchite, on lui annonce la mort d'un petit cousin. Le saisissement est extrême. Depuis lors, elle rêve à cet enfant et ne peut continuer une histoire quand son petit nom vient par hasard à s'y trouver. Quand elle voit les feuilles, les fleurs agitées par le vent, elle s'imagine qu'elles souffrent et que, comme elle, elles s'inclinent et plient sous la souffrance. Alors, elle est prise d'un sentiment de tristesse indéfinissable, qui se peint sur sa figure et qu'on lui fait avouer.

Le traitement hydrothérapique a été combiné avec des exercices méthodiques et complets. Il a duré plusieurs mois. Sous son influence, il s'est fait une modification très heureuse dans l'organisme de cette intéressante enfant.

Fréquence de l'hystérie grave dans l'enfance. — Il nous serait facile de multiplier ces types.

Un fait analogue, observé récemment, a été vu successivement pur MM. Charcot et Pîtres, soigné à l'établissement de Passy chez M. le Dr Pascal et sa guérison achevée à Longchamps. Tous les troubles moteurs localisés aux membres inférieurs ont été constatés successivement chez cet intéressant malade âgé de onze ans. L'affection remontait à plus de deux années et paraissait entretetenue par la faiblesse déplorable de vieux parents.

La simulation a pu jouer un certain rôle dans ce dernier cas et nous croyons inutile d'insister à cet égard.

Les hystériques veulent être ou se rendre intéressants. Aussi l'appréciation de la valeur *vraie* de leur état symptomatique, et des règles de conduite à en déduire, constituent une difficulté de *premier ordre*, surtout dans les établissements hydrothérapiques.

Tout récemment encore nous avons observé chez un

enfant de douze ans un cas de sommeil hystérique spontané revenant plusieurs fois par vingt-quatre héures, ne durant que quelques secondes et ne s'accompagnant d'aucun autre symptôme hystérique. Le malade est encore en traitement. Vu par M. Charcot, le savant professeur a déclaré observer pour la première fois cette forme singulière.

Toux hystérique. — L'un des symptômes hystériques le plus souvent soumis à notre observation est la toux hystérique. Quelquefois très rebelle, d'autrefois cédant aisément à la première impression de l'eau froide.

Spasme du diaphragme. Dyspnée hystérique. — Plus rarement, nous avons observé la dyspnée de même nature ou des convulsions diaphragmatiques, l'aphonie pure, ou le spasme œsophagien (voir au sujet de ce dernier symptôme une relation intéressante de la clinique de Trousseau, par Peter, in. *Gaz. des hôpitaux*, n° 85, juillet 1875, p. 674).

Presque au début de notre pratique, en 1862, nous avons observé un spasme du diaphragme chez une femme de quarante ans. Mariée et sans enfants, l'affection était survenue à la suite d'une vive contrariété. Elle guérit très aisément avec un traitement hydrothérapique de deux mois à peine.

Mais fait très rare, cette même malade vient de se représenter à notre observation ces jours-ci présentant les symptômes identiques. Elle revient après vingt-trois ans de guérison offrant la même affection due aux mêmes influences.

Vomissements incoercibles. — Les vomissements incoercibles des hystériques, s'accompagnant d'anurie et de conservation d'un embonpoint relatif, ont longtemps exercé la sagacité des praticiens. MM. Laycock en Angleterre et Charcot en France ont fait ressortir la corrélation existante entre ces trois symptômes et donné la raison physiologique de l'absence de tout symptôme d'empoisonnement urénique en pareil cas.

L'estomac éliminateur de l'urée, au lieu et place des reins eux-mêmes, n'est pas l'un des moindres faits inattendus de l'hystérie. On a encore retrouvé ce produit dans la salive (Fernet). Il est vrai d'ajouter que Bouchard a constaté l'urée dans les vomissements des tuberculeux.

Les vomissements hystériques ont été l'objet de recherches étendues de la part de MM. Huchard (de Paris); Luton de Reims, Fabre de Marseille. Nous renvoyons au mémoire de M. Emile Noguès (*Rev. méd. de Toulouse*, n° 18, 15 septembre 1884) le lecteur désireux de poursuivre cette étude. Dans le cas cité par M. Noguès, la guérison des vomissements hystériques, rebelles et anciens fut bien obtenue par l'hydrothérapie. Mais il n'en est pas toujours ainsi et nous avons eu des mécomptes.

Anomalie hystérique. — Parmi les faits rares et les plus bizarres de la symptomatologie hystérique, signalons encore le suivant : une vieille femme de soixante et un ans nous fut adressée en 1864 par M. le Dr Caviole, de Cahors. A la suite de chagrins de famille, il était survenu des crises hystériques, se manifestant par des accès de larmes, de suffocations, et se terminant invariablement, cinq à six fois par jour, par le besoin de faire la culbute sur sa tête, d'un bout à l'autre de l'appartement. On était obligé pendant ce singulier exercice, de lui attacher ses jupons autour de ses jambes. Et, à chaque culbute sur la tête, elle poussait un gémissement et prononçait le mot : *Ah mon Dieu!*

Cette malade a parfaitement guéri dans moins de deux mois de traitement.

Suggestions hypnotiques. — Passant sous silence l'évolution classique de la grande hystérie, bien connue aujourd'hui depuis les travaux de M. Charcot, nous nous bornerons, avant d'exposer le traitement hydrothérapique de l'affection, à signaler encore les leçons toutes récentes

de M. Pitres à sa clinique médicale de Bordeaux sur les
suggestions hypnotiques (Ferret et fils, libraires-édi-
teurs, Bordeaux. 1884). Elles sont du plus haut intérêt.

Ainsi que le fait remarquer leur auteur, dans un
laps de temps relativement très court, de 1878 à 1883,
on a acquis plus de connaissances précises sur ces phénomènes, en apparence encore si mystérieux de l'hystérie, qu'on avait pu en recueillir pendant de longues
années (p. 9).

On lira avec le plus vif intérêt les expériences cliniques sur ce que M. Heidenhaim a désigné par *phénomènes d'imitation* et ce que les magnétiseurs appellent
attractions magnétiques (p. 17). De même, l'analyse
des phénomènes d'idéations sensorielles suggérées par
les attitudes données au sujet hypnotisé (p. 21), en
mettant en jeu les sens, ouïe, goût, odorat (p. 27) ; ou
bien encore, les suggestions psychiques se prolongeant
après le réveil (p. 36 et suivantes).

Mais, à l'exemple de leur auteur, garderons-nous une
prudente réserve sur ces faits inattendus, laissant encore,
les uns trop incrédules, en présence de phénomènes
très minutieusement analysés, et les autres, trop enclins
par leur enthousiasme à rechercher leur explication,
dans des influences surnaturelles (p. 62).

**Échecs de l'hydrothérapie dans les hystéries anor-
males.** — Cette lecture nous a rappelé bien des souvenirs inexpliqués de notre propre clinique. Mais qu'il
nous suffise de dire que la plupart de ces hystériques
anormales constituent les cas les plus rebelles à toute
médication. C'est le fond commun des insuccès en hydrothérapie, lorsqu'il n'est pas possible de soumettre ces
malades à un traitement *moral* et *physique des plus
sévères et longtemps continué*.

Encore les échecs sont-ils nombreux, quoiqu'on fasse,
car cette catégorie d'hystériques présente des troubles
incurables. Ils font partie de cette catégorie nombreuse
désignée récemment sous le nom de *psychopathes*.

Néanmoins, les résultats obtenus sont bien supérieurs à ceux notés dans l'épilepsie, mais toujours très inégaux ; et l'on peut ajouter sans crainte que, dans ses formes anormales, et particulièrement dans ses formes cérébrales, l'hystérie est, de toutes les névroses, la plus irrégulière au point de vue thérapeutique.

Tel cas cède dès les premières séances hydrothérapiques ; tel autre après avoir résisté à la balnéation la plus variée, à la thérapeutique la plus énergique, semble disparaître spontanément au lendemain de leur abandon. Des irrégularités symptomatiques et leur multiplicité nécessitent l'emploi successif des principales formules. Mais, en raison de la nature excitable de ces malades, de leur vive impressionnabilité et des imprévus qu'ils réservent toujours au praticien le plus expérimenté, il faut agir à la fois avec audace et prudence.

Eau tempérée dans les formes cérébrales. — Les douches tempérées, les bains d'affusion *prolongés* sont indispensables dans les formes cérébrales aiguës de l'affection, lorsque l'insomnie et la surexcitation dominent. D'autres fois, une action brusque perturbatrice obtenue à l'aide d'une douche en grosse pluie ou en cercle, réussit bien à enrayer une crise menaçante ; ou bien encore des douches très excitantes massives avec de gros jets sont mieux indiquées.

Mais, avant tout, il faut procéder sans idée préconçue et passer d'un appareil à l'autre pour trouver le point de pénétration et obtenir une action thérapeutique continue. De tels traitements demandent beaucoup de tact, de constance, et une intervention médicale assidue sous peine de ne pas agir au moment opportun.

Statistique. — Pour la période des sept dernières années, notre clinique hydrothérapique de Saint-André nous a donné les résultats statistiques suivants :

		N.	G.	F.A.	A.	I.	Aggr.
Hystéro-épilepsie …	F.	17	1 (?)	7	6	3	»
	H.	»	»	»	»	»	»
Hystérie …	F.	70	5	28	22	14	1
	H.	3	1	1	1	»	»
Total …		90	7	36	29	17	1

Si les chiffres ci-dessus démontrent la facilité de
l'hydrothérapie à améliorer l'état de ces malades, ils
prouvent aussi la rareté des guérisons dans la grande
hystérie. Il est vrai que l'hystérique d'hôpital est difficile à gouverner et s'astreint rarement à un traitement
régulier et suivi un temps suffisant. Son caractère
indiscipliné, mauvais parfois, provoque des conflits dans
le milieu où elle se trouve et elle se met souvent dans la
nécessité de se faire renvoyer avant la guérison.

§ III. — CHORÉE

Historique. — Peut-être soupçonnée par Galien,
confondue au moyen âge avec des états complexes
affectant la forme de névrose épidémique pour lesquelles
on allait en pèlerinage demander la guérison à la cha-
pelle de Saint-Guy en Souabe, il faut arriver jusqu'à
Sydenham pour avoir une notion claire et précise de la
maladie. Ce dernier la définit par la description en raccourci de l'affection, à laquelle il donne le nom de
chorée.

Étiologie. — Maladie du jeune âge; un peu plus
fréquente chez les fillettes. Ses causes principales sont
toutes celles pouvant entraîner une anémie chlorotique
et une déchéance du système nerveux: conditions hygiéniques mauvaises, alimentation insuffisante, excès génitaux, surmenage intellectuel, impressions violentes,
imitation.

**Relations de la chorée avec le rhumatisme. Indi-
cations thérapeutiques.** — On doit à M. G. Sée la dé-

monstration d'une loi clinique établissant une corrélation directe entre la chorée et le rhumatisme articulaire dans le jeune âge ; cette dernière affection paraît,
dans la majorité des cas, jouer le rôle formateur envers
la première.

Cette connaissance est précieuse, car mainte fois, en
hydrothérapie surtout, nous y avons puisé l'indication
des formules les mieux appropriées et grâce auxquelles
la chorée *rhumatismale* cédait avec une rapidité surprenante.

Les affections générales comme le scrofule, l'herpétisme, la syphilis ancienne ou les fièvres intermittentes,
jouent un rôle bien plus secondaire. Il suffit de les énu-
mérer, pour y puiser les éléments des formules hydriatriques les mieux appropriées, pour combattre cette
origine de la maladie.

Influence de l'âge et du sexe. — La chorée se rencontre bien plus rarement chez l'adulte. Chez la femme,
elle semble souvent liée à l'évolution d'une première
grossesse (Jaccoud). Cette forme de chorée suit les
phases de la gestation.

Ses rapports avec l'état psychique. — Il nous paraît
inutile de nous appesantir sur la symptomatologie
commune de l'affection. Mais nous devons mentionner
les rapports établis par Macé entre l'état psychique et
la chorée. Si, en raison de leur irritabilité native, la
plupart des jeunes choréiques offrent des altérations
presque toujours légères de l'intellect (colères faciles,
caprices, mobilité des idées, mémoire défaillante, sommeil agité), l'auteur nous paraît faire jouer un rôle
excessif à ces symptômes *épisodiques* et surtout, il les
croit beaucoup trop fréquents. Parmi les nombreux cas
de chorée soumis à notre observation, il n'est resté dans
notre souvenir qu'un seul fait de chorée s'accompagnant
de troubles psychiques nocturnes assez intenses, mais
sans gravité réelle.

Distinction à établir avec l'hémichorée et l'athé-

tose. — Depuis quelques années, on a soigneusement distingué la chorée proprement dite de l'hémichorée et de l'athétose, deux syndromes liés aux lésions hémorragiques et sclérotiques de la partie postérieure de la capsule interne. Ces deux symptômes des maladies de l'encéphale ont été particulièrement signalés et étudiés par MM. Charcot en France et Hammond de New-York. Cette distinction est capitale, car le pronostic est bien différent dans ces deux cas.

On ne peut cependant affirmer qu'il n'existe aucune relation anatomique entre ces trois ataxies du mouvement, ataxies bien distinctes encore de celles du tremblement de la sclérose en plaques, des mouvements désordonnés du « tabes », ou de ceux plus accusés de la paralysie agitante. C'est l'opinion de l'école anglaise. On a même établi, par des autopsies, qu'il y avait des lésions emboliques du corps strié et de la couche optique, ou de diverses autres parties du cerveau, dans les ataxies choréiques.

Recherches expérimentales. — Des expérimentations faites en France par MM. Chauveau, Legros et Onimus entre autres, démontreraient au contraire l'influence des lésions médullaires dans la production des phénomènes choréiques. Mais si l'on compare toutes ces recherches si divergentes et qu'on les rapproche de cet autre fait bien établi : *curabilité facile et rapide* du plus grand nombre des choréiques, on est amené à conclure, que la chorée n'a pas de lésion fixe et reste encore à ce jour une névrose.

Pathogénie incertaine. — Y aurait-il tout au moins un *état irritatif fonctionnel* de l'axe rachidien dû à diverses causes et en particulier au rhumatisme, ou une *lésion dépressive* de l'encéphale lui-même, laissant l'incitation médullaire sans frein ni guide ? Simple vue spéculative, séduisante en apparence, elle ne nous donne pas la clef de la pathogénie de l'affection. Mais, en la rapprochant des cas rares dans lesquels les autopsies ont démontré l'existence de lésions cérébrales graves, elle nous expliquerait, peut-être, le grand nombre des guérisons obtenues rapidement et facilement mis en regard de quelques cas dont on ne peut triompher, quelle que soit la persévérance, l'énergie et la variété des moyens d'action employés.

Valeur de l'hydrothérapie. Résultat de notre statistique hospitalière. — Parmi eux, l'hydrothérapie vient à coup sûr en première ligne et l'exposé rapide des résultats notés confirme bien la distinction clinique établie ci-dessus.

La clinique hydrothérapique de Saint-André nous a donné pour la période des sept dernières années, la statistique suivante :

	G.	F.A.	A.	I.	Aggr.	
Femmes	39	14	13	8	4	»
Hommes	29	5	5	13	5	1
Total	68	19	18	21	9	1

Après l'hystérie, la chorée est l'affection de ce groupe la plus communément traitée par l'hydriatrie. Mais pour apprécier la valeur de celle-ci et les formules appropriées, il est indispensable d'établir une distinction tranchée entre la chorée infantile, celle de l'adulte et le tic convulsif non douloureux, généralisé ou localisé.

La *chorée infantile* est la plus fréquente et donne les plus nombreuses guérisons. Souvent ayant éclaté sans cause appréciable ou par imitation, son origine rhumatismale est aujourd'hui des mieux connues. Parfois même on observe des accidents concomittants de cette nature localisés aux muscles, aux articulations ou au cœur lui-même. |

Formules balnéaires; eau tempérée au début. — Si l'affection est tout à fait récente et simple, la douche en jet brisé de 30° à 32°, administrée sur tout le corps pendant deux à trois minutes en moyenne a une action sédative des plus énergiques. Formule la meilleure au début du traitement, elle permet de familiariser l'enfant, de l'aguerrir, *de le rassurer*, et seule elle peut suffire à guérir l'affection. Il est même des cas, où en raison de l'éréthisme nerveux concomitant et de l'acuité du mal, l'eau tempérée doit être continuée longtemps et la douche encore plus prolongée. Dans un cas entre autres nous avons réussi à la condition de donner des douches à 30° pendant cinq et six minutes ; durée exceptionnelle en hydrothérapie. Chez le malade auquel il est fait allusion, toute tentative pour abaisser la température de l'eau, était toujours suivie d'une aggravation immédiate.

Facilité d'accoutumer ces malades aux basses températures. — Néanmoins, c'est un fait exceptionnel et le plus souvent après la première ou la deuxième semaine du traitement ; dans la grande majorité des cas, il est préférable d'abaisser peu à peu la température de l'eau et de d'abréger la durée des applications afin d'obtenir tout à la fois une action sédative et tonique si utile chez les enfants.

Il n'est pas rare de voir alors ces petits malades, si craintifs au début, devenir d'une intrépidité telle qu'on est obligé de modérer leur ardeur pour l'eau froide. Ils fournissent au plus haut degré la preuve clinique et thérapeutique de l'*indispensabilité* de l'introduction de l'eau chaude en hydrothérapie.

Dans les antécédents rhumatismaux modifications des formules. — S'il n'existe aucun antécédent rhumatismal, on prescrit avec avantage les douches froides en pluie et en jet suivies d'immersion dans la piscine avec la douche en lame. Mais, dans le cas contraire, il faut bien s'abstenir de cette dernière formule hydrothérapique et ne donner que les douches générales froides ne 'dépassant pas quinze à trente secondes de durée au maximum.

Emploi du calorique. — Dans quelques cas, les accidents rhumatismaux n'ont pas entièrement disparu au moment de l'explosion choréique. On trouve encore des muscles douloureux, des nerfs sensibles et surtout de légers gonflements dans les articulations moyennes. Il est utile alors de débuter par de légères sudations térébenthinées avec la caisse, la tête hors de l'appareil; l'enfant accepte assez bien ce procédé.

D'autres fois de simples douches de vapeur *loco dolenti* de quatre à cinq minutes de durée sont suffisantes pour atteindre le but, et le moyen doit être toujours préféré si l'on trouve encore les traces d'une poussée vers le cœur ou le péricarde.

Les sudations ne doivent pas excéder dix à douze minutes. La température de la caisse à 39° au maximum; compresse d'eau froide sur la tête renouvelée plusieurs fois pendant la sudation. Au sortir de la caisse, douche générale en pluie ou en jet brisé à 30°-32°. Ce moyen sudorifique spoliatif et sédatif tout à la fois produit vite des effets et ne doit pas être continué longtemps.

Durée du traitement. — La durée du traitement est assez variable, rarement inférieure à un mois; il faut souvent le continuer deux et trois mois. Du reste, son action remarquable sur la santé générale et le développement de l'enfant ne fait jamais défaut et on a toujours lieu de s'applaudir de cette persistance.

Résultats thérapeutiques. — *Distinction à établir pour le pronostic.* — On peut affirmer que la guérison est constante dans la chorée récente même lorsqu'elle a dépassé le terme habituel de son évolution spontanée. Lorsqu'il en est autrement, l'affection n'est qu'une chorée apparente.

Dans ce dernier cas, elle devient chronique, se localise souvent dans les muscles de la face et dans un membre, s'accompagne d'un nervosisme général accentué, parfois de troubles nerveux très bizarres, de cris involontaires, inarticulés ou bien de la prononciation de mots nullement en rapport avec l'éducation première. Ainsi nous avons eu longtemps à soigner une enfant, jeune fille aujourd'hui, qui, à toutes les bizarreries de la chorée joint la suivante : elle prononce les mots les plus grossiers, les jurons les plus vifs en s'adressant aux personnes et en leur crachant quelquefois au visage. On peut juger de la stupéfaction des auditeurs et de la confusion des personnes chargées de la garde de cette malade.

Ces chorées, ainsi désignées faute de mieux, sont souvent incurables, ou ne fournissent que des guérisons très incomplètes ou de peu de durée. Cependant, en raison de son action sédative et tonique générale, l'hydrothérapie est encore assez utile. Grâce à elle on obtient un peu de calme, quelquefois même un répit assez long.

Nous avons eu recours à tous les procédés, depuis les bains d'affusion prolongés pendant deux heures chaque jour, jusqu'aux douches les plus percussives et à basse température, sans trouver une formule appropriée spécialement à cette forme de chorée.

L'adulte, ou plutôt l'adolescent et la jeune fille sont également sujets à la chorée.

D'une sensibilité moins exquise aux médications en général, on a plus de difficulté à triompher de la maladie ; parfois il y a des récidives et l'affection semble tenir à la fois de la chorée infantile et du tic chronique plus ou moins généralisé.

Les antécédents rhumatismaux sont plus rares. Chez la jeune fille, des symptômes hystériques peuvent être observés. Néanmoins les règles générales du traitement de la chorée infantile sont les mêmes pour combattre la chorée de l'adulte.

§ IV. — CHORÉES SYSTÉMATISÉES, PROFESSIONNELLES

Pathogénie. — Nous rangeons sous ce titre les affections comprises sous le nom de crampes musculaires, désignées aussi sous les noms d'*impotences profession-nelles*. Leur nature est obscure et leur classement peut aussi bien suivre, plus logiquement peut-être, soit les affections du système nerveux périphérique, soit les maladies de la moelle, car, à coup sûr, le nerf et plus encore son département médullaire ou ganglionnaire sont atteints. En pareil cas, le désordre musculaire en est la simple traduction symptomatique.

Distinction avec la chorée simple. — A l'inverse de la chorée, la convulsion musculaire ne paraît que lorsque les muscles sont soumis à leur mouvement spécial professionnel et elle affecte toujours la même forme, subordonnée au jeu régulier du groupe musculaire à l'état normal. Ce spasme tonique est à la chorée ce qu'est le tremblement pathognomonique de la sclérose en plaques à celui du *paralysis agitans*. Cette convulsion s'accompagne toujours d'une légère *contracture*, insensible au repos et donnant au mouvement choréique un caractère raide et saccadé caractéristique.

Toutes ces distinctions sont importantes, car elles dénotent à la fois l'altération profonde du système nerveux et elles expliquent les difficultés à guérir cette maladie.

Crampe des écrivains. — La *crampe des écrivains* est la forme la plus connue de ces dyskinésies professionnelles; longtemps elle a passé pour une singularité pathologique.

Variétés professionnelles. — D'autres professions peuvent offrir des états analogues. Nous en avons publié un exemple des plus curieux, chez les ouvriers se servant de l'aiguille à coudre (*Union médicale de la Gironde*, 1874, p. 194). Nous en avons observé un autre aussi remarquable chez un flûtiste; récemment chez une ouvrière étireuse en linge dans une blanchisserie : Obligée de saisir les extrémités des pièces de linge en fléchissant fortement les quatre doigts sur les paumes des mains et de supporter ainsi les secousses d'une traction saccadée, une légère *contracture douloureuse* des fléchisseurs des mains et des avant-bras s'en était suivie. Les pianos et les machines à coudre donnent assez souvent naissance aux mêmes troubles musculaires. Seulement, dans le second cas, ils nous paraissent symptomatiques d'une véritable irritation spinale et avoir une signification bien plus sérieuse pour la santé générale.

Souvent il existe un certain degré de parésie et d'anesthésie dans le membre inférieur surmené par le travail et des douleurs à la région lombaire d'un caractère sérieux. Nous avons récemment observé un cas de ce genre à notre clinique de l'hôpital Saint-André, la guérison fut obtenue par l'emploi combiné de l'hydrothérapie, de la galvanisation et des ventouses sèches sur le rachis.

Étiologie. — Chez quelques-uns, on trouve des accidents rhumatismaux; témoin notre tailleur d'habits. Ces malades sont plus faciles à guérir. Chez tous, un tempérament nerveux, une impressionnabilité générale prédominent à l'excès. Dans la majorité des cas, il y a exagération dans le travail professionnel comme cause certaine et prochaine de la maladie. Cependant, chez quelques-uns, il n'en est pas ainsi et l'on doit invoquer une prédisposition particulière.

Indication thérapeutique. — Ces diverses nuances, utiles à signaler, dictent la conduite à tenir. Au préalable, repos prolongé des muscles atteints. Plus tard, reprise très graduée de la profession et défense de tout excès à cet égard.

Calorique. — Les sudations térébenthinées répondent à une indication spéciale. Les douches générales, en pluie, en jet, au début à température élevée pour obtenir un effet sédatif, primitif, sont utiles si les convulsions musculaires laissent un sentiment de fatigue accusé. De même, s'il y a de l'éréthisme nerveux. Mais plus tard, il est préférable de recourir aux douches froides et aux douches alternatives ou écossaises.

Durée du traitement. — Du reste, traitement long, très long, nécessité de le varier beaucoup pour calmer les impatiences des malades. L'électrisation a été souvent préconisée; c'est un aide précieux à ne pas négliger dans une affection où, malheureusement, les succès complets sont bien rares. En général, on soulage seulement ces malades et, grâce à une sévère hygiène professionnelle, quelquefois ils peuvent reprendre ou continuer leur profession.

Conclusions. — Dans les cliniques hydrothérapiques, l'importance du chapitre des névroses au point de vue nosologique peut se traduire par les chiffres suivants, empruntés à notre clinique hydrothérapique de Saint-André.

Elle porte sur un relevé de quinze années pendant lesquelles nous avons reçu 5187 malades.

	Hommes.	Femmes.	Total.
Chorée	33	35	68
Épilepsie	53	61	114
Hystérie	4	132	136
	90	228	318

Ce qui représente, par rapport au chiffre total des inscrits, 6 p. 100 environ.

Si l'on réduit ces termes comparatifs aux seules affections de *l'élément nerveux*, l'on trouve que sur
2400 malades de cet ordre, les trois névroses classées
représentent une proportion de 13 p. 100; soit un
chiffre bien inférieur à ceux fournis par les névralgies et
les névropathies ainsi que cela est établi dans les deux
chapitres suivants.

Nota. — Dans une leçon clinique récente de
M. A. Joffroy (*Progrès médical*, 30 mai 1885, p. 437 et
suivantes) la coïncidence ou plutôt la liaison de la diathèse rhumatismale à la chorée infantile est remise en
question.

Une statistique plus rigoureuse démontrerait la rareté
de la coexistence des deux affections et le rhumatisme
ne jouerait aucun rôle formateur. Le plus souvent les
arthropathies concomitantes seraient d'origine nerveuse
comme l'affection principale elle-même, et celle-ci liée à
la *croissance* serait une *névrose cérébro-spinale d'évolution*.

CHAPITRE XI

NÉVRALGIES

Douleur. — Expression la plus fréquente peut-être de tous les troubles de la vitalité, la douleur est un symptôme à combattre fréquemment dans les cliniques hydrothérapiques. Sa forme, son allure, son siège et sa nature sont des plus variables. Aussi doit-on en tenir grand compte dans les formules hydrothérapiques à conseiller.

NÉVRALGIES

Définition. — Une névralgie n'est pas une affection au sens propre de ce mot, mais plutôt un symptôme, ayant pour origine des états divers, récents ou anciens. Peut-être serait-il plus exact de faire une exception en faveur de la névralgie pure *a frigore*. Bien que la caractéristique symptomatique ne change pas et qu'elle ait pour unique expression « la douleur »; néanmoins, ses conditions formatrices *sui generis* » sont telles, qu'il serait difficile de lui refuser le qualificatif de maladie, plutôt que de syndrome clinique.

Historique. — En médecine, les études historiques réservent parfois de singulières surprises. A peine un siècle nous sépare de la première description sérieuse des névralgies sciatiques et trifaciales par Cotugno et André. Dans l'antiquité, Arétée, le premier, avait distingué *approximativement* les névralgies de la face des autres affections douloureuses de l'extrémité céphalique.

Au commencement du XIXe siècle, seulement, l'ensemble des névralgies est étudié avec soin par Chaussier. Mais il faut arriver à 1841, à l'étude remarquable de Valleix sur ces affections pour être complètement édifié. L'ouvrage est classique, c'est le fruit de longues recherches.

Il est trop connu pour qu'il nous semble nécessaire de le rappeler autrement, avant d'aborder l'examen *sommaire* des derniers travaux de pathogénie sur les névralgies et de faire connaître leur traitement balnéaire.

Étiologie. Recherches récentes. — Aux causes si bien analysées par Valleix, il est utile d'ajouter celles mises en lumière par M. Verneuil sur l'influence des traumatismes. Le rôle prépondérant des diathèses et de l'impaludisme, sur diverses manifestations névralgiques, est bien mieux connu et apprécié aujourd'hui. Souvent une thérapeutique rationnelle y puise des indications précieuses.

Points névralgiques. — L'on doit à Valleix l'étude précises des points douloureux névralgiques sur le trajet des nerfs. Trousseau a signalé l'existence fréquente de points apophysaires correspondants. Il est assez singulier, qu'un clinicien physiologiste de la valeur de Romberg ait nié l'existence des premiers, car l'étude minutieuse de Valleix sur ce point, ne prêterait aucun doute, si la clinique n'était là, pour mieux l'affirmer encore.

Pathogénie de la douleur. — Bien des hypothèses

23.

ont été émises pour expliquer l'existence et le mode de formation des points douloureux. De même, celui de la douleur tantôt généralisée ou disséminée, d'autres fois fixé sur un point isolé. Malgré l'ingéniosité des auteurs et les expériences faites, on est obligé d'avouer encore aujourd'hui, l'ignorance dans laquelle on se trouve. On a bien voulu expliquer la propagation de la douleur, tantôt en admettant une irradiation de voisinage vers les noyaux sensitifs (théorie centrale), tantôt en se basant sur l'existence des anastomoses sensitives superficielles (théorie périphérique). De même encore, a-t-on voulu faire résider la douleur dans les *nervi nervorum* découverts par M. Sappey et dans les filets récurrents se distribuant au névrilème et dans les tissus voisins.

Selon M. Grasset (*loc. cit.*, p. 583) M. Cartaz a édifié la théorie suivante pour expliquer la double douleur, sur place et de propagation déterminée en comprimant le nerf cubital dans la gouttière de l'olécrâne. Le point douloureux local serait dû à une compression légère ne portant que sur les filets récurrents superficiels et la douleur de propagation jusqu'à l'extrémité digitale, aurait pour origine, la compression plus forte atteignant le tronc nerveux lui-même.

Mais, faut-il le répéter encore, cette théorie reste à l'état d'hypothèse ingénieuse et, dans tous les cas, n'explique nullement le mécanisme de formation de la douleur.

Symptomatologie, analyse nouvelle. —Valleix avait porté toute son attention sur les variations de ce symptôme ; ses successeurs, poussant plus loin l'analyse clinique, ont précisé les autres signes diagnostiques des névralgies. En 1850, Turck a signalé l'existence des plaques anesthésiques et hyperesthésiques. Les troubles moteurs simplement indiqués par Valleix, ont été distingués soigneusement en directs ou réflexes, toniques ou cloniques.

Récemment M. Franck a signalé les effets cardiaques et respiratoires provoqués par des excitations douloureuses. MM. Couty et Charpentier ont étudié les excitations sensorielles, et, dans des expériences extrêmement ingénieuses, Schiff a analysé les modifications thermiques cérébrales dues aux excitations du goût et de l'odorat, démontrant ainsi, le rôle de centre récepteur exercé par le cerveau.

Siège des excitations périphériques. — Les excitations périphériques naissent-elles et restent-elles sur place; ou, comme les excitations sensorielles, remontent-elles au centre médullaire, sinon jusqu'à l'encéphale? C'est la question fort débattue encore des névralgies d'origine centrale mise en regard des névralgies de causes périphériques. Nous penchons volontiers, même dans ces derniers cas, pour la théorie d'une excitation centrale, liée à une irritation périphérique qui suit ou précède selon les circonstances étiologiques.

Origine centrale de la douleur. — MM. Austie, Vulpian ne mettent pas en doute l'existence d'une lésion médullaire passagère ou durable, dans les névralgies périphériques. Les altérations de la moelle, notées chez les animaux, soumis à des irritations répétées des nerfs sensitifs à leur périphérie, en sont la preuve expérimentale, de même encore, la persistance de la douleur après l'ablation des membres.

Lésions dynamiques, anatomiques. — Quoi qu'il en soit de ces considérations, l'altération du nerf peut être dynamique ou anatomique. Dans le deuxième cas, ce sont des altérations très variables suivant les causes, siégeant dans le nerf tout entier ou dans l'un de ses éléments.

Les expériences de laboratoire : compression, contusion, congestion ou irritation du nerf, provoquant aussitôt le symptôme douleur, il est évident que la névralgie pathologique procède de lésions analogues. Si aucune altération du nerf n'est perceptible, empruntant un exemple peut-être hasardé à l'état d'un fil

traversé par un courant électrique, pourrait-on dire
que la lésion nerveuse est purement dynamique, fonctionnelle?

Troubles trophiques, sécrétoires. — Dans le premier cas, les troubles trophiques si bien étudiés dans ces
dernières années sont de règle. Dans le second prédominent des troubles sécrétoires. Il nous paraît inutile d'insister sur cette symptomatologie.

**Silence inexplicable des auteurs sur la valeur de
l'hydrothérapie dans les névralgies.** — Le silence de
plusieurs auteurs sur la valeur thérapeutique de l'hydrothérapie dans le traitement des névralgies est aussi
l'une de nos surprises dans l'étude générale de cette
affection. Les travaux de Fleury, son excellente clinique
sur ce point, et longtemps avant lui, l'ouvrage classique
et plein de faits probants de Rapou (de Lyon) sur la
Méthode fumigatoire, à ne citer que ces deux auteurs,
nous semblaient des preuves suffisantes pour que le
silence à cet égard fût tout à fait inadmissible.

**Preuves pathogéniques de la valeur de l'hydro-
thérapie.** — Mais l'existence seule des névralgies d'origine anémique, lymphatique, ou dues à l'impaludisme
ou à une diathèse avortée, comme l'arthritisme, ou bien
encore liées à des troubles digestifs, utérins, aurait dû
avertir les cliniciens de la nécessité de mentionner tout
au moins notre médication.

Bien mieux, plus que tout autre, elle nous paraît répondre *physiologiquement* à la majorité des cas, pour
constituer une thérapeutique rationnelle par excellence.
Les médicaments actifs comme les extraits des Solanées
vireuses, des opiacés, à ne citer que des types, sont plutôt les remèdes de la douleur d'accès et non celui de la
causalité et de la maladie elle-même.

Si, pour traiter la chlorose, l'anémie simple, utérine,
lymphatique, si, pour combattre les manifestations rhumatismales *a frigore*, l'hydrothérapie est réputée par

tous les auteurs, comme médication bien efficace, comment n'en serait-il pas de même pour guérir un symptôme comme la douleur, expression si fréquente et prédominante de ces divers états pathologiques ?

Sans plus nous étendre sur cette thèse qui nous semble une vérité banale, abordons l'étude des traite-traitements hydrothérapiques appropriés aux diverses névralgies.

§ I. — MIGRAINE

Pathogénie. — *Migraine.* — On a recours fréquemment à l'hydrothérapie pour combattre cette névralgie céphalique. Indice certain d'un état constitutionnel, tantôt elle en suit les phases, d'autres fois elle en est l'expression avortée et elle se substitue aux symptômes classiques de l'affection principale.

Étiologie. — Le rhumatisme, la goutte surtout, sont les diathèses rencontrées le plus souvent dans les antécédents des migraineux. Vient ensuite l'herpétisme dont l'influence est moins bien établie. Les troubles digestifs ont une action *directe* sur le retour des accès. A l'exemple de bien des auteurs, nous pensons qu'on ne peut les considérer comme cause *originelle*. L'anémie, les accidents congestifs, donnent lieu également à des migraines, mais d'un caractère moins tranché.

Des causes *occasionnelles* de la migraine très fréquentes, plus encore que celle attribuée aux troubles digestifs, sont l'action du vent sur la figure, une impression vive sur la rétine, une émotion violente ou le retour de la menstruation. Cette dernière donne aux migraines un caractère de périodicité bien accusé.

Cette affection est souvent héréditaire; ou plutôt comme dans toutes les névroses déjà passées en revue, le système nerveux des ascendants peut avoir offert les affections les plus graves et les plus variées. D'autres

fois elle semble liée à des symptômes méningitiques
très légers et dont l'explosion est encore bien éloignée.
Nous avons observé cette forme chez les adolescents
lymphatiques.

Céphalée des adolescents. — Encore peu étudiée,
cette dernière variété mérite une mention particulière.
Elle a été l'objet d'un intéressant mémoire de la part de
notre collègue en hydrothérapie, M. le Dr Keller (*De
la céphalée des adolescents*, par Th. Keller, in *Archives de névrologie*, n°s 16 et 17, 1883, et *Progrès
médical* du 29 novembre 1882). Les onze observations
qui en sont la base rappellent tout à fait celles de notre
propre clinique.

Étiologie et symptomatologie. — Dans l'une comme
dans l'autre, l'affection frappe presque exclusivement
les garçons, vers l'âge de onze à quatorze ans, semblant s'exaspérer sous l'influence de tout travail cérébral. Aussi la plupart de ces malades doivent-ils suspendre leurs études; quelquefois même y renoncer pour
un temps assez long. Nous avons été frappé du cachet
constitutionnel commun de nos petits malades. Tous
étaient lymphatiques et un ou leurs deux ascendants
offraient la même constitution. La maladie a paru toujours venir inopinément, le plus souvent sans cause
occasionnelle évidente.

Pathogénie. — Quelle est la nature de cette affection? M. Keller établit un diagnostic différentiel que
nous adoptons volontiers dans ses lignes principales.
Évidemment ce n'est pas une névralgie. Ni points douloureux isolés, ni douleur à la pression sur les filets
nerveux céphaliques n'existent chez ces petits malades.
La douleur n'est pas bilatérale, comme dans la migraine, mais si elle ne s'accompagne pas de vomissements, il en est de même parfois dans la migraine;
seulement cette dernière présente une soudaineté *intensive* dans l'explosion et l'accès passé, plus de traces

douloureuses. Dans la seconde, on trouve difficilement un intervalle tranché dans les accès. Il existe presque toujours plus ou moins une douleur vague et diffuse dans une région étendue de la tête.

Forme méningitique. Fait à l'appui. — M. Keller signale la crainte non justifiée, dit-il, de l'imminence d'une méningite ou de quelque autre affection grave du cerveau. Cette terminaison est possible cependant. Nous en avons observé un cas. Il s'agissait d'un jeune homme de quinze ans, lymphatique, de constitution délicate et de taille élevée. Sa croissance avait été rapide, son appétit médiocre et son alimentation avait été insuffisante pour répondre à de tels besoins. Jeune homme intelligent, studieux, il avait dû peu à peu renoncer à ses études.

Les ascendants étaient lymphatiques, mais jouissant d'une bonne santé, et n'accusant aucune diathèse. Ils ont eu trois enfants. Des deux autres, un garçon et une fille plus jeunes, cette dernière présente des phénomènes analogues à ceux observés chez son frère aîné. L'hydrothérapie en a triomphé. Mais il n'en a pas été de même chez ce dernier.

Sous l'influence combinée de notre médication et de la cessation de tout travail intellectuel, la maladie semblait céder au bout de quelques semaines. Puis, le traitement abandonné, le travail repris, les douleurs revenaient. L'envoi à la campagne, des exercices agrestes violents, chasse, équitation, courses à pied, travail manuel eurent une action des plus efficaces. Cette remarque confirme l'observation de M. Charcot. Le savant clinicien a remarqué assez souvent l'influence heureuse du volontariat d'un an sur la disparition de la maladie (Keller, *Loc. cit.*, p, 29).

Chez notre malade, une vie assez analogue semblait donner un aussi bon résultat. Malheureusement, à l'âge de dix-huit ans, survint une méningite tuberculeuse à laquelle il succomba rapidement.

Déjà assez enclin à redouter pareille éventualité chez

nos précédents malades, et à voir dans cette céphalée
si tenace, vague et diffuse, des *manifestatious rudi-*
mentaires méningitiques, aujourd'hui cette manière de
voir nous paraît bien fondée. Néanmoins, hâtons-nous
d'ajouter qu'une telle terminaison est toujours très rare.

On sait combien les enfants sont sujets aux accidents
congestifs méningitiques. Un léger excès de chaleur sur
la tête, la moindre poussée fébrile, des actes morbides
réflexes partant de l'appareil digestif suffisent à déterminer des poussées méningitiques rapides, fugaces le
plus souvent. Les enfants les plus prédisposés sont toujours des lymphatiques et délicats par excellence, souvent d'une intelligence développée. Ce sont les caractères mêmes notés chez nos petits malades. De là un
rapprochement naturel venant aisément à l'esprit.

Dans tous les cas, quel que soit le diagnostic pathogénique adopté, il recommande toujours une grande prudence dans l'administration de la médication hydrothérapique.

Formules balnéaires. — Dans toutes ces circonstances le traitement hydrothérapique reste à peu près
le même. Il faut recourir aux douches en jet révulsives
sur le cercle inférieur; toniques et sédatives générales,
c'est-à-dire courtes et bien brisées pour éviter toute
excitation. S'il existe en même temps des troubles digestifs habituels, de la constipation, maintenir la liberté
du ventre à l'aide des douches ascendantes journalières; au besoin masser la région abdominale avec une
douche en jet d'assez forte pression surtout s'il s'agit
d'un malade du sexe masculin. A la fin de la séance
hydrothérapique, diriger une douche en épingles de 10
à 15 secondes sur l'épigastre et terminer par une
douche écossaise sur les pieds.

Les douches en pluie sur la tête ne sont pas toujours
indiquées. Leurs résultats immédiats sont assez inégaux. Tel malade les supporte bien; trouve sa tête dégagée aussitôt après leur administration; tel autre, s'en
plaint vivement. Une pratique prudente et attentive

permet seule d'arrêter cette partie de la formule à la limite voulue.

Dans tous les cas, en raison des rapports de voisinage entre la migraine et l'encéphale, il faut graduer la température, ménager les transitions, entraîner le malade, prescrire des séances courtes et insister toujours sur l'action révulsive générale vers les membres inférieurs.

Conduite à tenir pendant l'accès. — Faut-il agir pendant l'accès ? Le plus souvent l'état de souffrance aiguë du sujet s'y oppose tout à fait et dans les cas légers, l'effet immédiat ne nous a pas été toujours bien démontré.

Résultats thérapeutiques. — Doit-on chercher la guérison de la migraine? Est-elle possible, faut-il ajouter (?) Nous n'en avons pas observé. Si, par exception, elle était obtenue, nous en redouterions les conséquences pathologiques. Il faut donc se borner à soulager le malade.

Dans cette limite, la médication hydriatique nous rend de grands services, mais seulement après des traitements assez longs et répétés de temps à autre. En pareil cas, cette méthode doit être faite à titre hygiénique, destinée à régulariser les fonctions, et surtout à tonifier le système nerveux d'une façon générale. On obtient ainsi de longues rémissions. Le sulfate de quinine joint au fer à dose altérante est un excellent adjuvant de cette médication.

§ II. — HÉMICRANIE, NÉVRALGIE CÉPHALIQUE

Pathogénie. — Elle est à la migraine proprement dite, ce qu'une simple névralgie accidentelle *a frigore* est à une névralgie diathésique rhumatismale. Le tempérament nerveux, l'anémie, des excès de veille, de coït, de travaux intellectuels, une émotion vive, un accès de colère, une digestion troublée, en sont les causes habituelles et les indications hydrothérapiques en découlent bien.

Névralgie céphalique d'origine paludéenne et d'intensité exceptionnelle. Résultat remarquable. — Quelquefois la névralgie céphalique a une origine paludéenne et il s'y joint de la névralgie trifaciale. En voici un exemple emprunté à notre clinique de 1873. Il est surtout remarquable, tant par la rapidité de la guérison, que par l'intensité des douleurs.

Il s'agit d'un homme de trente ans, de constitution chétive et très nerveux. Il nous remet la lettre suivante de son médecin le Dr Lamarque (de Montpont), ancien interne de Paris.

« Mon cher confrère,

» M. le Dr Dulaurier, de Saint-Antoine, et moi, vous adressons un malade dont voici l'histoire :

» Il y a deux mois à peu près, M. X... a été atteint plusieurs fois, à un jour d'intervalle, de douleurs violentes, atroces, dans toutes les branches de la cinquième paire crânienne du côté droit. L'intermittence était nette et pas de fièvre. Je crus avoir affaire à une fièvre larvée. Je donnai du sulfate de quinine à haute dose, les douleurs disparurent. Mais l'administration du sulfate n'ayant pas été continuée, huit jours après, M. X... fut encore repris par ses douleurs et le même médicament n'eut d'autre effet que de troubler la marche des accès primitifs.

» Je fis appliquer des vésicatoires morphinés et donnai le bromure de potassium, concurremment avec l'arsenic.

» Ce traitement fut impuissant comme le premier, mais avec le temps, ces accès intermittents et apyrétiques au début, devinrent rémittents et la fièvre apparut.

» La guérison se faisant attendre, je proposais une consultation avec M. Dulaurier. Il fut convénu que notre malade prendrait tous les matins un verre d'eau de Sedlitz, et dans les vingt-quatre heures, 6 grammes d'extrait de quinquina. Les vésicatoires furent continués ; diète, boissons acidulées, lavements, cataplasmes, etc.

» Le malade est mieux, mais malgré le chloral (un gramme par nuit), le sommeil ne vient pas. Les douleurs sont revenues avant-hier ; l'état saburral persiste et la vision est troublée. Notre diagnostic a été : fièvre larvée au début, devenue *continue, rémittente*.

» Quant à ces douleurs si fortes, généralisées à tout le crâne, elles ont une intensité qui n'est pas ordinaire dans les cas analogues. *Quid ?* Nous avions pensé à *l'iodure de potassium*. J'ai fait prendre, autrefois, de l'hydrargyre et de l'iodure, pour des fissures singulières à la langue.

» Bien que notre malade ait été reconnu impropre au service militaire, en 1870, comme faible de complexion et surtout de *poitrine*, malgré bien des *auscultations*, je n'ai jamais constaté rien de grave. Un peu d'inspiration prolongée à droite, je crois, mais rien de sérieux.

» J'oubliais de vous dire qu'il a été soumis, par moi, assez longtemps, à un traitement arsénical, pour des manifestations cutanées.

» Signé : Dr LAMARQUE (de Montpont). »

État actuel. — Un examen approfondi du malade nous fait considérer ce cas, comme une névralgie tri-faciale et crânienne à droite, d'origine paludéenne. Les environs du pays habité par M. X... sont très marécageux et actuellement défrichés sur une grande étendue.

Les accès douloureux sont d'une violence inquiétante. Le dernier a duré huit heures. Depuis quinze heures, il n'existe qu'une douleur sourde, continue, dans les foyers classiques.

Une première séance hydrothérapique est administrée immédiatement à cinq heures du soir. Nous procédons *nous-même* à l'application de la douche. L'accès de névralgie débute à dix heures du soir, en retard de quatre heures sur l'arrivée du précédent. Il est très modéré et cesse à six heures du matin.

Le 31 décembre, deux séances de douches, précédées de sudations en caisse térébenthinées. La douleur sourde, constante, diminue faiblement. Dans la nuit suivante, accès aigu modéré, pendant deux heures à peine.

Dès le premier jour du traitement hydrothérapique, l'inappétence et l'état saburral de la langue ont disparu. M. X... mange avec un grand plaisir et son sommeil est revenu. Après quelques alternatives de mieux et de mal, pendant les huit premiers jours de traitement, la névralgie cesse complètement, la convalescence est complète et il ne reste plus trace de cet ensemble pathologique vraiment inquiétant par sa bizarrerie même et surtout par son intensité.

On comprendra aisément l'étonnement et l'inquiétude de nous tous, quand on saura que pendant toute la durée des accès, le malade poussait tantôt des cris plaintifs incessants, et d'autre fois de véritables hurlements.

Est-ce à dire que la médication réussisse toujours aussi bien ? loin de là, et si les névralgies d'origine *atmosphérique*, de nature *rhumatismale* ou simplement liées à l'*anémie*, au *nervosisme*, trouvent dans l'hydrothérapie une médication vraiment souveraine et primant toute autre thérapeutique, il n'en est plus de même, par exemple, lorsqu'il s'agit d'une névralgie d'origine organique.

Formules balnéaires. — Les douches générales courtes, brisées, sur tout le corps et la tête, avec un jet percussif sur le cercle inférieur, les immersions dans la piscine avec la douche en lame, sont les meilleures formules à conseiller.

Si des troubles congestifs dominent, le bain de siège à

épingle est utile, surtout si à la maladie principale se
joint une altération de la menstruation.

Appréciation des résultats. — La guérison est
souvent notée et elle fait croire à la possibilité, à la
facilité même de guérir la véritable migraine; erreur
dont il faut bien se garder.

§ III. — NÉVRALGIE TRIFACIALE

Pathogénie. — Elle s'observe avec des caractères
différents utiles à préciser. Le plus souvent elle tient
à l'anémie, à un état névropathique général dont elle
n'est que l'expression douloureuse *localisée.*

Névralgies d'origines exceptionnelles. — Quelquefois la névralgie trifaciale a une origine exceptionnelle.
Témoin l'exemple suivant. Il s'agit d'une dame de
trente-cinq ans, douée d'un tempérament nerveux et
d'une constitution chétive, adressée en 1874 par M. le
Dr Douaud. Depuis sept ans cette malade souffre d'une
névralgie trifaciale survenue dans les circonstances suivante :

Cause. Début. — Un jour, elle introduit la tête d'une
grosse épingle dans le conduit auditif de l'oreille droite,
et elle frotte légèrement la paroi supérieure, pour calmer une simple démangeaison. Tout aussitôt, douleur
vive sur le point touché. Elle retire l'épingle et la douleur cesse immédiatement. Un instant après, la malade
introduit encore l'épingle ; mais la douleur reparaissant,
elle cesse toute tentative.

Le soir, elle avait oublié ce léger accident lorsque,
pendant son repas, éclate une douleur sourde dans la
pommette de la tempe correspondante à droite, s'irradiant bientôt dans les trois branches du nerf trifacial.

Évolution rapide. — Dès ce moment s'établit une névralgie des plus rebelles et très aiguë, résistant à toute médication, et pendant sept ans présentant les caractères suivants :

Tout à coup, ou sous l'influence du plus léger *frôlement* de la peau du nez, de la joue, des lèvres, ou de la mastication, réveil d'une douleur aiguë, irradiante, parcourant tout le réseau du nerf. L'accès dure de cinq minutes à une demi-heure ; quelquefois davantage, et se montre plusieurs fois par jour ; d'autres fois, mais rarement, l'accès reste deux à trois mois sans survenir.

Les variations atmosphériques et les périodes menstruelles ne paraissent avoir aucune influence. Une pression faite sur la joue ne provoque jamais la crise névralgique comme un léger frôlement. La médication hydrothérapique a soulagé la malade. Mais, nous craignons bien, que cette névralgie ne soit un tic douloureux de la face, et à ce titre, tout à fait incurable.

Nous avons connu une autre malade adressée par M. le Dr Duprada (de La Réole). A la suite de l'avulsion d'une molaire de la mâchoire inférieure droite, un tic douloureux éclata dans toute la cinquième paire droite. L'avulsion de toutes les dents de ce côté ne put guérir la malade et l'hydrothérapie et l'électricité échouèrent complètement.

Formules balnéaires très variables suivant l'origine. — Le traitement est le même que dans l'hémicranie et la névralgie céphalique. Mais il faut encore insister sur l'emploi des bains de siège à épingles froids dérivatifs de deux à cinq minutes de durée. Quelquefois les douches alternatives sont utiles pour obtenir une révulsion générale puissante.

Lorsque la névralgie trifaciale se rencontre chez de jeunes sujets lymphatiques, ayant une mauvaise dentition, les variations atmosphériques jouent une influence prépondérante sur le retour des accès.

La dentition mise en état, il faut aguerrir le malade par des douches à basse température ; mais au préalable, recourir souvent aux sudations et, si le lymphatisme domine, y joindre l'emploi des douches sulfureuses à haute température.

Ces agents toniques, révulsifs et sudorifiques réussissent très bien à combattre ces névralgies. De même les
sudations au fauteuil avec la lampe à alcool. Si la névralgie trifaciale est récente, aiguë, et s'accompagne
d'un sentiment de courbature générale, un bain d'étuve
avec frictions énergiques et emmaillotement consécutifs
dans les couvertures est très efficace.

§ IV. — NÉVRALGIE INTERCOSTALE

Pathogénie. — Cette névralgie mérite une mention
toute particulière. Elle n'est pas très rare ; souvent son
origine est obscure, et ses allures souvent incidieuse.
Siège souvent à gauche ; de sorte que bien des malades
ont de la tendance à rapporter leur douleur à une
lésion cardiaque. De là de vives préoccupations. Du
reste, l'hypochondrie ou certain degré de nervosisme
se rencontre chez ces malades. D'autres fois, les digestions
se font mal, ou bien l'on constate des manifestations
éloignées de l'herpétisme ou de l'arthritisme. Les variations atmosphériques ont une influence occasionnelle très variable.

**La névralgie intercostale chez les conducteurs de
locomotive.** — Cette névralgie n'est pas rare chez les
conducteurs de locomotives. En voici un exemple type.
Il s'agit d'un homme de quarante-quatre ans, doué d'un
tempérament nerveux sanguin et d'une constitution
très forte, mécanicien à la traction du chemin de fer du
Midi, adressé en 1875 par M. le Dr Pujos. Il est atteint
d'une névralgie intercostale *a frigore* à gauche, chronique, continue, avec un léger point douloureux spinal
au niveau du centre ciliaire et légère amblyopie de l'œil
droit.

Cet état remonte à l'année 1870. Pendant la guerre, il eut un travail exceptionnel, jusqu'à vingt-deux heures sur vingt-quatre. Les accès de névralgie, éloignés au début, se sont rapprochés, et aujourd'hui ils sont presque continus. La pression sur le point douloureux du rachis offre cette particularité que la douleur n'est pas immédiatement exaspérée, mais quelques minutes après seulement. L'état général est bon, il n'existe pas d'antécédents rhumatismaux. Le malade n'a jamais fait d'excès. Il est triste et préoccupé de son état, en raison surtout de la continuité des douleurs.

Formules balnéaires. — Cette névralgie est extrêmement rebelle à toute médication et de même à l'hydrothérapie. Nous usons tour à tour des douches à vapeur et de l'aquapuncture *loco dolenti* ou sur la région dorsale. Des sudations en caisse ou à l'étuve simple, aromatiques ou térébenthinées, des douches alternatives, écossaises, en jet, en pluie, en cercle même, sans pouvoir affirmer la prépondérance d'aucun procédé dans le résultat définitif, résultat le plus souvent incomplet, précaire, et toujours long à venir.

§ V. — NÉVRALGIE DU CORDON. — RACHIALGIE

Formules. — Affection rare, souvent consécutive à une blennorrhagie fort anodine, très rebelle à toute médication; hydrothérapie simple, minérale, électrisation. Des révulsifs puissants et répétés sont employés avec peu de succès dans la grande majorité des cas. C'est un pronostic thérapeutique à bien connaître.

En voici deux exemples à l'appui. Dans le premier, recueilli en 1861, il s'agit d'un homme marié, de trente-quatre ans, d'un tempérament nerveux et d'assez bonne constitution.

En 1848, première blennorrhagie pendant six mois.

En 1858, deuxième écoulement, suivi en 1859 d'une orchite à droite. L'épidydime reste induré et douloureux, le canal suinte toujours. En 1860, il existe une véritable névralgie de l'épidydime revenant par accès d'une à cinq minutes de durée pendant plusieurs heures. La douleur reste localisée. Elle ne s'irradie jamais vers le conduit. Mais si elle est très intense, il survient, soit une légère douleur diffuse. dans la région antérieure et inférieure de la cuisse droite, soit, une douleur sympathique, dans l'épidydyme gauche.

Les douches périnéales et les bains de siège à épingles, ont fait cesser le suintement blennorrhagique mais non la névralgie.

Le deuxième cas recueilli en 1875 a eu des suites plus graves encore. Il s'agit d'un homme de cinquante-trois ans, doué d'un tempérament nerveux, sanguin, et d'une constitution bonne. Il a subi la castration double à l'âge de vingt-cinq ans, pour une névralgie atroce des deux cordons. La guérison fut complète pendant près de vingt ans.

Depuis quelques années, il est atteint de gravelle, les urines sont purulentes, le col de la vessie douloureux et il existe une névralgie lombo-crurale double et intense,

Sous l'influence de la mutilation subie, la barbe est restée claire, le pénis très petit, ratatiné et entrant difficilement en demi-érection; du reste, le malade n'éprouve aucun désir. La voix est assez forte. La cicatrice des cordons est tout à fait imperceptible. La névralgie lombo-crurale n'a pas cédé.

Rachialgie. Formules. — Souvent liée à l'état névropathique et confondu avec lui, son traitement est le même, la médication tonique et sédative, pluie, jet, piscine et lame en est la formule générale s'il n'existe aucun antécédent rhumatismal. Dans le cas contraire, s'abstenir des immersions, insister sur les douches alternatives et recourir de temps à autre à de légères sudations térébenthinées. Maladie chronique par excellence ; toujours améliorée, rarement guérie définitivement. Tel est son bilan thérapeutique.

§ VI. — NÉVRALGIE DES MEMBRES A FRIGORE, RHUMATISMALE. — NÉVRALGIE SCIATIQUE

Pathogénie. — Dans toutes les névralgies passées en revue, l'état général semble jouer le rôle principal. Tout au contraire, dans celles dont il nous reste à faire connaître le traitement hydrothérapique, le froid en est la cause occasionnelle par excellence et la diathèse rhumatismale à peu près la seule parfois rencontrée dans les antécédents.

La névralgie du nerf sciatique en est le type le plus achevé. L'étendue de son réseau et sa situation superficielle le prédisposent singulièrement à l'influence du froid sec, humide, brusque ou prolongée. De là la fréquence extrême de cette localisation névralgique.

Formules balnéaires. — Son traitement est un des succès les mieux démontrés de la médication hydrothérapique.

Calorique à haute dose. — En voici les formules : au début le calorique à *très haute* dose et de courte application, douze à quinze minutes suivi d'une douche générale en jet simple et en pluie de une à deux minutes de durée au maximum. Si parfois elle peut être donnée froide *d'emblée,* sans inconvénient, *rarement il y a avantage à procéder ainsi,* et on arrive bien mieux et plus promptement au but, en faisant suivre la sudation d'une douche générale *chaude* ou *tempérée.*

Procédés divers. — On peut tour à tour, user de la sudation au fauteuil avec la lampe à alcool pour porter l'action révulsive cutanée à son maximum d'intensité ou prescrire le bain de caisse térébenthiné. Cette seconde formule est préférable lorsque l'élément rhumatismal est constaté. Nous conseillons le grand bain d'étuve avec frictions, massage et enveloppements dans les couvertures lorsque la névralgie est simple, aiguë, récente et qu'il existe une courbature générale manifeste.

Douches de vapeurs. — L'affection résiste-t-elle, on réussit en faisant précéder la sudation d'une douche de vapeur vigoureusement appliquée *loco dolenti* pendant cinq à six minutes. On obtient ainsi, un effet révulsif d'une incomparable valeur et *facile à répéter* chaque jour.

Douches sulfureuses. — L'affection ne cédant pas, ses allures étant moins aiguës; les douches sulfureuses à 39°, 40° de cinq minutes de durée, suivies d'un bain un peu chaud (36°) de même nature secondent efficacement la médication hydrothérapique. Cette formule mixte est encore mieux indiquée si le sujet est lymphatique ou arthritique. Les douches alternatives et écossaises sont également une ressource précieuse, mais surtout vers le déclin de la maladie, ou bien encore, quand l'affection passe à l'état chronique.

Électricité. — Il est des cas exceptionnels, résistant à tous ces moyens d'action, sans pouvoir en découvrir la cause. L'application d'un courant continu, centrifuge nous aide alors singulièrement. D'autres fois, il est de nul effet. Les causes de ces inégalités thérapeutiques aussi tranchées, restent inconnues. Si l'affection s'accompagne de troubles trophiques musculaires, on doit insister sur l'électrisation et sur les douches écossaises, alternatives, le massage, les frictions énergiques et une gymnastique méthodique.

Névralgie sciatique d'origine traumatique exceptionnelle. — Quelquefois l'affection a une origine singulière. Tel est le cas suivant. Il s'agit d'un homme de cinquante-huit ans, doué d'un tempérament sanguin et d'une bonne constitution, adressé par M. le Dr Denucé. Il est atteint d'une névralgie sciatique et crurale double.

Monté sur deux chaises, pour arranger une cage d'oiseaux, les chaises se renversent, et il fait involontairement le grand écart. Sur le moment, peu de douleur. Mais, dès le lendemain, une névralgie traumatique des plus intenses éclate. Les médications les plus actives ne le soulagent pas. Bientôt survient un amaigrissement inquiétant, et il est obligé de prendre des crosses pour faire quelques pas. La médication hydrothérapique faite pendant deux mois, cinq mois après l'accident, et secondée par des applications d'électricité, a procuré un résultat assez satisfaisant.

Valeur diagnostique de l'atrophie musculaire dans la névralgie sciatique. — En 1875, Landouzy a publié dans la *Gazette médicale de Paris*, n° 37, p. 464, un travail dans lequel l'auteur s'est attaché à déduire la valeur diagnostique de l'atrophie musculaire dans les névralgies sciatiques. Les exemples passés sous nos yeux, confirment entièrement les conclusions de ce travail, auquel nous renvoyons le lecteur.

Scoliose par contracture musculaire réflexe dans la névralgie sciatique. — Chez trois malades (un adulte, une jeune femme et une femme ayant dépassé la cinquantaine), nous avons observé une sciatique s'accompagnant d'une flexion latérale du rachis assez prononcée pour laisser croire, à première vue, à l'existence d'une véritable scoliose.

Les points douloureux classiques, rachidiens, fessiers et poplités existaient. Les accès douloureux étaient intenses. La *scoliose* était permanente et ne suivait pas ces fluctuations. On redressait le torse avec peine. La flexion existait du côté malade et elle s'accompagnait d'un ensellement avec projection du bassin en arrière.

rappelant assez bien celui observé dans la paralysie pseudo-hypertrophique.

Chez ces trois malades, le traitement fut assez long. La scoliose, d'origine réflexe évidemment, céda graduellement avec la douleur et ne laissa aucune trace.

Nous nous proposons de reprendre la question, lorsqu'un certain nombre de faits de ce genre, auront été soumis à notre observation.

DERMALGIE

Rareté de cette affection. — La névralgie limitée au derme, et non dépendante de l'hystérie, est une affection rare. En voici un exemple tout à fait singulier, en raison de son origine.

Un capitaine au long cours, jouissant d'une excellente santé et très robuste, passe quatre heures au travail assis dans sa cabine, la cuisse droite juste appliquée, par sa face externe, contre une cloison, en un point où il existe une fente de un demi-centimètre à peine de largeur et de trente centimètres de longueur. Un vent violent du nord soufflait à ce moment.

Deux jours après, démangeaisons douloureuses sur la cuisse exposée à cette douche d'air froid. Bientôt la névralgie s'accuse violemment et une cautérisation linéaire à l'acide sulfurique ne peut en triompher.

Il n'existe aucun point douloureux sur le sciatique et le malade n'accuse aucun antécédent rhumatismal.

Formules hydrothérapiques. — Il est soumis avec succès aux sudations au fauteuil à haute dose suivies de douches générales froides. Néanmoins, des applications locales de linge mouillé renouvelées rarement et recouvertes par une étoffe imperméable, parviennent seules à le débarrasser complètement.

La *dermalgie* de nature hystérique se combat avec plus d'avantage par l'ignipuncture. En pareil cas, l'hydrothérapie joue plutôt le rôle de tonique sédatif général.

NÉVRALGIES ARTICULAIRES.

Localisations des névralgies articulaires. — Nous ne terminerons pas cette étude thérapeutique des névralgies localisées sans signaler le travail de M. Oscar Berger (de Breslau) sur les névralgies des articulations, traduit et résumé par M. J. Dex dans la *Revue des sciences médicales* (t. II, p. 892, 1873). Ces névralgies occupent de préférence les articulations de la hanche et du genou. Leurs conditions de formation et leurs allures, les rattachent à l'hystérie. Aussi sont-elles bien plus fréquentes dans le sexe féminin.

Ces névralgies sont faciles à confondre au début avec de véritables lésions articulaires inflammatoires, en raison des troubles vaso-moteurs périarticulaires concomitants. Il importe d'éviter toute erreur de diagnostic pour en instituer le traitement le mieux approprié.

Formules hydrothérapiques. — D'après Esmarch, on doit insister sur les douches froides *loco dolenti*, répétées plusieurs fois par jour, recourir à un traitement moral, conseiller les exercices et une bonne hygiène, pour combattre l'état névropathique coexistant, et bien s'abstenir de tout traitement spoliatif, dont les effets déprimants seraient à redouter en pareil cas.

§ VII. — NÉVRALGIE D'ORIGINE ORGANIQUE

Pathogénie. — *A priori*, il semble superflu de s'occuper de ces névralgies, incurables comme la lésion originelle elle-même. Elles sont subordonnées à son évolution. Cependant, dans quelques cas, nous avons observé un soulagement *momentané*. Si l'espace et le temps ne nous faisaient défaut, nous pourrions rapporter à l'appui, de curieux exemples.

Faits observés. — Névralgie sciatique et ostéosarcome du fémur. — Bornons-nous à résumer les trois suivants :

Dans le premier, remontant presque à nos débuts dans la carrière, un homme vigoureux, sanguin, âgé de quarante ans, capitaine de navire, paraissait atteint d'une simple névralgie sciatique dont les foyers douloureux étaient aux émergences fessière et poplitée. Il nous avait été adressé par un chirurgien distingué, Joseph Dupuy (de Bordeaux).

Un traitement hydrothérapique des plus énergiques suivi pendant trois mois, échoua complètement. Quelques mois plus tard, on constata un enchondrome du fémur.

Névralgie sciatique et cancer du petit bassin. — Dans le second, un riche viticulteur et négociant des Charentes, nous avait été adressé par un autre chirurgien fort expérimenté aussi, M. Dénucé (de Bordeaux). Il s'agissait encore d'une névralgie sciatique. Mais les douleurs occupaient surtout la région fessière et le tiers supérieur de la cuisse. Il existait une anémie qu'on pouvait à la rigueur attribuer aux troubles digestifs et aux injections hypodermiques, indispensables pour procurer quelque repos au malade.

La névralgie avait une intensité exceptionnelle et les accès étaient très répétés. Sous l'influence de simples douches générales très brisées à 30°, de quelques secondes à peine, *on obtient une sédation inespérée*, presque la disparition des douleurs. L'idée d'une lésion organique possible, siégeant dans le petit bassin, déjà présente à l'esprit est alors éloignée.

Deux mois plus tard et pendant une interruption du traitement hydrothérapique, la névralgie reparaît avec son intensité première. Les forces déclinent rapidement et les douches ne procurent plus aucun soulagement. Peu après, les urines examinées attentivement chaque matin, contiennent quelques débris saniéux et le doute n'est plus possible. Il existe une tumeur cancéreuse du petit bassin ayant entamé la paroi vésicale.

Le troisième cas à signaler offre beaucoup d'analogie avec le précédent. Il s'agit d'une femme de quarante ans adressée en 1874 par M. le Dr Castex (de Bordeaux). Au début, en apparence, simple névralgie sciatique. Insuccès complet de la médication hydrothérapique; six mois plus tard, tumeur cancéreuse du petit bassin, diagnostiquée par Labat et Dénucé.

Nous fondant sur ces cas, en présence d'un échec certain, nous n'hésitons pas à formuler un diagnostic anticipé, le plus souvent justifié par là révélation tardive de la lésion organique. Les fibromes, les névromes, et les tumeurs cancéreuses de voisinage, sont le plus souvent rencontrées.

En l'absence d'une telle lésion, lorsque la névralgie est due à une altération moins grave, suite d'une inflammation voisine par exemple, à une compression exercée par un tissu cicatriciel, le pronostic est bien moins sérieux. Tous les moyens balnéaires ci-dessus sont indiqués et la guérison peut s'obtenir.

STATISTIQUE. — Sans vouloir discuter ici la valeur relative de la statistique, il nous paraît opportun d'y avoir recours dans des maladies dont les quantités sont aussi comparables entre elles que le peuvent être les névralgies. Affections nettement définies, causes communes, nombres élevés, tout concourt à donner à une telle statistique, la valeur maximum que peut offrir un pareil *calcul de probabilités*. Il nous permet en même temps d'établir une comparaison instructive sur la fréquence relative de ces diverses névralgies entre elles et dans les deux sexes chez la classe pauvre.

Nous empruntons nos chiffres au travail soigneusement relevé chaque année par notre adjoint et collaborateur, le Dr Eugène Delmas Saint-Hilaire et extrait de notre clinique hydrothérapique de Saint-André. Pour une période s'étendant aux sept dernières années de 1878 à 1884. Nous trouvons :

		N.	G.	F.A.	A.	I.
Névralgies sciatiques [1]	F.	105	30	37	28	16
	H.	299	99	82	100	12
Total		404	129	119	128	28
Névralgies intercostales.	F.	12	»	7	4	1
	H.	10	1	4	5	»
Total		22	1	11	9	1
Névralgies du trifacial.	F.	12	2	4	4	2
	H.	3	1	1	1	»
Total		15	3	5	5	2
Névralgies lombo-abdominales.	F.	6	1	1	2	2
	H.	1	»	»	1	»
Total		7	1	1	3	2
Névralgies du membre supérieur.	F.	1	1	»	»	»
	H.	3	»	2	1	»
Total		4	1	2	1	»
Névralgies du cordon et du testicule		2	»	1	1	»

Ce tableau suscite deux réflexions principales :
1° l'énorme prépondérance de la névralgie sciatique sur
toutes les autres ; 2ᵉ les malades de la classe pauvre
cessent le traitement dès qu'ils peuvent reprendre leur
travail et par conséquent avant leur *entière* guérison.
De là, la faiblesse de ce chiffre, comparé à celui bien
plus élevé, fourni par les cliniques privées. Due principalement aux influences climatériques et professionnelles à un habitat défectueux ou à des vêtements insuf-
fisants, ou s'explique encore la faiblesse relative des
résultats obtenus dans la névralgie sciatique chez les
classes nécessiteuses, comparées à ceux accusés à juste
titre par Fleury et tous ses successeurs.

1. La statistique des névralgies sciatiques comprend seule les
quinze premières années de la clinique hospitalière.

Si nous joignons aux chiffres ci-dessus, ceux relevés pendant les neuf premières années de la clinique et publiés par le Dr Eugène Delmas Saint-Hilaire (*Loc. cit.*, p. 127) nous obtenons, pour une période de quinze années, les totaux suivants fournis par les deux sexes :

Névralgies sciatiques	421	cas.
— intercostales	40	—
— trifaciales	30	—
— céphaliques	29	—
— lombo-abdominales	17	—
— du membre supérieur	11	—
— du testicule et du cordon	7	—
— crurale	3	—
Soit un total de	558	cas.

sur 5187 malades reçus pendant la même période, ce qui donne un peu plus du dixième du nombre de tous les malades inscrits. Et si l'on ne prend pour base de comparaison que le chiffre total des malades appartenant aux affections de l'*élément nerveux* lequel s'élève à 2400, la proportion des névralgies dépasse le chiffre considérable de 23 p. 100. Ces chiffres démontrent l'importance clinique et thérapeutique de ce chapitre de notre médication et justifie bien cette incursion dans la statistique médicale.

CHAPITRE XII

NERVOSISME. — ÉTAT NÉVROPATHIQUE, NÉVRO-
PATHIE, NÉVRALGIE GÉNÉRALE. — ÉTAT NER-
VEUX.

Définition. Pathogénie. Importance clinique. —
Sous ces noms divers, se désigne un état pathologique chronique, essentiellement complexe et variable,
se rencontrant de préférence chez l'adulte et dans les
deux sexes également.

Toute sa symptomatologie repose sur l'élément nerveux: Ses manifestations bizarres, multiples, imprévues
autoriseraient souvent à classer ces malades dans les
diverses catégories déjà passées en revue, si ultérieurement, le lendemain même, la suite de leur histoire,
n'obligeait à changer l'*étiquette* en raison même de la
mobilité, de la *diffusion* et de la variabilité de leur état
journalier.

Classement de ces malades. — Le classement des
névropathes et leurs *biographies* sont de véritables
romans et des résumés de toute la clinique thérapeutique des maladies du système nerveux. Cette étude
trouve donc sa place toute naturelle, à la fin de cette

première partie des affections chroniques soumises à la médication hydrothérapique. Telle en est la conclusion obligée.

Impressionnabilité des névropathes. — Les névropathes — malades *imaginaires* des anciens — sont fort nombreux. Leur affection dure autant que leur vie elle-même, et le rôle du médecin est plus encore de les soulager, de leur prodiguer des encouragements, d'exercer sur eux un *ascendant salutaire*, que de les guérir.

Certes, cette ambition serait des plus légitimes. Parfois, elle est réalisée. Mais ces malades apportent pour ainsi dire en naissant, par hérédité ou spontanément un tempérament nerveux, une sensibilité maladive telle que les impressions les plus légères, morales ou physiques, suffisent à ébranler tout leur organisme et *le point faible* de leur système nerveux, en donne aussitôt la traduction et la physionomie *particulières*.

Division symptomatologique. — Tour à tour on peut classer le névropathe parmi les *hystériques*, les *névralgiques*, les *gastralgiques*, les *hypochondriaques*, les *nécrophobes*, les *nécrophiles*. Le plus souvent, d'une sensibilité exquise aux moindres variations atmosphériques, ils les annoncent avec une certitude, rarement mise en défaut. Prenant au figuré une expression mathémathique bien connue on peut dire, que la maladie névropathique est une *fonction d'une foule de variables*. Et la réflexion bien juste de Trousseau « il n'y a pas de maladie, mais des malades » trouve ici sa meilleure démonstration.

Envisageant par la pensée tous les nombreux malades passés sous nos yeux, dont plusieurs observés depuis vingt-cinq ans, il nous semble avoir parcouru un vaste champ clinique dans lequel toutes les affections physiques et morales se sont donnés rendez-vous et libre carrière, offrant comme cachet commun d'origine, une hérédité des plus riches.

Névropathie stigmatique. — Dans ces dernières années une forme névropathique nouvelle semble avoir pris rang dans cette longue nomenclature. Elle a donné lieu à des discussions animées. M. Warlomont en a fait l'objet d'une étude approfondie, présentée à l'Académie de médecine de Bruxelles. Il la désigne sous le nom de *névropathie stigmatique*. Dans cette névrose le syndrome clinique se compose de douleurs prémonitoires diffuses bientôt suivies d'un état extatique et la crise se termine par une poussée sudorifique, colorée ou hémorrhagique limitée aux extrémités.

Pathogénie. — Pour M. Warlomont la lésion anatomique de cette névropathie résiderait dans le bulbe et plus particulièrement dans la partie comprise entre les tubercules quadrijumeaux et l'extrémité antérieure du calamus scriptorius. Cet espace étant reconnu comme le centre moteur de l'action vaso-motrice générale. Ce point sectionné, toute action réflexe vaso-motrice disparaît. La fonction du grand sympathique, comme celle du centre vaso-moteur est suivie d'*hyperesthésie* et l'excitation de son ganglion cervical, comme celle du centre vaso-moteur détermine de l'anesthésie.

L'analyse des symptômes répond à ces bases physiologiques et suivant la remarque de M. le D\u1d63 H. V..., auteur de l'analyse où nous avons puisé ces renseignements, le tableau semble rappeler un résumé d'expériences faites sur les animaux (*Gaz. méd. de Bordeaux*, n. 11, 5 juin 1875).

Faits antérieurs. — Quinze années auparavant, à l'occasion d'un mémoire présenté à l'Académie de médecine de Paris par M. le D\u1d63 Bouchut, ayant pour titre *De la contagion nerveuse et de l'imitation*, M. le D\u1d63 Marmissé a publié dans la *Gazette des hôpitaux* un mémoire ou plutôt le projet d'un travail auquel il voulait donner pour titre *De la compassion en physiologie et en pathologie*.

L'auteur avait mis à contribution « les éphémérides

des curieux de la nature » et il donnait comme fond de son travail les exemples suivants :

« Une servante assiste à une saignée de sa jeune maîtresse et au moment de la piqûre, elle est tellement impressionnée qu'elle éprouve la même douleur au même endroit et qu'il s'y développe ensuite une inflammation. » — « Un individu rêve qu'il est victime d'un violent traumatisme au pied. Son émotion est telle qu'à l'endroit frappé par la terreur imaginaire, il se développe un mal réel. » — « D'après l'histoire ecclésiastique des personnages adonnés à la vie contemplative se sont tellement identifiés à la victime du Calvaire qu'ils ont réellement senti les douleurs du crucifiement. » — « Des personnes à la vue d'un traumatisme violent chez autrui en sont émues au point d'éprouver elles-mêmes une espèce de frémissement douloureux dans la région correspondante à celle qui a été affectée. »

« Il serait plus facile, ajoute l'auteur, de trouver d'autres arguments pour prouver la *force pathologique* de nos sens, ainsi que celle de l'influence morale... et l'ensemble de ces faits démontre qu'il existe une véritable compassion pathologique, c'est-à-dire une force plus ou moins impérieuse suivant les individus, qui propage certains états pathologiques, surtout les névroses » (*Gazette des hôpitaux*, n° 93, 8 août 1861).

Nous avons cité un cas d'hystérie chez une petite fille (voir p. 385), offrant quelques points de ressemblance avec les précédentes. A un point de vue différent, les suggestions hypnoptiques rentrent dans le même ordre général des manifestations multiples du nervosisme. Ignorées ou mises en doute jusque dans ces dernières années, leur démonstration clinique est inattaquable aujourd'hui.

En 1879, notre collègue en hydrothérapie, M. Gillebert d'Hercourt a repris ce sujet de pathogénie dans une brochure ayant pour titre *De la nécessité d'associer le traitement moral à l'hydrothérapie pour combattre efficacement l'état nerveux*, Paris, 1879.

Ce praticien rappelle l'opinion de Cerise à savoir :

« que des troubles nerveux se manifestent toutes les fois qu'il existe originellement ou accidentellement, un défaut de rapports entre les éléments médullaires matériels de l'activité nerveuse » (p. 4).

Discutant l'opinion des auteurs voulant comme Baillarger associer dans certains cas l'hystérie et l'hypochondrie à l'état nerveux proprement dit, il la rejete avec raison et considère la névropathie comme un symdrome à part nettement distinct ayant pour symptômes pathognomoniques « la mobilité et la variété des troubles de l'impressionnabilité et de l'innervation, en un mot l'hypersthénie ou l'hyposthénie des *facultés sensitives motrices* » (p. 8).

Gillebert d'Hercourt en déduit des règles thérapeutiques bien conformes à celle de notre pratique (p. 11), et il proscrit avec raison l'unicité et l'uniformité du régime balnéaire trop facilement mis en pratique de nos jours en raison même de sa commodité, et au détriment de la valeur thérapeutique de l'hydrothérapie.

Caractères généraux. — Le plus souvent les névropathes sont anémiques à des degrés divers.

Quelques-uns étonnent par leur robuste appétit et la facilité de leur digestion. Plus souvent encore, ils mangent peu, digèrent mal et accusent de la constipation ou des selles irrégulières. Leur peau fonctionne mal. Leur circulation capillaire est languissante. Les uns, sensibles au froid, se confinent dans leurs appartements. Plus souvent peut-être, ils recherchent le grand air, ou les pièces fortement ventilées, et ce, au grand déplaisir de leurs voisins.

D'autres encore, aux allures bizarres, mystérieuses, peu communicatifs, ont besoin d'être examinés, suivis avec sollicitude et sympathie. Ils sont les opposés des *loquaces*, des *exigeants*, toujours à se plaindre, à recommencer l'histoire de leurs maux, à absorber *sans compter* le temps de leur médecin. Vis-à-vis de ces derniers, on a besoin d'exercer sur leur esprit un empire et une autorité constantes, sous peine d'être débordé.

**Nécessité de recourir aux formules balnéaires
les plus variées.** — Toutes les ressources de la balnéation la plus riche doivent être mises en jeu pour combattre cette affection générale si mobile du système
nerveux. Tour à tour, nous insistons sur l'action sédative à l'aide des douches très divisées et à faibles
pressions.

Au début. Eau tempérée. Au début, dans la grande
majorité des cas, des températures moyennes de 26° à
28° atteignent mieux le but tout en ménageant la
sensibilité des malades et souvent leur grande pusilla-
nimité.

Action sédative. — Au contraire, lorsque le traitement les a bien aguerris, l'action sédative de l'hydrothérapie peut être développée en insistant sur les
douches générales en *poussière*, suivies d'immersion
dans la piscine sans douche en lame.

Action tonique. — L'action tonique est, avec la précédente, la plus indispensable pour combattre le nervosisme. Cette action porte à la fois ses effets directs sur
le système nerveux lui-même et sur toutes les fonctions.

Sous son influence, le désordre pathologique constaté
se régularise peu à peu, se *dissocie*, les indications de
détails s'accusent et on les combat par les agents thérapeutiques appropriés. On fait alors plus aisément la
part des exagérations maladives et le sujet, devenu
confiant et raisonnable, traduit plus clairement ses
pensées et ses impressions.

Cette action tonique doit être très variable pour
atteindre le but sans le dépasser, et son application,
mesurée et *opportune*, demande un tact et une habileté
qu'une pratique de tous les jours permet seule d'acquérir. Chez les malades déprimés, nous accentuons
l'action tonique de la douche, jusqu'à la limite de leurs
forces et de leur accoutumance. Nous y arrivons avec

des douches à pressions moyennes, très courtes et à basse température.

Action révulsive excitante. — Si la révulsion et l'excitation sont nécessaires, la pression doit être très forte. Les douches massives et longues, les douches alternatives ou écossaises produisent alors le *maximum* de l'effet recherché.

Conduite générale à tenir suivant les cas. — Entre ces deux termes extrêmes, *sédation pure* obtenue avec les douches tempérées ou les bains généraux avec des affusions prolongées sur la tête, *action tonique excitante révulsive* à l'aide des douches écossaises et très percussives, le médecin connaissant bien son sujet et familier avec toutes les formules hydrothérapiques doit se mouvoir hardiment et être toujours prêt à soulager physiquement et moralement ces nombreux malades si dignes d'intérêt, mais toujours difficiles à conduire.

Formules balnéaires complémentaires. — Les autres médications hydrothérapiques jouent un rôle plus effacé contre l'état névropathique. Les sudations légères, la révulsion calorique localisée (douches de vapeur), le massage et les frictions, les douches minérales et les applications locales, douches vaginales, ascendantes, perinéales, bains de siège à épingles, à eau dormante et à température variée, répondent à des indications de détail sur lesquelles il nous paraît inutile d'insister.

Exercice. — Le *gymnase* méthodique et répété après chaque séance est la meilleure pratique à conseiller à moins de contre-indication particulière.

La promenade au grand air et par tous les temps doit être recommandée. A ceux éprouvant une répugnance particulière pour la gymnastique, nous conseillons les armes et l'équitation.

Durée du traitement et résultats thérapeutiques.

— La *durée* du traitement de l'état névropathique ne peut être précisée; toujours très variable. On obtient de longues rémissions après des traitements plus ou moins prolongés; jamais inférieurs à deux ou trois mois au minimum. Si la guérison définitive n'est pas certaine, le soulagement est *constant*, l'insuccès des plus rares, et l'on peut conclure, sans crainte, que l'hydrothérapie est à l'état névropathique ce que l'opium est à la douleur aiguë limitée, la quinine à la périodicité, le chloroforme à la chirurgie.

Statistique. — Nous ne saurions mieux appuyer cette dernière assertion qu'en donnant les deux résumés statistiques suivants empruntés à notre clinique hydrothérapique de Saint-André.

PÉRIODE ÉCOULÉE DE 1878 A 1884 (7 ANNÉES)

		N.	G.	F.A.	A.	I.
Névropathie à forme hys-	F.	132	19	45	52	16
térique	H.	5	1	2	2	»
Total		137	20	47	54	16
Névropathie à forme né-	F.	99	8	44	33	14
vralgique	H.	39	3	11	21	4
Total		138	11	55	54	18
Névropathie à forme con-	F.	44	4	17	15	8
gestive ou céphalique.	H.	13	1	6	4	2
Total		57	5	23	19	10
Névropathie à forme	F.	25	2	7	11	5
hypochondriaque	H.	18	1	6	7	4
Total		43	3	13	18	9

Si pour apprécier l'importance nosologique de la névropathie dans la clinique hydrothérapique, nous réunissons aux chiffres ci-dessus, ceux recueillis dans les deux sexes pendant les neuf années antérieures, nous trouvons les totaux suivants :

	Hommes.	Femmes.	Total.
Névropathie à forme hystérique....	7	197	204
— — névralgique...	76	157	233
— — congestive ou céphalique..	14	49	63
— — hypochondriaque..........	28	27	55
	125	430	555

ce qui donne pour les quatre formes classées de névropathies cinq cent cinquante-cinq malades, dont cent vingt-cinq hommes et quatre cent trente femmes sur le chiffre général des inscrits, s'élevant à cinq mille cent quatre-vingt-sept, soit une proportion de plus de 10 p. 100. Si l'on compare la classe de névropathies à toutes celles appartenant à l'élément nerveux s'élevant au chiffre de deux mille quatre cents malades, la proportion s'élève à 23 p. 100.

La même statistique générale fournit une proportion de cinq cent cinquante-huit cas de névralgie. C'est un simple rapprochement dont nous ne prétendons pas tirer de déduction pathologique précise. Cependant l'influence climatérique très manifeste dans ces deux grands groupes pathologiques nous porterait à croire qu'on ne lui a peut-être pas attribué, jusqu'à ce jour, un rôle encore assez important dans l'explosion de la maladie névropathique. Cette réflexion étant justifiée par les faits, la valeur de la médication hydrothérapique en est le corollaire obligé.

Si l'on groupe les trois dernières classes de malades de l'élément nerveux on trouve les totaux et rapports suivants :

Névroses, névralgies, névropathies, mille quatre cent trente et un malades, ce qui donne par rapport au chiffre total des inscrits des malades de l'élément nerveux s'élevant au chiffre de deux mille quatre cents, une proportion de 60 p. 100; et par rapport au chiffre total

des malades s'élevant à cinq mille cent quatre vingt-
sept, la proportion considérable de plus de 28 p. 100.

Conclusion. — Cette étude termine les chapitres les
plus importants des maladies chroniques soumises à
l'hydrothérapie. Dans celles qui vont suivre, cette thérapeutique, tout en étant souvent utile, ne rencontre
plus des indications aussi nombreuses et précises. Parfois même, elle joue un rôle bien secondaire.

Dans les cas où elle devient médication principale, le
système nerveux est atteint et l'on s'adresse encore plus
à lui qu'à l'appareil directement lésé pour combatttre
la maladie elle-même. Cependant trois groupes pathologiques font exception. Ce sont les affections rhumatismales et certaines maladies du sang et des voies génito-
urinaires.

CHAPITRE XIII

MALADIES DU SANG

Maladies du sang. — Nous réunissons dans ce paragraphe la *chlorose*, l'*anémie*, le *lymphatisme*, la *leucocythémie*, l'*hémophylie*, le *diabète* et l'*albuminurie*.

Pour ces deux dernières affections, pareil classement est tout arbitraire et subordonné au symptôme dominant.

La première appartient sans nul doute au système nerveux, bien que le siège anatomique (lésion du plancher du quatrième ventricule) ne soit pas encore suffisamment établi ou constant, et l'autre est la conséquence d'affections tout à fait dissemblables, lésions avancées du cœur droit, des reins, ou suite d'une affection cutanée, fébrile, particulièrement de la scarlatine.

Médication hydrothérapique commune à ces affections. — Mais toutes ces affections exigent une médication hydrothérapique commune. L'action tonique par excellence de l'eau froide et les formules sont les mêmes, sauf une indication particulière en ce qui concerne les maladies du cœur concomitantes à signaler dans le paragraphe suivant.

25.

Action tonique reconstituante.—Dans ces affections, l'action tonique reconstituante doit avoir pour base les deux douches pluie, jet, courtes à basse température et pression moyenne. Dans la chlorose et l'anémie, la séance est utilement terminée par une immersion rapide dans la piscine avec la douche en lame.

Douches écossaises. — Quelquefois l'effet thérapeutique tarde à paraître, une action plus excitante devient nécessaire. Les douches alternatives et écossaises remplissent parfaitement cette indication. D'autres fois, on emploie avec plus d'avantage la douche en cercle, lorsque le malade est déjà bien aguerri.

La fréquence de ces maladies dans les cliniques hydrothérapiques est très inégale. La chlorose et l'anémie sont les maladies courantes, et les succès obtenus ne se comptent pas.

Maladies organiques larvées. — Lorsque par exception l'*anémie* est intense et rebelle à la médication, on doit toujours se demander s'il n'existe pas une affection organique, et particulièrement un cancer de l'estomac. Trois fois notre diagnostic a été porté dans ces conditions et justifié par l'événement. On peut donc affirmer que l'hydrothérapie est une pierre de touche en pareil cas.

Chlorose grave. — La *chlorose grave*, absolument rebelle à l'action de l'eau froide, s'est offerte trois fois également à notre observation. Une fois, une *leucocythémie* consécutive nous a donné la signification symtomatique de la déglobulisation du sang. Dans un autre cas, des accidents intermittents et certains commémoratifs permettaient de croire à l'existence d'un empoisonnement paludéen, tout à fait à l'état larvé; dans le troisième cas, nous avons perdu les traces de la jeune malade, après avoir cherché vainement les causes de l'insuccès.

Ces réserves faites, le traitement hydrothérapique de la chlorose et de l'anémie ne compte guère que des succès à leur actif.

M. Termes a eu l'idée première d'étudier l'action physiologique et thérapeutique de l'eau froide à l'aide de l'hématimètre. Les conclusions de son mémoire présenté récemment à la Société d'hydrologie confirment la clinique elle-même.

En effet, d'après les expériences de notre collègue, sous l'influence de l'action reconstitutive de l'eau froide, le nombre des hématies augmente toujours, tendant à regagner le chiffre normal et cet accroissement dans les faits observés suit toujours l'amélioration de la maladie principale.

Aux règles générales sommairement indiquées, nous conseillons, pour être complets, de joindre celles développées à l'occasion du traitement de l'état névropathique, surtout lorsqu'il s'agit plutôt d'une anémie que d'une chlorose pure. Quant aux troubles de la menstruation si fréquents dans cette dernière affection, ils seront l'objet d'une mention particulière au chapitre de l'emploi de la médication dans les maladies génito-urinaires de la femme.

Faits cliniques. — Dans le sexe féminin, l'anémie a souvent certaines causes occasionnelles. Voici quelques exemples résumés à l'appui. Dans l'un, il s'agit d'une dame de quarante-deux ans, d'un tempérament nerveux et de constitution très affaiblie, adressée par le Dr Lande.

Cette malade est atteinte d'une anémie du Sénégal. Quoique habitant cette colonie depuis vingt ans, la maladie n'a éclaté qu'après une première métrorrhagie très grave survenue en 1871 à la suite d'un accouchement des plus naturels. Elle commence à se relever, lorsqu'une deuxième métrorrhagie survient en 1874; ramenant tous les accidents de l'anémie. Une troisième perte utérine datant d'un mois et comme la précédente, survenue sous l'influence d'une émotion violente, a aggravé considérablement la situation. Le traitement hydrothérapique, fait avec la plus grande prudence nous donne dans l'espace de trois mois un excellent résultat.

Le second fait présente plus d'intérêt. C'est une dame âgée de trente-trois ans, tempérament lymphatique, constitution affaiblie, adressée par MM. les Drs Doumergues, Ducoudut et Magnot (de Montflanquin).

Mariée, il y a sept ans, elle a une grossesse fatigante, un accouchement pénible; puis, engorgement péri-utérin, antéversion, et bientôt après, anémie chlorotique d'une intensité exceptionnelle. Dès lors, santé languissante, plus d'appétit, peu de force, maigreur accentuée, douleurs sourdes, légères dans le bas-ventre; règles rares et insignifiantes; pertes blanches très abondantes, décoloration complète de la peau et des muqueuses.

On pratique des cautérisations au nitrate d'argent; le repos est conseillé et on prescrit des préparations de quinquina. Aucun résultat satisfaisant n'est obtenu. Soumise au traitement hydrothérapique dans ces conditions, la malade présente une sensibilité thérapeutique exquise à la médication hydrothérapique rappelant celle notée chez les enfants. Un premier traitement de six semaines suffit pour améliorer son état. Repris l'année suivante pendant le même laps de temps, on obtient la guérison d'un état habituellement bien rebelle et surtout à période évolutive plus longue.

Le troisième fait de chloro-anémie à citer est fourni par une jeune mère ayant perdu successivement ses deux enfants. A la suite de ce grand malheur, est survenue une chloro-anémie des plus graves. Il cède assez facilement, malgré les conditions morales déplorables où se trouve la malade.

Citons encore les deux suivants pur compléter ce petit tableau clinique de la médication.

Le premier, un jeune homme de trente-trois ans, nerveux, de constitution très affaiblie, adressé par M. le

D* Levieux, est une des nombreuses victimes de la guerre de 1871. Enfermé à Besançon, il a subi de grandes privations; jusqu'alors d'une excellente santé, des troubles profonds dans les fonctions digestives, sans caractère facile à bien déterminer, sont survenus et ont entraîné un amaigrissement et un affaiblissement considérables. En même temps, le moral s'est affecté et il existe aujourd'hui tous les symptômes d'une hypochondrie grave. L'hydrothérapie faite très longtemps n'a cependant donné qu'un succès relatif.

Nous avons eu recours également à des frictions générales pratiquées sur tout le corps avec un mélange d'huile de foie de morue et d'alcool camphré, et préconisées par le professeur Oré. Ce genre de frictions a produit des effets de reconstitution très énergiques; seulement, il est nécessaire de dire que les malades ainsi frictionnés conservent une odeur repoussante qui les oblige à vivre isolés.

Le dernier fait à citer mérite une mention, surtout à cause de l'âge de la malade. Il s'agit d'une petite fillette de cinq ans, atteinte de lymphatisme et d'anémie. Soumise pendant vingt semaines et par les temps les plus rigoureux, à la médication hydrothérapique suivie d'une séance de gymnase, cette enfant s'est développée d'une manière remarquable. La médication a été dosée graduellement en commençant par des douches tempérées. Jamais la petite malade n'a été contrainte, et sauf la frayeur de l'inconnu, lors de la première séance, elle s'est toujours soumise plutôt *avec plaisir* à la médication, justifiant ainsi le fait bien acquis de la remarquable tolérance des enfants pour l'hydrothérapie lorsqu'elle est convenablement dirigée et *proportionnée* à leur âge.

Statistique. — Il serait facile de multiplier ces exemples, car la chlorose et l'anémie simple ou lymphatique sont des maladies fréquentes dans les cliniques hydrothérapiques. Bornons-nous, comme conclusion, à la statistique suivante empruntée à notre clinique de Saint-André.

Pour la période des sept dernières années nous avons noté :

		N.	G.	F.A.	A.	I.
Anémie, chlorose et	F.	180	30	73	59	18
chloro-anémie	H.	28	2	10	10	6
Total		208	32	83	69	24
Lymphatisme et scro-	F.	27	1	16	8	4
fule	H.	6	»	4	2	»
Total		35	1	20	10	4

Et pour toutes ces affections réunies on obtient les chiffres suivants :

		N.	G.	F.A.	A.	I.
Anémie, chlorose et lym-	F.	209	31	89	67	22
phatisme	H.	34	2	14	12	6
Total		243	33	103	79	28

On s'étonnera peut-être du petit nombre de guérisons par rapport au chiffre très élevé des malades bien améliorés. Mais ainsi que nous l'avons fait observer à propos des névralgies, les malades de la classe pauvre se hâtent de reprendre leur travail dès qu'ils le peuvent. Il faut aussi ajouter que l'hygiène et l'alimentation sont deux facteurs puissants faisant toujours plus ou moins défaut à la médication hospitalière. Il n'en est plus ainsi dans une clinique privée.

Pour juger de l'importance nosologique de ces affections dans notre clinique et prenant pour terme de comparaison les quinze années écoulées, on obtient les résultats suivants : sur un chiffre total de cinq mille cent quatre-vingt-sept inscrits, il y a eu quatre cent dix malades chlorotiques, anémiques ou lymphatiques ou scrofuleux, dont trois cent trente-deux appartenant au sexe féminin et soixante-dix-huit au sexe masculin, soit une proportion de près de 8 p. 100 par rapport au chiffre total.

Leucocythémie. — Nous avons eu à traiter la *leuco-cythémie* dans ses deux formes, ganglionnaire et viscérale, rate, foie. C'est une affection rare. Nous avons toujours échoué.

Diabète. — L'hydrothérapie est une hygiène *précieuse* pour le *diabétique*, mais rien de plus.

Le cas suivant mérite d'être cité. Il s'agit d'une dame de trente-six ans, tempérament nerveux, constitution moyenne, adressée par le professeur H. Gintrac. A l'âge de onze ans, pleuro-pneumonie grave. A partir de cette époque, accès d'asthme tous les ans à la fenaison. Elle se marie à vingt ans, et, pendant ses grossesses, les accès d'asthme disparaissent toujours.

Depuis quelques années, les accès d'asthme sont en décroissance, quand, au printemps suivant, l'asthme annuel fait tout à coup défaut et se trouve remplacé par tous les symptômes d'un diabète sucré. Les symptômes de cette dernière affection sont constatés depuis quinze jours, lorsque la malade est prise de symptômes méningitiques en apparence du caractère le plus grave; cette explosion a lieu quarante-huit heures après le début du traitement classique prescrit contre le diabète. La malade est pour ainsi dire condamnée, lorsque les symptômes cérébraux cessent brusquement, et trois jours plus tard, la convalescence est franchement établie. Depuis lors le sucre existe toujours en quantité variable dans les urines. La médication hydrothérapique conseillée en pareil cas est un simple adjuvant, en général fort apprécié par les médecins de Vichy. Employée pendant sept semaines notre malade a fort à s'en louer.

Albuminurie. — En élevant la tension artérielle superficielle et profonde, on enraye dans une certaine mesure la formation mécanique de l'*albuminurie*. Et si, lorsque l'affection succède à une maladie cutanée fébrile, la guérison est la règle, il n'y faut plus compter dans tous les autres cas subordonnés à une lésion du cœur ou des reins. Toutes les espérances conçues à l'égard de la néphrite albumineuse particulièrement ont été déjouées par nos échecs constants. Tout au plus dans les cas les plus favorables obtenons nous une amélioration relative, mais de durée *incertaine* et devons-nous l'attribuer en partie à l'influence très favorable d'un régime lacté sévère.

Emploi du calorique. — A la médication tonique, il est utile de joindre quelques sudations très modérées pour exciter la perspiration cutanée et faciliter son action éliminatrice. Mais il faut prendre les plus grandes précautions dans l'albuminurie *scarlatineuse* pour éviter tout refroidissement.

A cet égard, la balnéothérapie de la station thermale de Dax (*les grands Thermes*) offrent une organisation supérieure et sans analogue à ce jour, permettant l'application des formules ci-dessus, dans des conditions parfaites.

Exercices. — Le gymnase et tous les exercices corporels sont les accompagnements obligés du traitement hydrothérapique de la chlorose et de la chloro-anémie, maladies de la jeunesse par excellence. Moins indispensables et cependant à conseiller encore dans les anémies, quelle qu'en soit l'origine et dans le diabète lui-même.

Hémophylie. Formules balnéaires particulières. — L'*hémophylie* s'accompagnant souvent de manifestations rhumatismales, on doit s'abstenir de la piscine ; de même éviter les fortes pressions *localisées*, toutes contusions pouvant ramener des suffusions sanguines superficielles ou profondes. Si la diathèse hémorrhagique se fait jour par les voies respiratoires, par les organes génitaux chez la femme, comme nous avons eu l'occasion d'en observer un exemple des plus curieux, il faut recourir à des formules plus particulières que celles de la tonification générale.

Contre les *hémoptysies* des hémophyliques, s'abstenir de doucher le thorax, limiter le jet le long du rachis et sur le cercle inférieur, des hanches aux pieds. Recourir aux douches alternatives, écossaises,

S'il existe des *métrorrhagies*, formule inverse, douches générales sur le cercle supérieur, éviter de doucher les lombes et donner préalablement un bain de pieds froid à épingles de deux à cinq secondes au maximum.

Nous avons guéri la malade à laquelle il est fait allusion, et soulagé un jeune enfant atteint héréditairement d'hémophylie. Ce dernier nous avait été confié par notre confrère M. Lunier, inspecteur des prisons.

Il faut aller chercher dans le bel ouvrage de M. Gintrac, l'histoire complète de cette disposition congénitale, le plus souvent héréditaire, aux hémorrhagies interne et externe, à laquelle on a donné les noms d'hémorrhaphilie, d'hématophilie, d'hémophilie [1].

L'hémophilie est très rare, surtout en France. Nous pensons donc faire une œuvre utile en résumant les deux cas que nous avons observés.

Faits cliniques. — Obs. 1. — Le premier malade est un garçon de cinq ans, tempérament lymphatique, constitution chétive, originaire de la Louisiane.

Dès l'âge d'un an, toute contusion s'accompagne d'une suffusion sanguine considérable. A deux ans un petit furoncle à la fesse est suivie d'une hémorrhagie ; ni le fer rouge ni le perchlorure de fer employé ne peuvent l'arrêter. Elle cesse spontanément au bout de quinze jours, lorsque l'enfant est exsangue et que le pouls n'est plus perceptible dans les petites artères.

A trois ans, chute sur l'angle externe de l'orbite droit, petite plaie contuse suivie d'une hémorrhagie durant sans discontinuer douze jours. En dernier lieu, le sang sort de la plaie goutte à goutte. Une fois l'enfant épuisé, exsangue, sans force, sans voix, sans pouls, il se forme petit à petit, par couches successives, un

---

1. *Cours théorique et clinique de pathologie interne et de thérapie médicale,* par E. Gintrac. Paris, Germer-Baillière, éditeur, 1853, t. III, p. 8{.

énorme caillot qu'on laisse sécher et tomber de lui-même.

Il y a huit mois, accident analogue arrêté spontanément par le même mécanisme. Ce mode de guérison est exceptionnel. En général, arrivée à cette extrême limite, l'hémorrhagie est presque toujours suivie de mort.

Quand, par hasard, l'enfant frotte ou serre la lèvre inférieure avec ses dents incisives supérieures, le sang vient aussitôt sourdre en nappe au travers de la muqueuse, sans que celle-ci soit le siège d'aucune éraillure. On arrête le sang difficilement, en badigeonnant coup sur coup la muqueuse avec du perchlorure de fer.

Jusqu'à l'âge de trois ans, les ecchymoses et les suffusions sanguines, suite de la pression exercée par un soulier, une jarretière, la ceinture du pantalon, etc... ou suite d'une contusion le plus souvent insignifiante, ne s'accompagnent d'aucune douleur locale. Depuis cet âge, toute ecchymose ou collection sanguine est suivie d'une douleur extrêmement vive.

En général, voici comment les choses se passent :

L'enfant tombe, heurte un point du corps ; quelques heures après ou le lendemain, parait un léger gonflement bientôt suivie d'une ecchymose du premier ou du second degré, et la douleur survient. Il est très rare qu'elle fasse défaut ou qu'elle paraisse avant l'ecchymose.

Cette douleur est toujours lancinante, extrêmement vive, et nullement en rapport avec la violence du coup. Elle dure de trente à soixante heures. Pendant tout ce temps, l'enfant crie beaucoup, et si l'on ne donnait pas de morphine à l'intérieur, il souffrirait plus encore.

Chez un frère du malade, atteint de la même affection et sujet aux mêmes douleurs, on a été obligé de donner la morphine à l'âge de six ans, à la dose énorme de 5 centigrammes en douze heures sans obtenir ni soulagement ni effet toxique. Chez celui-ci, un centigramme à l'intérieur suffit le plus souvent. Dans quelques circonstances la morphine a été administrée concurremment par la méthode endermique. Le petit vésicatoire qu'on applique dans ce cas ne donne jamais lieu à aucune hémorrhagie. A l'aide de ces moyens, on obtient la cessation des douleurs au bout de trente à trente-six heures environ.

Le travail de résorption du sang épanché se fait toujours avec une rapidité surprenante.

Il arrive parfois que les articulations du genou et tibio-tarsienne sont le siège d'une poussée inflammatoire à la suite d'un coup reçu sur ces parties. D'autres fois, cet accident parait naître spontanément, et ressemble alors à un véritable rhumatisme articulaire subaigu et apyrétique. Le plus souvent, lorsque l'arthrite se déclare à la suite d'un coup ou d'une chute, les tissus péri-articulaires sont le siège d'une suffusion sanguine manifeste.

L'enfant dont nous venons de résumer l'histoire est petit, vif, turbulent, et d'une intelligence précoce. Les muqueuses sont un peu décolorées; l'appétit et le sommeil sont bons; pas de constipation, pas d'essoufflement à la marche. Le cœur n'est le siège d'aucun bruit anormal; on trouve aux carotides un bruit de souffle léger; le pouls bat cent douze fois par minute. La peau est blanche, sillonnée de veines assez apparentes, sa chaleur est normale, les yeux sont bleus, les cils longs, et tout, dans l'ensemble, porte le cachet du tempérament lymphatique. Il n'a jamais eu d'accidents névrosiques.

Au moment où cet enfant est soumis à notre observation, il porte la trace d'une vaste ecchymose recouvrant les deux pieds, provoquée par la pression exercée par des souliers neufs, et une arthrite double du genou avec suffusion sanguine péri-articulaire.

Les affusions froides locales, déjà employées ont la propriété d'activer considérablement le travail de résolution des arthrites et de résorption interstitielle des épanchements sanguins. Les douches locales en jet bien brisé, d'une faible pression et à la température de 14°, d'une durée de deux minutes, agissent de même. Nous y joignons des douches générales en jet brisé à basse température — l'effet est excellent en apparence —

mais nous perdons bientôt l'enfant de vue. Et M. le Dr H. Lunier de qui nous tenions ce malade, interrogé par nous quelques années plus tard n'a pu nous renseigner.

La mère de cet enfant a trente-cinq ans ; elle est américaine, comme son mari ; elle est pâle, blonde, frêle, d'un tempérament lymphatique accusé. Elle a eu onze grossesses et quatorze enfants, dont huit venus à terme.

La fille est l'aînée ; elle a seize ans ; elle n'a jamais offert de signes d'hémophilie. Sur les sept garçons, trois seulement n'ont jamais présenté de traces de la maladie.

L'affection n'existe que dans la ligne maternelle. Seulement, elle vient de sauter une génération et elle ne s'est transmise que par les enfants du sexe masculin. On sait la grande rareté de l'affection chez les filles. Cependant en voici un exemple encore plus intéressant au point de vue thérapeutique, notre objectif principal. Il est emprunté à notre clinique hydrothérapique de Saint-André.

Obs. II. — *Clinique de Saint-André.* — Pétronille B..., âgée de trente-deux ans, mariée, née à Carcans (Gironde) entrée à l'hôpital Saint-André, salle 6, lit n° 12. Elle est envoyée dans le service hydrothérapique, le 21 avril 1870 par le professeur H. Gintrac. Cette femme est d'un tempérament lymphatique nerveux d'une faible constitution et présente une anémie très prononcée.

Antécédents héréditaires. — Ils sont incomplets. Sans pouvoir donner de détails bien précis, la malade affirme que sa mère a eu des accidents analogues à ceux qu'elle éprouve, elle y aurait succombée à l'âge de quarante-cinq ans ; à l'âge de quinze ans, une de ses sœurs fut considérée comme affectée de la poitrine. Deux ans après, première apparition des règles ; en même temps *hémoptysie très abondante.* Ces deux fluxions hémorrhagiques entraînèrent la mort dans l'espace de quinze jours.

Deux frères de la malade ont succombé, l'un à l'âge de deux ans, l'autre à cinq ans. Sa mère a eu trois frères et trois sœurs, sur le compte desquels elle ne peut fournir le moindre renseignement pathologique.

Antécédents de la malade. — L'affection semble avoir débuté à l'âge de quinze ans, lors de la première apparition des règles. A la suite surviennent une *métrorrhagie*, une *épistaxis*, et une *hémoptysie abondantes*, avec *coliques utérines violentes*. Ces trois fluxions sanguines durent un mois entier, sans pouvoir être arrêtées. Pendant toute leur durée, il y eut quelques mouvements choréiques, et des douleurs avec gonflement léger dans les genoux.

Jusqu'à l'âge de dix-neuf ans, disparition de ces accidents. Toutes les trois semaines, règles très régulières, très abondantes, durant six à huit jours. Rétablissement complet de la santé générale.

Pétronille B... se marie à dix-neuf ans, et le lendemain de ses noces, les douleurs articulaires et les accidents hémorrhagiques (*métrorrhagie, épistaxis et hémoptysie*) reparaissent identiques à ce qu'ils avaient été deux ans auparavant. Cette fois les manifestations morbides durent deux mois et demi consécutifs, et les tremblements choréiques observés autrefois sont remplacés par de véritables crises d'hystérie à forme convulsive franche.

A vingt-quatre ans, *première grossesse* : c'est une fille qu'elle nourrit pendant neuf mois; retour des règles presque aussitôt après les couches. Neuf mois après *deuxième grossesse* : c'est un garçon nourri par elle sans trop de fatigue pendant un an. Comme la première fois, retour des règles quelques jours à peine après l'accouchement. Deux ans plus tard, *troisième grossesse* : C'est encore une fille, nourrie pendant huit mois; retour immédiat des règles. La *quatrième grossesse* suit de très près : c'est encore une fille nourrie pendant quinze mois.

Un an après ce dernier accouchement, la malade

avait alors vingt-huit ans, réapparition *spontanée* de tous les accidents déjà observés à deux reprises, c'est-à-dire *métrorrhagie*, *épistaxis, hémoptysie, douleurs articulaires sans gonflement*, disséminées dans plusieurs articulations des membres supérieurs et inférieures, et crises hystériques franches. Cet état morbide complexe dure six semaines.

Deux ans après, *cinquième grossesse :* c'est une fille nourrie pendant dix-huit mois; retour des règles peu après les couches.

De ces cinq enfants, le troisième est mort à l'âge de deux ans; des quatre survivants, l'aîné de tous, une fille, paraît seule offrir les germes de la maladie. Elle a neuf ans; elle est pâle, brune, chétive et nerveuse; au moindre coup reçu sur la tête ou sur le nez surviennent des épistaxis très abondantes.

Au mois de mars 1869, Pétronille B..., ayant ses règles, fait une très longue marche par une pluie battante. Dès le lendemain, les accidents hémophiliques déjà signalés reparaissent pour la quatrième fois. Seulement, au lieu de céder au bout de quelques semaines, comme dans les autres circonstances, ils persistent, augmentent d'intensité, et une anémie très prononcée en étant la conséquence, la malade est envoyée à Bordeaux, dans le service du professeur Azam, et de là dans celui du professeur H. Gintrac, le 24 février 1870.

Elle est soumise à l'eau de pin gemmée, au perchlorure de fer *intus* et *extra*, à des pilules composées de sulfate de manganèse et de tartrate de potasse et de fer, et à des injections astringentes. Légère amélioration dans l'état général. Deux mois après, la malade est dirigée dans le service hydrothérapique.

État actuel. — Pouls mou, petit, soixante-douze pulsations par minute, peau et muqueuse très décolorées; essoufflement prononcé à la marche; pas d'appétit, pas de constipation; bruit de souffle léger dans les carotides.

Les contusions et les chutes n'amènent pas ces suffusions sanguines sous-cutanées, si caractéristiques chez la plupart des hémophiliques. Le sang provenant des blessures faites par un instrument tranchant ou piquant s'arrête aisément, même quand il provient des éraillures des gencives, éraillures par lesquelles il semble toujours sortir facilement.

En temps normal, règles très régulières, pas douloureuses, durant en moyenne huit jours, et assez abondantes les deux premiers jours pour obliger la malade à garder le lit.

Quand les accidents *hémophiliques* paraissent, ils se développent habituellement dans l'ordre suivant :

Tout d'abord, *métrorrhagie très abondante*; peu après, *épistaxis et expectoration* d'un *sang rutilant tout à fait pur*. Cette scène pathologique dure ainsi plusieurs semaines, offrant tour à tour des alternatives de diminution et d'accroissement.

Durant cette période, douleurs erratiques aux diverses articulations des membres et crises convulsives de nature hystérique. Ces deux coïncidences pathologiques, que Gintrac père a si bien fait ressortir dans sa remarquable monographie sur l'hémophilie, nous ont fait admettre ici l'existence de cette singulière affection, malgré l'absence des autres symptômes hémorrhagiques. Ce diagnostic avait été déjà porté par nos confrères Azam et H. Gintrac. Il faut ajouter, pour être exact, que l'épistaxis et la métrorrhagie ont toujours été rebelles à tous moyens mécaniques ou pharmaceutiques employés. Enfin, un examen attentif des poumons et des organes génito-urinaires autorise à croire qu'il n'existe aucune lésion organique.

Du 21 avril au 23 juillet 1870, Pétronille B... prend soixante-dix-huit séances hydrothérapiques [1] composées de douches en jet sur le cercle supérieur, bains de pieds et de siège à épingles; la guérison paraît assurée :

---

1. Cette partie de l'observation a été publiée dans les *Bulletins de la Société médico-chirurgicale de Bordeaux*, 1871, p. 164 et suivantes.

Mais voici la suite de l'observation de cette intéressante malade, que nous empruntons au travail du docteur Delmas Saint-Hilaire (*loc. cit.*, **p.** 178).

Quatre mois après son départ de l'hôpital, elle redevint enceinte, c'est la *sixième grossesse*. Dès cette époque, apparition des mêmes accidents, *épistaxis, métrorrhagie* et *hémoptysie*. Elle accouche le 19 août 1871. Accouchement facile. Elle nourrit sept mois, quinze jours après l'accouchement, les accidents qui avaient disparu pendant la durée de la grossesse se reproduisent tous les jours. Elle remarque cependant que tous les quinze jours les hémorrhagies augmentent d'abondance, et elle considère cela comme son époque. Elle rentre à l'hôpital et recommence le traitement le 29 juin 1872, dans les mêmes conditions qu'en 1870.

On signe son exéat le 12 décembre 1873. Très améliorée après cent quarante-cinq jours de traitement.

Le 16 avril 1875, cette malade revient à Bordeaux. l'amélioration obtenue en 1872 s'est transformée en une guérison. Les époques sont cependant toujours très abondantes; mais il n'y a plus d'épistaxis ni d'hémopysie.

CHAPITRE XIV

MALADIES DU CŒUR

Maladies du cœur. Justification de ce chapitre dans la clinique hydrothérapique. — En abordant ce chapitre, loin de nous la pensée de vouloir préconiser l'hydrothérapie d'une façon générale dans les affections aiguës ou chroniques de l'organe central de la circulation ou de ses enveloppes.

Mais il est des circonstances particulières dans lesquelles on peut utilement intervenir. Il en est d'autres ou, ayant à traiter une affection concomitante, il est nécessaire de savoir si l'affection du cœur n'est pas un obstacle. D'autres enfin, où la contre-indication à l'emploi de l'hydrothérapie peut être mieux établie ou absolue.

Dans son article DOUCHE, du *Dictionnaire encycl. des sc. méd.*, M. Tartivel rappelle avec juste raison les droits de priorité de Fleury dans le traitement hydrothérapique des maladies du cœur (*loc. cit.*, t. XXX, p. 450). Comme pour la création des formules et de l'instrumentation hydrothérapique elle-même, il fut bien le créateur, l'ouvrier de la première heure. « Aujourd'hui ces préceptes sont devenus de la monnaie courante, laquelle, dit avec un vrai bonheur d'expression notre collègue, à force de courir, a fini même par perdre son effigie » (*loc. cit.* p. 438).

Louis Fleury s'engagea dans cette voie, grâce aux encouragements de Bouillaud. Il lui dut de très beaux succès, surtout lorsqu'au lieu d'avoir à faire à de véritables hypertrophies du cœur, il n'existait que de simples congestions chroniques. Chez les cardiaques plus gravement atteints, il obtint souvent du soulagement, parfois même de très longs répits avant le dénouement fatal. Il ne voyait qu'une contre-indication majeure, l'existence de l'anasarque qui « en modifiant les conditions normales de la sensibilité cutanée, crée un obstacle sérieux à la réaction ».

Les faits cliniques de même que la connaissance plus précise aujourd'hui de l'action physiologique du froid sur la circulation contredisent cette assertion. Les faits de la clinique de Winternitz (Vienne) de même que les nôtres en sont la preuve.

Base physiologique. — La connaissance exacte de l'action de l'eau à diverses températures sur le cœur et les vaisseaux sert de guide.

Primitivement, sous l'influence du froid, la tension s'élève et les mouvements du cœur sont ralentis après un moment très court d'excitation.

Secondairement, la tension baisse jusqu'à revenir à son point de départ, tandis que les mouvements du cœur restent plus ou moins ralentis. D'où cette conséquence : possibilité de déterminer une action sédative directe sur le cœur et un repos *relatif* de l'organe.

Il est indispensable pour bien préciser les indications et contre-indications, de considérer séparément les rapports de la thérapeutique hydriatique dans les maladies inflammatoires ou organiques du cœur, de ses orifices et de ses enveloppes, et dans celles désignées, à tort peut-être, sous le nom de *névroses* du cœur.

§ I. — MALADIES ORGANIQUES

Lésions de l'orifice aortique. — Lorsqu'il existe une lésion de l'orifice *aortique*, insuffisance légère ou rétrécissement avancé, il est préférable de s'abstenir. Ce précepte est d'autant plus absolu quand il existe de l'insuffisance, que la mort subite *spontanée* est souvent observée en pareil cas. M. Peter exprime la même opinion dans son bel ouvrage sur les maladies du cœur.

Ralentissement du cœur. — Les personnes présentant, circonstance très rare, le *ralentissement du cœur*, sont exposées également à pareille terminaison ; toute élévation *brusque* de la tension artérielle serait encore plus à redouter chez elles.

En voici un exemple à l'appui, tiré de notre clinique privée.

Mme la marquise de P..., âgée de soixante ans, d'un tempérament lymphatique, très obèse, se présente à nous en l'absence de son médecin ordinaire. Cette dame est sujette depuis sept à huit ans à des crises épileptiformes rares, mais suivies de syncopes très prolongées ayant quelquefois jusqu'à six et même dix heures de durée. Depuis la même époque, elle se plaint d'un essoufflement notable à la marche et de vertiges fréquents.

Examinée avec soin nous constatons que le volume du cœur est normal ; il n'y a pas de bruits pathologiques ; le premier bruit est sourd, dédoublé par moment, le second est clair. Le petit comme le grand silence ne présentent rien de particulier. Le rhythme est régulier, mais il y a un ralentissement considérable dans les battements du cœur. On ne trouve que 32 à 34 pulsations par minute.

Après bien des efforts infructueux, et grâce à la patience de la malade, nous obtenons les tracés sphygmographiques suivants :

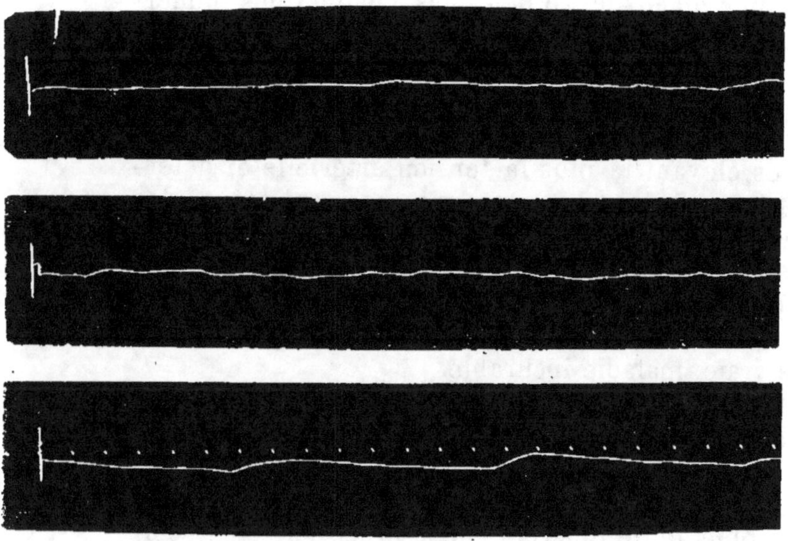

En présence de cette situation, nous refusons l'essai d'un traitement hydrothérapique.

L'événement tragique survenu quelque temps après justifie bien nos craintes. Mme de P... meurt subitement, le matin, dans son lit, en faisant un simple effort de toux. La veille, elle avait reçu à dîner quelques membres de sa famille et jouissait encore, en apparence, d'une excellente santé.

On pourrait citer d'autres faits de ce genre terminés de cette façon tragique. Ils peuvent se rapprocher des expériences et observations cliniques dues à MM. Leven, Charcot, Bert, Tarchanoff. La fin tragique peut s'expliquer par le mécanisme découvert et excellemment décrit par M. Peter (PETER, *Traité clinique et pratique des maladies du cœur et de la crosse de l'aorte*, 2e édit., Paris, 1883).

Altération du myocarde. — L'*état graisseux* avancé

du cœur et toute altération du muscle lui-même, contre-
indiquent encore cette médication. Cependant il ne faut
pas oublier qu'on hésite peu dans l'emploi des immersions prolongées et à basse température dans la fièvre
typhoïde bien que, dans le décours de cette affection, le
myocarde soit toujours plus ou moins altéré et peu
résistant, et l'on sait que l'immersion froide est un des
procédés élevant le plus la tension artérielle et déterminant en même temps un spasme respiratoire des
plus violents.

Nous avons vu que L. Fleury avait obtenu de bons
effets de l'hydrothérapie dans la congestion sanguine
chronique du cœur confondue dans ce cas avec l'hypertrophie vraie, maladie incurable.

Dans une de ses leçons cliniques de 1885 (*De l'hypertrophie cardiaque résultant de la croissance*, Paris,
1885, E. Lecrosnier, éditeur), M. G. Sée a étudié les
hypertrophies cardiaques liées à la croissance. Cette
hypertrophie, toute différente de la précédente, s'accompagne parfois de céphalée de l'adolescence. Comme dans
ce dernier cas, ainsi que l'a signalé M. Charcot, les
exercices corporels, une hygiène régulière et une bonne
alimentation, en développant énergiquement tout le corps,
rétablissent la compensation faisant défaut et déterminant les troubles nerveux congestifs. Mais de même que
dans la céphalée, la médication hydrothérapique, par sa
forte action sédative *directe* sur le cœur, tout en élevant
peu consécutivement la tension artérielle, est appelée à
jouer un rôle important dans l'hypertrophie cardiaque
de la jeunesse et nul doute que certains malades guéris
auxquels Louis Fleury faisait allusion, ne rentrassent
dans cette catégorie.

Maladies aiguës. — Toute surcharge directe ou non,
imposée à l'organe, notamment l'*hydropéricarde* contre-
indique encore l'emploi de l'hydriatrie, ou nécessite des
ménagement extrêmes si l'on passe outre.

L'*endocardite* et la *péricardite aiguës* sont des affections rencontrées dans l'évolution d'un rhumatisme

articulaire aigu auquel on applique, parfois, avec succès, certaines formules hydriatiques, notamment de
légères sudations suivies d'embrocations à l'eau tempérée. Sans constituer une contre-indication à pareille
pratique, il faut néanmoins être prudent et attentif. Du
reste, ce sont des circonstances rares.

Lésions à l'état subaigu. Altération des orifices.
— Mais il n'en est plus ainsi lorsqu'on a à traiter le
rhumatisme dans ses formes subaiguës ou chroniques.
Très souvent coexiste une lésion du cœur, plus particulièrement des *orifices auriculo-ventriculaires*. D'autres
fois, il s'agit d'une albuminurie symptomatique d'une
lésion avancée du cœur droit. Dans tous ces cas (l'orifice
aortique excepté) on peut agir hardiment, voire même,
si l'orifice aortique est simplement rétréci, mais sans
insuffisance des valvules.

États chroniques. — Maintes fois, nous avons pu
faire supporter impunément et sans inconvénient les
formules hydrothérapiques les plus énergiques appropriées au rhumatisme articulaire sans aucun inconvénient pour le cœur. Cependant, il faut s'abstenir de
pousser trop loin l'action calorique. Dans quelques circonstances même, nous avons vu les symptômes cardiaques légèrement amandés, et bien des années *plus tard*,
nous avons retrouvé ces malades en un bon état de
santé, dénotant que la *compensation cardiaque n'avait
pas fléchi*. Nous citerons notamment un rhumatisant
atteint d'un rétrécissement aortique revu dans un
excellent état vingt ans plus tard.

Sédation directe du cœur. — L'élévation de la tension artérielle obtenue par des douches *très courtes*
ralentissant le cœur pendant plusieurs heures, nous a
permis l'emploi de l'hydrothérapie dans l'albuminurie
cardiaque. Mais nul besoin d'ajouter que le soulagement était relatif et d'une durée variable, subordonnée
à l'évolution de la lésion du cœur. Nous avons eu à soi-

gner ainsi la jeune fille d'un de nos excellents confrères de la Dordogne et obtenu *un répit assez long*, dans la marche fatale de la maladie principale.

§ II. — NÉVROSES DU CŒUR

Elles se présentent sous deux formes principales : les *palpitations* et l'*angine de poitrine*.

Palpitations cardiaques. — La première est de beaucoup plus fréquente. Symptôme habituel de la chlorose, caractéristique d'une des nombreuses formes de l'état névropathique, les palpitations cardiaques constituent parfois une entité morbide assez bien définie et distincte. Cependant, même en ce cas, il y a toujours de l'anémie, les forces sont plus ou moins languissantes, l'impressionnabilité du malade accentuée et son moral plus ou moins atteint.

Angine de poitrine. — L'*angine de poitrine* n'est pas une affection très rare dans les cliniques hydrothérapiques ; toujours aux allures inquiétantes pour le malade, son entourage, et pour le médecin lui-même. Deux fois, nous nous sommes trouvés en présence de la forme la plus grave ; nous refusâmes de traiter ces deux malades.

Considérations générales sur l'intervention de l'hydrothérapie dans l'angine de poitrine. — Le silence des auteurs sur le rôle de l'hydrothérapie dans le traitement de l'angine de poitrine, nous oblige à traiter ce chapitre en présentant des faits cliniques à l'appui. A ces conditions seules, le praticien peut être édifié et ne pas reculer devant un conseil, d'autant plus à redouter *a priori*, que la terminaison par la mort subite, est le propre de cette cruelle affection.

Pour apprécier la valeur de notre thérapeutique, il est nécessaire de résumer rapidement la pathogénie de la maladie. Objets de travaux nombreux et de discussions approfondies, les auteurs sont loin d'être d'accord à cet égard. Et cependant, il est indispensable de différencier les cas si l'on veut équitablement juger de la valeur relative de l'hydrothérapie dans l'angine de poitrine.

Cette valeur, de premier ordre dans certaines angines, est nulle ou dangereuse dans les autres. Nous voulons parler des angines d'origine organique.

Historique. — La première description de la maladie remonte à l'année 1768. Elle fut faite par Rognon (de Besançon), à l'occasion de la mort tragique d'un officier de cette ville. Peu de temps après, un médecin de Londres, Héberden, la décrivait à son tour en lui donnant son nom « angine de poitrine », traduisant ainsi le symptôme dominant de la maladie.

Pathogénie. — Suivant les points de vue auxquels se sont placés les auteurs, l'affection a été classée tour à tour dans les névralgies, les maladies du cœur et de la crosse de l'aorte, dans les manifestations diathésiques ou nerveuses générales.

Des cas d'*angor pectoris* dus à des causes bien tranchées, d'autres terminées par la mort subite, avec absence de toute lésion au cœur ou à l'aorte, semblent justifier ces divers classements.

Étiologie. — D'après nos observations, quatre causes principales doivent être invoquées et classer l'affection :

1° La goutte comme influence diathésique et le rhumatisme en déterminant des lésions cardiaques aortiques de même nature, et les inflammations du muscle et de ses enveloppes ;

2° L'action nocive du froid frappant plus particulièrement la région antérieure de la poitrine ;

3° L'abus du tabac à fumer;

4° L'influence de certaines impressions morales chez la femme.

Les trois premières causes sont plutôt l'apanage du sexe masculin, et l'on sait combien cette maladie, observée surtout de cinquante à soixante ans, est plus fréquente chez les hommes.

La caractéristique de la maladie est d'éclater tout à coup au milieu de la santé. Dès la première attaque, elle laisse au sujet le sentiment d'une mort imminente et d'une angoisse douloureuse et terrifiante, dont le souvenir ne le quitte plus.

Lésions anatomiques. — Les lésions le plus fréquemment constatées, sont des endartérites de la crosse de l'aorte et des ossifications avec rétrécissement des artères coronaires, ou bien des étranglements et des altérations de divers filets nerveux du plexus cardiaque. Mais dans des faits bien avérés aussi, aucune lésion n'a été constatée. M. Peter suppose, avec raison, qu'en pareil cas, on n'a pas assez poursuivi les investigations anatomiques vers l'origine même de l'aorte et dans la superficie des parois du vaisseau. Cette lésion détermine par action réflexe le tétanos du cœur et le syndrome de l'angorpectoris. Ainsi envisagée, d'autres affections aiguës peuvent être suivies des mêmes effets réflexes (*loc. cit.*, p. 705).

Voulant préciser davantage ce problème, encore obscur de pathogénie, les Allemands distinguent quatre espèces d'angine de poitrine suivant que la lésion porte sur les ganglions cardiaques, le pneumogastrique, les filets sympathiques ou les vaso-moteurs du tissu cardiaque lui-même.

Ischémie cardiaque. — MM. Huchard et G. Sée considèrent l'*ischémie du muscle* cardiaque comme la cause prochaine de l'angine. Dans la forme grave, ou angine vraie, l'ischémie serait subordonnée aux altérations de l'aorte et des coronaires. Dans la *fausse* angine, l'ischémie et l'anémie du myocarde, tout à fait passagère, serait l'expression d'un simple trouble fonctionnel de l'innervation générale dû à des causes diverses et passagères.

Se fondant sur ces mêmes points de vue, tout récemment à la Société de médecine interne de Berlin, Lublinski a fait une communication sur l'efficacité thérapeutique du nitrate de sodium et de la nitro-glycérine (*Revue hebdomadaire de thérapeutique générale et thermale*, n. 7, p. 87, 1885).

Les praticiens français ont préféré le nitrite d'amyle. Du reste, ces trois substances procèdent du même ordre de composition chimique et elles offrent une action physiologique commune. Elles déterminent la dilatation des réseaux vasculaires périphériques des vaisseaux de la tête, du cou et de la poitrine.

Agissent-elles de même directement sur la circulation du cœur? En l'absence de toute preuve directe, on peut bien admettre que la tension artérielle étant abaissée brusquement dans des régions vasculaires aussi riches et voisines du cœur, celui-ci a moins d'efforts à vaincre. Et, dans ce cas, malgré sa défaillance due à l'ischémie, il suffit encore à sa tâche momentanément, si l'angor pectoris ne se prolonge pas trop.

Mais, malheureusement, ces substances sont très toxiques, surtout la plus active d'entre elles, le nitrite d'amyle. La moindre erreur posologique peut entraîner la mort. L'accoutumance arrive vite, les injections de morphine préconisées dans le même but, offrent moins de danger; d'action plus lente, la tolérance arrive encore plus promptement.

L'angine de poitrine serait une névralgie du plexus cardiaque? — En résumé, l'idée toute française de considérer l'angine de poitrine comme *une névralgie du plexus cardiaque*, prise dans son ensemble, nous semble seule se prêter à une interprétation rationnelle, clinique et pathogénique des faits les plus dissemblables de cette curieuse et cruelle affection. Sui-

vant les circonstances, cette névralgie a pour origine
une lésion fonctionnelle ou organique, transitoire ou
permanente.

Elle justifie l'emploi de l'hydrothérapie. — Ainsi
on peut s'expliquer l'opportunité de la médication
hydrothérapique dans certaines angines sans lésion
organique probable, les résultats qu'elle nous a fournis
et l'absence de tout accident pendant son application.
De même, ceux dans lesquels toute intervention de ce
genre eût pu entraîner des accidents mortels immédiats.

Faits à l'appui. — Les observations suivantes en
sont la démonstration.

Obs. I. — *Antécédents.* — Dans la première, il s'agit
d'une dame de trente-huit ans, d'un tempérament très
nerveux et de constitution moyenne, adressée en 1874,
par le Dr Brugères (de la Corrèze).

Mariée depuis onze ans, cette intéressante malade
a eu quatre enfants. Elle a nourri les trois premiers.
Intelligence développée, esprit vif et prompt, caractère
des plus enjoués et ne croyant pas à la maladie. En
1871, survient un événement des plus douloureux, surtout dans les circonstances particulières où elle est
frappée.

Début. — Son frère, grand et beau jeune homme,
avait fait la guerre sans accident. Rentré chez sa sœur,
il paraît jouir d'une excellente santé, se plaignant seulement d'un peu de céphalée qu'on attribue volontiers à
son retour à une vie inactive, comparée aux rudes
épreuves par lesquelles il vient de passer.

Un matin, sa sœur ne le voyant pas paraître à l'heure
ordinaire entre dans sa chambre et le trouve mort dans
son lit. Le saisissement est affreux : douleurs aiguës au
cœur, sanglots étouffés, arrêt subit de la respiration,
impossibilité de pleurer.

Évolution. — Dès ce moment, la malade éprouve des

douleurs épigastriques s'accompagnant de serrements
douloureux à la gorge, d'envie de pleurer et d'un sentiment de vague indéfinissable d'arrêt du cœur. Une
quatrième grossesse et la venue d'un nouvel enfant ne
modifient pas cet état pathologique *préliminaire*. On
ne lui permet pas de nourrir. A la suite surviennent des
granulations sur le col et des pertes blanches abondantes.

Telle est la situation, lorsque en mai 1874, éclate une
crise bien plus violente que les autres. Tout à coup,
demi-syncope, arrêt du cœur, crainte effroyable d'une
mort subite et sentiment d'un vide affreux autour d'elle.
Cet état pénible dure quelques minutes; à sa suite,
lassitude profonde.

A partir de cette époque, cette crise revient avant et
après chaque menstruation, avec une intensité variable.
Dans l'intervalle, obsédée par la pensée qu'elle a une
affection grave du cœur, la malade passe sa vie à compter son pouls; elle éprouve souvent du vertige mental,
et elle devient indifférente pour sa maison, ses enfants
et son mari.

État actuel. — L'appétit est perdu, l'amaigrissement survient, les forces s'en vont; bientôt il faut essayer d'un déplacement pour agir sur son état moral.
Mise entre le mains d'un médecin d'un dévouement
extrême, elle se refait un peu, très lentement, et après
un séjour de quelques semaines à la campagne, elle
nous est adressée.

Il n'y a absolument rien au cœur; mais l'irrégularité
de ses battements et l'inégalité dans la force de ses
contractions est frappante. La malade en a bien conscience, ne se trompant jamais, quand elle accuse la sensation d'une perturbation quelconque dans le rhythme de
l'organe.

Traitement hydrothérapique. Précautions prises.
— Pas n'est besoin de dire les précautions extrêmes
avec lesquelles on emploie la médication hydrothéra-

pique. Elle est suivie régulièrement et secondée par
un traitement pharmaceutique modéré, du *quassia amara*
en infusion à froid à jeun, et du bromure de potassium
aux repas. Quelques granulations sur le col sont cautérisées avec le nitrate d'argent.

Le traitement a duré deux mois et le résultat a été
exceptionnellement rapide. En pareil cas, il faut compter
sur un traitement beaucoup plus long et loin d'être toujours d'une efficacité aussi grande. Nous avons eu l'occasion de revoir cette intéressante malade, six ans plus
tard, et fort heureux de constater le maintien de la guérison.

Dans le fait précédent, la cause toute morale, n'a pas
produit ses effets immédiatement. Des accidents utérins,
suite d'une grossesse et liés à des manifestations hystériques évidentes ont donné un cachet particulier et ano-
din à l'affection.

Obs. II. — **Antécédents.** — En voici un second où la
même cause, agissant dans des circonstances plus dramatiques encore, a produit ses effets dès la première
heure, chez une toute jeune femme, jouissant jusque-là
de la meilleure santé. La forme névropathique des accidents, éloignant l'idée d'un angor pectoris proprement
dit. Nous citons le cas surtout au point de vue de sa
causalité exceptionnelle. Il a été recueilli en 1875.

Il s'agit d'une jeune femme nerveuse, lymphatique,
délicate, âgée de vingt-deux ans. Mariée depuis cinq ans,
elle a deux enfants et vit dans les conditions les plus
heureuses. Après une soirée passée paisiblement au
coin du feu avec son mari, dont la santé n'a rien laissé
à désirer jusqu'à ce jour, ils se couchent et bientôt elle
s'endort d'un profond sommeil.

Début. — Quelques heures plus tard, elle est réveil-
lée par une impression de fraîcheur dont tout d'abord
elle ne soupçonne pas l'origine. La bougie allumée, elle

s'aperçoit que son mari est mort à côté d'elle et son corps déjà légèrement refroidi; pas un cri, pas un mouvement n'avait donné l'éveil. Elle se lève et s'enfuit en proie à une terreur indicible.

Évolution. — A dater de ce moment, il y a un an, elle éprouve constamment des angoisses, des étouffements, de l'insomnie, de l'inappétence et surtout un sentiment de peur invincible, qui lui fait croire à chaque instant, qu'elle va mourir subitement.

Essais infructueux de l'hydrothérapie. — On l'a fait voyager, elle séjourne à Paris. Notre savant confrère, le D\u02b3 Davaine prescrit la médication hydrothérapique, sans accompagner son conseil d'une lettre ou d'une formule quelconque. Dirigée sur un établissement de *bains*, la douche est donnée au hasard, suivant l'*inspiration* de la baigneuse, en un mot, *comme à tout le monde* (expression consacrée); cette médication brutale détermine un redoublement subit de tous les phénomènes cardiaques et pulmonaires. La malade se refuse à toute autre tentative de ce genre.

Nouvel emploi de la médication. — Cependant l'affection persiste et semble même s'aggraver. Sur les vives instances d'un de ses parents, elle recourt de nouveau à l'hydrothérapie. La médication est prescrite, telle que pouvait le comporter un cas sérieux et difficile à soigner. Le traitement dure quatre mois et le résultat thérapeutique est complet.

L'exemple précédent est une preuve bien évidente de la nécessité d'une direction sérieuse dans l'administration de l'hydrothérapie. Nous ne saurions donc blâmer trop énergiquement la légèreté avec laquelle on conseille quelquefois cette médication dans *le premier endroit venu*, sans l'accompagner d'une prescription écrite, ou bien sans confier le malade à un médecin chargé *tout au moins* des détails d'exécution. C'est compromettre à la fois la dignité professionnelle, les intérêts sacrés du malade et nuire à la thérapeutique.

Dans le second fait, l'existence d'une angine de poitrine n'est pas aussi bien établie que dans le premier cas. En voici un troisième où le diagnostic ne peut plus faire aucun doute. S'il ne démontre pas l'efficacité complète de la médication, il en établit l'innocuité, d'une façon indéniable.

Obs. III. — Antécédents. — Une dame de trente-deux ans, d'un tempérament lymphatique nerveux et de constitution affaiblie, nous est adressée en 1875 par MM. les Drs H. Gintrac, Dupradat (de La Réole), et Rencontre (de Portets).

Mariée, il y a onze ans, elle a eu deux enfants et les a nourris péniblement. Depuis lors, santé toujours chancelante, anémie, céphalées chroniques, menstruation abondante et douloureuse.

Début. — Il y a trois ans, sans cause appréciable, sans antécédent rhumatismal, accès d'angine de poitrine. Douleur précordiale atroce pendant un quart d'heure, s'irradiant dans tout le bras gauche jusqu'au petit doigt et obligation de garder le lit pendant quinze jours.

Évolution. — Il lui suffit de lever la tête au-dessus du coussin pour ramener immédiatement un accès d'oppression et de douleur. L'auscultation très attentive du cœur ne laisse soupçonner l'existence d'aucune lésion. Des sédatifs, des antispasmodiques et des révulsifs énergiques sont appliqués sur les membres inférieurs et à la région précordiale.

A partir de cette crise inattendue, les symptômes anémiques sont encore plus accusés et la malade se rétablit bien lentement, malgré l'emploi fréquent des toniques. Un an après, nouvelle crise aussi intense que la première. En juillet dernier a lieu la troisième. On conseille la médication hydrothérapique.

Traitement hydrothérapique. — Il est commencé au mois de septembre suivant avec des ménagements extrêmes. Malgré son état de faiblesse la *malade* supporte bien la médication. Elle parvient à faire quelques pas; l'appétit et les forces reviennent. Malheureusement une émotion très vive occasionne une nouvelle crise d'angine à la quatrième semaine du traitement. Cette crise est notablement moins intense que les trois précédentes. Néanmoins la faiblesse de la malade est telle, qu'il faut cesser toute médication.

Rentrée chez elle, la malade se rétablit lentement. Mais, en somme, il y a un certain bien acquis, car presque condamnée par nous tous à une terminaison *fatale à bref délai*, elle se porte encore assez bien *deux ans après la médication hyrothérapique.*

Obs. IV. — Nous pourrions citer d'autres cas analogues. Entre autres l'observation prise sur la femme d'un de nos excellents confrères de la Gironde âgée de quarante-trois ans et chez laquelle les douleurs présternales étaient presque continues et déterminaient des accès de suffocation à chaque paroxysme douloureux.

En l'absence de toute lésion cardiaque *ou plutôt*, de tout signe d'auscultation, son mari n'hésite pas à nous l'amener. Le traitement dure cinq mois et la névralgie cardiaque disparaît. Nous affirmerions même la guérison dans ce cas, si l'on ne devait *toujours* réserver l'avenir; dans une affection dont les accès peuvent ne se reproduire qu'à de très longs intervalles.

Mais les faits ci-dessus peuvent paraître d'autant moins probants que l'affection est très rare, exceptionnelle même, dans le sexe féminin et que des états névropathiques de nature hystérique ou des névralgies intercostales, peuvent donner lieu à des accès d'angoisse précordiale *frustres*, sans qu'on puisse affirmer l'existence d'une véritable angine de poitrine.

Le suivant, emprunté au sexe masculin, nous paraît devoir lever les doutes. Il appartient à notre clinique de l'année 1876. On peut le classer dans les cas d'origine

diathésique et accidentelle tout à la fois. Et cette dernière cause morale en principe, physique plus tard,
complète bien le tableau étiologique général de l'affection.

Obs. V. —**Antécédents.** — Il s'agit d'un homme de qua-
rante-neuf ans, d'un tempérament très nerveux, de constitution assez bonne, adressé par le Dr Moreau (de La
Rochelle).

Très grand chasseur et préférant la chasse au marais,
il a eu souvent *des douleurs rhumatismales musculaires.*
Son père a succombé à la phthisie à l'âge de trente ans.
Sa mère vit encore, elle n'a jamais eu de rhumatisme et
cette diathèse ne se trouve pas dans les collatéraux.

Début. — Il y a quinze ans, le malade perd son
frère, officier plein d'avenir ; il s'était suicidé dans un
accès de désespoir. Le malade en ressent une émotion
très profonde. Il éprouve la sensation d'un coup de poi-
gnard au niveau du cœur. Depuis lors cette sensation
revient de temps à autre ; elle s'accompagne d'angoisse
précordiale et d'un léger fourmillement dans le bras et
la jambe gauche. Telle est la situation depuis une quinzaine d'années, quand, il y a un an, éclate un accès grave
d'angine de poitrine dans les circonstances suivantes :

Sortant d'une église où il a très chaud, il monte en
voiture découverte pendant une heure. La voiture va
très vite ; il fait froid ; un vent glacé lui frappe la poitrine, au point d'en être très incommodé. Cependant,
pas d'accidents immédiats.

Trois jours après prenant son potage, accès violent
d'angine de poitrine, s'accompagnant d'une douleur
sous-claviculaire gauche, s'irradiant dans tout le bras
correspondant. Une pression exercée légèrement avec
le doigt le long du bord gauche du sternum, réveille
l'oppression et la névralgie.

Pendant un an, pas d'autre accès intense, mais retour
plus fréquent d'un léger *angor pectoris*, avec persistance de la douleur sous-claviculaire gauche, s'irradiant

dans le bras. Le spasme vénérien réveille les mêmes
douleurs et les mêmes accès. Cette dernière circonstance
démontre bien le rôle excito-moteur sensitif, que la
moelle peut jouer par action réflexe, dans l'angine de
poitrine.

Évolution. — Il y a deux mois, deuxième accès
grave d'angine *de poitrine, encore occasionné par
une impression violente de froid.* Depuis ce dernier
accès, il en survient d'autres plus caractérisés que ceux
remontant à quinze années et leur fréquence augmente
rapidement.

État actuel. — La santé générale est assez bonne,
le teint normal, le pouls régulier ; pas de voussure précordiale. Points douloureux disséminés dans les fosses
sus et sous-claviculaires, le long du bord gauche du
sternum et au niveau de l'apophyse épineuse de la
troisième vertèbre dorsale. Toute pression exercée sur
ces diverses points détermine une douleur s'irradiant
dans le bras gauche et une oppression caractéristique.

Auscultation du cœur. — L'auscultation donne les
résultats suivants :
Pointe du cœur gauche. — Premier bruit très sourd,
faible et profond ; deuxième bruit clair, faible et très
éloigné.
Pointe du cœur droit. — Premier bruit moins sourd
et plus fort ; deuxième bruit plus clair, moins faible et
proche.
Orifice pulmonaire. — Deuxième bruit très sourd,
faible et profond ; premier bruit bien plus clair, assez
fort et normal.
Orifice aortique. — Premier bruit métallique, sec,
très intense, s'entendant dans toute la région sous-claviculaire droite, sous le sternum, et remontant à la
fourchette du sternum et sous la clavicule gauche.
Deuxième bruit, sourd, faible et profond.
De cette auscultation, pratiquée avec un soin minu-

ticux, ressort le caractère remarquablement *métal-lique* et *intense* du premier bruit *aortique*.

Traitement. Résultat incomplet. — Cet intéressant et sympathique malade n'a pu malheureusement donner à son traitement le temps indispensable. Néanmoins, quelques semaines ont suffi pour lui procurer un soulagement notable.

Le développement donné à la précédente observation ne nous permet pas de signaler deux autres cas tout à fait identiques aux précédents comme forme et origine de la maladie. Dans l'un de ces cas, adressé par le Dr Mabit, l'affection était légère, récente et six semaines ont suffi pour améliorer la situation. Dans l'autre, adressé par le Dr Moussous, l'affection étant beaucoup plus intense, le traitement a duré plusieurs mois et le résultat obtenu, *persiste encore*, trois ans après.

Rôle nocif du froid sur la région sternale. — Nous attribuons à l'action d'un froid intense, frappant la région antérieure de la poitrine, une action *détermi-nante* de la maladie, qui n'a pas été suffisamment mise en lumière par les auteurs. Elle existe souvent.

Ainsi, par exemple, nous avons observé plusieurs fois la même affection liée à une névralgie intercostale chez les conducteurs de locomotives. Tantôt les symptômes de la névralgie intercostale dominent ; l'angoisse cardiaque est de médiocre intensité, d'autrefois les accès de suffocation masquent les autres symptômes.

Quoi qu'il en soit, ces faits encore assez nombreux que nous nous bornons à signaler, faute de place, démontreraient, s'il en était besoin, le caractère névralgique de la maladie.

Angine de poitrine chez les fumeurs. — Nous avons également recueilli des faits d'angine de poitrine, chez des fumeurs incorrigibles. Beau, le premier, a attiré l'attention des praticiens sur cette origine particulière de la maladie. Dans plusieurs de ces cas, l'influence nocive préexistante du froid sur la région antérieure du thorax, était encore facile à retrouver. Aussi serions-nous disposés à en faire presque une cause *détermi-nante, explosive* de la maladie elle-même, plus ou moins préparée antérieurement, par des causes insidieuses et profondes.

Contre-indication à l'emploi de l'hydrothérapie. Faits à l'appui. — Il est des circonstances où nous avons refusé toute application hydrothérapique; ou bien, nous y avons renoncé au bout de quelques jours, quand il ne nous a pas été possible d'en refuser l'essai.

Tel est l'exemple suivant :

Nous terminons par lui cette série clinique complexe des angines de poitrine vraies et fausses justiciables ou non de la médication hydrothérapique.

Le malade en question a été adressé par un de ses parents, le Dr Verlhiac, de Paris. La lettre de notre confrère nous avise bien de la gravité du cas et du diagnostic porté par M. le professeur Potain : Aortite subaiguë ; hypertrophie du cœur, angine de poitrine des plus intenses.

Aussi notre confrère semble-t-il, avec raison, avoir consenti plutôt à souscrire aux désirs du malade qu'à une conviction assurée et fait-il appel à notre compétence en la matière, et à notre prudence, pour éviter tout accident de syncope ou de mort subite.

OBS. VI. — **Antécédents.** — Le malade est sanguin, un peu obèse, assez vigoureux, âgé de quarante-trois ans, habitant, dans la Dordogne, un pays accidenté froid et humide, grand chasseur, bien que suant facilement et sensible aux refroidissements et aux variations atmosphériques.

Début. — De trente à trente-neuf ans, il accuse de simples douleurs précordiales de temps à autre, après ses chasses et un léger essoufflement à la marche. Puis tout à coup, il y a quatre ans, à la suite d'un exercice plus violent à la chasse, accès complet d'*angor pectoris* s'accompagnant d'une douleur vive traversant le thorax du sternum au rachis et s'irradiant dans toute le torse du côté gauche.

Évolution. — Cet accès se renouvelant, le professeur Potain est consulté. Un an après, embolie suivie d'une hémiplégie à droite incomplète et passagère. Auparavant quelques accès de coliques néphrétiques.

Depuis trois ans, la maladie fait de grands progrès et rarement le malade passe huit à dix jours, sans un accès grave. Dans l'intervalle toujours un peu d'oppression, se réveillant sous l'influence de toutes les variations atmosphériques. Une digestion laborieuse suffit à provoquer une crise assez intense.

État actuel. — L'auscultation décèle l'état suivant : Pouls 76, régulier, assez petit. Voussure thoracique légère. Matité étendue dans la région précordiale. Pas de souffle anormal. Le premier bruit sourd et profond, le second sec et râpeux sous le sternum.

Le voyage a déterminé des crises intenses répétées. Le malade se tient debout ou à genoux sur son lit, la main droite sur le cœur et en proie à une anxiété douloureuse caractéristique. Nous le mettons en observation, nous bornant à exciter la peau avec des frictions alcooliques et térébenthinées. Pour avoir un peu sommeil, il faut dix à douze injections de morphine chaque nuit de trois à quatre gouttes de solution morphinée. A plus haute dose, il n'obtient guère plus de soulagement et il ne peut réitérer aussi souvent.

Essai très réservé de la médication hydrothérapique. — Après quelques jours, le calme étant revenu, cédant aux sollicitations d'un confrère de Bordeaux et à celles du malade et de sa femme, nous administrons nous-même quelques douches de trois à quatre secondes à peine et à 30° puis à 28° et 26°. Elles sont supportées sans accidents. Mais il est facile de constater que le très léger sentiment de suffocation provoquée par ces douches, acquerrait rapidement des proportions redoutables, si l'on ne cessait aussitôt, l'application réfrigérante.

Le rétour d'un accès d'angine des plus violents, quelques heures après la quatrième séance, nous confirme dans cette manière de voir et nous refusons toute intervention hydrothérapique nouvelle. L'année suivante (en 1880) le malade a succombé à sa cruelle affection.

Jamais auparavant et depuis lors, il ne nous a été donné d'assister ou d'intervenir à une période aussi grave et avancée de la maladie. Aucun cas aussi caractéristique d'angine organique, ne s'est offert à notre observation. Mais la valeur relative de l'hydrothérapie suivant les cas, nous paraît suffisamment démontrée par cette clinique *sommaire* qu'il nous eût été facile de multiplier.

Direction balnéaire générale dans les maladies du cœur. — Quelles sont les règles ou les principes des formules hydrothérapiques à employer dans les affections du cœur qu'il est possible de soumettre sans danger à la médication hydrothérapique ?

Elles peuvent se résumer dans les deux termes suivants :

1° Éviter le premier choc du froid sur le cœur. Diminuer dans la limite possible, le premier choc du froid sur la circulation et sur son organe moteur en particulier, pour éviter toute action cardiaque, soit excitante primitive, ou sédative directe, soit due à une trop grande et trop subite élévation de la tension artérielle ;

2° Obtenir tout à la fois, une action tonique et sédative locale et générale.

Températures graduées. — Ce double but est rempli à l'aide de douches, graduées avec soin, selon le degré de *sensibilité réflexe au froid de chaque* malade, en commençant par des températures *neutres* ou *indifférentes* pour *chaque cas pathologique*, 30° à 33°. Puis, on abaisse la température peu à peu, chaque jour, jusqu'à la limite de tolérance, indiquée elle-même, par l'absence de tout sentiment de suffocation, pendant l'application hydrothérapique.

Cette tolérance varie beaucoup dans les limites de 14° à 26°, selon les idiosyncrasies, suivant la saison, varie même, en raison des prédispositions journalières de chaque malade.

Brièveté des applications. — La durée de la douche ne doit pas excéder trois à dix secondes sur le torse et cinq à vingt secondes sur les membres inférieurs et les pieds. Dans certains cas, si la céphalée est notée, on peut y joindre en terminant la séance hydrothérapique, un jet écossais sur les pieds.

Formes et siège des applications. — La douche doit être en jet brisé, promenée rapidement sur la région postérieure du torse ; avec plus de légèreté et plus brisée encore, sur la région thoracique antérieure ou s'en abstenir absolument suivant l'intensité de l'affection cardiaque, et vigoureusement appliquée sur les cuisses, les jambes et les pieds. A ce propos nous signalerons les remarques judicieuses du Dr Dally sur les degrés divers de sensibilité réflexe au froid des différentes régions du corps, ces préceptes peuvent être un guide excellent en pareil cas (*Loc. cit.*, p. 11).

Accoutumance du cardiaque. — Une fois le sujet entraîné on peut accentuer le choc du jet tout le long du rachis pendant quelques secondes. Puis, agir plus ou moins comme il est dit précédemment sur le thorax, voir même envelopper un instant la tête elle-même dans un jet très brisé et étalé pour ainsi dire, avant de l'abaisser sur le cercle inférieur.

La médication ainsi conduite est sans danger et nous ne la proscrivons que dans des cas où l'intensité ou la multiplicité des accidents, laisse deviner une catastrophe prochaine dont on pourrait bien à tort faire remonter la cause à la médication elle-même.

M. Peter n'hésite pas employer l'hydrothérapie à la troisième période des affections cardiaques. Seulement il se borne à de simples lotions à l'aide d'éponges imbibées d'eau froide. Au début il ne fait lotionner que la région antérieure du corps et plus tard tout le corps, une fois l'accoutumance obtenue.

Conduite pendant l'attaque d'angine. — Nous n'avons pas eu l'occasion d'agir, ou osé le faire, *pendant* des attaques complètes d'angine de poitrine ; mais souvent, peu d'instants, ou plusieurs heures après, et nous n'avons pas eu lieu de le regretter. Néanmoins la possibilité du retour subit d'un accès et d'une catastrophe prochaine devant toujours être présent à l'esprit il est sage de prévenir nettement l'entourage du malade, afin de mettre à couvert sa responsabilité et sauver la réalité, sinon les apparences d'un jugement immérité.

On ne prescrira ni les douches en cercle ni les immersions dans la piscine. Les douches écossaises alternatives, surtout localisées au rachis et aux membres, sont bien supportées.

Emploi modéré du calorique. — Chez les rhumatisants, le calorique étant le principal agent précédant l'application de la douche, il faut en régler la dose avec soin, s'opposer à toute exagération et préférer les sudations au fauteuil ou dans la caisse, aux grands bains d'étuve, s'il existe une affection du cœur.

Les douches sulfureuses artificielles, si bien indiquées dans certains rhumatismes et arthrites localisées, peuvent être conseillées sans inconvénient. Nous ne savons si des eaux sulfureuses naturelles seraient aussi bien supportées. Mais à la station de Dax, où le rhumatisme est plus particulièrement traité, on ne recule pas devant l'emploi du calorique à très haute dose chez les car-

diaques rhumatisants et cette pratique est justifiée par
des succès indéniables.

Statistique. — Bien que nous ayons cru devoir donner une certaine étendue à ce chapitre, son rôle nosologique dans la clinique hydrothérapique est le moins
important comme nombre, tandis qu'il est un des premiers pour la gravité du pronostic.

Dans la période de quinze années écoulées de notre
clinique de Saint-André, nous trouvons :

Affections organiques : sept malades, non compris
ceux atteints de rhumatismes et présentant des lésions
cardiaques. Ces derniers sont bien plus nombreux.

Névroses cardiaques : trente-quatre malades dont
vingt-trois appartenant au sexe féminin, soit pour tout le
chapitre : quarante et un malades, ou moins de 1 .p. 100
du chiffre total des inscrits.

CHAPITRE XV

MALADIES DES VOIES RESPIRATOIRES

Classement topographique des maladies. — Les formules hydriatriques diffèrent beaucoup suivant les régions anatomiques et leurs affections. De même, les indications et les résultats légitimement espérés. Nous envisagerons donc successivement les affections de la région supérieure de l'appareil aérien, *nez, arrière-gorge* et région *pharyngo-laryngienne*, région moyenne, les *bronches*, région terminale, le *parenchyme* lui-même.

Région supérieure. — Dans ce groupe, nous trouvons deux formes morbides distinctes dans lesquelles l'hydrothérapie peut être appliquée, les névroses et les inflammations simples subaiguës ou chroniques.

Névroses. Toux laryngée. Aphonie. — La *toux* et l'*aphonie* appartiennent au premier groupe. Le plus souvent, simple symptôme d'un état nerveux général elles en suivent les fortunes diverses. D'autres fois, symptôme isolé, détourné d'une névrose, encore *latente*, ou plus rarement, suite d'une action *a frigore*.

Formules balnéaires. — L'effet local de l'hydro-thérapie dans toutes ces circonstances est de peu de valeur sauf les inhalations chaudes dans l'*aphonie a frigore*. L'action générale des douches à basse tempé-rature et localisées sur la région rachidienne dorsale et cervicale est préférable. Néanmoins le résultat est fort inégal et le rôle prépondérant souvent joué par des causes morales diverses fait échouer la thérapeutique. Parfois nous avons été plus heureux en joignant l'élec-trisation à l'hydrothérapie.

Si l'aphonie tient à une véritable congestion laryngée, on peut espérer un meilleur effet de la médication. Mais dans toutes les hypothèses, le traitement est tou-jours assez long ou de très inégale durée.

Maladies inflammatoires. — Les maladies *inflam-matoires* le plus communément traitées sont les *rhi-nites*, les *pharyngo-amygdalites*, et les *laryngites*. La forme *granuleuse* est la plus fréquente dans ces deux dernières; l'*ulcération* domine dans les rhinites.

Rhinites. Ozène simple. — Nous avons obtenu d'excellents résultats dans l'ozène simple chronique à l'aide des douches locales à haute température (42° à 46° suivant tolérance) prolongées pendant cinq à dix minutes. S'il existe en même temps de l'inflammation de l'arrière-gorge, ou de la région basilaire du pharynx, nous répétons la même douche sur ces régions. Lorsque le lymphatisme ou l'anémie dominent, on joint avec grand avantage à ce traitement local celui de ces états morbides généraux.

Pharyngite granuleuse. — Dans la pharyngite gra-nuleuse nous avons recours à la formule ci-dessus et aux deux suivantes : douches de vapeur d'eau pulvéri-sée et fumigations simples ou médicamenteuses. Ces formules nous ont bien réussi dans la majorité des cas. L'action générale de l'hydrothérapie pour tonifier le corps et l'aguerrir contre les variations de température est un auxilliaire plus précieux encore que dans le traitement des rhinites.

Laryngite simple. — Il est toujours indispensable de soigneusement distinguer la *laryngite simple* de celles de nature spécifique (tubercules, syphilis). Les pulvérisations d'eau commune, ou mieux encore, avec une eau minérale sulfureuse et les inhalations, douches de vapeur aromatisées, utiles dans les premières sont de nul effet dans les autres formes de la maladie comme dans la pharyngite granuleuse ; l'hydrothérapie générale remplit des indications précieuses, à ne pas négliger.

Bronchite chronique. Justification de l'emploi de la méthode hydrothérapique. — Cette affection *chronique* est-elle justiciable de la médication hydrothérapique? Oui, dirons-nous, si l'on a en vue de tonifier la la peau et de diminuer la cause principale du retour des poussées subaiguës. Oui encore, peut-on ajouter, si venant en aide aux médications pharmaceutiques spéciales, on cherche à diminuer, à tarir la sécrétion des bronches. Mais il est de toute évidence, que dans ces cas, l'hydrothérapie est plus encore une hygiène qu'une médication proprement dite de la bronchite. Celle-ci est mieux dévolue à la pharmacopée et à certaines eaux minérales.

Malgré la réserve médicale avec laquelle on doit affirmer les succès de l'hydrothérapie dans les cas de bronchite chronique d'origine suspecte et accompagnée de lésions légères du sommet, nous croyons pouvoir compter une guérison de ce genre. Il s'agit d'une femme de trente-neuf ans, lymphatique, très affaiblie, toux fréquente, expectoration muco-purulente, abondante au réveil ; râles humides au sommet droit ; expiration rude prolongée, peau moite, hérédité fâcheuse, inappétence, faiblesse organique, facile à s'enrhumer, menstruation diminuée.

Cette intéressante malade nous a été adressée par le Dr Chevillon (de Bayonne). Le traitement a duré seize

semaines. Il a consisté en douches révulsives et toniques de dix à trente secondes de durée au maximum administrées plus particulièrement sur le cercle inférieur.

Le cas suivant n'a pas donné un résultat aussi satisfaisant, mais il mérite d'être signalé.

Il s'agit d'un jeune homme de vingt ans, tempérament
nerveux, lymphatique, constitution délicate; a eu toute
sa vie la gorge susceptible. Au moindre refroidissement,
raucité de la voix et congestion pharyngo-laryngée
intense. Les battements du cœur varient de 75 à 80;
bruit de souffle au premier temps et à la pointe du cœur;
respiration courte, peu de résistance musculaire à la
fatigue, appétit inégal.

La médication hydrothérapique est dirigée spécialement en vue de fortifier l'organisme et particulièrement
la surface cutanée. On insiste de préférence sur les
douches en jet, pour faciliter la réaction dans la plus
large mesure possible et secondées par des frictions
sèches prolongées. Le traitement n'est pas toujours
suivi très régulièrement, sa durée est de cinq mois et le
résultat obtenu médiocre.

Cette circonstance aurait dû peut-être nous donner
l'éveil, car nous avons maintes fois observé que lorsque
la médication hydrothérapique échoue dans certains cas
où elle est logiquement indiquée, les événements ultérieurs démontrent qu'il existait à l'état latent ou encore
non appréciable aux yeux, une maladie organique peu
ou pas accessible à nos moyens d'action. Précisément,
nous avons eu affaire à un cas de cet ordre.

Quelque temps après l'abandon de la médication
hydrothérapique, des accidents pulmonaires à marche
aiguë et de nature tuberculeuse sont survenus à la suite
d'une bronchite intense et ont gravement compromis la
vie de ce malade.

Convalescence de la grippe. — Nous retrouvons

encore l'opportunité de son emploi dans la convalescence de la *grippe*. Elle nous a donné les plus rapides et légitimes succès dans cette circonstance.

Direction thérapeutique générale. — Un précepte général domine la thérapeutique hydriatrique des affections respiratoires. Les douches doivent *toujours* être très courtes, cinq à trente secondes et à forte pression. Leur température soigneusement graduée, et sauf les cas exceptionnels, on doit toujours proscrire les immersions. Rarement la douche en cercle est bien supportée; les douches en pluie sont de peu d'utilité; la douche en jet est le seul appareil propice pour faire, en toute sécurité, une médication fructueuse.

Comme il faut avoir la préoccupation constante de stimuler vivement la circulation périphérique, on prescrit avec avantage les douches alternatives ou écossaises une fois le malade bien entraîné à l'eau froide. S'il survient une légère poussée subaiguë, une sudation térébenthinée suivie d'enveloppement.

Importance des frictions. — Dans tous les cas, après chaque séance hydriatrique, frictions énergiques, même additionnées de liquides stimulants, massage, promenades ou gymnase sont indispensables. Négliger ces facteurs serait de la dernière imprudence. Sans eux, l'hydrothérapie ne serait pas possible.

Douches sulfureuses. — On peut lui adjoindre utilement les douches sulfureuses lorsque le lymphatisme domine et que l'expectoration est très abondante; elles ont une action plus directe sur cette dernière, surtout en raison de l'inhalation sulfhydriquée accompagnant naturellement l'administration de cette douche spéciale.

Phthisie. Limites dans lesquelles l'emploi de l'hydrothérapie est justifié. — L'hydrothérapie a été conseillée à titre d'adjuvant dans la *phthisie* (ce mot pris dans son sens le plus général) n'ayant pas dépassé son premier degré d'évolution. Il est hors de doute que pareil conseil n'a qu'un but, relever l'organisme, diminuer les poussées congestives, modérer l'état fébrile, réveiller l'appétit, faciliter les digestions et l'assimilation des aliments.

Dans ces limites, et entre des mains prudentes et exercées, pareilles tentatives sont possibles et bien justifiées. Mais l'occasion s'est offerte rarement à notre pratique. Et cependant nous avons la certitude d'avoir fait un peu de bien à quelques malades et d'avoir secondé efficacement les autres médications.

Du reste, une vérité banale aujourd'hui, est la nécessité pour combattre utilement cette redoutable affection, de porter tous ses efforts vers l'état général surtout, de faire *manger*, *digérer* et *assimiler* le malade. Pareil à une vieille machine il va encore longtemps, tant qu'il est susceptible d'absorber le combustible indispensable. A ce titre, il est incontestable que la médication hydrothérapique est un des facteurs puissants de l'hygiène thérapeutique du phthisique à ses débuts.

Tuberculose parasitaire. — Dans des leçons récentes sur la *tuberculose parasitaire*, M. Debove donne une théorie ingénieuse de ses débuts. D'après ce clinicien, la phthisie débuterait presque toujours par une bronchite. Les sécrétions seraient un excellent milieu de culture pour les bacilles contagieux flottant dans l'air et la desquamation de l'épithélium bronchique opposerait une résistance insuffisante au travail d'inoculation.

Si pareille théorie justifie bien l'emploi des dérivés du goudron et des antiseptiques les plus énergiques, elle ne contredit pas non plus l'utilité de l'hydrothérapie à titre de médication adjuvante. Cette dernière, en aidant énergiquement à la reconstitution d'un organisme défaillant, misérable, contribue à la diminution du champ de culture parasitaire. Employée préventivement elle s'oppose à son établissement.

Formules balnéaires. — Nul besoin d'ajouter que

les formules sont les mêmes, avec plus de ménagements, que dans le traitement hydriatrique de la bronchite chronique. Il faut encore plus insister sur les douches révulsives limitées à tout le cercle inférieur du corps, vigoureusement appliquées, et ne jamais prolonger l'action de l'eau froide, au delà de quatre à cinq secondes sur la région dorsale et une ou deux secondes ou pas du tout, sur la région thoracique *antérieure*.

Asthme. — L'asthme est la névrose principale de l'appareil respiratoire. Les *convulsions du diaphragme* sont un des nombreux épiphénomènes de l'hystérie et ne réclament aucune formule hydrothérapique spéciale. Leur évolution est liée à celle de la maladie principale.

Formes. — Sans entrer dans le détail de sa pathogénie, on ne peut ignorer, ni ne pas tenir compte de ses origines diverses souvent diathésiques, goutte, arthritisme, herpétisme, de ses manifestations saisonnières, dont l'asthme du foin est l'une des formes la plus originale, de ses lésions organiques concomitantes dont les poumons et les bronches sont le siège, et de son allure toute spéciale chez l'enfant, ou la bronchite, la bronchorrée et l'asthme forment un cercle, se déroulant par intervalles, en offrant toujours les mêmes allures.

Signalons également sa forme congestive chez l'adulte, se reproduisant après chaque diaphorèse abondante ; mais dans ce dernier cas, l'accès est toujours incomplet, avorté. Il y a gêne, oppression, respiration sifflante, asthmatique si l'on veut, plutôt qu'un accès proprement dit.

Traitement avant et pendant l'accès. — Deux cas se présentent, le traitement de l'accès et celui des intervalles de rémission.

Les douches générales en pluie, à basse température, administrées sur tout le corps et la tête pendant 5 à 15 secondes au maximum, suivies d'une douche en jet percussive promenée le long du rachis et vigoureusement appliquées sur les membres inférieurs à la fin de la séance, parviennent souvent à enrayer une période asthmatique à marche croissante. Nous en avons eu des exemples assez fréquents.

Mais, lorsque l'accès est voisin de son paroxysme et surtout si on n'a pas encore aguerri le malade à l'impression de l'eau froide, il est préférable de s'abstenir. Dès que la période aiguë est passée, on peut, sans crainte, revenir à la médication hydrothérapique.

On peut aussi agir pendant les accès et avec tout avantage. En voici deux exemples intéressants à l'appui.

Dans le premier il s'agit d'un malade atteint d'un asthme a un degré grave. Comme hérédité, plusieurs membres de la famille sont goutteux. Chez lui la névrose pulmonaire date de vingt ans et remplace la diathèse arthritique. Pendant dix-huit ans, il a suivi les eaux de France et d'Allemagne, sans amélioration notable. S'affaiblissant tous les jours, il se rend à Bellevue. A cette époque, ses crises durent de quinze à vingt jours, et laissent entre elles à peine une ou deux semaines de repos. La moindre imprudence suffit pour ramener les accès. Il est couvert de flanelle.

Dès le huitième jour du traitement, Fleury lui fait quitter ses gilets, ce qu'il n'exécute, nous dit-il, qu'à son très grand regret, persuadé qu'il aurait pour le moins une épouvantable crise. Il n'en est rien. Dès la fin de la quatrième semaine, les crises n'apparaissent que de loin en loin, tous les deux ou trois mois, et durent à peine, trois, quatre jours. Deux années passées à cet établissement ont produit une très grande amélioration, qu'il maintient en continuant le même traitement à Longchamps.

Cet intéressant malade quoique fort amélioré n'était pas guéri. Cinq ans plus tard il s'installe dans la forêt de pins d'Arcachon et depuis lors son asthme semble avoir tout à fait disparu. Très souvent ce malade a été douché pendant ou au début d'un accès. Jamais il n'en est résulté d'inconvénient. Lorsque le malade était douché tout à fait au début de l'explosion de la névrose, souvent l'attaque était atténuée et même tout à fait enrayée.

Dans le second cas, il s'agit d'une demoiselle de vingt-huit ans, d'un tempérament nerveux sanguin, de constitution bonne, bien réglée depuis l'âge de quinze ans et jouissant d'une bonne santé habituelle. Elle a été adressée par M. le Dr Segay. A l'âge de quatorze ans, elle est prise d'un asthme nerveux qui n'a jamais cessé. Au début, les crises durent dix à douze jours, et laissent entre elles à peine sept à huit jours de répit. Bien des agents thérapeutiques sont employés; ils soulagent momentanément. En dernier lieu, elle va pendant deux années consécutives aux Eaux-Bonnes. La première fois il y a de l'amélioration; à la seconde, on n'obtient rien.

Aujourd'hui les crises durent de quatre à huit jours, et, entre chacune d'elles, il s'écoule quinze à vingt jours, très rarement un mois. A la percussion, on constate un emphysème général.

Cette malade a six frères ou sœurs qui n'ont jamais offert aucun symptôme de maladie nerveuse et l'on ne trouve aucun indice dans les ascendants.

Les douches sont appliquées au moment des plus fortes crises de dyspnée; non seulement sans le plus léger accident, mais encore il arrive souvent qu'au sortir de la douche, la malade est sensiblement soulagée. Ce fait s'observe souvent dans l'asthme, quelle qu'en soit la nature.

Le résultat obtenu à l'aide d'un mois de traitement est le suivant : une première interruption de deux mois aussitôt après les douches; puis une deuxième de quatre mois. Or, depuis le début de l'affection, c'est-à-dire depuis quatorze ans, la malade n'avait jamais pu obtenir une interruption aussi prolongée, même après deux saisons passées aux Eaux-Bonnes. Toutefois, l'on ne peut affirmer la guérison. Pareille affection étant très sujette à récidive surtout lorsqu'il existe en même temps de l'emphysème comme dans le cas dont nous venons de résumer sommairement la longue histoire.

On ne doit pas hésiter à agir, lorsqu'il existe cette bronchite congestive, légère, *prémonitoire* ou *terminale* si fréquente dans cette névrose pulmonaire : hésiter en pareil cas, manquer de hardiesse, est se préparer un échec certain. Tout au contraire, a-t-on assez souvent l'occasion de s'applaudir d'une pratique énergique par les résultats obtenus.

Gymnastique pulmonaire. — Dans l'intervalle des accès, affaiblir la sensibilité réflexe du malade à l'impression du froid, relever ses forces, lui recommander la gymnastique pulmonaire et le développement des muscles respiratoires, sont les indications naturelles et communes à toutes les affections chroniques de l'appareil.

Jamais les douches *longues* ne sont utiles. On doit aussi déconseiller les immersions et ne tenter la douche en cercle qu'avec ménagement, en raison de son action congestive directe sur les poumons.

Curabilité de l'asthme. — La guérison de l'asthme n'est pas possible s'il est symptomatique d'un emphysème ou d'une ectasie pulmonaire; bien douteuse, lorsqu'il succède directement à une évolution arthritique ou herpétique trop violemment jugulée. Cependant nous avons observé quelques exemples de très longues rémissions. Nous venons d'en citer deux.

Cet heureux résultat a été noté chez l'enfant et chez l'adulte n'ayant que des antécédents diathésiques tout à fait frustres et pas d'altération des bronches ou du parenchyme. Dans la majorité des cas, le soulagement durable obtenu justifie amplement l'usage de la méthode hydrothérapique dans cette névrose respiratoire.

Au point de vue statistique, ce chapitre est encore moins important que le précédent. Et cependant les résultats thérapeutiques en sont parfois encourageants.

La période des quinze années écoulées du service hospitalier nous a fourni un total de 40 malades dont 26 appartenant au sexe féminin.

Hygiène des voies respiratoires. — Nous ne saurions terminer cet important chapitre sans signaler et insister sur l'opportunité de l'hydrothérapie comme hygiène de premier ordre pour faire disparaître cette idiosyncrasie, communément désignée par les mots *susceptilité à s'enrhumer*, que le vulgaire exprime encore par *fragilité de la poitrine*, tendance à prendre des coups d'air, à se refroidir et à tousser.

En tonifiant la peau par l'emploi de l'eau *très froide* ou *très chaude*, en activant sa circulation capillaire, en rendant l'organisme plus résistant aux variations atmosphériques, et parallèlement en développant la cage thoracique, ses muscles et l'amplitude respiratoire, on remplit un précepte hygiénique dominant de très haut le vaste champ des maladies chroniques.

Chez les Romains, on faisait traverser le Tibre aux soldats couverts de sueur. Sans vouloir violenter la nature à un tel point, il ne peut y avoir exagération à préconiser énergiquement dans l'enfance l'usage continu des *ablutions* et des *bains froids* joints à tous les *exercices* du corps.

Dans un travail publié en 1866 (*Mémoires et Bulletins de la Société médico-chirurgicale des hôpitaux de Bordeaux*, t. Ier, p. 255), nous disions, *dès cette époque*, en comparant l'état d'abandon de la gymnastique en France avec son degré florissant en Allemagne : « Dans ce pays, l'enfant commence par le gymnase ; dans le nôtre par le boudoir dans les familles riches ; par la vie errante et désœuvrée chez le pauvre. »

Que d'exemples les tristes événements de 1870 ont fourni à l'appui de cette thèse !

CHAPITRE XVI

MALADIES DES VOIES DIGESTIVES
ET DE LEURS ANNEXES

Maladies des voies digestives et de leurs annexes.
— Foie. — Rate. — Les formules hydrothérapiques
appropriées aux affections de cet appareil et de
ses annexes sont distinctes, et il est nécessaire de
passer en revue successivement les thérapeutiques
des maladies de l'estomac, des intestins, du foie et de
la rate.

§ I. — MALADIES DE L'ESTOMAC

Classement. Division. — Parmi les affections de cet
organe, la gastralgie et les troubles de sécrétions (*dys-*
pepsie acide, flatulente, catarrhale) sont le plus
souvent rencontrés dans les cliniques hydrothérapiques.

Elles se présentent tantôt à l'état simple, tantôt
comme complication ou épiphénomène d'une autre affection. Leur forme rudimentaire, digestions laborieuses

ou douloureuses, avec inappétence, s'observe dans le plus grand nombre des maladies chroniques déjà passées en revue ou restant à examiner.

Les résultats obtenus par l'hydrothérapie diffèrent du tout au tout, selon qu'on a affaire à une gastralgie pure ou à des altérations de sécrétions, ou à de simples troubles symptomatiques.

Dans le premier et le dernier cas, la guérison est la règle ou tout au moins une grande amélioration venant en aide aux agents pharmaceutiques. Tout au contraire, dans les dyspepsies où dominent les renvois aigres, acides, l'hydrothérapie réussit médiocrement, ou pas du tout.

Faits à l'appui. — Il nous paraît intéressant de citer à l'appui les faits suivants : Dans le premier, il s'agit d'un homme de trente-quatre ans, entrepreneur de travaux publics, d'un tempérament nerveux et d'une constitution ordinaire. Il est atteint de *vertigo stomacal* dont les accès viennent subitement et avec une intensité telle que le malade arrive presque à perdre connaissance; chacun de ces accès est suivi d'une céphalée intense, avec forte tendance au sommeil et intermittences au cœur.

Les crises viennent toujours au commencement du repas, après l'ingestion de quelques aliments. Sans cette circonstance *bien définie* et *constante*, l'affection aurait été prise tour à tour pour des phénomènes congestifs ou même pour du *morbus sacer*. L'affection remonte à trois mois et a eu pour origine des chagrins violents. Le traitement hydrothérapique fait pendant deux mois a parfaitement guéri cet intéressant malade.

Dans le second, la maladie a une singulière cause : c'est un jeune homme de vingt et un ans, d'une excellente santé; très fort aux armes et rompu à la fatigue. Un jour, figurant dans un assaut, il dépasse la limite de ses forces. Aussitôt après, il éprouve une lassitude extrême, se sent impuissant à réagir; jusqu'alors les digestions étaient bonnes, les selles normales; depuis les digestions stomacales sont incomplètes, souvent il a des selles diarrhéiques et le moindre écart de régime suffit pour les ramener. Trois mois d'hydrothérapie sont nécessaires pour faire disparaître cette affection toute occasionnelle et récente.

Quelquefois les troubles gastralgiques s'accompagnent de symptômes nerveux généraux sérieux. Tel est le cas suivant :

Un homme de cinquante-huit ans, bilieux, sanguin; adressé par M. le D⁻ Devals (de Sainte-Foy), est atteint d'une gastralgie et d'une hypochondrie datant de vingt ans. Le premier de ces états dure, en moyenne, deux à trois mois ; à peine disparu, l'hypochondrie survient ; cette dernière persiste plus longtemps; en général huit à dix mois.

L'action de la douche en pluie moyenne agit d'une manière instantanée. Avant la séance les douleurs à l'épigastre sont tellement vives qu'on ne peut même poser la main sur cette région; à peine hors de la douche, on peut presser très fortement sur les mêmes points sans provoquer de douleur.

Ce malade a déjà fait de l'hydrothérapie sous Fleury, et s'en est bien trouvé; aujourd'hui, il est venu continuer un traitement dont il n'a qu'à se louer et dont il retire encore un bon résultat.

D'autres fois la maladie est plus complexe. Tel est le cas d'un jeune homme de vingt-quatre ans, adressé par M. le professeur Moussous. Doué d'un tempérament lymphatique et nerveux, il est atteint d'une névropathie avec dyspepsie, suite de pertes séminales. Ces dernières ont elles-mêmes pour origine deux blennorrhagies avec cystite.

Sous l'influence des bains de siège, de la douche péri-néale, des douches en jet et en pluie fine, il y a chez ce malade, une amélioration très notable au bout de huit semaines de traitement.

A son départ les digestions se font bien, les pertes

séminales ont disparu, et l'écoulement blennorrhagique est arrêté.

Formules balnéaires. — Les formules les meilleures sont la douche générale (pluie, jet) de courte durée, à basse température et terminée par une douche à épingles sur la région épigastrique pendant une durée variable de dix à trente secondes.

Parfois on obtient un certain effet de l'application sur l'épigastre de compresses froides, recouvertes d'une toile imperméable et d'une flanelle, dans le but de provoquer une éruption dérivative. Si la compresse est renouvelée souvent et simplement recouverte de flanelle, on détermine plutôt un effet sédatif *indirect* sur le plexus ganglionnaire voisin. L'eau froide glacée, à l'intérieur, a été préconisée a des doses très variables.

Ces deux moyens ont bien leur opportunité; l'emploi du second peut découler des antécédents du malade. Mais, depuis longtemps, on est revenu sur les exagérations de la pratique des premières années.

Dans la *dilatation stomacale,* la douche massive sur l'épigastre et le jet dirigé sur le rachis sont utilement employés. Elles sont bien moins efficaces, lorsqu'il existe en même temps de l'hystérie dont la dilatation stomacale n'est qu'un qu'un symptôme éloigné.

Régime. — On doit surtout recommander l'usage très modéré du vin, un régime approprié, beaucoup de sobriété, des aliments légers simplement préparés, le lait, les œufs, le poisson, le régime froid; surtout, une *grande régularité* dans les repas, et proscrire tout travail au sortir de table; de préférence un léger repos suivi d'un exercice modéré; plus particulièrement la promenade au grand air.

Nous n'avons pas à signaler ici l'emploi du lavage de l'estomac, les eaux minérales et les agents pharmaceutiques, bien qu'ils soient d'un usage fréquent et souvent indispensable avec les prescriptions hydrothérapiques. Ils font partie du traitement général de ces maladies.

Vomissement. — Le *vomissement* et la *constipation* sont deux symptômes fréquents dans toutes les affections passées en revue. D'autres fois, ils existent comme expression symptomatique de la lésion d'un autre appareil, ou à l'état de maladie simple.

Quelle que soit leur origine et en dehors des médications spéciales tirées de cette cause générale, ils réclament toujours les mêmes traitements hydrothérapiques.

Contre le *vomissement*, la douche en cercle semble être le moyen prophylactique par excellence. On doit y préparer rapidement le sujet. Sa durée ne doit pas excéder une minute : parfois quinze à trente secondes suffisent. On peut la faire précéder ou suivre d'une douche générale en jet à forte pression localisée plus particulièrement sur le rachis et légèrement brisée sur l'épigastre.

Résultats variables. — Les résultats obtenus sont variables. Cependant, dans la majorité des cas, la guérison est la règle, surtout dans les vomissements symptomatiques de la grossesse, ainsi que nous avons eu l'occasion de le constater. Elle est moins certaine lorsque le vomissement dépend de causes morales sur lesquelles l'hydrothérapie n'a aucune prise ou dans les vomissements de nature hystériques tant que cette dernière maladie n'a pas cédé elle-même.

L'observation suivante de vomissements graves et rebelles d'origine hystérique est intéressante à connaître.

Mlle X..., tempérament très nerveux, constitution très affaiblie, adressée par M. le professeur Oré.

En 1854, ayant ses règles, elle éprouve une émotion morale des plus violentes; suppression de la menstruation; le lendemain, vomissements intenses persistant tous les jours.

L'électricité, employée après les antispasmodiques,

produit une suspension de six mois, puis la maladie revient. On se décide à l'application réitérée du cautère actuel sur la région épigastrique. Résultat prompt, mais de peu de durée.

Les vomissements se répètent, jusqu'à cinquante fois par vingt-quatre heures. Les derniers s'effectuent dans une demi-syncope. L'affection date de sept ans.

Lorsque la malade nous arrive elle est d'une faiblesse telle, que, les trente premiers jours de traitement, on ne peut faire appliquer *qu'un drap à peine mouillé*. Malgré les ménagements, il survient des syncopes pendant cette première période. Ces syncopes débutent généralement lorsque la friction est achevée; elles durent souvent près de quinze à vingt minutes. On fait disposer dans sa cabine, un lit sur lequel on l'étend. Aussitôt après la séance, et comme il lui est impossible de favoriser la réaction, on l'obtient artificiellement à l'aide de frictions énergiques, pratiquées avec des gants de crins. Plus tard, douches très légères, de cinq à six secondes de durée au maximum.

Malgré la gravité de cette situation, pas de découragement. Le premier traitement dure quatre mois. Repris pendant cinq années consécutives, la malade obtient une guérison à peu près complète malgré la persistance des causes morales qui influent toujours beaucoup chez elle, et sur son état névropathique général.

§ II. — AFFECTION DES INTESTINS

Entéralgie. — Cette affection est souvent liée aux maladies de l'estomac; même nature, même origine. Nous en exceptons celle consécutive à l'empoisonnement saturnin. Son traitement est le même que celui de la gastralgie, avec les légères différences suivantes : les compresses locales doivent être appliquées sur l'abdomen, la douche en jet ou en épingles dirigée sur cette région et sur la partie correspondante du rachis. Les résultats thérapeutiques sont à peu près les mêmes, la guérison est assez commune, ou le soulagement fait rarement défaut.

Les deux exemples suivants en sont la preuve :

Le premier est un malade de soixante-trois ans ; d'une constitution sèche, d'un tempérament nerveux, originaire du Midi. Il nous arrive sur les conseils de M. le Dr Levieux. En 1818, fièvres tierces pendant dix-huit mois. Il se guérit en prenant én une seule fois 3^{gr},50 de sulfate de quinine. Sept ans plus tard, il va au Mexique et y reste dix ans. Le régime épicé du pays lui donne des hémorrhoïdes; elles disparaissent avec des compresses trempées dans du trois-six.

Rentré én France en 1828, il éprouve du mois d'avril au mois de mai de la même année, l'accident suivant : tous les jours il rend sans effort les premiers aliments qu'il prend; cela fait il se remet à table et garde le reste de son repas. La suppression du vin le délivre de cette incommodité. Bonne santé jusqu'en 1842. A cette époque, il mange une quantité énorme d'amandes fraîches; la nuit suivante, coliques atroces se terminant par une selle liquide très abondante. Pas de suites fâcheuses, mais de 1843 à 1858, coliques sèches survenant de loin en loin. Il prend des quantités énormes de café : un litre au moins par vingt-quatre heures.

En 1859, les coliques augmentent et prennent leur caractère définitif. Tous les jours, un quart d'heure après chaque repas, coliques sèches, douleurs atroces au niveau de l'ombilic, rétraction du ventre avec bossellements irréguliers. Dans la région de l'S iliaque, il se forme une tumeur grosse comme une aubergine. Jamais de vomissements ni de selles, constipation assez forte. La crise dure de six à dix heures. Maigreur squelettique peau sèche, et froid aux pieds.

Suppression de café. Traitement homœopathique pendant quatre mois; pas de résultat. On essaie sans plus de succès la morphine, l'éther, le bismuth, etc. M. le Dr Levieux le soumet au régime suivant : pour toute nourriture, des potages gras avec des pâtes non fermentées, tapioca, vermicelle, sagou, etc., et du lait. Il ne fait jamais infraction à ce régime ; de loin en loin, il prend un œuf à la coque sans pain. Huile de foie de morue, de quatre à huit cuillerées par jour ; deux verres d'eau de Vichy (Hauterive) et deux demi-bains avec 25 grammes de sulfate de potasse par semaine. Après sept mois de traitement, soulagement manifeste ; les crises viennent, beaucoup plus courtes mais toujours aussi intenses.

Nous prescrivons : douches en pluie moyenne et en jet, pendant quinze secondes sur tout le corps et en dernier sur l'abdomen, précédées d'une douche ascendante. Ce traitement est continué pendant quelques jours ; il est repris un peu plus tard et le malade arrive à une guérison complète dans l'espace de trois mois de traitement.

Dans le deuxième cas, l'*entéralgie* est survenue tout à coup chez un homme de quarante-quatre ans, ayant joui jusqu'alors d'une excellente santé ; adressé par le Dr Bonnier (de Guîtres). Les douleurs ont éclaté brusquement. Du premier coup elles ont atteint une intensité insolite ; pendant les accès, le ventre est rétracté et les cuisses fortement fléchies sur le bassin. Pas de vomissements ni de constipation accentuée, ni trouble fonctionnel quelconque, permettant d'asseoir un diagnostic complet sur ce singulier état morbide. Rien non plus dans les antécédents ni les habitudes du malade pouvant fournir des indices.

Sous l'influence de la morphine à très haute dose, les douleurs ont été un peu calmées. Nous employons de simples douches en jet et la guérison est obtenue pour ainsi dire dès les premières douches. Mais c'est exceptionnel à tous égards. L'affection récidivant quelques mois plus tard, avec moins d'intensité et traitée de nouveau par les mêmes procédés, le résultat est aussi satisfaisant. Cette rapidité même, nous laisse hésitant sur la véritable nature de l'affection traitée.

Entérite chronique. — Cette affection *simple* ou *tuberculeuse* a été soumise quelquefois à notre observation. Le plus souvent, cette maladie est liée à des troubles de l'estomac ou accompagne un état général dont il y a lieu de tenir compte.

Formules balnéaires. — Dans l'entérite simple, les douches doivent être très courtes, car souvent la nutrition se fait mal, la peau est sèche, le corps plutôt refroidi et la réaction lente à venir. Les douches locales et les compresses mouillées sont encore utiles, mais nous leur préférons les douches ascendantes prolongées cinq à dix minutes à 30° si utiles dans le traitement de la dysentérie chronique.

On doit insister beaucoup sur les frictions sèches ou pratiquées avec des teintures stimulantes. Le régime doit être sévère et bien surveillé. Le moindre écart peut faire échouer le traitement paraissant le mieux réussir. Les règles en sont trop connues pour qu'il soit nécessaire d'insister.

De même que dans le traitement des gastralgies et des dyspepsies, on doit limiter ou défendre l'usage du vin, des liqueurs et du café.

Entérite tuberculeuse. — Lorsque l'entérite est symptomatique d'une tuberculose ganglionnaire, l'hydrothérapie *simple* ne suffit plus. L'emploi des douches sulfureuses et des bains salés aromatiques à très haute dose remplissent mieux le but en raison de la diathèse, lymphatisme, scrofule, cause première de l'affection locale.

Du reste les effets thérapeutiques sont toujours incertains et des médications d'un autre ordre sont mieux appropriées que l'hydrothérapie. Celle-ci ne doit plus être qu'une simple médication adjuvante, utile pour tonifier le malade et favoriser le rétablissement des fonctions cutanées.

Dysentérie chronique. — C'est une affection assez rare dans les cliniques hydrothérapiques et cependant la médication par l'eau jointe au régime et à l'exercice ont une grande efficacité.

Formules balnéaires. — Dans ce but, on prescrit des douches générales en pluie, en jet, *très courtes*, car la résistance du malade est toujours faible et l'on y joint les douches ascendantes *prolongées* et les bains de siège à épingle froids, une fois l'entraînement obtenu.

Comme dans le traitement de l'entérite chronique, les frictions stimulantes sont des plus utiles.

Utilité du régime. — Mais le régime est indispensable; souvent son rôle est principal; l'usage exclusif du lait ou de la viande crue avec quelques légères variations dans les aliments est très utile.

Une fois le malade bien aguerri à l'eau froide, ses forces un peu relevées et la saison tempérée venue, on prescrit fort utilement la douche en cercle à la place de la douche en pluie. L'effet est plus profond et énergique, si le sujet réagit *nettement*, après cette douche. Mais il faut bien choisir le moment opportun de son application.

Emploi limité du calorique. — Quelquefois, chez les lymphatiques surtout, il devient nécessaire de déterminer une vive excitation du derme; de ramener la perspiration cutanée. On y réussit, soit à l'aide de douches écossaises ou alternatives, soit encore en usant, avec précaution, des sudations. L'état général du malade règle les doses et il doit être bien surveillé, pour ne pas dépasser la limite de résistance.

Ces deux agents hydrothérapiques, sudations et douches alternatives ont également leur indication quand la diathèse rhumatismale joue un rôle sérieux dans l'entéralgie ou l'entérite. Le cas se présente rarement.

Constipation. Formules balnéaires spéciales. — La douche *ascendante* doit être prescrite toutes les fois

que les selles offrent de l'irrégularité. Suivant le degré
de constipation, on doit en varier la durée. Rarement
moins de deux minutes, on peut la porter à dix ou à
quinze minutes. Cependant, celles d'un usage journalier ne doivent pas excéder trois à cinq minutes.

La température doit être bien réglée ; trop froide au
début, de la congestion céphalique douloureuse peut
survenir ; de même, dans les organes du petit bassin ;
trop chaude, elle peut produire le même effet vers la
tête sinon vers la région abdominale. Il faut donc procéder graduellement.

Le massage abdominal par la douche en jet ou avec
les mains au moment des frictions, aide l'action de la
douche ascendante et le régime approprié bien connu
de la constipation doit être recommandé.

Constipation d'origine organique. — Insuccès. —
Dans de très rares circonstances, nous avons eu à intervenir pour combattre des constipations d'origine organique. Dans ces cas, il était nécessaire à l'aide de
sondes souples en caoutchouc de porter très haut l'eau
à injecter. Nous y avons joint des émulsions d'huile et
d'œuf ; mais nous avons toujours échoué. Cependant
cette pratique ayant donné quelques succès (succès
dont la valeur vraie *ne peut être mesurée*) il était
bon de la signaler.

§ III. — AFFECTIONS DU FOIE ET DE LA RATE

En dehors de la cachexie paludéenne et des fièvres
intermittentes, les affections de cet organe justiciables
de l'hydrothérapie sont assez rares.

Congestions spléniques. — La *congestion chronique*
et l'*hypertrophie splénique* essentielles sont peu connues ; celles dues à la leucocythémie sont, comme cette
dernière au-dessus des ressources de l'art. Au surplus,
la formule hydrothérapique qui leur est appropriée

étant la même que dans la congestion d'origine paludéenne, nous renvoyons au traitement hydrothérapique de cette dernière.

Congestions du foie. — La *congestion chronique* et *l'hypertrophie simple du foie* se rencontrent bien plus fréquemment dans les cliniques hydrothérapiques. Tantôt maladies essentielles, d'autres fois symptomatiques d'un état général, il est rare qu'il n'existe pas en même temps, des troubles digestifs jouant un rôle important dans la formation ou la persistance de l'affection hépatique.

Action nocive du calorique en hydrothérapie contre les congestions du foie. — On sait également combien cette maladie est fréquente dans les pays chauds, même en dehors de tout empoisonnement tellurique. L'excès de chaleur semble avoir une action *formatrice* directe sur ces affections. Nous en avons eu la démonstration singulière suivante.

Toutes les fois qu'un malade soumis aux sudations pour une affection rhumatismale ou névralgique offre *dans ses antécédents* une congestion hépatique à l'état latent ou déjà guérie et surtout provenant d'un séjour dans les pays chauds, on est à peu près certain de voir survenir une poussée congestive plus ou moins aiguë de l'organe biliaire. Et l'on est souvent obligé de renoncer à l'emploi du calorique ou de diminuer beaucoup les doses.

Précautions à prendre pour en user. — Dans quelques cas, où il est indispensable d'user de sudations térébenthinées pour des névralgies sciatiques invétérées, chez des malades atteints de congestions hépatiques nous avons recours au demi-bain de caisse dans lequel tout le corps à partir des hanches est soustrait à l'action calorique directe. Souvent même, il est nécessaire encore de joindre à la médication sudorifique la formule spéciale au traitement de la congestion hépatique.

Formule de Fleury. — Cette formule due à Fleury consiste dans l'emploi de la douche en jet à forte pression et peu ou pas brisée, dirigée localement sur l'organe lui-même pendant dix secondes à une minute. Cette douche doit être précédée d'une application rapide générale de l'eau à forte pression et à basse température et terminée par une douche à épingle sur l'épigastre et l'eau chaude aux pieds. Rarement cette formule échoue, surtout si on lui vient en aide par un régime approprié, par la liberté du ventre soigneusement entretenue, et l'emploi modéré des alcalins.

Les digestions si souvent altérées sont régularisées; l'appétit se réveille rapidement, les troubles nerveux concomittants s'amendent, la peau n'est plus sèche, et le teint perd la teinte habituelle à ces affections.

Les deux cas suivants sont à citer.

Le premier se rapporte à un de nos confrères, dont l'état est des plus graves.

Lorsqu'il nous arrive, l'état général est déplorable : voies digestives profondément atteintes, calorification pervertie et diminuée, système nerveux surexcité au dernier point, forces perdues, impossibilité de faire le moindre exercice, maigreur squelettique. Comme état local : le foie remonte à deux travers de doigt au-dessous du mamelon; en bas, il déborde le rebord costal de 3 centimètres; en dedans il dépasse la ligne médiane de trois travers de doigt. La rate a 12 centimètres en hauteur; teint profondément cachectique.

Après six mois de traitement, à l'aide de douches générales en pluie et en jet de cinq secondes à deux minutes comme effet reconstitutif et tonique, et de la douche mobile dirigée sur le foie pendant une minute, deux fois par jour, ce malade est complètement transformé, méconnaissable; sauf un peu d'hypochondrie revenant de loin en loin on peut dire que la guérison est complète. Inutile d'ajouter que le foie est revenu à ses dimensions normales.

Dans le deuxième, il s'agit d'un malade de quarante-huit ans, lymphatique, sanguin, capitaine de navire, ayant voyagé longtemps au Sénégal. Il y a contracté successivement la fièvre jaune, des fièvres intermittentes très rebelles et le germe de son affection actuelle.

Il est porteur d'une congestion du foie avec dyspepsie et affaiblissement organique profond. Il ne peut faire quelques pas sans éprouver le besoin de se reposer aussitôt. Le corps est considérablement amaigri, l'appétit nul et les digestions très laborieuses.

La prescription se compose de : douche générale en pluie moyenne et douche en jet très forte dirigée sur l'hypochondre droit.

Cette dernière a une action décongestive très puissante, car, après l'administration de chacune d'elles, on constate manifestement un retrait dans le volume de l'organe.

Après huit semaines de traitement, ce malade part dans un état de santé des plus florissants. La reconstitution est telle, qu'il n'est plus reconnaissable; l'appétit, les forces, l'embonpoint sont revenus, et le foie est rentré dans ses limites normales. Il existait en même temps chez ce malade, une paralysie des muscles fléchisseurs et extenseurs des doigts remontant à trois années. Sous l'influence de l'hydrothérapie et d'exercices musculaires appropriés, cette lésion a disparu également.

Ictère chronique. — *L'ictère chronique simple*, surtout à son déclin, est justiciable, dans une certaine mesure, de la même médication. Quelquefois, nous avons eu à combatre le prurit ictérique; nous n'avons pas très bien réussi à cause de la difficulté d'user des sudations d'une part et d'éviter l'irritation légère dont la peau est souvent le siège sous l'influence de l'hydrothérapie pendant la saison froide.

Lithiase biliaire. — La *lithiase biliaire*, ne nous offre qu'une indication secondaire : régularisation des fonctions digestives et assimilation plus complète des aliments. Quant aux *lésions organiques*, tout au plus au

début peut-on lutter momentanément contre la déchéance organique fatale, par l'action tonique de l'eau
froide. Mais le dénouement ne nous a guère paru retardé
par cette intervention.

La période des quinze années de notre service hydrothérapique hospitalier, nous a fourni sur un total de
5187 malades inscrits, 217 cas de maladies des voies
digestives et annexes, dont 95 appartenant au sexe
féminin. Ce chapitre est plus élevé proportionnellement
dans les cliniques privées.

Résumé, conclusion. — Les troubles digestifs,
l'*inappétence* surtout, dominent toute la symptomatologie des affections chroniques. Souvent leur disparition
est le premier signal d'une amélioration prochaine et
la rapidité avec laquelle l'hydrothérapie agit à ce point
de vue, peut servir de mesure à l'intensité de l'action
médicatrice générale recherchée.

Parfois, une première douche, de quelques secondes
à peine, de 28° à 30°, suffit pour produire le *premier
choc thérapeutique*, le réveil de l'appétit ; sa soudaineté même démontre combien il en faut peu pour
faire *vibrer utilement* le système nerveux et ranimer
un organisme languissant.

Très rarement l'appétit tarde à revenir et il suit
plutôt qu'il ne précède l'atténuation des symptômes de
la maladie principale. Mais, dans aucun cas, il ne fait
défaut quelles que soient les formules hydrothérapiques
employées. Aussi, peut-on dire, que ramener l'appétit,
rétablir les fonctions digestives est une banalité thérapeutique dans notre médication. Elle constitue l'une de
ses plus puissantes bases, et la justification de son emploi, dans un aussi grand nombre de maladies chroniques.

CHAPITRE XVII

MALADIES DES VOIES GÉNITO-URINAIRES

Division. — Il est indispensable de passer en revue séparément l'action de l'hydrothérapie dans les deux sexes. Bien que limitée à quelques maladies de cet important appareil, elle n'en joue pas moins un rôle important en raison même de son efficacité dans ces affections.

§ I. — MALADIES DES VOIES GÉNITO-URINAIRES

Affections des reins. — Les affections chroniques des *reins* ne donnent lieu à aucune indication hydrothérapique sérieuse. Nous avons déjà fait connaître, en parlant de l'albuminurie en général (Voy. MALADIES DU SANG) le peu de succès de la médication en pareil cas.

Maladies de la vessie. — La même réflexion s'applique aux *maladies de la vessie*. Nous ne pouvons citer que pour mémoire les effets calmants des bains généraux ou locaux de 33° à 35° dans les inflammations de cet organe.

Cystite. Névralgie du col. — Dans la *cystite* et surtout dans la névralgie *du col*, la douche périnéale attiédie peut rendre quelques services sérieux ; également, les douches ascendantes et les bains de siège locaux. Mais il faut chercher ailleurs certains éléments de la thérapeutique de cette maladie symptomatique par excellence.

Hypertrophie de la prostate. — Nous avions fondé un certain espoir dans les douches périnéales et les douches ascendantes très chaudes et très froides pour combattre les engorgements *prostatiques*. Les résultats ont été nuls ou médiocres. Néanmoins, en présence d'une affection essentiellement rebelle et à médication restreinte on peut toujours user de ces formules hydriatriques.

Les trois faits cliniques suivants permettent d'achever le résumé thérapeutique ci-dessus.

Le premier est un cas de spasme vésical. Il s'agit d'un malade âgé de trente-cinq ans, peintre en porcelaine, lymphatique sanguin. Son affection date de trois ans, elle est caractérisée par un spasme du col de la vessie. Toutes les fois qu'il urine, aussitôt après, contractions spasmodiques du col et sortie de deux ou trois gouttes d'urine. Ce spasme se renouvelle de cinq en cinq minutes pendant une à deux heures. Il parvient à atténuer l'intensité de la crise en se renversant dans un fauteuil, les jambes très élevées. Douche périnéale d'une demi-heure et bains de siège à 20°. La guérison est obtenue avec trois mois de traitement.

Nous avons soigné un second malade analogue, mais chez lequel il existait en même temps une légère cystite du col. C'était un jeune homme de trente ans, ayant eu une légère blennorrhagie ; blond, lymphatique. Ce malade suivit le traitement hydrothérapique pendant plusieurs années consécutives et fut très amélioré. Cependant il ne dut sa guérison définitive (plus de dix ans après) qu'en se soumettant au régime suivant : — il était belge et neveu d'un brasseur — une année, au mois de mars, se trouvant chez son oncle, sur le conseil de celui-ci, il fit une véritable cure de bière fraîche non fermentée; en buvant jusqu'à trois ou quatre litres par vingt-quatre heures, principalement le matin à jeun. Après deux mois d'un pareil régime, la guérison fut complète. Nous avons eu l'occasion de nous en assurer récemment.

Le troisième cas est l'histoire d'un confrère âgé de trente-deux ans, robuste, lymphatique sanguin, adressé par Broca. Il a écrit lui-même son observation. Nous l'insérons telle quelle pour lui conserver tout son intérêt.

« Il y a cinq ans, un mois après avoir eu des rapports, je m'aperçois d'un léger écoulement par l'urèthre. Traitement par le baume de copahu et les injections au sulfate de zinc. Guérison en quinze jours. Cependant il reste de cette affection une légère difficulté pour uriner, de la chaleur et de la pesanteur à la région périnéale.

» Au bout d'un an, fatigué de cette légère incommodité, je fais une injection au nitrate d'argent. A peine le liquide introduit, j'éprouve des douleurs atroces dans l'urèthre et, dès le lendemain, se déclarent tous les symptômes d'une uréthrite et d'une prostatite aiguës. Ces accidents violents persistent pendant deux mois malgré un traitement énergique. Il y a diminution extrême dans le calibre du jet d'urine, dilatation temporaire et graduelle. En deux mois j'introduis une bougie de 7 millimètres de diamètre. Il y a diminution dans la fréquence d'émission des urines. Mais l'abolition du sens génital, survenue après cette fatale injection est restée, et, à chaque émission d'urine, ou en pressant le périnée, il sort en petite quantité un liquide muco-purulent. »

État actuel quatre ans après le début des accidents. — Pesanteur, chaleur et cuisson à la région périnéale, parfois quelques élancements ; douleur sourde, profonde, au col de la vessie et à l'orifice interne de l'urèthre, augmentant par la pression sur l'épigastre lorsque la vessie est remplie d'urine. Goutte militaire transparente, visqueuse, incolore, mettant de une à deux heures pour arriver au méat urinaire.

Érections nulles, éjaculations douloureuses ; il semble que le sperme est comprimé dans les canaux éjaculateurs, et ne sort que goutte à goutte ; son passage détermine un spasme du col de la vessie et des épreintes qui retentissent dans le rectum et se prolongent jusqu'à l'anus. En allant à la selle, je rends par le canal un liquide blanchâtre mélangé de mucosités claires, allongées, filiformes. »

Pendant le premier mois, le traitement se compose de : bains de siége à eau dormante, douches perméales, douche en jet et en pluie sur tout le corps, douche en jet sur les lombes, les plis des aines et l'hypogastre.

Au bout d'un mois la douche en pluie est supprimée et remplacée par la douche en cercle.

Les autres douches sont continuées.

Ce traitement est répété avec exactitude et sans interruption pendant deux mois. Le malade nous remet à son départ la note suivante, complémentaire de la première :

1re *quinzaine de traitement.* — Amélioration sensible et générale de tous les symptômes signalés.

2e *quinzaine.* — Disparition complète de la chaleur et du spasme vésical.

3e *quinzaine.* — Diminution notable de l'écoulement ; le sens génital se réveille.

4e *quinzaine.* — Grande amélioration.

Le dernier fait de cette série est un cas aussi rare que curieux de *phlegmasia alba dolens* chez l'homme, suite de prostatite aiguë suppurée.

Voici son histoire :

C'est un homme de quarante ans, d'un tempérament lymphatique sanguin, constitution moyenne. Il mène une vie très sédentaire. Le plus souvent occupé à écrire toute une journée, il ne satisfait pas toujours le besoin d'uriner lorsqu'il se fait sentir. Il n'a jamais eu ni syphilis, ni blennorrhagie.

Tout à coup, sans cause appréciable, il est pris d'un picotement assez vif dans la portion profonde de l'urèthre, avec besoin pressant d'uriner. Il veut le satisfaire, il sort quelques gouttes de liquide; cinq à six minutes plus tard, même besoin, même impuissance. Dans la soirée la rétention d'urine est complète et s'accompagne de douleurs sourdes et profondes à la région périnéale.

Un médecin appelé prescrit des bains de siège et des applications émollientes. Soulagement et émission d'un peu d'urine. Le lendemain les douleurs deviennent intolérables; on tente le cathétérisme, il a pour résultat une fausse route.

On constate tous les symptômes d'une prostatite sur le point de suppurer. Quinze jours plus tard, l'abcès de la prostate s'étant vidé, il survient un gonflement douloureux de la jambe droite, avec impossibilité de mouvoir l'articulation tibio-fémorale.

Quelques jours après, la résolution de cet engorgement diffus s'opère, et le membre inférieur gauche se prend à son tour, mais avec une violence extrême, il existe une phlébite superficielle généralisée.

Peu à peu ces divers accidents se calment; mais il reste à leur suite un œdème des deux membres, avec raideur articulaire rendant la marche très difficile. Il est soumis aux sudations sèches, lentes et modérées; à la douche en pluie et en jet, et à la douche périnéale.

Au bout d'un mois, le malade nous quitte dans un bon état de santé relatif et ayant recouvré l'usage de ses jambes.

Spermatorrhée. Impuissance. — La *spermatorrhée* et l'*impuissance* sont les deux affections par excellence justiciables de la médication et les résultats obtenus sont en général des plus favorables surtout dans la première maladie.

Citons deux cas de spermatorrhée très grave, l'un chez un jeune homme de vingt-cinq ans remonte à six ans. Au début, deux à trois pertes par semaine. La cause paraît être due à une continence presque absolue chez une nature très surexcitable. Adressé par M. le Dr Bonnefin Aujourd'hui, il n'y a plus qu'une perte tous les quinze jours. Pour donner la mesure des nombreux et énergiques moyens auxquels il a eu recours inutilement, il est resté pendant un an dormant sur une chaise, plié dans une couverture et le coin d'une table pour oreiller.

Dans le second cas, même âge, même nature impressionnable. La spermatorrhée avait déterminé des phénomènes de névropathie hypochondriaque intense et une déchéance organique profonde. Le malade ne quittait plus son lit. Pour éviter la crise terminale, il portait la nuit un anneau muni d'un contact à ressort en communication avec une sonnerie électrique ; l'érection venait-elle à se produire, si le bruit de la sonnette parvenait à le réveiller, il parvenait à faire cesser le spasme génital avant l'éjaculation en changeant de position, en se découvrant, ou bien encore en entourant les parties génitales avec des linges imbibés d'eau froide. Le traitement fut très long. Il fallut, au début surtout, éviter toute excitation vive et rechercher les effets sédatifs, tout en s'attachant à tonifier, à reconstituer un malade tout à fait épuisé, émacié. Le succès fut complet et définitif.

Formules balnéaires. — L'hydrothérapie agit plus encore par ses effets généraux que par son action locale. Celle-ci s'obtient à l'aide de douches périnéales. On règle leurs pression, durée et température selon qu'il est nécessaire de produire une action tonique, sédative ou excitante. Quelquefois les douches ascendantes et les bains de siège à épingle, à eau courante ou à eau dormante réglées comme durée et température d'après les indications ci-dessus sont utiles à joindre aux douches périnéales.

L'action générale est obtenue à l'aide des douches

en pluie,en poussière avec jet sur les lombes, si l'on veut une action tonique modérée. Est-il nécessaire de déterminer plutôt une action sédative, on y joint les immersions dans la piscine. La douche en cercle et les douches alternatives ou écossaises sont réservées aux cas dans lesquels l'action excitante est plus nécessaire.

Règles hygiéniques indispensables. — Mais quelle que soit la forme de la *spermatorrhée*, il faut soumettre le malade à des exercices de corps réguliers et prolongés ; le faire coucher sur un lit dur, peu couvert et réduire la durée de son sommeil au strict nécessaire. De même, proscrire tout travail intellectuel exagéré, les boissons excitantes, etc.

Impuissance. — L'*impuissance* fournit des résultats thérapeutiques très inégaux, mais en général subordonnés à l'origine de la maladie. Quatre cas principaux s'offrent à la pratique hydrothérapique.

Impuissance nerveuse. — Observée chez le jeune homme. Simple émotivité dont il n'est pas maître. Notre carrière médicale nous en a offert de bien singuliers exemples. Elle disparaît aisément.

Impuissance native. — Les organes génitaux sont peu développés, leurs réflexes bulbo-médullaires sans action. L'hydrothérapie nous a donné quelquefois des améliorations assez satisfaisantes et durables ; mais jamais nous n'avons obtenu une virilité complète.

Impuissance symptomatique (diabète, affection des centres nerveux). — Cette impuissance est incurable comme la maladie dont elle reste un simple symptôme épisodique.

Impuissance précoce. — Due à de simples excès. Cette impuissance fournit le contingent le plus nombreux de malades et les résultats sont assez encourageants. Quant aux impuissances *natives* ou conformes à l'âge, un résultat *passager* ou un échec certain en est la règle habituelle.

Formules balnéaires communes. — Les formules hydrothérapiques sont les mêmes dans tous ces cas. Il faut employer les douches à forte pression, et à basse température, les douches écossaises ou alternatives, le cercle et la piscine avec la douche en lame.

De temps à autre, une vigoureuse sudation avec frictions énergiques du rachis suivies d'un massage général. Il faut aussi accentuer cette tonification excitante générale par les exercices de corps, les armes et la gymnastique sans pousser cette dernière jusqu'à l'épuisement musculaire et recommander une alimentation intensive.

Citons deux cas types d'impuissance. Le premier malade est un jeune homme de vingt-sept ans, blond, lymphatique, constitution moyenne, adressé par le Dr Marx. Rapports sexuels dès l'âge de quinze ans; deux blennorrhagies : la première à vingt ans; elle dure deux mois; la deuxième, il y a trois mois, elle est guérie aujourd'hui.

Depuis dix ans l'érection et l'éjaculation se font avec une rapidité extrême et laissent après elles un état d'affaissement musculaire et nerveux, avec douleurs lombaires violentes, le mettant dans l'impossibilité de répéter l'acte pendant cinq à six jours. D'autre part, s'il se prive, il en résulte des pollutions nocturnes qui se répètent très souvent.

Son traitement se compose de bains de siège à eau dormante, douche périnéale, douche générale en pluie, douche en jet très forte.

Cette dernière est promenée sur le corps, puis dirigée sur les lombes, le pli des aines et l'hypogastre. Amélioration très rapide.

Le deuxième est un officier de marine de trente-deux

ans, constitution forte, d'un tempérament sanguin, adressé le 21 octobre 1861, par M. le Dr Gervais.

Ce malade, à la suite d'excitations prolongées et de coïts répétés fréquemment, est arrivé à l'état suivant : à peine au lit, il est pris d'érections violentes et permanentes sans éprouver le moindre désir vénérien, et si parfois il veut accomplir l'acte, aussitôt le pénis devient mou et flasque. L'impuissance est complète.

Le traitement est suivi sans succès pendant quinze jours. Il est repris trois fois les années suivantes et la guérison est obtenue.

Les *appétits génésiques exagérés*, les *érections anormales* sont des manifestations *secondaires* d'une idiosyncrasie native ou d'une autre affection, contre laquelle il faut agir.

Si l'hydrothérapie est indiquée, il faut s'abstenir des formules excitantes ci-dessus et conseiller plutôt le traitement de la spermatorrhée liée à l'éréthisme nerveux. En pareil cas, les bains tièdes locaux et généraux sont utiles également.

§ II. — MALADIES DU SEXE FÉMININ

Divisions. — Certaines affections chroniques des organes génitaux de la femme sont utilement traitées par l'hydrothérapie, plus particulièrement celles liées à un état général concomittant : anémie, chlorose, état névropathique, préexistant ou succédant à l'affection locale. Tels sont les troubles de la menstruation, les congestions sanguines chroniques de l'utérus et les métrites du corps et du col.

Période menstruelle. — Mais avant de faire connaître.les formules hydrothérapiques les mieux appropriées, il est nécessaire de répondre à la question suivante. Peut-on, doit-on continuer l'hydrothérapie, plus ou moins modifiée pour la circonstance, pendant la *période menstruelle* ?

Si l'étude de cette question est très sérieuse en ce qui concerne l'emploi des eaux minérales, elle ne l'est pas moins en hydrothérapie pour des motifs différents. La médication par l'eau agit d'autant mieux qu'elle est appliquée *sans interruption*. Son action peut être indiquée d'une façon spéciale pendant la période menstruelle.

Emploi de l'hydrothérapie pendant la période menstruelle. — Employée suivant une règle déterminée, on peut affirmer que cette pratique offre très rarement des inconvénients. La voici : quelle que soit la période du traitement, et le degré d'accoutumance de la malade, dès que la menstruation paraît, on doit suspendre toutes les applications locales et se borner à l'administration d'une douche générale en jet très brisé promenée rapidement sur tout le corps pendant quelques secondes à peine, en évitant les lombes et l'abdomen en s'abstenant, à la fin de la séance, de localiser la douche sur les pieds.

Une telle pratique est sans inconvénient. On n'a rien à redouter.

Cependant, moins exclusif que certains auteurs, nous tenons compte de la répugnance de certaines malades et nous nous en abtenons lorsqu'il n'y a pas utilité déclarée à procéder ainsi[1].

Opportunité de l'emploi de l'hydrothérapie. — Grossesse. — Dans trois circonstances on peut employer l'hydrothérapie avec avantage pendant la *grossesse* : celle-ci est mal supportée; l'appétit, les forces sont languissantes et il y a de la tendance à *l'anémie*. D'autres fois, elle s'accompagne de *vomissements* rebelles, ou

---

1. Voir pour plus amples détails notre brochure : *Opportunité du traitement hydrothérapique pendant la période menstruelle*, Paris, 1877, G. Baillière, éditeur.

bien encore il existe des *névralgies* très douloureuses ; le plus souvent celle du trijumeau.

Dans tous ces états pathologiques, nous avons eu l'occasion d'agir et presque toujours avec le meilleur succès. Tantôt la grossesse était à ses débuts, d'autres fois, elle avait dépassé le quatrième mois, et dans une circonstance, la médication fut employée pendant toute son évolution. Une fois, seulement, nous n'avons obtenu aucun résultat, la malade est restée faible et languissante jusqu'à son accouchement.

Précautions à prendre. — L'hydrothérapie doit toujours être appliquée sur tout le corps ; jamais localisée. Il faut s'abstenir de douches trop percussives et *prolongées;* ménager l'abdomen et ne pas permettre les immersions. S'il existe des névralgies, douche écossaise ou alternative. Contre les vomissements, la douche en cercle. Mais, au préalable, il faut soigneusement aguerrir la malade à l'impression du froid. La marche pouvant être pénible et les exercices de corps contre-indiqués, on doit prolonger les frictions après chaque séance ; au besoin employer des teintures stimulantes.

Rôle de l'hydrothérapie dans la conception. — Quel rôle *indirect* l'hydrothérapie peut-elle jouer dans la *conception?* Cette question vient naturellement à l'esprit, car, dans maintes circonstances, nous avons eu l'occasion de soigner de jeunes femmes languissantes, accusant de la leucorrhée, de la congestion utérine, des troubles menstruels, offrant les signes de la chlorose, ou atteintes d'une métrite du col, et désolées de ne pas avoir d'enfants.

Assez souvent la grossesse a suivi de si près le traitement, ou bien est survenue pendant son application, qu'on devait admettre une relation sérieuse entre ces deux faits.

Fait à l'appui. — Le cas suivant en est un exemple remarquable à plusieurs titres : une première grossesse survient après dix-sept ans de mariage et reste ignorée jusqu'à la fin du quatrième mois. La malade chlorotique, névropathe, *mal* réglée, continuant *sans inconvénient* toutes ses pratiques hydrothérapiques *locales* et générales, venant à pied matin et soir prendre ses douches, sa santé est redevenue florissante. Elle n'a jamais été aussi bonne; mais depuis quelque temps, elle s'étonne de l'épaississement de sa taille.

Un jour, bien par hasard, dans le courant d'un entretien, l'idée d'une grossesse possible surgit à l'esprit. Une investigation minutieuse est pratiquée, elle est répétée à quelques jours d'intervalle, on atteint le cinquième mois, les bruits du cœur du fœtus sont distincts, le doute n'est plus possible, et, contre notre opinion formelle, on cesse *brusquement* toute médication, tout exercice.

Quelques jours plus tard, une légère métrorrhagie paraît, un repos absolu dans la position horizontale est prescrit et conservé jusqu'à l'accouchement, celui-ci s'effectue normalement; l'enfant, du sexe masculin est très beau, mais l'incident ci-dessus, n'en démontre pas moins la justesse de notre conseil.

En dehors de ce fait exceptionnel nous avons assez souvent constaté une première grossesse pendant ou aussitôt après la médication hydrothérapique chez de jeunes femmes mariées depuis cinq à dix ans.

Ces considérations générales exposées, il nous reste à passer en revue les affections génitales soumises à l'hydrothérapie.

Troubles de la menstruation. — Fonction physiologique, il n'en est pas dont les troubles soient aussi fréquents et liés à un état général dans lequel la dépression de l'organisme et la caractéristique, *aménorrhée, dysménorrhée, métrorrhagies* sont les trois termes extrêmes d'un état commun essentiellement variable dans son intensité.

Nous n'avons pas à rappeler la liaison de ces troubles,

avec la chlorose, l'anémie, le lymphatisme et l'état névropathique. Leur traitement général est celui même de ces dernières et souvent le rétablissement régulier de la menstruation est le premier indice de l'action curative obtenue dans ces maladies du sang et dans la plupart des affections chroniques déjà passées en revue.

Mais de ces trois états distincts, l'aménorrhée, la dysménorrhée et la métrorrhagie réclament l'emploi de formules particulières pour venir en aide à l'action générale.

Formules balnéaires. — Dans l'*aménorrhée*, sept à huit jours avant la date présumée de l'époque, il faut remplacer les douches ordinaires, par les douches alternatives et écossaises générales et localisées sur les lombes à la fin de la séance. Il ne faut pas diriger l'eau froide avec insistance sur les pieds, et le sang obtenu se borner à une douche en jet excessivement brisée, promenée *quelques secondes à peine* sur tout le corps.

Dans l'intervalle des époques et en dehors de la semaine précédant les règles, on doit localiser, chaque fois, le jet sur les lombes et débuter par un bain de siège à épingle froid de dix secondes à une minute de durée. Si l'on échoue par ces formules, on a recours à la douche alternative donnée chaque jour, si la malade n'est pas trop excitable.

On réussit presque toujours. Cependant, nous avons rencontré des insuccès, les uns remontant comme cause à la persistance de la maladie principale, mais les autres, inexplicables.

Influence directe et variable des traitements balnéaires. — En dehors de ces faits exceptionnels et de l'aménorrhée elle même, l'hydrothérapie a une action immédiate sur la menstruation régulière. Très souvent une femme voit ses règles avancées de sept à huit jours sous l'influence des premières douches *même tempérées*.

Plus rarement, il survient du retard. Ces légers troubles dans la fonction n'ont aucune importance et il suffit d'en être prévenu. Quant à leur cause ou à leur absence dans tel ou tel cas, c'est un des nombreux points encore ignorés des *actes réflexes* échappant à toute analyse et à toute mesure.

Voici un fait singulier de troubles menstruels avec gastralgie et névropathie tout à la fois. La malade a trente-huit ans; tempérament très nerveux, constitution faible ; adressée par le professeur Dénucé. Elle a eu trois grossesses sans aucun accident à la suite. Depuis une quatrième, survenue il y a six ans, les phénomènes actuels se sont développés. Elle est gastralgique au plus haut degré. La lésion stomacale paraît être une des particularités importantes de l'état névropathique général ; elle se traduit par une grande paresse digestive et une vive sensibilité de l'organe digestif.

Avec ces accidents, il existe un état chloro-anémique accompagné d'un singulier trouble de la menstruation. De fin décembre à fin juin, elle est régulièrement menstruée. De cette dernière époque à fin novembre, les règles cessent complètement, et elles sont remplacées par des hémorrhoïdes fluentes, ces dernières datent de quinze ans; elles ne donnent considérablement que depuis six ans, époque à laquelle a commencé le trouble cataménial. Ce flux sanguin, quoique remplaçant les menstrues, ne subit pas une marche croissante et décroissante périodique comme ces dernières.

Sous l'influence d'un traitement hydrothérapique suivi pendant quatre mois, de juin en septembre, les règles ne disparaissent plus comme les années précédentes. Malgré ce rétablissement de la menstruation, l'état névropathique et gastralgique ne s'est pas amélioré comme on était en droit de l'espérer.

Ultérieurement l'explosion d'un cancer à l'estomac en a donné l'explication.

Métrorrhagie. — Simple ou tenant à un état général,

ou symptomatique d'une lésion locale organique, dans les deux cas, les formules hydrothérapiques sont les les mêmes.

Formules balnéaires. — D'une part il faut insister sur les douches générales percussives et localisées sur les épaules et les membres supérieurs et de l'autre sur le bain de pieds à épingle froid et sur le jet froid dirigé pendant deux à cinq secondes au plus sur les pieds. Cela fait, la douche est appliquée sur le haut du corps ainsi qu'il vient d'être indiqué.

Nous avons vu ces formules suffire à enrayer ou à modérer beaucoup de métrorrhagies symptomatiques d'un polype ou d'un cancer utérin ; réussir complètement chez une hémophilique dont la diathèse hémorrhagique se faisait jour par cette voie et par les bronches, alternativement. Quant aux métrorrhagies menstruelles, la guérison est la règle ; mais, de même que pour le traitement de l'aménorrhée, nous avons eu des insuccès inexplicables, même après l'usage méthodique et *prolongé* de la médication.

Le cas suivant de métrorrhagie organique est à citer. C'est une des histoires les plus curieuses des annales de la médication hydrothérapique. Elle confirme en tous points l'un des points cliniques les mieux mis en lumière par Fleury. En voici le canevas succinct : cette malade nous a été adressée par M. le Dr Bonnefin, le 29 mai 1873 ; trente-deux ans, très affaiblie, très anémiée, visage et muqueuses décolorés. *Elle est tout à fait exsangue.* Mariée depuis douze ans elle n'a jamais eu d'enfant ; elle croit avoir fait une fausse couche de six semaines dans les premiers mois de son mariage. De là doit dater probablement l'origine de la maladie actuelle. Jusqu'au mois d'août dernier, elle n'a jamais eu que des règles très abondantes et durant au moins huit jours ; sa profession l'appelle à marcher et à se tenir debout longtemps.

Au mois d'août dernier, la période menstruelle est

plus longue, le sang plus abondant ; en septembre, 1872, elle dure quinze jours ; en octobre elle dépasse vingt jours, et à partir de ce moment, paraissent les signes caractéristiques d'une anémie grave due à des hémorrhagies de plus en plus longues et abondantes. Aucune médication ne parvient à enrayer le mal.

La malade vient comme externe à l'établissement dans une voiture ; malgré ces conditions défectueuses, amélioration rapide et considérable après un traitement hydrothérapique de deux mois et demi. Dans notre opinion, un polype intra-utérin est la cause probable de tout le mal. L'événement suivant l'a démontré. Quelques semaines plus tard, la malade va à Royan, prend quelques bains de mer ; ils réveillent brusquement la métrorrhagie et surtout déterminent des douleurs utérines violentes. Rentrée à Bordeaux, ces accidents persistent, augmentent d'intensité, l'hémorrhagie est permanente, la faiblesse extrême, et l'inquiétude très grande lorsque des douleurs expulsives, énergiques, annoncent un véritable accouchement.

Au bout de quelques heures, un polype sessile presque de la grosseur d'une tête d'enfant à terme est expulsé. Dès ce moment, les hémorrhagies disparaissent et depuis lors la santé est et demeure excellente, ainsi que nous avons pu nous en assurer longtemps après. L'hydrothérapie avait été reprise à la suite de l'expulsion de ce polype.

Dysménorrhée. — Les règles irrégulières ou très douloureuses, sont, avec les migraines, un des tourments les plus ordinaires de la vie féminine. Indépendamment des causes diverses de cet état assez complexe, l'hydrothérapie s'applique utilement à le combattre. Nous avons obtenu souvent une sédation manifeste immédiate dès la première époque suivant le début de l'hydrothérapie. Mais, *fait bizarre,* comme les allures de la maladie elle-même, ces résultats produits aisément *en apparence* dès les *premiers chocs* du froid, ne persistent pas toujours. De là, des mécomptes observés quelquefois, même lorsque la maladie générale concomittante a cédé la première à la médication.

La persistance dans l'emploi de celle-ci est assez souvent couronnée d'un succès tardif ou tout au moins d'une amélioration satisfaisante et durable de l'évolution menstruelle.

Ces considérations thérapeutiques ne comportent aucune formule hydrothérapique précise en ce qui concerne la dysménorrhée, et le praticien doit sans se décourager passer en revue toutes les ressources de la balnéation.

Ovaires. Utérus. Inflammations chroniques du petit bassin. — Nous réunissons dans un même paragraphe les affections chroniques de l'appareil génital et de sa région. Causes communes, caractères rapprochés, souvent, évolution parallèle, sont leurs traits distinctifs. Il en est ainsi de leur médication hydrothérapique.

Pathogénie. — La *congestion utérine* ou *ovaro-utérine* est la première et la plus fréquente à signaler. Liée, ou subordonnée le plus souvent à l'évolution menstruelle, surtout à la métrorrhagie périodique, elle en réclame le même traitement : douches générales révulsives sur la portion supérieure du corps, décongestions directes obtenues à l'aide du bain de siège à épingles ou à eau courante et à basse température.

Formules balnéaires spéciales. — La douche locale *hypogastrique* peut également réussir comme les douches hépatiques ou spléniques données dans le même but. Néanmoins la situation profonde de l'organe et sa susceptibilité ainsi que celle de la région pelvienne *à tout choc accentué*, rend cette douche peu maniable et son résultat assez incertain. Aussi, préférons-nous encore les bains de siège révulsifs, surtout lorsque le médecin ne peut lui-même appliquer la médication.

En général, le résultat est assez rapidement obtenu;

de même, soulage-t-on beaucoup et parvient-on à faire
disparaître la *névralgie lombo-ovarique* si fréquente
en pareil cas. Mais on ne réussit pas aussi bien, loin de
là, si le point ovarique est lié à la maladie hystérique.
C'est un des symptômes les plus rebelles de cette dernière affection.

Les *inflammations chroniques ou les simples engorgements du ligament large, de la cavité pelvienne inférieure et du corps utérin* évoluent souvent avec une
grande simultanéité leur traitement hydrothérapique est
celui de la congestion. Souvent on doit y joindre les
douches vaginales. Mais les formules : douches en jet,
pluie, et bains de siège, sont bien plus lentes à produire
leur effet. Fréquemment, plusieurs mois, une année et
plus sont nécessaires pour aboutir.

L'état général si souvent altéré (chloro-anémie utérine) est déjà bien amélioré que la résolution de l'engorgement pelvien n'a pas encore disparu ou commence à
peine et que des poussées congestives avec un certain
caractère inflammatoire persistent encore.

Influence de la menstruation. — Le retour périodique de la menstruation est la cause principale à invoquer et le grand obstacle à la rapidité d'action du traitement. Plus que dans toute autre affection peut-être, la
malade et le médecin doivent se soutenir par une confiance mutuelle et persévérer alors même que de
véritables poussées subaiguës semblent ramener l'affection à son point de départ.

Les considérations que nous avons fait valoir en
faveur de la continuation de l'hydrothérapie pendant les
règles trouvent principalement ici leur justification.

En agissant ainsi, on parvient à atténuer beaucoup
ces poussées désespérantes. Mais il faut apporter une
grande délicatesse dans l'administration des douches
générales. Sans constituer un danger à proprement dit,
une erreur d'application peut être suivie d'une recru-

descence notable des accidents, sinon d'une véritable rechute.

Faits cliniques. — L'exemple suivant démote bien ce qu'on peut espérer en pareil cas de la médication.

C'est une demoiselle de vingt ans d'un tempérament lymphatique, de constitution assez bonne, adressée par M. le Dr Penanguer. Réglée à douze ans ; évolutions menstruelles toujours irrégulières ; pertes blanches abondantes ; essoufflement à la marche ; battements de cœur ; quelques accès de céphalalgie ; appétit inégal ; constipation habituelle.

Il y a trois mois, pendant une de ses périodes, suppression brusque de la menstruation, sans cause bien définie. Aussitôt après, douleurs très vives dans les ovaires, particulièrement à droite. Des sangsues et des vésicatoires sont appliqués au niveau des fosses iliaques ; résultat peu accentué. Les mois suivants, le sang ne paraît pas et les douleurs ovariques redoublent d'intensité. La médication hydrothérapique conseillée alors donne un résultat remarquablement rapide. Dès le cinquième jour du traitement, le sang menstruel revient assez abondamment ; les douleurs ovariques diminuent et bientôt disparaissent. Depuis lors la menstruation a été très régulière. Mariée un an après, cette malade n'a pas eu a souffrir de ces conditions nouvelles d'existence comme le fait s'observe assez souvent chez les jeunes filles ayant eu de tels antécédents pathologiques.

En voici un second où l'on peut considérer la maladie comme due à une cause occasionnelle. C'est encore une demoiselle. Elle a dix-neuf ans, tempérament nerveux, constitution robuste, adressée par MM. les Drs Burguet et Lagardère (de Blanquefort).

Réglée à dix-huit ans ; tout marche bien sans douleur ni phénomènes réflexes pendant dix-huit mois. A cette époque, elle va au bal pour la première fois et ne cesse de danser la nuit entière. Les règles ont débuté le jour du bal. Sous l'influence de cet excès surviennent des douleurs lombo-utérines profondes et permanentes avec brûlure au niveau de l'hypogastre : ces symptômes persistent dans l'intervalle menstruel et s'exaspèrent à chaque époque.

Cela dure quatre ans; un jeune homme lui fait la cour, puis cesse ses visites quelques mois après. Surviennent alors des symptômes de métrite légère avec symptômes hystériques et délire complet à chaque évolution menstruelle. La santé générale est altérée, l'appétit nul, le corps amaigri.

Telle est sa situation, lorsqu'elle est soumise aux bains de siège, aux douches en jet révulsives, à la douche ascendante et au bromure de potassium. Sous l'influence de ce traitement complexe, il y a un amendement considérable dans tout l'ensemble pathologique.

D'autres fois la congestion interne est surtout due à une constipation ancienne et opiniâtre ; combattre cette dernière est la première des indications. Nous en avons donné la formule balnéaire.

La congestion utérine peut s'accompagner d'accidents utérins plus confirmés. Tel est le cas d'une jeune femme, mariée depuis deux années, n'ayant pas eu d'enfant, atteinte d'une congestion utérine intense avec catarrhe utérin, et granulations sur le col. Des cautérisations au nitrate d'argent, aidées de la médication hydrothérapique, ont amené une guérison complète, bientôt suivie d'une grossesse et d'un accouchement très heureux. Cette intéressante malade avait été adressée par M. le Dr Deruas (d'Etaules, Charente). De tels faits ne sont pas rares dans les cliniques hydrothérapiques.

Le Dr Bérenger-Féraud (du Sénégal) nous a adressé une malade présentant un type clinique fréquent. Il s'agit d'une jeune dame de vingt-huit ans, tempérament lymphatique sanguin, constitution assez bonne, ayant eu un enfant dix ans auparavant. Le troisième jour après ses couches, elle se lève et fait quelques pas; tout aussitôt, douleur vive dans les lombes et l'hypogastre ; chute complète de l'utérus.

Depuis lors cette malade n'a jamais marché aisément ;
au moment des époques, les douleurs deviennent plus
vives et elle est obligée de garder le lit. A la moindre
imprudence, les accidents s'aggravent. Le col se présente
à quatre ou cinq centimètres de l'orifice vulvaire ; la matrice est volumineuse. Au toucher, douleurs vives dans
tout le petit bassin. Traitement hydrothérapique pendant
deux mois ; amélioration très notable.

Voici un autre cas loin d'être rare également. Pris à
temps, la guérison ne fait guère défaut. Laissé à lui-
même, que de souffrances et de misères intimes longtemps ignorées. Il s'agit ici d'une *congestion utérine
chronique*, chez une femme de vingt ans, adressée par
les Drs Gintrac et Luzun. Mariée depuis huit mois, vagi-
nisme et rapports douloureux ; pertes blanches abondantes : douleurs lombo-utérines accentuées ; pesanteur
hypogastrique ; règles peu abondantes ; teint pâle, ma-
ladif ; pas encore de grossesse. Le traitement hydrothérapique a duré quatre mois ; résultat tout à fait satisfaisant. A la suite, grossesse des plus heureuse, enfant
magnifique, malheureusement étranglé par le cordon.

Sauf les cas bénins et récents, les déviations utérines
et à plus forte raison les flexions de cet organe, ne sont
pas curables au sens propre du mot. Cependant voici un
fait bien observé et qui mérite attention. Il s'agit d'une
dame de vingt-sept ans, douée d'un tempérament lympha-
tico-nerveux, et de constitution très affaiblie, adressé par
M. le professeur Moussous.

Mariée il y a sept ans ; pas d'enfant ; trois ans après,
obligée de faire coup sur coup de longues courses à
pied et étant en retard de son époque, il survient brusquement des coliques utérines violentes avec vomissements et métrorrhagies abondantes pendant trois mois.
Des soins appropriés font disparaître tous ces accidents,
et pendant trois ans et demi la santé de cette malade
reste assez bonne mais très délicate.

Il y a six mois, les mêmes phénomènes morbides se

représentent dans des conditions analogues. On parvient à les conjurer; mais l'organisme ne réagit plus et il survient une anémie profonde avec congestion et déviation de l'utérus considérable. L'appétit est nul et le corps d'une maigreur squelettique.

D'un examen local minutieux il résulte que l'axe longitudinal de l'utérus décrit une S complète; le corps et le col sont infléchis l'un sur l'autre avec abaissement en masse. Dans ces conditions, le corps se présente immédiatement derrière la vulve, et le col vient peser fortement sur la paroi antérieure du rectum, au point de déterminer un spasme du sphincter anal.

Nous n'aurions jamais espéré guérir ou même améliorer une affection pareille. Aussi, avons nous été très heureux du témoignage confirmatif de notre confrère. Cette malade a guéri, c'est-à-dire que l'anémie a disparu et que la déviation a diminué dans une proportion considérable et que l'organe s'est relevé en masse dans la cavité du petit bassin. Les douches utérines ont joué ici un rôle tout à fait remarquable. Le traitement hydrothérapique a duré trois mois.

Règles précises à observer pour l'emploi des douches vaginales. — La température, la durée et la pression des douches vaginales doivent être soigneusement précisées. Plus la sensibilité pelvi-utérine est vive, la congestion ou l'inflammation accusées, plus on doit se rapprocher des températures de 32° à 37°; user d'une faible pression et prolonger cette application locale pendant cinq à dix minutes, *le corps bien au repos et dans la position horizontale.*

Telles doivent être les pratiques du début. Mais une fois le degré de sensibilité spéciale de la malade bien connu, il faut agir et recourir suivant le cas, aux températures extrêmes, froides ou très chaudes.

Les premières amenant par la réaction produite une congestion locale secondaire sont réservées pour les états tout à fait chroniques avec peu ou pas de poussées congestives. Cependant, il est des exceptions dont il faut tenir compte ; certaines femmes ne supportent jamais les basses températures ; et, d'autres malades ne s'accommodent que de celles-là.

Les douches vagino-utérines très chaudes (40° à 50°) sont employées de préférence dans les inflammations subaiguës et atoniques. La décongestion qui suit l'hyperthermie locale *provoquée* devient un agent actif de résolution. Les inflammations franches s'en accommodent moins et l'on se trouve mieux alors de l'emploi des douches de 33° à 35° au maximum.

La durée des douches très chaudes ou très froides ne doit pas excéder trois à cinq minutes et les douches tempérées cinq à dix et au besoin 15 minutes.

On a préconisé également les douches vaginales sans pression et de *très longue durée*, une à deux heures, le corps bien étendu. Ce sont de simples irrigations dont l'action a été peu étudiée. Elle ne nous paraissent pas devoir mieux atteindre le but que les précédentes et le bain partiel ou général avec spéculum spécial nous semble devoir y suppléer avantageusement.

Maladie de la vulve et du vagin. — Les affections de la *vulve* et du *vagin* ne donnent lieu qu'à des indications secondaires. Maladies toutes locales, inflammations simples, leur traitement ne renferme rien de spécial à notre thérapeutique.

La *névralgie* et l'*hyperesthésie vulvaire et vaginale* sont assez fréquentes. Épiphénomènes habituels de l'état hystérique, ou, comme l'ont signalé MM. Charcot et Bouchard en 1866, symptômes d'un tabes (voir les trois observations du professeur Pitres, in *Progrès médical*, n° 37, 1884, p. 729), elles en suivent les phases, et l'hydrothérapie est de nul ou de bien peu d'effet sur ces manifestations locales.

Mêmes réflexions en ce qui concerne la *cystite* et la *cystalgie* du col. Cependant une grosse douche à faible pression prolongée, à 30°, dirigée sur la vulve, les lèvres entr'ouvertes, apporte parfois un certain soulagement; d'autres fois on semble mieux réussir avec cette même douche à température excessive 45° à 50°; mais elle est un peu douloureuse.

Ménopause. — Les accidents congestifs et nerveux, généraux et locaux de la *ménopause* réclament souvent l'emploi de l'hydrothérapie. L'action régularisatrice de celle-ci sur l'ensemble de l'économie modère la rupture d'équilibre plus ou moins accentuée de l'âge critique.

Aussi doit-on considérer l'hydriatrie commme une ressource extrêmement précieuse. Médication à action généralisatrice par excellence, elle s'adresse à un état transitoire offrant au plus haut degré ce même caractère et dans lequel les troubles circulatoires jouent toujours le rôle principal,

Mode et action de l'hydrothérapie. — L'appel énergique du sang à la peau, l'excitation des circulations périphériques locales qu'on peut impunément entretenir et répéter chaque jour permettent de lutter efficacement contre les poussées congestives céphaliques si fatigantes survenant aux époques où le sang menstruel ne reparaît pas.

Les *troubles de nutrition* plus profonds, affectant parfois une forme grave où passant de l'état latent à une période active, sous l'influence de la ménopause, peuvent être modérés ou enrayés suivant les circonstances. Ces faits sont trop connus et leur explication physiologique assez simple, pour qu'il soit nécessaire de nous y appesantir.

Maladies organiques. — Si n'était l'utilité de relever les forces, d'entretenir l'activité des voies digestives, de ralentir la déchéance générale, les *maladies organiques* de cet appareil, pas plus que celles des autres organes, ne nous fourniraient aucune indication hydrothérapique.

Mais, dans plusieurs circonstances, l'action générale reconstitutive des douches a eu une influence assez marquée chez ces malades incurables à tous égards, pour qu'il nous ait paru utile de la mentionner.

Réaction. Exercices à conseiller ou à prescrire. — A dessein, nous n'avons pas traité des suites et des précautions à prendre après chaque séance hydrothérapique en passant en revue chaque affection traitée de l'appareil génital féminin.

Les préceptes généraux à connaître s'appliquent à toutes, indistinctement, et peuvent ainsi se formuler : demander à la malade *le moins d'exercice possible* et surtout défendre tout exercice violent, tout en facilitant le développement de la réaction. Pour atteindre ce double but, il faut recommander les frictions énergiques et prolongées avant et après la séance hydrothérapique. La percussion du corps avec les mains à plat; user même de frictions stimulantes et proscrire ou régler avec soin les exercices de gymnase, chez les jeunes filles soumises à l'hydrothérapie.

La marche est utile également; mais elle doit être modérée; les trajets en voiture sur le pavé ont toujours des inconvénients. Certaines malades atteintes d'inflammation ou d'engorgement chronique du ligament large et de la cavité pelvienne ont besoin de conserver l'immobilité et la position horizontale. Le séjour dans un établissement est indispensable chez elles pour obtenir la guérison. Cette mesure appliquée avec résolution nous a donné de très beaux succès.

Les *granulations du col* doivent être cautérisées; des applications *éloignées*, deux à trois entre chaque époque menstruelle sont préférables. Il ne faut pas compter sur l'hydrothérapie pour les guérir et les effets de cette dernière tardent toujours à paraître tant que les granulations érosives n'ont pas disparu.

Quant à la lypémanie et à la névropathie *utérines*, si

fréquentes dans les établissements hydrothérapiques, elles suivent les phases de l'affection locale, mais souvent leur survivent et constituent alors des maladies très rebelles. Leur traitement a été signalé dans un des chapitres précédents, p. 230.

Statistique. — Le nombre des affections des voies génito-urinaires chroniques observées dans les cliniques hydrothérapiques est assez important, surtout dans le sexe féminin. Les quinze années de notre service hospitalier nous ont donné pour le chiffre total de 5187 malades inscrits, 316 cas, dont 213 appartenant au sexe féminin.

CHAPITRE XVIII

MALADIES DE L'APPAREIL LOCOMOTEUR

Maladies de l'appareil locomoteur. Classement. Divisions. — Les affections de cet appareil justiciables de l'hydrothérapie sont les *rhumatismes*, la *goutte*, les *arthrites simples* et leurs suites, certaines périodes des *tumeurs blanches* de l'ostéo-périostite et le *rachitisme*. Quant aux maladies musculaires de nutrition et à leurs troubles fonctionnels, en raison de leurs origines nerveuses, elles appartiennent aux affections du système nerveux et elles ont été déjà mentionnées parmi ces dernières (p. 325 et 391).

AFFECTIONS RHUMATISMALES ET GOUTTEUSES

Importance de l'hydrothérapie. — Il nous paraît inutile de rappeler combien, à ses débuts, l'hydrothérapie a étendu le champ de ses investigations et produit de succès dans ces affections aux allures les plus variées, aiguës et chroniques. C'est une vérité banale aujourd'hui.

Mais, pour apprécier la valeur relative de la méthode et de ses diverses formules, il est indispensable de tenir compte de la nature de la maladie et surtout des formes diverses qu'elle affecte, suivant diverses circonstances particulières, utiles à préciser.

Pathogénie. — Trois grandes opinions sont émises sur l'origine du rhumatisme :

Maladie inflammatoire. — Pour les uns, c'est une *inflammation franche, aiguë* ou *chronique* occupant les séreuses.

Diathèse. — Les autres y voient une maladie *spéciale, diathésique*, empruntant ses éléments au système nerveux pour les douleurs, aux séreuses pour les sécrétions, au sang pour les symptômes phlegmasiques, et aux tissus fibreux pour la localisation organique.

Les troisièmes acceptent plutôt l'idée suivante :

Lésion de nutrition. — Lésions dans les actes de nutrition ayant pour résultat un *développement exagéré de l'acide urique* dans l'économie ; celui-ci, à son tour, en vertu d'une prédisposition habituelle ou de causes organiques spéciales, héréditaires ou acquises, agit tantôt sur l'albumine ou le glucose, pour produire l'albuminurie ou le diabète ; d'autres fois, cause lui-même tous les troubles organiques observés, en se portant soit dans les reins ou la vessie, pour produire la gravelle ou des calculs, soit dans les articulations, et spécialement dans les tissus fibreux, fibroïdes pour donner naissance à la goutte, au rhumatisme noueux, goutteux et au rhumatisme simple.

Faits divergents en faveur de ces trois opinions. — Toutes ces divergences de vues ont pour elles l'appui de faits.

Qui n'a observé des malades atteints *une seule fois* dans leur vie, sous l'influence d'une cause manifestement occasionnelle et immédiate, le *froid humide, brusque, prolongé*, d'une attaque de rhumatisme aigu, généralisé, à réaction fébrile intense, avec chaleur, rougeur, gonflement de plusieurs jointures, peu ou point mobile dans son évolution, et disparaissant *pour toujours* sous l'influence d'un traitement antiphlogistique.

Si la théorie de l'inflammation *franche* est en désaccord avec nombre de faits, on peut récuser de même cette autre opinion ne voyant dans les rhumatismes musculaires qu'une névrose ou une névralgie.

Cependant, bien des sujets sont atteints d'accidents morbides de nature rhumatismale, se manifestant *exclusivement* par le symptôme *douleur*, et s'exaspérant tantôt sous l'influence des temps orageux, comme les névroses, les névropathies, et d'autres fois se réveillant à la suite des temps pluvieux et humides, comme les névralgies proprement dites. A cette catégorie de faits se rattache l'idée de faire du rhumatisme musculaire une *névralgie*, ou de la névralgie un *rhumatisme*.

M. Delioux de Salignac, par exemple, dans son ouvrage : *Des principes de la doctrine et de la méthode en médecine*, a réuni, pour en faire une classe à part, sous le nom de *rhumatalgies*, le rhumatisme, la goutte et les névralgies qui constituent alors trois genres distincts divisés en espèces.

Si les diverses opinions rapportées trouvent en leur faveur des faits à l'appui, celle considérant le rhumatisme comme une manifestation détournée, un défaut d'équilibre dans le travail de nutrition invoque en sa faveur de nombreuses observations, puisées principalement dans les archives de Vichy, de Pougues et de toutes les eaux à constitution alcaline.

Toutes ces opinions divergentes, démontrent que l'esprit *trop* enclin à la *spécialisation* fait volontiers litière de ce qui embarrasse sa route, lorsque cela devient profitable à son idée *exclusive*.

Aussi, au lieu de prendre pour appui les faits exceptionnels, est-il plus sage de s'en référer à l'expérience et de conclure dans les termes suivants :

Résumé sur la nature du rhumatisme. — Le *rhumatisme* est une affection complexe, dont les origines peuvent découler de causes héréditaires, diathésiques, de causes prédisposantes, spontanées ou acquises, et de causes occasionnelles. Son expression symptomatique peut être franchement et exclusivement inflammatoire, exclusivement névrosique, exclusivement fluxionnaire, et cette fluxion peut être simple ou spécifique comme dans le rhumatisme goutteux.

Mais, dans la majorité des cas, l'affection est *spéciale* et emprunte à chacun de ces éléments morbides *peu* ou *beaucoup* suivant la cause occasionnelle, la cause prédisposante spontanée, acquise ou héréditaire, pour former un *tout*, auquel le plus grand nombre des auteurs s'accordent à donner le nom de *maladie rhumatismale.*

Classement des diverses formes. — Dans ces conditions, on classe aisément le rhumatisme succédant à une impression partielle ou générale subite, prolongée ou permanente, du froid sec ou humide, intense ou peu marqué, et l'on s'explique ses nombreuses variétés : pyrétique et apyrétique, généralisé multiple, partiel, articulaire, musculaire, névralgique.

Tenant compte des tempéraments, des sexes, des âges, on comprend également le rhumatisme où l'élément phlogistique domine et celui où les éléments fluxionnaires ou nerveux sont au premier plan, suivant que la maladie a éclaté chez un sujet sanguin, lymphatique ou nerveux, chez un adulte dans toute la force de l'âge, chez l'enfant ou chez la femme. Il n'est pas jusqu'au vice scrofuleux préexistant qui ne vienne fournir la raison d'être logique de la transformation de l'arthrite rhumatismale en tumeur blanche.

Lorsque le rhumatisme se manifeste indéfiniment chez le même sujet, soit à la suite de la même cause occasionnelle, soit spontanément, le vice héréditaire, diathésique seul, peut donner l'explication de ces fatals retours et de l'insuccès des médications les mieux combinées.

Dans cette seconde catégorie de rhumatisme, on rencontre trois classes de malades bien tranchées :

Les *rhumatisants nerveux*, exposés à peu de dangers ; physiquement, souffrant peu ; moralement, beaucoup.

Les *rhumatisants goutteux*, les uns victimes de leurs excès de table ; les autres condamnés à subir tous les désordres dus aux altérations du travail de nutrition, sans avoir jamais fait excès d'aucun genre.

La troisième classe est constituée par les malades atteints du *rhumatisme articulaire aigu* ou *chronique*, dont la description se retrouve dans tous les livres classiques.

Il était nécessaire de rappeler ces distinctions capitales, pour comprendre les succès et les revers des nombreuses médications conseillées dans le rhumatisme, à l'*exclusion les unes des autres*, et la nécessité de ne pas réduire à une formule *unique* le traitement hydrothérapique du rhumatisme.

Étiologie. — Les causes principales invoquées dans le rhumatisme sont :
1° L'hérédité ;
2° L'inobservation des règles hygiéniques, excès de table, abus des spiritueux, vie sédentaire ;
3° L'action du froid ;
4° Le travail dans l'air comprimé [1].

1. M. Gérard, ingénieur des travaux de l'État, a signalé la similitude des douleurs musculaires et articulaires observées chezles ouvriers

L'observation d'une bonne hygiène atténue les fâcheuses tendances de la première cause, et contre la troisième l'hydrothérapie est au premier rang parmi les meilleures médications conseillées.

Les effets nuisibles du froid sont de toute évidence imprudents travaillant dans l'air comprimé, avec celles du rhumatisme proprement dit.

Il en a déduit une pathogénie fort ingénieuse du *symptôme douleur* dans le rhumatisme.

« On sait, dit-il, d'après la loi de Dalton, que les liquides dissolvent les gaz en quantité proportionnelle à la présence de ces gaz.

» Le sang d'un homme, qui, à la pression normale, dissout 108 centimètres cubes de gaz, doit donc en dissoudre 432 centimètres cubes à une pression de quatre atmosphères. L'excès de gaz en dissolution serait ainsi, à cette pression, de 1/3 de litre environ.

» En réalité, les choses ne se passent pas absolument ainsi : les gaz dissous n'augmentent pas aussi rapidement que le voudrait la loi de Dalton.

» En fait, l'excès de gaz dissous doit être, à quatre atmosphères, de 1/6 de litre. Admettons ce chiffre et supposons que la décompression se fasse graduellement, avec lenteur, en une demi-heure, par exemple. Le sang, qui accomplit sa circulation complète en une minute, se débarrassera *peu à peu*, à chacun de ses passages par les poumons, des petites quantités de gaz qui *successivement* seront mises en liberté par l'abaissement de la pression.

» Dans ce cas, il n'y a pas d'accidents à craindre.

» Quand la décompression est trop rapide, les gaz en excès se dégagent brusquement et en grande quantité dans toute l'étendue du réseau vasculaire sanguin, et provoquent ainsi des désordres plus ou moins graves dans la circulation du sang et, par suite, dans la nutrition des tissus.

» Or, nous avons vu que des douleurs de forme rhumatismale naissent en même temps que se produisent ces désordres. Ces douleurs peuvent donc être attribuées, dans les circonstances actuelles, à l'emprisonnement d'une certaine quantité de gaz dans l'épaisseur du tissu cellulaire, et aux congestions momentanées qui en sont la conséquence.

» Mais les ouvriers sont plus ou moins impressionnés par la décompression. Des hommes qui travaillent ensemble dans le même milieu, qui sont décomprimés dans les mêmes circonstances, qui se trouvent, en un mot, dans des conditions physiques absolument identiques, ne sont pas affectés de la même manière.

» Ces résultats variables ne peuvent être expliqués que par des différences dans le fonctionnement et dans la structure de la peau. Les gaz sortiront plus ou moins facilement du réseau capillaire, les congestions sont plus ou moins longues, et, par conséquent, les douleurs dans la génération du rhumatisme; c'est *une maladie barométrique.*

Traitement hygiénique préventif. — A cette cause immédiate et la plus commune, quels moyens doit-on mettre en œuvre ? L'usage extérieur de l'eau froide.

Les peuples des régions septentrionales, dans leurs pratiques hygiéniques journalières, en donnent l'exemple depuis des siècles en remplaçant les bains chauds et les bains turcs des pays tempérés et des tropiques.

seront plus ou moins vives et prolongées, suivant que les parois des tissus capillaires seront plus ou moins perméables aux gaz, suivant que les mailles du tissu cellulaire sous-cutané seront plus ou moins denses et, surtout, suivant que les échanges respiratoires de la peau seront plus ou moins faciles.

» Tous ces faits nous paraissent à peu près indiscutables; et, si maintenant on veut pousser plus loin le raisonnement, si l'on admet que des douleurs analogues doivent être le résultat d'une même cause, on pourra peut-être supposer que les douleurs rhumatismales ou goutteuses ordinaires sont tout simplement occasionnées, à leur origine du moins, par des congestions produites par des gaz en excès, qu'un *défaut de perméabilité de la peau* retiendrait dans l'épaisseur des tissus.

» Il nous semble que cette théorie s'accorde avec les faits; elle explique :

» Les souffrances qu'on éprouve en cas de *dépression barométrique* et sous l'influence des changements brusques de température et d'état hygrométrique.

» L'exaspération des douleurs pendant le repos;

» La connexité si fréquente des douleurs rhumatismales et des maladies d'estomac occasionnant un développement exagéré de gaz dans le tube digestif.

» L'efficacité plus ou moins grande des moyens curatifs qui ont été *empiriquement* employés jusqu'à ce jour pour combattre les douleurs rhumatismales.

» La théorie que nous venons d'exposer nous semble donc vraisemblable et mérite peut-être l'attention des spécialistes. On peut la résumer en disant que les douleurs rhumatismales sont occasionnées tout d'abord par la présence des gaz libres dans le tissu cellulaire, que cette cause première est sans effet chez les individus dont la peau fonctionne bien et qu'il faut, pour soulager les malades, empêcher la formation des gaz et favoriser l'exhalation externe par des soins rationnels donnés à la peau qui reste, en dernière analyse, la cause immédiate du mal. » (*Le Génie civil*, t. VI, n° 17, 21 février 1885, p. 263.)

par les bains russes, les bains froids, les ablutions d'eau glacée ou les frictions avec la neige au sortir d'une étuve dont la température a été portée de 40° à 60° C.

Au début, les pratiques hydrothérapiques luttent efficacement contre les premiers effets morbides développés; plus tard, contre le retour du rhumatisme.

L'hydriatrie simple agit ainsi préventivement en tonifiant la peau, en la bronzant contre les variations atmosphériques. Stimulant les fonctions circulatoires et nerveuses de cet organe, elle précipite les actes *ultimes* du travail organique dont l'enveloppe cutanée est le siège, et de proche en proche, ces oscillations *fonctionnelles* se répercutent sur tous les autres actes de la nutrition. Or, de ce premier effet, en découle un second, *l'augmentation* de la calorification animale.

Si, non content du froid en lui-même, on met en jeu des températures opposées; si l'on joint à son action tonique les effets tour à tour antiphlogistique, sudorifique, altérant général de la chaleur, on obtient des résultats remarquables dans un grand nombre de variétés rhumatismales; et bien peu échappent à l'action multiple de ces divers procédés hydrologiques employés comme *médication principale* ou *simplement adjuvante* d'une autre thérapeutique, selon la variété rhumatismale traitée.

DU TRAITEMENT DU RHUMATISME AIGU, GÉNÉRALISÉ
MULTIPLE OU PARTIEL

Il y a lieu de tenir compte dans cette variété des divisions classiques admises.

Au début, si le rhumatisme est pyrétique et multiple, recourir à un traitement franchement antiphlogistique, au *salicylate de soude*, à la *digitale*, à la *quinine*, etc., dont les doses se mesurent au degré d'intensité des symptômes.

Dans ces cas l'hydrothérapie n'est pas applicable.

La période aiguë pyrétique passée, ou pendant une des rémissions si communes dans le cours de cette maladie, il faut l'employer sous la forme suivante :

Formules balnéaires. Prépondérance du calorique. — Fomentations chaudes sur les jointures avec enveloppement dans des toiles imperméables, et si le malade peut se mouvoir assez pour supporter un transport quelconque, bains de vapeur humides aromatisés, suivis d'affusions chaudes sur tout le corps et d'enveloppement dans les couvertures.

Sous l'influence du bain de vapeur et de l'enveloppement, une réaction puissante s'établit : turgescence de la peau ; sueurs extrêmement abondantes. Cette seconde partie de l'opération peut durer de une à deux, trois heures. Au sortir des couvertures on essuie le malade avec des linges chauds, on le frictionne vivement pour augmenter l'effet révulsif cutané obtenu, effet si bien accusé par la coloration anormale de la peau, puis on le rapporte dans son lit et on le couvre modérément afin d'éviter le retour de l'*action sudorifique*.

Le sujet éprouve tout à la fois un sentiment de bien-être et de lassitude générale des plus caractéristiques.

Physiologie thérapeutique. — Que s'est-il passé ?

A. *Effet sudorifique*, que peu de médicaments produiraient aussi avantageusement et à un degré aussi énergique.

B. *Effet spoliatif et altérant*, en répétant un certain temps cette médication.

C. *Effet révulsif*, au premier chef par suite de l'activité insolite imprimée à la circulation capillaire cutanée. Cette dernière action n'étant limitée ni aux jointures malades, ni à la tête, ni à la région précordiale, *mais bien à la surface totale du corps*, il en résulte une sécurité absolue contre l'action métastatique ou la fluxion locale.

D. *Effet antiphlogistique*, par suite de l'abondance exagérée des sueurs.

Ce bain doit être répété ainsi tous les jours. A mesure que l'amélioration se fait sentir, on diminue sa durée, de manière à limiter graduellement ses effets d'après l'état morbide et les forces du malade.

Traitement balnéaire ultérieur. — On peut ainsi continuer pendant une période de dix à trente jours. Après ce laps de temps et si la guérison n'est pas complète, on emploie l'enveloppement au sortir de l'étuve, tous les trois à quatre jours.

Lorsque tous les symptômes aigus ont disparu, on se borne à exciter légèrement la peau du sujet par un séjour de dix à douze minutes dans l'étuve, suivi d'une douche en pluie sur tout le corps pendant dix secondes à une minute, et d'une douche en jet sur les jointures malades et le reste du corps pendant une à deux minutes. La température de ces douches est abaissée graduellement de 35° à 12°. Souvent, cet abaissement de température a lieu même pendant la première période du traitement, celui de l'enveloppement ; mais dans ce cas, il faut avoir soin d'attendre la diminution des symptômes aigus.

Aussitôt la douche froide donnée, le malade est frictionné vigoureusement ; puis il s'habille et se promène au grand air ou il fait quelques exercices gymnastiques, suivant ses forces.

Dans la période ultime du traitement, on se borne à de simples douches générales, froides, courtes et fortes.

Pour être efficace, cette dernière partie du traitement doit durer de quatre à dix semaines. Elle n'est pas absolument nécessaire. Simple but hygiénique, mais but dont l'importance capitale n'échappe à aucun esprit prévoyant, soucieux de l'avenir.

Contre-indication au traitement balnéaire. — Les seules contre-indications relatives au traitement hydrothérapique dans le rhumatisme articulaire aigu, pyrétique et généralisé, sont les accidents *aigus* du côté du cœur. Ces accidents bien diminués, on peut agir.

La même observation pourrait être faite au sujet des complications cérébrales, si des observations et travaux importants n'avaient démontré l'action remarquable des bains froids dans le rhumatisme cérébral (Voy. ch. VI, p. 161).

Lorsque ces accidents se sont développés dans les enveloppes de la moelle, on peut compter sur l'effet révulsif cutané produit par les bains d'étuve et l'enveloppement, au même titre que dans les accidents congestifs de la moelle succédant à un refroidissement profond.

Modification dans le rhumatisme diathésique. — Si les antécédents du sujet ou la marche de la maladie indiquent un mouvement diathésique de nature goutteuse, il faut apporter quelques modifications à la formule balnéaire précédente.

On alterne les bains de vapeur suivis d'enveloppement et de douches générales chaudes avec des douches sulfureuses artificielles, les bains tièdes alcalins à la température de 32° ou 35° de vingt à quarante minutes de durée, et l'on donne en boisson de l'eau de Vichy attiédie.

Fin du traitement balnéaire. — La période aiguë tout à fait passée, on prescrit le traitement hydrothérapique suivant : à l'intérieur, eau fraîche, pure et légère à haute dose de trois à cinq verres par vingt-quatre heures; à l'extérieur, bains de vapeur *ut supra*, suivis de douches froides, courtes et fortes, tout à la fois *toniques* de l'économie entière et surtout de l'enveloppe cutanée et *localement résolutives* des points engorgés, s'il reste encore des traces de phlogose.

Le traitement *hygiénique* de ces malades consiste dans l'emploi alternatif de l'hydrothérapie pendant les saisons froides ou tempérées, et des eaux alcalines pendant les saisons tempérées ou chaudes. A la moindre réapparition des accidents aigus, on se hâte de revenir aux bains de vapeur, suivis d'enveloppement et de douches chaudes. Dans ces conditions et prise à temps, on enraie souvent la maladie, surtout si l'action du froid a joué un rôle important.

Modifications rendues nécessaires pour les lymphatiques et les névropathes. — Lorsque le sujet est d'un tempérament lymphatique et nerveux, d'une constitution affaiblie, le rhumatisme affecte rarement les allures d'une inflammation franche. Souvent la pyrexie est à peine marquée; d'autres fois violente, mais sans grande augmentation de la calorification animale ; douleurs subaiguës ; jointures fluxionnées plutôt qu'enflammées ; sueurs profuses fatiguant le malade.

Ou bien, bien au contraire, peau sèche, agitation fébrile continuelle. Tantôt vice diathésique, antécédents héréditaires avérés; ou bien encore, rien dans l'idiosyncrasie ne peut expliquer l'origine du mal, si ce n'est quelquefois l'action fréquente et prolongée du froid, et surtout le séjour dans une habitation humide, basse, privée d'air et de lumière.

La période aiguë et pyrétique passée, on institue le traitement suivant : sudation légère dans la caisse, chargée de vapeurs humides, aromatisées et térébenthinées, pendant douze à quinze minutes au plus, suivie immédiatement d'une douche générale dont la température est abaissée de 30° à 12° C. A peine parvenu à cette dernière température, on s'arrête afin de favoriser le plus possible le mouvement réactionnel de l'organisme.

Douche sulfureuse. — On alterne ces sudations avec la douche sulfureuse artificielle et suivie d'un bain de même nature. Pour donner du répit au malade et éviter de le surmener par une action sudorifique trop prolongée, tous les deux ou trois jours, la caisse ou les douches sulfureuses sont remplacées par des douches de vapeur térébenthinées localisées sur les jointures malades et suivies de douches tempérées ou froides.

Le traitement hydrothérapique est loin de donner des résultats aussi favorables dans cette forme rhumatismale.

Rhumatisme articulaire partiel. — Le rhumatisme *mono-articulaire aigu* exige le même traitement. Toutefois, il est utile de signaler quelques indications particulières, propres à cette variété de la maladie.

Pour les sudations, on emploie de préférence les bains de caisse à vapeurs humides et térébenthinées, dont l'énergie est bien suffisante pour le but à atteindre. Ces bains sont suivis de douches générales, dont la durée et la température sont graduées comme il a été dit précédemment.

Traitement balnéaire local. — L'action locale de l'eau chaude ou froide en douche ou en application sous forme de compresses mouillées recouvertes d'une enveloppe imperméable et la douche de vapeur sont utiles. Jointes aux sudations et aux douches générales, elles ont une *action résolutive* puissante toutes les fois qu'il s'agit d'un rhumatisme développé chez un individu fort, sanguin, en état de réagir franchement. Chez l'individu mou, lymphatique, on doit y joindre les douches sulfureuses, salées ou aromatiques. Dans les cas d'hydarthrose, les vésicatoires sont souvent indispensables. Les douches et les sudations, ne parvenant pas toujours seules, à faire résorber le liquide.

Cette action résolutive locale peut encore être développée énergiquement à l'aide des bains de vapeur locaux (embrocations) lorsque la maladie est fixée à l'un des membres. Nous en faisons un fréquent usage.

Tendance à la tumeur blanche. Faits observés. — En vertu d'une prédisposition spéciale, dans certains cas le rhumatisme se confond avec la *tumeur blanche*. L'exemple suivant est à citer à l'appui.

Il s'agit d'un malade de cinquante-huit ans, lymphatique et de constitution assez forte. Après la disparition d'un *zona*, douleur vive dans le genou gauche ; graduellement apparaissent tous les symptômes d'une arthrite aiguë, bientôt suivie d'hydarthrose. En même temps, l'articulation phalango-phalangienne du médius de la main droite est le siège d'un léger gonflement avec douleur. On considère l'arthrite du genou comme de nature rhumatismale.

Sous l'influence des sangsues, six vésicatoires, iode, onguent napolitain, cataplasmes émolients et purgatifs, léger amendement dans l'état aigu. L'hydarthrose disparaît ; mais il reste un empâtement général de toute la jointure, paraissant occuper les tissus mous. Immobilité de la rotule et de l'articulation ; légère flexion de la jambe sur la cuisse ; température de la peau élevée ; dilatation veineuse périphérique ; pas de coloration anormale. La pression et le plus léger mouvement provoquent des douleurs intolérables. Il existe un degré considérable d'émaciation de tout le système musculaire plus marqué au membre malade. Nous avons recours à la médication suivante :

Bain de vapeur tous les deux jours, suivi d'un léger massage de la partie malade, d'une douche générale à 35° C., pendant deux minutes, et d'une douche locale sur l'article, à la même température, pendant trois minutes ; au sortir de l'étuve, léger enveloppement.

Tous les deux jours également, *douche de barèges* à 38° sur le genou pendant cinq minutes, suivie d'un bain de même nature à 35° C. pendant dix minutes.

Tous les soirs, *douche générale en pluie*, à 30°, d'une minute, et *douche locale* en jet de calibre moyen à la même température, pendant trois minutes. Ces diverses douches sont amenées peu à peu à la température de 18° C. et le temps de leur administration diminue de trois minutes à une minute pour la douche locale et de deux minutes à trente secondes pour la douche générale.

A l'arrivée du malade, tout mouvement de la jointure est impossible; on est obligé de le porter sous les douches et de le rapporter dans son lit; la mensuration du côté sain donne 0^m,45 de circonférence, et 0^m,57 au genou malade. Après deux mois de traitement hydrothérapique, il n'y a plus que 0^m,02 de différence entre les deux genoux; l'articulation se meut sans douleur et l'appui d'une canne est à peine nécessaire.

DU TRAITEMENT DU RHUMATISME ARTICULAIRE CHRONIQUE GÉNÉRALISÉ, MULTIPLE OU PARTIEL

Deux méthodes thérapeutiques se partagent sans conteste le traitement du rhumatisme articulaire chronique.

A. La thérapeutique spécifique. Pour le plus grand nombre, elle ne comprend que les eaux alcalines.

B. L'hydrologie minérale ou simple, à haute ou à basse thermalité.

Indications thérapeutiques. — De ces deux grandes médications, la première réussit dans les cas de rhumatisme diathésique; la seconde dans ceux ayant pour cause l'action du froid. Et, suivant le tempérament du malade, plus ou moins sanguin, nerveux ou lymphatique, on choisit de préférence l'hydrothérapie ou les eaux sulfureuses, salines ou hyperthermales.

Le sujet est-il sanguin ou nerveux, l'hydrologie simple est préférable. Le lymphatisme imprime-t-il son cachet à l'affection ? L'hydrologie sulfureuse ou saline, douée d'une action stimulante spéciale, vient en première ligne.

Le traitement hydrothérapique se formule de la manière suivante dans la majorité des cas.

Formules balnéaires. — Tous les matins : sudations légères et courtes, dans l'étuve ou la caisse, suivant l'aptitude du sujet et la ténacité du mal. Le premier de ces appareils étant le plus puissant. Aussitôt le corps moite, douche générale en pluie et locale en jet pendant une à deux minutes ; suivant les cas, la température est abaissée graduellement de 30° à 14° C. ou maintenue à 30°. Exercice en plein air ou au gymnase, et ingestion par intervalle de deux à quatre verres d'eau fraîche dans la matinée.

Tous les sept à huit jours, la sudation est poussée jusqu'aux sueurs abondantes.

Pendant la sudation, enveloppement des jointures malades dans des linges mouillés. Cet enveloppement local est continué, s'il est besoin, d'une manière permanente, en ayant soin de renouveler les compresses mouillées toutes les six à douze heures et de les recouvrir de toiles imperméables.

Tous les soirs : douche générale en pluie pendant cinq à dix secondes et en jet pendant trente secondes à deux minutes, à la température de 30° à 14° C., selon la sensibilité organique, la puissance de réaction du sujet. Le plus souvent il faut parvenir à donner la douche avec de l'eau à 14°. C'est un des principaux buts à atteindre. Mais il est quelques cas rares où il est plus sage de rester toujours à une température plus élevée.

La séance hydrothérapique finie, le sujet se livre aux mêmes exercices que le matin. Après quelques jours on remplace ou on alterne avantageusement les simples douches froides du soir avec la douche écossaise dite *alternative*.

Utilité du massage et de la gymnastique fonctionnelle. —Suivant la pratique de M. Dally, on joint avec un grand avantage le massage, les mouvements provoqués, une gymnastique médicale soigneusement réglée par le médecin lui-même, à tous les moyens précédents. Nous en avons vu un exemple remarquable entre ses mains démontrant la valeur de cette pratique particulière dans laquelle il est passé maître. Une bonne hygiène, une alimentation saine, modérée, exempte de spiritueux, d'excitants, plutôt végétale, à moins que le sujet ne soit lymphatique, seconde le traitement de toutes les formes rhumatismales.

Contre-indications au traitement hydrothérapique. — Existe-t-il des contre-indications au traitement hydrothérapique du rhumatisme articulaire chronique ? Non, à moins que le sujet ne soit atteint d'une affection organique du cœur très *avancée*, l'hydrologie simple est toujours applicable ; ce qui ne pourrait avoir lieu pour les eaux alcalines, si redoutables lorsqu'il existe quelques lésions des viscères du cercle supérieur.

Faits observés. — Les deux exemples suivants sont à citer à l'appui :

M. S... quarante-six ans, tempérament nerveux, sanguin, constitution moyenne ; adressé par M. le docteur Georges (de Salignac, Dordogne), le 22 août 1861. Pas d'hérédité accusée.

Il y a vingt-cinq ans, ce malade travaillant à Paris dans un arrière-magasin froid et humide est pris de douleurs articulaires vagues ; aucun traitement actif n'est fait. Dix ans après, attaque franche de rhumatisme articulaire aigu, généralisé et pyrétique, compliqué d'une péricardite aiguë. Bouillaud fait saigner le malade sept fois en quarante-huit heures, et dès le premier jour, on applique successivement trente ventouses scarifiées sur la région précordiale et les jointures prises. Cessation des accidents aigus et guérison apparente. Mais, une fois debout, on s'aperçoit que le cœur est le siège d'un battement très fort et le malade est essouflé en montant les escaliers.

Depuis cette attaque violente, il y a toujours des douleurs sourdes, tenaces, chroniques, se réveillant par les temps humides, pluvieux, occupant les jointures et les gaines fibreuses des muscles. Pendant onze ans, le malade parcourt successivement les stations thermales de Cransac, Luchon, Aix et du Mont-Dore, sans aucun succès. Sa sensibilité barométrique est toujours la même.

A son entrée à Longchamps, en 1861, toutes les jointures de la portion cervicale du rachis sont prises et ankylosées, le cou immobilisé, et le cœur offre les altérations suivantes : battements forts, réguliers, étendus ; impulsion très forte, soixante-quinze par minute ; bruit de souffle rude, prolongé au premier temps, masquant le second et augmentant de la base à la pointe. A la percussion, on constate une légère hypertrophie de cet organe ; essoufflement à la marche, pas d'œdème aux membres inférieurs.

Traitement hydrothérapique. — Comme il vient d'être décrit plus haut : durée dix semaines. Ce malade a complètement perdu sa sensibilité au froid ; il n'a plus ses douleurs erratiques, si fréquentes auparavant, le cou est plus souple, mais loin d'être guéri. Ce malade est revenu trois ans après et a confirmé le maintien de l'heureuse modification apportée dans sa sensibilité organique au froid. Nous l'avons encore revu en 1875, toujours en bonne santé.

L'histoire du second malade est encore plus intéressante.

Il a trente-neuf ans, tempérament lymphatique-sanguin, constitution moyenne; adressé par MM. les Drs Piotet (de Mussidan, Dordogne) et Denucé (de Bordeaux), en 1863.

Le père n'a jamais eu ni rhumatisme ni goutte; mais tous ses oncles et un cousin germain en ont été atteints; rien à noter du côté de la ligne maternelle. Première attaque de rhumatisme articulaire aigu, généralisé et pyrétique à l'âge de sept ans, compliqué d'accidents inflammatoires du côté du cœur. De sept à trente-six ans, attaques successives subaiguës, modérées et apyrétiques, et chaque fois retour des accidents cardiaques aigus, et tendance aux accidents cérébraux. Il y a trois ans, deuxième attaque franche, aiguë, pyrétique et multiple, identique à celle ayant eu lieu vingt-neuf ans auparavant. Il survient une endocardite, une péricardite et un délire aigus mettant la vie en jeu.

L'année suivante, troisième attaque aux eaux de Saint-Sauveur, après le troisième bain. Depuis lors, à chaque variation atmosphérique, et surtout l'hiver, réapparitions de douleurs articulaires généralisées, tantôt subaiguës, tantôt chroniques.

A la même époque, survient un eczéma général; en dernier lieu, il se fixe au scrotum et aux jambes; rien ne peut le faire disparaître; seul, de tous les membres de la famille, son père a présenté quelques éruptions fugaces au scrotum.

A son entrée, il éprouve des douleurs sourdes dans toutes les jointures; marche très pénible; extrême sensibilité au froid; cœur légèrement hypertrophié, bruit de souffle léger, doux au premier temps, masquant en partie le second; essoufflement manifeste à la marche.

Traitement hydrothérapique *ut suprà;* durée, dix semaines; disparition complète de l'eczéma et de tous les symptômes articulaires; amendement considérable dans les symptômes cardiaques; plus de sensibilité au froid.

Ce malade est revenu depuis lors, à diverses reprises,

reprendre le même traitement à simple titre préventif; mais ni les douleurs articulaires, ni l'eczéma n'ont reparu. Et si, quelquefois, de très brusques changements de temps ramènent quelques douleurs vagues, erratiques, vingt-quatre heures après, il n'en reste plus la moindre trace. Cet heureux résultat thérapeutique se maintient. Mais on ne réussit pas toujours aussi bien, loin de là.

Rhumatisme fibreux. — Il est une forme de rhumatisme articulaire fournissant des résultats thérapeutiques diamétralement opposés, suivant que la maladie est générale ou locale ; on la désigne sous le nom de *variété fibreuse*. Dans le premier cas, l'affection résiste aux meilleures médications : hydrothérapie, eaux sulfureuses, alcalines, salines. Dans le second, l'hydrologie simple réussit assez bien, sans cependant avoir une action aussi puissante que dans les autres formes du rhumatisme articulaire. Cette forme se localise souvent aux *talons* et à la *plante des pieds*. Lorsqu'elle se fixe sur les tendons et leurs gaines, le massage, les mouvements provoqués et la gymnastique sont des compléments très précieux que notre confrère Dally sait utiliser d'une façon remarquable.

Rhumatisme noueux. — Le rhumatisme *noueux*, manifestation de l'*arthritisme*, est une variété singulière du rhumatisme articulaire.

Tout a été essayé dans cette affection sans beaucoup de succès. Les résultats heureux obtenus par Gueneau de Mussy à l'aide des bains arsenicaux, résultats consignés dans le *Bulletin de thérapeutique*, ont échoué entre nos mains. Quelquefois l'hydrothérapie parvient à éloigner les poussées arthritiques dans une proportion notable. Avec l'hydrothérapie, les boues et les eaux hyperthermales de Dax, sont encore les meilleurs traitements balnéaires à préconiser dans ce rhumatisme déformant si fréquent chez les femmes.

Comme dans le rhumatisme articulaire multiple et

simple, le massage et les mouvements, la gymnastique fonctionnels rendent des services signalés s'*ils sont employés un temps suffisant.*

Goutte. — La thérapeutique hydrothérapique de la goutte peut se résumer dans les points suivants :

1° Sudations fortes et longues dans la forme aiguë, suivies de douches générales ; au début, tièdes ; plus tard, froides ;

2° Sudations légères, suivies de douches générales froides dans la forme chronique ;

3° Dans les deux cas, eau à l'intérieur à haute dose, régime modéré à tous les points de vue, exercices musculaires fréquents ;

4° A la saison, eaux alcalines ;

5° Les sudations et les douches peuvent et doivent s'appliquer au summum de l'accès sans aucun inconvénient, ni primitif, ni secondaire ;

6° Comme traitement hygiénique et préventif, l'hydrothérapie, jointe aux eaux alcalines est placée au premier rang. Les eaux sulfureuses conviennent très rarement à cette affection, excepté peut-être dans la forme lymphatique bien avérée. Ces malades se sont rarement présentés à notre observation.

TRAITEMENT DU RHUMATISME MUSCULAIRE AIGU, CHRONIQUE, PARTIEL OU MULTIPLE

Pathogénie. — La plus haute expression de ce mode pathologique de l'affection rhumatismale est sans contredit la courbature générale.

Deux à trois séances hydrothérapiques, composées de bains de vapeur suivis de douches tièdes et d'enveloppement dans les couvertures, suffisent pour faire disparaître jusqu'à la trace de cet accident. Un exemple pris entre mille en donnera la preuve.

Fait observé et formules balnéaires. — Un homme de trente ans, fort, sanguin, se présente à Longchamps, le lundi gras de 1865, et raconte ce qui suit : La veille au sortir du bal où il s'est livré outre mesure au plaisir de la danse, il a été saisi par l'air froid. A son réveil, il est menacé de terminer le carnaval dans son lit. Sentiment de courbature générale; douleurs sourdes dans les reins, le dos et les membres, devenant *très aiguës au moindre mouvement*. Pouls fort et plein. Il arrive en voiture.

Bains de vapeur humides, aromatiques à 45°, pendant trente minutes; massage et frictions *vigoureuses* avec la brosse pendant le séjour dans l'étuve, suivies d'une douche générale en pluie à 35°, de trois minutes, et d'enveloppement dans les couvertures pendant *trois heures;* sueurs abondantes; eau à l'intérieur par demi-verre tous les quarts d'heure. Le soulagement est tel, qu'il peut s'en retourner à pied. Le lendemain, il revient prendre un second bain, et se déclare parfaitement guéri.

Mais de telles guérisons sont trop faciles à obtenir pour en tenir compte dans l'appréciation de la valeur du traitement du rhumatisme musculaire proprement dit.

Il est identique à celui du rhumatisme articulaire, mais en général beaucoup plus court.

Lorsque le rhumatisme musculaire est bien localisé et aigu, affectant la forme névralgique, de simples douches térébenthinées pendant cinq à dix minutes *loco dolenti* réussissent très bien. Un de nos excellents confrères de B... n'a jamais recours à d'autres formules balnéaires. Il est même rarement nécessaire chez lui, de répéter la séance hydrothérapique plus de deux à trois fois; les embrocations locales aromatisées ou térébenthinées ont la même action.

Conclusions. — On peut tirer les suivantes :

La thérapeutique de la *maladie rhumatismale* doit être déduite des causes et des formes particulières de l'affection. Il n'est pas admissible d'adopter une seule médication à l'exclusion des autres.

Dans le *rhumatisme articulaire* aigu, subaigu et apyrétique ou chronique on doit employer :

A. *Forme inflammatoire* : Hydrothérapie, massage, mouvements fonctionnels.

B. *Forme diathésique* : Y joindre les traitements alcalins.

C. *Forme lymphatique* : Joindre à l'hydriatrie simple l'emploi des douches et bains sulfureux, salés, aromatiques.

Dans le *rhumatisme musculaire* :

A. *Forme aiguë ou subaiguë* : Hydrothérapie.

B. *Forme chronique* : Hydrothérapie; eaux sulfureuses; thermales simples.

C. *Forme diathésique* : Eaux alcalines; thermales, simples; hydrothérapie simple et sulfureuse.

Le froid étant la porte d'entrée du plus grand nombre d'affections rhumatismales et l'hydrothérapie étant la meilleure méthode hygiénique et thérapeutique à lui opposer, il en résulte que son emploi doit toujours passer en première ligne lorsqu'il s'agit de prévenir ses effets pernicieux.

Dans la *goutte* :

A. *Forme aiguë :* Hydrothérapie, révulsifs intestinaux; eaux alcalines; thermales simples; hydrothérapie.

B. *Forme chronique :* Eaux alcalines, thermales simples; hydrothérapie.

Les *contre-indications* à l'emploi de l'hydrothérapie sont la période *pyrétique* de l'affection, les affections très aiguës ou organiques et très avancées du cœur.

Arthrites simples. — Rarement à l'état simple — ou dans ce cas, d'origine traumatique — son traitement se confond avec celui du rhumatisme *mono-articulaire simple.*

A l'état aigu ou subaigu : embrocations ou douches de vapeurs locales aromatiques — douches tempérées chaudes. — L'état chronique établi, insister plus particulièrement sur les douches excitantes résolutives : forte pression, basse température, ou températures alternées. Enveloppement des jointures avec des compresses mouillées et des toiles imperméables renouvelées rarement, douches sulfureuses, salines, massage et mouvements fonctionnels. Traitement toujours long et récidives à la moindre imprudence.

Tumeur blanche. — L'hydrothérapie *simple* a peu d'effet localement dans cette affection articulaire, elle sert à relever les forces générales et favorise ainsi les traitements locaux.

Dans les formes *atténuées* alors qu'il n'y a ni suppuration ni lésions osseuses graves et que les cartilages sont peu ou pas altérés, on peut encore espérer la résolution à l'aide de douches prolongées sur l'article, combinées avec les enveloppements locaux, le massage, le repos de la jointure (quelques légers mouvements tout au plus) l'emploi des douches sulfureuses et une médication intérieure appropriée, secondée par un excellent régime.

Les succès s'observent surtout dans les tumeurs blanches simples suites d'un rhumatisme mono-articulaire.

Ostéo-périostite simple. — Nous en avons observé quelques cas d'origine traumatique (contusions directes.)

Les douches simples, mais mieux encore, les sulfureuses, aident à la résolution. Le traitement est toujours très long, surtout si le lymphatisme domine.

Rachitisme. — Rarement cette affection est traitée par l'hydrothérapie. Du reste, dans ce cas, doit-elle être considérée comme simple médication tonique reconstituante sans aucune action *spécifique* ou *élective* contre la maladie elle-même. Les bains aromatiques et salés à haute dose, selon la formule de M. Guérin ont une importance bien plus grande.

Les autres lésions chroniques du tissu osseux lui-même sont peu ou pas justiciables directement de l'hydrothérapie en dehors de son action reconstituante générale *commune* à toutes les affections chroniques.

Ankyloses. — Leur traitement est surtout chirurgical, les douches locales et générales, simples ou sulfureuses interviennent seulement pour seconder la résolution des engorgements péri-articulaires ou modérer les fluxions consécutives au massage et aux manœuvres chirurgicales et relever l'économie.

Suites des fractures. — Mêmes réflexions, même traitement.

Statistique. — Pour apprécier dans la clinique hydrothérapique toute l'importance nosologique des maladies de l'appareil locomoteur, terminons ce chapitre par la statistique sommaire suivante :

Pour la période de quinze années de notre clinique hospitalière, sur 5187 malades inscrits nous avons eu :

Maladies des os et des articulations 330 dont 212 hommes et 118 femmes; maladies rhumatismales 1044 dont 751 hommes et 293.

En réunissant toutes les affections de l'appareil locomoteur on trouve le chiffre de 1374 malades, ce qui représente plus du cinquième du chiffre total des malades reçus pendant cette période de quinze années.

CHAPITRE XIX

CACHEXIE PALUDÉENNE. — FIÈVRES
INTERMITTENTES

Cachexie paludéenne, fièvres intermittentes. — On
doit à Fleury les formules du traitement de la cachexie
et des fièvres paludéennes. Lui-même, a-t-il écrit, a
puisé son idée dans les œuvres de Currie. Ce traitement
a été exposé tout au long dans le chapitre IV, *Médications hydrothérapiques.* Nous y renvoyons.

Variétés des cas observés. — Dans notre service hydrothérapique de l'hôpital Saint-André, nous avons eu
assez souvent l'occasion d'y recourir. Les types les plus
variés des fièvres intermittentes sont passés sous nos
yeux. Depuis la fièvre quotidienne la plus commune
jusqu'à la fièvre *octane.* Le plus souvent il existe en
même temps des engorgements considérables de la rate,
quelquefois le foie est congestionné et souvent l'état
général caractéristique d'un empoisonnement intense a
été observé.

Citons un cas pour servir de type (il s'agit d'une fièvre
quarte transformée ensuite en fièvre double quarte).
Le malade, né en France, âgé de quarante-quatre ans,

tempérament lymphatique, sanguin, habite le Mexique depuis ving-sept ans. Il y a vingt-cinq ans, il a eu la fièvre jaune. Douze ans après fièvres tierces pendant huit mois. Le sulfate de quinine échoue; il renonce à toute médication, fait des exercices très violents et provoque des sueurs abondantes; en même temps il prend des quantités d'eau énormes; cela lui réussit.

Deux ans plus tard, après une journée à cheval sous un soleil brûlant, début d'une affection qui, d'après les symptômes, paraît avoir été une méningite. Se trouvant dans une hutte indienne, sans médecin voisin du lieu, il prie l'un des naturels de le saigner à blanc, ce que celui-ci fait très lestement à l'aide d'un fragment de verre à vitres. Aussitôt après la saignée, grand bain tiède; à peine dans le bain, syncope; il est remis au lit, et on lui applique des compresses froides vinaigrées sur la tête; douze jours après il entre en convalescence.

Pour en finir avec les antécédents, ajoutons que, malgré une vie très rangée et une nourriture des plus simples, l'appareil digestif est fatigué, les digestions pénibles, la diarrhée le prend de temps à autre et dure quatre à cinq jours.

La fièvre quarte a débuté huit mois auparavant. La quinine l'arrête toujours au bout de huit à dix jours; on la continue, un mois, deux mois; à peine supprimée et depuis quatre à cinq jours la fièvre reparaît. Les phénomènes insolites pendant la pyrexie sont une céphalalgie atroce accompagnée d'une exaltation voisine du délire et d'un lumbago très violent.

La rate a 15 centimètres en hauteur et descend jusqu'à la crête iliaque; en haut, elle remonte jusqu'à la quatrième fausse côte, en largeur elle a 8 centimètres. La région splénique est très sensible à la pression. Le foie est un peu tuméfié; en haut, il est à cinq travers de doigt du mamelon, en bas, il déborde les fausses côtes d'un centimètre; en dedans, il dépasse la ligne médiane de deux travers de doigt.

Teint profondément cachectique, voies digestives très fatiguées. Arrivé du Mexique depuis un mois seulement, il souffre beaucoup du froid, surtout aux pieds. Il a cessé le sulfate de quinine depuis huit jours, et les accès ont reparu; il en a eu deux. D'après ses calculs le troisième qu'il attend sera des plus violents.

16 novembre, (veille de cet accès). — Frictions au drap mouillé, lotions froides sur la région splénique.

17 (jour du troisième accès). — Le matin prescription *ut supra*. Le soir, l'accès débute à une heure; à trois heures au moment où le stade de froid est à son summun d'intensité, douche en pluie de cinq secondes et en jet, sur la région splénique, de trente secondes, cette dernière a été courte et faible, vu la sensibilité extrême de la région.

Néanmoins le pouls, qui battait quatre-vingt-quinze fois avant la douche, est descendu à quatre-vingts. Le froid a complètement disparu, et la fièvre ne le reprend que deux heures après par le stade de chaleur. En somme, comme premier résultat : 1° céphalalgie bien plus faible que par le passé; 2° il peut rester levé pendant toute la durée de la fièvre, ce qui ne lui était jamais arrivé, et manger un peu; 3° le lendemain, pas de lumbago, comme cela avait toujours lieu auparavant.

18 et 19. — Même prescription. Mais, difficulté particulière, les douches sur la région splénique ne sont pas supportées.

20 (jour du quatrième accès). — Début à une heure, douche à trois heures; suspension, puis reprise de la fièvre, comme au précédent accès.

21 et 22. — Rien de particulier; même prescription.

23. — Cinquième accès.

24. — Pas de fièvre.

25. — Frissons légers, vers trois heures.

La région splénique n'est plus douloureuse, mais l'hypochondre droit est très sensible et la percussion nous fait découvrir les phénomènes suivants :

1° Le foie qui auparavant ne dépassait pas le rebord des fausses côtes, descend à trois travers de doigt au-dessous; et en haut, il s'est élevé d'un travers de doigt;

2° La rate n'a plus que 11 centimètres au lieu de 15.

26. — Accès habituel. Même prescription, même résultat.

27. — Pas de fièvre. Nous douchons principalement le foie. Le soir douleur très vive à l'épaule au moindre mouvement.

28. — Les frissons du 25 se sont mieux caractérisés, et aujourd'hui nous avons affaire à une fièvre double quarte avec intumescence de la rate et du foie. La douleur, si vive avant-hier à l'hypochondre droit, a diminué beaucoup.

29. — Accès ordinaire. Même effet produit par les douches. La calorification générale est meilleure. Il n'a plus besoin de bouteille d'eau chaude aux pieds depuis le quatrième jour du traitement.

30. — Pas de fièvre. Prescription *ut supra*.

Les régions hépatique et splénique ne sont plus du tout douloureuses. Le même soir, nous constatons une complication dont le début devait remonter au 27 : c'est un herpès zona occupant l'épaule droite. Les douleurs névralgiques provoquées sont extrêmement intenses; nous suspendons les douches. Dix jours après, la fièvre diminuant toujours, ne reparaît plus; la rate et le foie reprennent leur volume normal, et les douleurs du zona ont cessé. Nous revoyons le malade, au mois de février, dans un état parfait. La fièvre n'a plus reparu, la reconstitution est complète.

Résultats inégaux. — Dans la très grande majorité des cas, nous avons obtenu la guérison par l'hydrothérapie, soit seule, soit mieux encore, aidée par l'emploi du quinquina et de ses dérivés; mais, cependant, nous n'avons observé ni cette soudaineté d'action, ni cette *constance* dans les résultats que Fleury a rencontrés sous sa main.

Il est vrai, que la clinique bordelaise alimentée par les paludéens des *Landes* et du *Sénégal*, pour ne parler que des plus nombreux, renferme des cas graves et rebelles probablement inconnus dans le Nord.

États fébriles. Définition. — Nous désignons sous

cette expression, toute conventionnelle, un état particulier de l'organisme, symptomatique à une foule d'affections subaiguës et chroniques.

Souvent les malades sont enclins à ne signaler que ce symptôme, à l'incriminer et à lui attribuer tous leurs autres maux. Sans nous étendre sur sa nature et ses origines (sujet plutôt du ressort de la pathologie et de la clinique) nous devons dire que la médication hydrothérapique tantôt réussit à l'atténuer beaucoup ou à le faire disparaître et d'autres fois échoue complètement. Sa formule n'a rien de spécial et doit toujours se rapporter à la maladie principale; l'état fébrile, les mouvements isolés de la fièvre subissant *l'action sédative générale* de l'eau tempérée ou froide.

CHAPITRE XX

MALADIES CUTANÉES

Maladies cutanées. — L'emploi de l'hydrothérapie est assez restreint dans les affections de cet appareil et parfois contre-indiqué.

En traitant de l'hydrothérapie dans les maladies aiguës, nous avons exposé les formules hydriatriques appropriées aux fièvres éruptives. Faisons connaître ici les procédés à conseiller dans les maladies cutanées chroniques.

Maladies papuleuses. — Deux à citer :

Urticaire chronique. — A diverses reprises nous avons eu l'occasion d'essayer le bain de vapeur pour le guérir et le moyen nous a paru réussir. Nous citerons entre autres un fait exceptionnel de ce genre. Un urticaire survenant chez une jeune dame chaque fois qu'elle avait mangé des petites fraises ; l'éruption venait peu de minutes après cette ingestion.

2° *Érythème* et *prurigo*. — Ces affections tantôt

essentielles ou diathésiques d'autrefois symptomatiques (ictère) se sont offertes à notre observation. Nous avons eu recours aux sudations avec frictions alcalines et aux douches chaudes alternées avec les bains de pulvérisation amidonnés. Les basses températures ont souvent pour effet d'augmenter le prurit et l'éruption.

Maladies vésiculeuses. — Elles s'offrent assez fréquemment à l'observation ; nous signalerons en première ligne le *zona*, l'*herpès* et l'*eczéma*.

On commence à connaître les relations existant entre le *zona* et les lésions du système nerveux ; on est parvenu ainsi à analyser la pathogénie des névralgies aiguës et rebelles, consécutives à cette singulière affection. Plusieurs cas observés, à notre clinique de Saint-André, nous ont démontré l'action spéciale du *froid* dans la *genèse* de cette maladie. Aussi, n'hésitons-nous pas aujourd'hui à donner le conseil de la traiter pendant la période éruptive elle-même. En procédant ainsi, nous avons atténué beaucoup ou évité presque complètement la névralgie douloureuse consécutive.

Utilité d'employer le calorique au début. — Nous avons recours exclusivement aux bains de vapeur généraux précédés d'une douche de vapeur hyperthermique localisée sur le rachis au point correspondant de la zone éruptive et suivis de douches tempérées ou chaudes avec enveloppement dans les couvertures. Lorsque la névralgie du zona est déjà ancienne, nous y joignons les douches écossaises, alternatives ou sulfureuses, et nous remplaçons l'étuve par la caisse dès que le sujet accuse une trop grande fatigue.

L'emploi de l'eau amidonnée et pulvérisée même, sous forme de bains et douches locales et générales peut également rendre des services mais à la condition de pulvériser *avec la vapeur* et non par une simple pression directe ou un courant d'air comprimé.

Il peut survenir de la parésie ou de l'atrophie musculaire. Ces symptômes dénotent une névrite plus grave; quelquefois remontant aux racines nerveuses ; ce sont des lésions très rebelles, l'hydrothérapie ne suffit plus et l'électrisation doit passer en première ligne.

Herpès. — Donne rarement lieu à une médication hydrothérapique suivie, et dans tous les cas ce traitement se confond avec celui de l'eczéma.

Celui-ci a pour base les sudations générales suivies de douches tempérées. Rarement les douches froides sont utiles; plus souvent nuisibles.

Action nocive des douches sur les peaux fragiles. — A ce propos, il est bon de prévenir le praticien contre l'inconvénient suivant : les herpétiques eczémateux soumis à la médication pour une autre affection, voient parfois des éruptions isolées revenir et s'étendre sous l'influence *irritative locale* de l'eau *froide*. Cet inconvénient s'observe plus particulièrement lorsque après la douche le malade s'essuie mal ou qu'il est soumis à des frictions trop rudes. Sa peau se gerce, des démangeaisons paraissent et le grattage impérieux qui suit entraîne une inflammation, s'étendant de proche en proche.

Hygiène de la peau après la douche. — A tout herpétique à l'état latent, nous faisons la recommandation suivante : bien essuyer la peau sans violence, puis la sécher avec une poudre absorbante, passer de la glycérine neutre ou un glycérolé d'amidon sur tous les points irrités et exposer la peau à l'air le moins longtemps possible.

Pemphygus. — Maladie plus rare et réclamant des soins spéciaux, le pemphygus n'est pas une affection à soigner par l'hydriatrie. Tout au plus, si la peau du malade s'irrite modérément, peut-on esayer de la médication tonique reconstitutive, mais en s'entourant de toutes les précautions ci-dessus.

Maladies pustuleuses. — Elles réclament certaines formules hydrothérapiques tout à fait spéciales.

L'*acné* de la *face* et du *nez* est une affection fréquemment soumise à notre observation.

Emploi local du calorique à haute dose. — Nous avons recours aux douches d'eau pulvérisée, pendant dix minutes. Au sortir de la séance, le malade doit prendre les plus grandes précautions pour amener le refroidissement *insensible* des parties fluxionnées. Si le visage est exposé trop brusquement à l'impression de de l'air froid, des névralgies trifaciales, des fluxions dentaires chez les sujets prédisposés sont toujours à craindre et il est bon de mettre à l'avance le malade en garde contre une pareille éventualité.

Comme dans toutes les affections cutanées, le traitement ; de l'*acné* est toujours long et l'on doit pousser aussi loin que possible l'action congestive directe due à l'hyperthermalité. A cette condition seule, on peut espérer améliorer beaucoup ou guérir, si du moins la diathèse elle-même, des troubles digestifs ou des écarts de régime répétés, n'y apportent pas trop d'obstacles.

Le *lichen simple* et *agrius* réclameront le même traitement ; mais cette affection de même que l'*ecthyma* et la *mentagre* sont fort rares dans les cliniques hydrothérapiques privées et dans les hôpitaux, elles se spécialisent dans des services distincts.

Maladies squameuses. — Ces affections, dont le *psoriasis* est le type, sont plus fréquemment traitées par l'hydrothérapie. Comme dans celles déjà passées en revue, autrefois on espérait beaucoup de la médication, en se fondant sur les théories humérales. Mais la pratique n'a pas justifié ces espérances.

En faisant vigoureusement fonctionner la peau à l'aide des bains de vapeur et des douches on atténue bien les éruptions : on hâte même leur disparition. Mais l'état général n'est pas modifié et la récidive est fatale, quoi qu'on fasse. Le *psoriasis* d'origine *syphilitique* fait seul exception à la règle et nous verrons bientôt tout le parti qu'on peut tirer de l'hydrothérapie dans la syphilis *mais seulement* à titre de médication *adjuvante* au traitement *spécifique* proprement dit.

CHAPITRE XXI

INTOXICATIONS. — EMPOISONNEMENTS MINÉRAUX
ET ORGANIQUES

Intoxications. Empoisonnements minéraux et organiques. — Trois métaux y donnent lieu le plus fréquemment : le *plomb*, le *mercure* et le *cuivre*. Les empoisonnements saturnins sont bien plus fréquents. Maladies professionnelles par excellence, elles s'observent surtout dans notre clinique hydrothérapique hospitalière.

A propos des paralysies périphériques (Voy. *Affection médullaire*) nous avons traité les règles du traitement balnéaire applicable aux paralysies dues à cet empoisonnement métallique. Provoquer l'élimination du poison, réveiller, surexciter les fonctions de la peau ; relever les forces par une action tonique, énergique et profonde et combattre certains symptômes, tels que la constipation et la parésie superficielle sont les indications à remplir.

Formules balnéaires. — On doit avoir recours successivement aux douches sulfureuses chaudes ; aux douches écossaises et froides excitantes, toniques, courtes et

32.

fortes; employer quelques sudations légères si la peau reste sèche. Du même coup, on la débarrasse de tous les débris épithéliaux et des particules métalliques dont elle peut être imprégnée.

Mais, vu la faiblesse du malade, il faut employer très modérément les sudations, on peut même y suppléer en élevant encore la température des douches sulfureuses chaudes. Ces dernières ont été préconisées de tout temps comme ayant une action plus spéciale que les simples douches.

Les douches ascendantes et le jet promené lentement sur l'abdomen et sur la région lombaire viennent en aide aux agents pharmaceutiques pour combattre la constipation.

Pas n'est besoin d'ajouter que s'il existe des symptômes d'encéphalopathie saturnine on doit être très sobre ou proscrire les hautes températures. L'électrisation est un secours précieux pour agir contre les parésies caractéristiques de cet empoisonnement.

Très rarement, nous avons eu à traiter cet empoisonnement chronique en dehors de notre service hospitalier.

Dans une circonstante seule, nous avons observé un cas des plus graves d'empoisonnement saturnin. Il s'agissait d'un négociant habitant depuis plus de douze ans le haut Sénégal et vivant presque toujours de conserves alimentaires.

Sous l'influence d'un climat débilitant et du plomb il était arrivé à un degré exceptionnel d'émaciation et d'anémie. Ses deux membres supérieurs étaient absolument paralysés, pendants, *inertes* le long du corps.

Les formules ci-dessus lui furent appliquées. Le traitement dura huit mois, la guérison fut complète. Mais en général, un traitement aussi long n'est pas nécessaire et deux à trois mois suffisent, suivant les cas.

Les préceptes généraux ci-dessus s'appliquent également ment aux autres empoisonnements métalliques. Il faut seulement tenir compte des symptômes plus particuliers à certains d'entre eux.

Ainsi par exemple, le *mercure* donnant lieu plus souvent à des accidents cérébraux et d'un caractère plus grave encore que dans l'empoisonnement saturnin, on doit être plus sobre des hautes températures, insister sur l'action tonique excitante par le froid, et suractiver la circulation capillaire cutanée par des frictions énergiques générales.

Les accidents buccaux de cet empoisonnement réclament des formules pharmaceutiques inutiles à rappeler.

Sauf le symptôme vomissement et les troubles gastralgiques dans l'empoisonnement par le *cuivre*, nous ne voyons aucune médication spéciale à signaler. Contre ceux-ci, la douche en cercle est des mieux appropriée une fois le sujet bien entraîné et aguerri à l'eau froide.

Empoisonnement. Intoxication organique. — Nous n'avons pas à nous occuper des états aigus. Comme tous les empoisonnements à marche rapide, ils réclament d'autres formules thérapeutiques et nous renvoyons au chapitre clinique des maladies aiguës traitées par l'hydrothérapie.

Il n'en est pas de même des intoxications; les deux types le plus souvent observées sont le *morphinisme* et l'*alcoolisme*.

Le médecin commet souvent l'imprudence de familiariser le malade avec les injections hypodermiques. Rarement, il n'a pas lieu de regretter son action. Pareil au Chinois fumeur d'opium, le morphiné résiste à tous les conseils, à tous les moyens d'action moraux et physiques mis en jeu pour combattre sa funeste habitude. De nombreux écrits ont été publiés sur cet important sujet.

Le temps, l'espace surtout nous faisant défaut, nous passons sous silence les faits assez nombreux de notre pratique personnelle, ou plutôt de notre clinique. Bornons-nous à dire que souvent lorsqu'on diminue les doses de morphine, il survient des phénomènes de congestion vaso-motrice intense. L'action sédative du froid en triompherait peut-être, si, en dehors de ce symptôme physique, le malade lui-même n'opposait *a priori* une résistance invincible.

Le traitement de l'*alcoolisme* présente les mêmes difficultés, réclame la même formule tonique, générale et modérément excitante; mais il faut être plus sobre encore des températures élevées, le poison frappant de préférence le cerveau lui-même.

Les règles ci-dessus sont générales et nous dispensent de passer sucessivement en revue les autres intoxications d'origine organique.

CHAPITRE XXII

SYPHILIS

Syphilis. — En proposant l'hydrothérapie et ses dérivés dans les accidents syphilitiques cutanés, nous n'entendons nullement, pas plus que nos devanciers dans cette question, faire de la thérapeutique *spécifique* analogue à celle des mercuriaux ou des iodures.

Opportunité de l'hydrothérapie. Justification de son emploi. — Les sudations et les douches froides ne sont pas des altérants *spéciaux* au même titre que ces médicaments ; mais dans ces affections elles possèdent une action altérante *générale* sur tout l'organisme, dont le résultat définitif est une modification profonde dans la nutrition de l'économie tout entière.

Plus le terrain sur lequel ou dans lequel la syphilis accomplit ses évolutions est de mauvaise nature, plus celle-ci est intense et tenace. C'est dans les constitutions chétives, chez les sujets lymphatiques, scrofuleux qu'on a le plus souvent l'occasion d'observer les plus déplorables effets de cette maladie virulente.

Qu'on y ajoute l'action *déprimante* de la médication *spécifique* il en résulte une double action contre laquelle l'organisme affaibli résiste difficilement. Par conséquent si à l'aide d'une médication appropriée, on peut redonner à l'organisme *l'énergie qui lui manque ou qu'il perd* pendant cette lutte dont il est le théâtre, on obéit à une indication précieuse.

A ce titre l'hydrothérapie est une des médications auxquelles l'on peut avoir recours sans hésiter. Elle n'agit pas *directement* sur la syphilis; mais en reconstituant le malade, elle l'aide puissamment à se débarrasser du virus qui le ronge, celui-ci ne vivant et ne se développant bien que sur les mauvais terrains.

Ces réflexions faites il y a plus de vingt ans (*Troisième compte rendu clinique de Longchamps*, Paris, 1861, p. 113) ont été bien souvent confirmées par des faits de syphilis extrémement graves et dans la guérison desquels la médication hydrothérapique avait certainement joué un rôle indéniable. Nous en avons publié trois cas fort intéressants dans le tome XI des *Annales de la Société d'hydrologie*, en 1863.

Les règles thérapeutiques tracées dans le précédent chapitre nous ont servi de guide.

Formules balnéaires. — Action tonique par l'eau froide; sudations *légères* mais souvent répétées pour porter à leur *maximum* les fonctions cutanées. Douches sulfureuses si le lymphatisme prédomine. Régime nutritif énergique, exercices de corps et vêtements chauds suivant la saison, appartement aéré, séjour à la campagne ou au bord de la mer.

On s'abstient des sudations s'il existe des accidents cérébraux et on les remplace par des frictions stimulantes après la douche, gants de crin, brosses, teintures alcooliques aromatisées.

Sous l'influence de cette médication *adjuvante, complémentaire* du traitement *spécifique*, nous avons vu maintes fois celui-ci, *impuissant*, employé *seul*, produire les effets les plus rapides et surprenants, dès qu'on avait recours aux douches et aux sudations modérées.

Parfois des quantités moindres d'iodure et de mercure produisent autant d'effet que les doses massives ; l'assimilation du traitement est plus rapide et complète, et surtout, mieux toléré par les voies digestives.

Quant au réveil de l'appétit, facteur si important pour combattre toute intoxication, il fait rarement défaut en pareil cas.

Les syphilis les plus graves, celles frappant les centres nerveux, sont fréquemment l'apanage des hommes à l'âge mûr. Si les formules ci-dessus leur sont applicables, elles doivent être maniées axec prudence lorsqu'on aborde les hautes températures et l'action frigorifique doit être mesurée, car la résistance au froid de ces malades est toujours affaiblie.

En résumé, l'hydrothérapie ne guérit nullement la syphilis mais elle favorise au plus haut degré l'action thérapeutique des agents spéciaux à cette redoutable affection si fréquemment rencontrée dans les antécédents des scléroses des centres nerveux.

CHAPITRE XXIII

RAGE

Rage. Pathogénie. — En 1879, M. Duboué (de Pau), a publié un livre sur la pathogénie physiologique de la rage. Partant de vues théoriques ingénieuses, sa conclusion principale a été la suivante :

Le virus rabique frappe l'organisme et évolue pendant une première période dite silencieuse plus ou moins longue, en suivant les trajets des filets nerveux sensitifs et de proche en proche, il gagne le bulbe rachidien.

Dans la seconde période extrêmement courte, dite *centrifuge*, l'explosion de la maladie a lieu et bientôt l'organisme succombe sous l'influence de troubles morbides dont le bulbe lui-même est le foyer moteur.

Ainsi, bien sommairement résumé, l'idée mère du travail remarquable de notre confrère de Pau, affirmait *théoriquement* ce que M. Pasteur lui-même vient de démontrer récemment dans ses célèbres expériences.

Partant de ces mêmes vues théoriques, M. Duboué préconise comme agent préventif de l'évolution rabique tout médicament ayant une action sédative directe sur le bulbe comme le bromure de potassium et le chloral à haute dose ; la maladie confirmée, il n'hésite pas selon la méthode de M. le professeur Oré (de Bordeaux), à y joindre l'emploi du chloral en injection intra-veineuse. (*Loc. cit.*, p. 201).

Dans son mémoire, M. Duboué cite un cas, un seul, mais indéniable, de rage guérie par le curare (*Loc. cit.*, p. 205).

Plinio Schivardi (de Milan), a publié un mémoire intéressant sur les divers moyens conseillés contre la rage. Il cite entre autres faits un cas d'hydrophobie dans lequel les courants continus prolongés du front aux deux pieds (le négatif aux pieds) parvinrent à faire cesser les symptômes nerveux rabiques. Mais la malade succomba à des accidents typhiques. (*Extr. du Bull. de la Soc. de méd. de Besançon*, 2ᵉ série, 1867, p. 10 et suivantes.)

Traitement préventif. — L'hydrothérapie n'a aucun rôle à jouer à la période confirmée de la maladie. En est-il autrement pendant son évolution silencieuse ?

Les cas de rage chez l'homme sont assez rares ; ceux de morsures par des chiens suspects, fréquents. L'impression morale qu'éprouvent les individus mordus est si terrible, qu'on doit chercher, par tous les moyens possibles, sinon à prévenir les effets désastreux du redoutable virus, du moins à rassurer les malades. Au nombre des moyens thérapeutiques proposés pour annihiler l'action du virus rabique, sont les bains de vapeurs et les purgatifs répétés.

Depuis longtemps déjà, ces médications spoliatives puissantes ont été conseillées, avec beaucoup d'autres plus ou moins empiriques.

Qu'y a-t-il de vrai, qu'y a-t-il de faux dans cette idée thérapeutique ? Une réponse équitable est bien difficile à faire ; d'une part, les faits qu'on pourrait invoquer à l'appui sont toujours mis en doute, et cela se comprend ; — de l'autre, il ne serait pas difficile, en cherchant bien, de trouver des cas dans lesquels ces médications ont complètement échoué.

On n'a pour s'en convaincre qu'à lire une brochure de M. A. Maygrier, de Lyon, sur les remèdes contre la rage. L'auteur a condensé, dans quelques pages, l'histoire de tous les spécifiques proposés contre cette terrible maladie depuis l'antiquité. Sa conclusion est qu'on n'a pas encore trouvé l'antidote du virus rabique, et que le seul moyen prophylactique à conseiller est la cautérisation au fer rouge, faite aussitôt la morsure. (*Les remèdes contre la rage, aperçu critique, historique et bibliographique depuis le XVIe siècle jusqu'à nos jours;* par A. Maygrier. Lyon, 1866).

Faits observés. — En 1872, nous avons publié l'histoire de trois personnes mordues par des chiens fortement soupçonnés de rage, et soumises aux bains de vapeur à haute dose. Elles n'ont jamais eu aucun accident. Les conclusions de ce mémoire nous serviront à terminer cet exposé bien sommaire.

Les chiens étaient-ils enragés ou à la veille de l'être ? Dans la généralité des cas, on peut rarement répondre catégoriquement à cette question ; l'entourage de la personne mordue cherche toujours à la tromper sur l'état réel de l'animal *suspect.*

En admettant que les chiens fussent enragés, y a-t-il eu inoculation ?

La réponse est encore plus difficile à faire. Les faits de contagion par inoculation de la syphilis, de la vaccine et de la plupart des virus, prouvent que l'un et l'autre cas peuvent se présenter, les circonstances restant les mêmes, du moins en apparence ; on ne peut donc rien affirmer.

Le temps écoulé entre la morsure et la succion de la plaie ou la cautérisation aurait-il été suffisant pour que l'inoculation, si elle avait eu lieu, fût un fait acquis contre lequel un traitement local quelconque devenait inutile?

Des trois sujets dont nous avons relaté l'histoire, l'un a été cautérisé avec le fer rouge neuf à dix heures après l'accident, et, vingt heures plus tard, avec le sublimé corrosif (Obs. I). Un autre a peut-être sucé la plaie immédiatement après qu'elle a été faite, et cette plaie a été cautérisée cinq jours après avec la poudre de Vienne (Obs. II). Le troisième s'est cautérisé lui-même avec de l'acide nitrique.

Sans mettre ici en discussion l'action chimique comparative des divers caustiques conseillés contre la rage, nous dirons que ces moyens ne doivent inspirer qu'une confiance bornée, pour la raison suivante : l'absorption par les veines à la surface d'une plaie est toujours instantannée, à moins que le véhicule contenant le principe virulent ne soit *sur-le-champ, instantanément même,* entraîné par le sang qui s'écoule en dehors de la surface dénudée.

Expériences sur la rapidité de l'absorption des muqueuses et des surfaces dénudées. — Des expériences très précises, entreprises par M. le Dr Sentex (de St-Sever), et par nous (*De l'absorption des liquides à la surface et dans la profondeur des voies respiratoires,* par Paul Delmas et D. Sentex, mémoire couronné par l'Académie de Bordeaux, 1867) nous ont appris que l'absorption par des surfaces riches en vaisseaux veineux ou artériels, comme la muqueuse pulmonaire, était *tellement* rapide, qu'on retrouvait des traces certaines d'absorption, au bout d'*une minute,* dans le sang fourni par des vaisseaux artériels *éloignés* du centre circulatoire, comme l'*artère iliaque,* par exemple, et après *deux minutes,* dans le sang fourni par la veine de même nom.

Or, la surface éraillée de la peau est anatomiquement et physiologiquement dans des conditions au moins

aussi avantageuses que la surface des cellules pulmonaires, pour l'absorption.

Demarquay a fait, si nous ne nous trompons, cette
expérience [1], et les résultats obtenus par cet expérimentateur ont démontré la prodigieuse rapidité avec laquelle
un médicament, déposé à la surface d'une plaie simple
ou d'un ulcère pénétrait dans le torrent circulatoire.

Ceci admis, quelle que soit la promptitude avec laquelle la cautérisation sera faite, il serait toujours trop
tard. Tout au plus pourrait-on espérer détruire le virus
encore déposé sur la plaie loin des orifices béants des
canaux veineux ou lymphatiques déchirés. Mais, dans
cette hypothèse, le lavage avec un jet d'eau, pouvant
toujours être fait dans un délai plus bref que les cautérisations, serait bien préférable.

Toutefois, ce moyen ne nous inspire lui-même
qu'une très médiocre confiance, et nous lui préférons la succion avec la bouche, le seul de tous qu'on
puisse faire instantanément. Il n'est pas exempt de
danger, l'inoculation pouvant se faire par cette seconde
voie.

Mais la *théorie nerveuse* de la transmission du virus
rabique de la plaie au bulbe substitué à la *théorie sanguine* par M. Duboué, vient à l'appui des considérations
ci-dessus et explique bien mieux l'efficacité des cautérisations faites, même plusieurs heures après la morsure.

*Quelle a pu être l'action des bains de vapeur et des
purgatifs salins ?*

Les incertitudes, et nous ajouterons les préventions
toutes naturelles qui existent toujours, lorsqu'un individu
mordu ne devient pas enragé, contre l'existence même
du virus rabique, rendent insoluble cette question.

Procédant par analogie, on peut cependant dire que

1. *Gazette des hôpitaux*, 1868.

les deux agents ne sont peut-être pas impuissants à
prévenir cette action toxique. Personne n'ignore que les
révulsifs, les excitants diffusibles, les diaphorétiques,
les puissants sudorifiques et les purgatifs répétés sont,
de tous les moyens thérapeutiques les plus efficaces pour
annihiler l'action toxique du venin de la vipère, par
exemple.

L'individu mordu par ce reptile et déjà en proie à
des accidents formidables, revient à la vie et guérit
sous l'influence de ces médications.

Résumé. Conclusion. — Le résultat de l'examen ca-
davérique démontre, dans la grande majorité des cas,
l'altération du sang et la présence de microbes des
genres *bacterium*, *vibrio*, *monas* et *torula ureæ*.

L'hypothèse la plus rationnelle sur la nature de
l'hydrophobie serait celle qui la rangerait parmi les
maladies *zymotiques*, et dont l'origine serait un *virus-
ferment*.

Ces études sur la pathologie animée et sur les maladies zymotiques, nous ramènent à plus de deux siècles
en arrière, à la doctrine des ferments physiologiques et
des ferments morbides de Van Helmont.

N'est-ce pas le cas de répéter ici avec M. de Ranse :
« La science, dans son mouvement ascendant, ne suit pas
une ligne droite, mais une spirale dont les tours plus
ou moins serrés ramènent celui qui les suit, plus ou
moins en regard des points déjà parcourus. (*Gaz. méd.*,
p. 599, 613, 1868).

Depuis 1872, époque où nous résumions ainsi cette
étude thérapeutique, le temps a bien marché et les
découvertes successives du vaccin rabique, et plus récemment encore de celui de la fièvre jaune, ont confirmé
ces prévisions.

CHAPITRE XXIV

AFFECTIONS OCULAIRES

Affections oculaires. — Les oculistes ont recours à l'hydrothérapie, pour certaines affections oculaires.

Les résultats obtenus sont des plus variables, très inégaux.

Base physiologique. — Par l'impression frigorifique générale et surtout localisée sur le rachis au niveau du centre cilio-spinal, on agit (action réflexe énergique) sur l'innervation oculaire. C'est un effet excitant par excellence. Aussi, théoriquement pourrait-on espérer beaucoup de cette pratique dans les *diverses amblyopies*, mais la pratique confirme bien rarement cette espérance.

Dans notre service hospitalier nous recevons fréquemment des amblyopies, tantôt traitées par les douches seules, d'autres fois en y joignant les courants continus, très rarement, pour ne pas dire toujours, l'échec est complet.

Importance du calorique. — Sans pouvoir l'affirmer, la même action hydrothérapique est plus sensible sur les latérations des autres éléments anatomiques de l'organe visuel, néanmoins cette action est bien faible comparée à celle produite par le calorique sous forme de bains térébenthinés, d'étuves générales avec frictions énergiques et de douches sulfureuses.

Ainsi que nous l'avons dit en exposant le traitement de l'anhidrose (p. 345) l'action sudorale du jaborandi et de la pilocarpine n'est pas comparable à celle des agents hydrothérapiques.

Théorie de leur action. — Sous l'influence de ces derniers, on obtient une révulsion périphérique énergique, une véritable déplétition sudorale et sanguine *tout à la fois*, au profit des milieux de l'œil, siège d'une phlogose douloureuse et désorganisatrice.

Si, primitivement, l'œil lui-même et surtout la muqueuse oculaire semblent participer à cette poussée congestive générale due à l'excitant calorique, et ainsi compromettre peut-être l'effet thérapeutique recherché, néanmoins pareille menace est toute apparente. A peine le malade essuyé et habillé, l'œil subit une *réaction locale inverse*, une sorte de décongestion, aidée par l'activité imprimée à la circulation capillaire périphérique.

C'est en vertu de ces vues théoriques bien justifiées par les faits, qu'il est possible de prescrire des bains de caisse et d'étuves, dans des cas de staphylome *postérieur*, d'iritis, de kératite, et de conjonctives en pleine évolution aiguë.

Modification de la formule générale. — Lorsqu'une diathèse comme le rhumatisme, l'arthritisme, joue un rôle prépondérant, on use avec plus d'avantage des bains térébenthinés ; si le lymphatisme domine, les douches sulfureuses alternées avec des sudations légères sont préférables.

La période aiguë passée, on insiste sur l'action locale du calorique. On y a recours presque exclusivement lorsque la maladie est tout à fait chronique. Mais ce précepte s'applique surtout aux lésions de la cornée et de la conjonctivite; celle de l'iris et de la choroïde, se trouvant toujours mieux du traitement général.

Ces applications *locales* du calorique constituent à la fois un puissant moyen de révulsion, et de résolution. Les meilleures formules sont le jet de vapeur simple, ou un jet d'eau pulvérisée et projeté sur le globe oculaire, les paupières closes. De temps à autre, si le malade a assez d'énergie pour entr'ouvrir l'œil l'effet est encore plus énergique; les lotions d'eau très chaude peuvent remplir le même office.

On ajoute de la térébenthine à la vapeur, ou l'on a recours à des eaux sulfureuses ou salines sulfureuses pulvérisées lorsque la diathèse rhumatismale ou lymphatique domine.

Toutes ces formules s'appliquent également aux *conjonctivites chroniques, simples* ou granuleuses. L'iritis chronique n'est pas aussi bien influencée à moins qu'elle n'ait une origine syphilitique.

Mais, dans ce dernier cas, il ne faut pas perdre de vue, ainsi que nous l'avons établi dans le chapitre précédent, que le traitement *spécifique* doit toujours passer en première ligne, sans lui, l'hydrothérapie serait de nul effet.

Si dans les affections oculaires *aiguës*, comme l'iritis rhumatismale, le traitement est de peu de durée, il n'en est plus de même dans les autres cas, surtout lorsque le lymphatisme a une influence ou que la maladie est passée à l'état chronique.

Au sortir des séances balnéaires *hyperthermales*, le malade doit éviter toute transition brusque et protéger son visage contre l'impression de l'air froid.

Les paralysies oculaires (muscles intrinsèque et extrinsèque, ceux des paupières et des sourcils) sont plutôt du ressort de l'électricité ou de diverses médications appropriées ; l'hydrothérapie n'ayant dans leur traitement qu'une participation tout à fait secondaire ou sans but déterminé.

FIN

TABLE DES MATIÈRES

FIN DE LA TABLE DES MATIÈRES

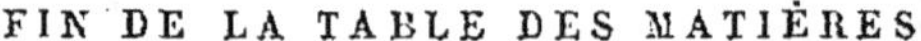

BOURLOTON. — Imprimeries réunies, B.